子どもの
けいれん・てんかん
見つけ方・見分け方から治療戦略へ

編集：奥村　彰久 愛知医科大学
　　　浜野晋一郎 埼玉県立小児医療センター

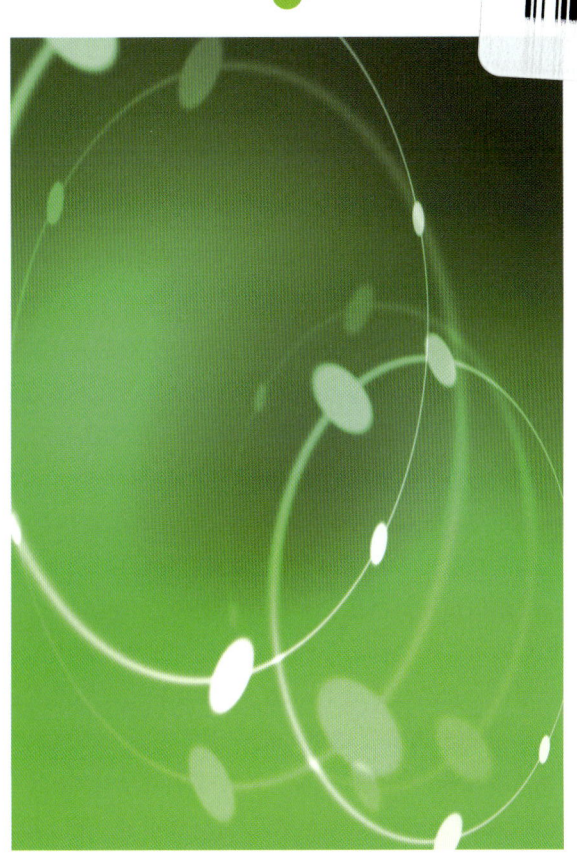

中山書店

■ 序 ■

　てんかんやけいれんは，できれば関わりたくないと思っているドクターが多い分野であろう．その大きな原因の一つが，得体の知れなさにあると私は考えている．ほとんどの病気は，採血や画像検査などを行うと何かしらその存在を確信させるものが見つかる．しかし，てんかんではそうした証拠は多くの場合は見つからない．このような不気味なものを好んで扱うのは，よほどの物好きだと思われても仕方がないかもしれない．一方で見方を変えると，このように一見つかみどころがないものを客観性と合理性に基づいて整理していく作業は，謎解きのようでおもしろいということもできる．本書は，エキスパートが小児のてんかんやけいれんをわかりやすく解説することに重点を置いて編集した．読者がてんかんやけいれんの謎解きに少しでも興味をもっていただけたら，私たちの目論見はうまくいったといえよう．

　物事を合理的に考えるうえで重要なのは，言葉である．「私が言うてんかん」と「他のドクターが言うてんかん」とが違うものを指していたら，議論はおかしな方向に向かってしまうであろう．てんかんやけいれんは，先ほど述べたように実態がつかみづらい．このようなぼんやりとしたものを合理的に扱うためには，思考過程の整合性とともに言葉を正確に使うことはとても重要である．正確な言葉なくして，合理的な議論はできないことは明らかである．しかし，現状はどうであろうか．私にはてんかんに関する用語が十分に適切に使われているとは思われない．私が若いころには言葉の使い方を厳しく指導する上級医が少なくなかったが，今はそのような場面を見かけることがかなり減ったように感じられる．本書については言葉の使い方にはかなり配慮したつもりである．読者にも言葉の問題は頭の片隅に置いていただきたいと思う．

　現在国際抗てんかん連盟が，てんかんに用いる用語の改訂作業を進めている．これが，さらなる混乱をもたらしかねない．たとえば，これまで使用していた特発性という概念は使用が推奨されなくなり，素因性（genetic）という用語が代わって推奨されている．特発性のなかには良性の要素が多分に含まれているが，素因性という言葉には含まれない．*SCN1A*変異によるてんかんは素因性といえるが，その中核的な表現型は治療抵抗性てんかんの代表の一つであるDravet症候群である．稀発の強直間代発作のみをもつ全般てんかんは，これまでは特発性全般てんかんに分類されていたと思われるが，新分類ではあまり適当な用語がない．素因性全般てんかんということになるのであろうが，素因性である証拠は現在のところ何もない．部分発作を焦点性発作と改めることには

あまり抵抗はないが，複雑部分発作に該当する概念が用意されていないことには戸惑いを覚えざるをえない．しかし，現実には場面に合わせてさまざまなレベルの用語を使用しているようである．昨年末に米国てんかん学会に参加したが，場面に合わせて用語を選んで用いているのが実情であった．新しい用語とその使用法については敏感であるべきであるが，相互理解が保証されている場面では緩やかな使い分けが実際的ということであろう．したがって，本書ではできる限り新しい用語を用いる一方で，古い用語も実情に合わせて残している．

　さて，本書の一番の狙いは，読者にてんかんやけいれんの正しい知識を知っていただくことである．しかし，あまり肩ひじを張らず，気楽な読み物として読んでいただきたい．本書がてんかんやけいれんの理解向上に寄与することができればたいへん嬉しく思う．

2013年2月

順天堂大学医学部小児科 准教授

奥村彰久

■ 序 ■

　ここ数年で，てんかんに関して大きな変化が起こっています．てんかんに関する悲しく痛ましい"負"の変化としては，自動車事故とそれに起因するてんかんのイメージの変化です．これに対し明るい，希望がもてる変化も生じてきています．数種類の新規抗てんかん薬が使用可能になったことです．1990年代，海外では tiagabine, felbamate, gabapentin, topiramate, lamotrigine, levetiracetam, oxcarbazepine 等，多数の抗てんかん薬が利用できるようになっていました．これに対して日本ではこの時期，バブル崩壊後の失われた10年と同様にまったく新たな抗てんかん薬の承認がなされませんでした．そのため，海外赴任の保護者とともに帰国したてんかん患児が，それまで有効だった抗てんかん薬を日本で使用できずに治療に難渋するということがありました．日本で2006年にガバペンチンが承認され，その後2007年にトピラマート，2008年にラモトリギン，2010年にはレベチラセタムが承認されました．てんかん重積の治療薬としても，2008年にフェノバルビタール静注薬，2011年にはホスフェニトインが承認されました．現在も oxcarbazepine, rufinamide, stiripentol, perampanel 等の治験，または承認に向けての作業が進行しています．

　このような変化をてんかんにおけるさらに明るい変化にしていくためには，てんかんに関する正しい認識を広め，これらの新規抗てんかん薬を適切に使用するためのエビデンスを確立する必要があります．しかし，てんかんに関する成書，雑誌の特集はいまだに少数の専門家向けが主で，てんかん診療の裾野が広がる状況にありません．小児では成人に比しけいれんを起こす頻度が高く，小児科領域，とくにプライマリケアにおいてけいれんは頻繁に遭遇する症候であるため，小児科医にとってけいれん性疾患とてんかん診療に対応する機会は少なくありません．

　本書は，てんかん専門医のための本としてではなく，これからてんかんの診療をしよう，もしくはけいれん性疾患への対応，てんかん診療の基礎知識を知っておきたい，という医師に手にとっていただくために編集しました．脳波検査やてんかんという疾患は取っつきにくく嫌だ，という印象をもっていても，否応なくけいれん性疾患とてんかん診療に関わる機会ができてしまう小児科医にとって，読みやすくわかりやすい本，診察室でちょっと確認し直すときに便利というコンセプトで作成しました．奥村先生が編集したPart 1も，てんかん診療が嫌いな理由の一つである"脳波"を中心に少しでも脳波が身近になるように，より多くの実例を呈示し視覚的にわかりやすくなるようにしてあります．

同時に，専門的で最先端の内容も含んでいるので，てんかん診療の全体像をながめることとともに，辞書的に必要なところを再検索できるように構成を考えております．一人でも多くの小児けいれん性疾患とてんかん診療に関わる医師に，ご活用いただければ幸いです．

　最後に，お忙しいなか，ご執筆いただいた先生方と，企画段階からご協力いただいた中山書店編集部をはじめ，多くの関係者の皆様に深謝いたします．

2013年2月

埼玉県立小児医療センター神経科　部長

浜野晋一郎

CONTENTS

Part 1　けいれん・てんかんの見つけ方・見分け方

1章　てんかんとは
1. てんかんとは　　渡邊一功　2

2章　けいれん・てんかんに関する誤解
2. けいれん・てんかんに関する誤解　　奥村彰久　8

3章　てんかんの基礎知識
3. てんかんの発作型　　根来民子　14
4. てんかん症候群分類の考え方　　夏目　淳　19

4章　てんかんの基礎疾患
5. てんかんの基礎疾患　　斎藤義朗　25

5章　発達障害児におけるてんかん
6. 発達障害児におけるてんかん　　松尾宗明　30

6章　てんかんの検査
7. 発作間欠期脳波　　丸山幸一，鈴木基正　34
8. 発作時脳波　　奥村彰久　48
9. 脳磁図　　白石秀明　59
10. 頭部 MRI　　森　墾，桂　正樹，國松　聡　65
11. SPECT　　安部信平，奥村彰久　76
12. PET　　夏目　淳　83
13. 遺伝子解析とマイクロアレイ染色体検査　　山本俊至　89
14. 代謝疾患　　齋藤伸治　101
15. 神経心理学的検査　　諸岡輝子，岡　牧郎，秋山倫之　106

7章　てんかんの境界領域
16. 熱性けいれん　　久保田哲夫　112
17. 軽症胃腸炎に伴うけいれん　　山下進太郎，奥村彰久　118

8章　てんかんと鑑別すべき疾患・症候
18. てんかんと鑑別すべき疾患・症候　　奥村彰久　125

Part 2 | 身近なけいれん・てんかんの治療戦略

1章 急性期のけいれん,発作疑いの対応・重積の治療
1. 急性期のけいれん,発作疑いの対応・重積の治療 ……… 菊池健二郎,浜野晋一郎 136

2章 てんかん治療の全体像
2. てんかん治療の全体像―治療の開始から経過観察,服薬終了までの概略
……… 浜野晋一郎 144

3章 小児のてんかんの予後
3. 小児のてんかんの予後 ……… 加藤 徹 154

4章 小児期に多いけいれん性疾患・てんかんの治療
4. 熱性けいれんと憤怒けいれん ……… 福田光成 160
5. 良性乳児発作/てんかん ……… 田中 学 166
6. Dravet 症候群 ……… 日暮憲道,浜野晋一郎,廣瀬伸一 171
7. Panayiotopoulos 症候群 ……… 平野嘉子 176
8. 中心・側頭部に棘波をもつ良性小児てんかん(BECTS) ……… 浜野晋一郎 182
9. West 症候群 ……… 鈴木保宏 188
10. Lennox-Gastaut 症候群 ……… 前垣義弘 195
11. 特発性全般てんかん―CAE, JAE, JME, EGMA ……… 沖永剛志 201
12. 症候性焦点性てんかん―側頭葉てんかんを中心に ……… 遠山 潤 206
13. 重症心身障害児のてんかん治療で留意すべき点 ……… 斎藤義朗 212

5章 抗てんかん薬の特徴と選択において留意すべき点
14. 抗てんかん薬の特徴と選択において留意すべき点 ……… 浜野晋一郎 218

6章 抗てんかん薬以外のてんかんの治療戦略
15. ケトン食の実際とその他の代替療法 ……… 今井克美 230
16. てんかん外科をいつ考慮すべきか? ……… 秋山倫之 236

7章 てんかんとともに暮らす
17. 予防接種,感冒時・他疾患罹患時,受診時の対応 ……… 伊予田邦昭 241
18. 保育園・幼稚園・学校生活を快適に過ごすための留意点 ……… 松尾宗明 246
19. 成人期を迎えるにあたって留意すべき点 ……… 大府正治,松岡剛司,比屋根真彦 250
20. てんかん児の認知,精神症状の合併症とその対応 ……… 南谷幹之 256

執筆者一覧（執筆順）

渡邊　一功　（愛知淑徳大学健康医療科学部医療貢献学科）
奥村　彰久　（順天堂大学医学部小児科）
根来　民子　（安城更生病院小児科）
夏目　　淳　（名古屋大学大学院医学系研究科小児科学）
斎藤　義朗　（国立精神・神経医療研究センター病院小児神経科）
松尾　宗明　（佐賀大学医学部小児科）
丸山　幸一　（愛知県心身障害者コロニー中央病院小児神経科）
鈴木　基正　（あいち小児保健医療総合センター神経科）
白石　秀明　（北海道大学病院小児科）
森　　　墾　（東京大学大学院医学系研究科生体物理医学専攻放射線医学講座放射線診断学分野）
桂　　正樹　（東京大学大学院医学系研究科生体物理医学専攻放射線医学講座放射線診断学分野）
國松　　聡　（東京大学大学院医学系研究科生体物理医学専攻放射線医学講座放射線診断学分野）
安部　信平　（順天堂大学医学部小児科）
山本　俊至　（東京女子医科大学統合医科学研究所）
齋藤　伸治　（名古屋市立大学大学院医学研究科新生児・小児医学分野）
諸岡　輝子　（岡山大学病院医療技術部）
岡　　牧郎　（岡山大学病院小児神経科）
秋山　倫之　（岡山大学病院小児神経科）
久保田哲夫　（安城更生病院小児科）
山下進太郎　（順天堂大学医学部附属練馬病院小児科）
菊池健二郎　（埼玉県立小児医療センター神経科）
浜野晋一郎　（埼玉県立小児医療センター神経科）
加藤　　徹　（岡崎市民病院小児科）
福田　光成　（愛媛大学医学部附属病院周産母子センター小児科）
田中　　学　（埼玉県立小児医療センター神経科）
日暮　憲道　（福岡大学医学部小児科）
廣瀬　伸一　（福岡大学医学部小児科）
平野　嘉子　（東京女子医科大学小児科）
鈴木　保宏　（大阪府立母子保健総合医療センター小児神経科）
前垣　義弘　（鳥取大学医学部脳神経小児科）
沖永　剛志　（大阪大学大学院医学系研究科小児科学）
遠山　　潤　（国立病院機構西新潟中央病院神経小児科）
今井　克美　（国立病院機構静岡てんかん・神経医療センター）
伊予田邦昭　（福山こども発達支援センター）
大府　正治　（沖縄県立南部医療センター・こども医療センター小児神経科）
松岡　剛司　（沖縄県立南部医療センター・こども医療センター小児神経科）
比屋根真彦　（沖縄県立南部医療センター・こども医療センター小児神経科）
南谷　幹之　（埼玉県立小児医療センター神経科）

Part 1
けいれん・てんかんの見つけ方・見分け方

1 てんかんとは

てんかん発作とてんかん

　てんかんは，一つの特異的な疾患ではなく，一つの症候群でもない．さまざまな病因に起因するさまざまな脳機能障害により生ずるさまざまな症候群で，反復性の発作性脳機能障害をきたし，それにより一定の行動変化をきたすものである．2005年，国際抗てんかん連盟（International League Against Epilepsy：ILAE）は，てんかん発作とてんかんについて，❶のような定義を提案している[1]．発作という用語は，心臓発作，喘息発作というように，突然起こる事象に用いられるので，脳のニューロンの過剰あるいは同期的な発射に基づく発作をてんかん発作とよぶ．したがって，てんかん発作は，てんかんでみられる発作という意味ではない．脳炎でも低カルシウム血症でもてんかん発作がみられる．

　てんかん発作は，一過性で時間的に区切られており，明確な起始と終了がある．発作の終結は，発作の終了と発作後状態との境界が不明確なので起始ほど明確ではない．発作症候は，脳内の起源部位，伝播様式，脳の成熟度，共存す

❶ てんかん発作とてんかんの定義（ILAE 2005）

> てんかん発作（epileptic seizure）は，脳における異常な過剰あるいは同期性ニューロン活動による一過性の症状および/あるいは徴候である．
>
> てんかん（epilepsy）は，てんかん発作を生じやすい永続的な素因と，それによりもたらされる神経生物学的，認知的，心理的，社会的な結果を特徴とする脳の疾患である．てんかんと定義するには，少なくとも1回のてんかん発作を必要とする．

Words of wisdom

てんかんとは

❶ てんかんはさまざまな病因に起因し，てんかん発作をきたしやすい素因を共通にもつさまざまな症候群で，反復性の発作性脳機能障害により一定の行動変化をきたすものである．
❷ てんかん発作＝てんかんではない．てんかん発作は，脳のニューロンの過剰あるいは同期的な発射に基づく発作であり，てんかん以外でもみられる．
❸ てんかん発作が生じるには，脳のニューロンの興奮性の異常とネットワークの異常の両者が必須である．
❹ てんかんと定義するには，てんかん発作を生じやすい永続的な素因があり，少なくとも，1回のてんかん発作が必要である．
❺ 再発が発作を起こしやすい永続的な素因の存在を確認する唯一の情報であるので，実地運用には2回以上の非誘発発作という定義が用いられている．
❻ 1回の発作でもてんかんでありうるし，場合によって治療が必要となるが，2回あっても治療による利益とリスクを判定して治療を開始するかどうかを決定する．
❼ ILAEでは，てんかん発作を誘発発作と非誘発発作に分けているが，誘発発作は，種々の誘発因子や光による誘発発作などと混同されるため，急性症候性発作という用語を用いるべきである．

る疾病過程，睡眠覚醒周期，投薬などさまざまな要因によって変化する．感覚，運動，自律神経機能，意識，情動，記憶，認知あるいは行動の変化を示す．すべての発作でこれらのすべてがみられるわけではないが，少なくとも1つはみられる．感覚症候としては，体性感覚，聴覚，視覚，嗅覚，味覚，平衡感覚や，さらに複雑な内的感覚などがある．脳波上，発作時脳波と同様の発作性異常波がみられるのに他覚的にも自覚的にも臨床症候がないことがあるが，これはてんかん発作とよばない．しかし，もっと詳細に観察するか，患者に働きかければ微細な発作症候がとらえられるかもしれないことは留意しておく必要がある．

　異常なニューロン活動は，てんかん発作の定義に必須であるが，実地臨床ではこれをとらえることは困難なことが多い．反復発作を有する患者でも，頭皮上脳波が発作間欠期には正常のことや発作時でさえ正常のこともある．それでもてんかん発作の定義は，理想的な状況では異常なてんかん性発射が確認できることを仮定している．異常な電気的発射の基準が定義になければ，てんかん発作ではない多くの臨床的事象がそれ以外の基準には合致し，てんかん発作と診断されてしまうであろう．ニューロンの放電には興奮のみならず抑制もありうるので，てんかん発作では抑制より興奮が過剰とは限らない．

　てんかん発作に共通する特徴はニューロン発射の異常な同期性亢進である．てんかん発作が生じるには，2つの基本的なてんかん原性要因が関与している．一つは脳のニューロンの興奮性の異常である．もう一つはネットワークの異常であり，ニューロンの異常の結果ニューロン群の異常な同期化が起こり，てんかん性放電が神経路を伝播する．発作が起こるのにはこの両者の障害が必須条件である．

　てんかんは，一つの疾患ではなく，発作を異常にきたしやすい素因を共通にもつさまざまな疾患群である．てんかんとするには少なくとも1回のてんかん発作が必要である．てんかん素因は，たとえば家族歴やてんかん性異常脳波で判定されるが，これのみではてんかんと診断するのに十分ではない．この定義では，従来の定義が必要とした，発作が非誘発発作（unprovoked seizure）であることを必要としていない．誘発という用語は曖昧である．すべての発作は，われわれが誘発を認識しているといないとにかかわらず，なんらかの内的あるいは外的刺激により誘発されており，睡眠不足，ストレス，内分泌周期，その他の測定できないさまざまな要因があるからである[2]．

　てんかんと定義するには，将来てんかん発作を起こす可能性を高めるような永続的な変化が脳にあることが必要であるが，2回発作がある必要はない．しかし複数の異なる原因による複数のてんかん発作はてんかんとは考えない．永続性のてんかん性原性異常により生じた1回のてんかん発作はてんかんといえるが，正常な脳に生じた1回のてんかん発作ではてんかんとはいえない．初回の発作でもてんかんと考えられることがある．反対に，きわめて長い間隔で2回非誘発発作があってもてんかんとは考えないであろう．2005年のILAE提案の定義は理論的定義で，てんかんの本質，核心的な意味をとらえようとしたものであり，実地運用のための定義は目的に応じて十分な特異性をもたせればいいとしている[3]．

初回発作と2回目発作

　従来，「てんかんは，種々の成因によってもたらされる慢性の脳疾患で，大脳ニューロンの過剰な発射に由来する発作（てんかん発作）を反復し，それにさまざまな臨床症候ならびに検査所見を伴う．ただ1回のてんかん発作にとどまる単発てんかん発作，および熱性けいれんなどの機会てんかん発作はてんかんではないし，また脳炎などの急性疾患時に頻発して繰り返す

てんかん発作もてんかんではない.」と定義されてきた. 慢性の脳疾患であり, てんかん発作を反復するというのが基本であり, ILAE の疫学と予後に関する委員会は, この流れをくんで, 1993 年, 疫学的研究を目的として, てんかんを❷のように定義し[4], これに基づいて多くの疫学的研究がなされてきた. 2011 年の ILAE 疫学委員会では, 2005 年の提案にならい, てんかん発作の定義に, 脳内ニューロンの異常な同期性を付け加えたが, てんかんの定義は変えていない[5]. 理論的定義と異なるのは, 2 回以上の非誘発発作を必要としていることである.

てんかんの診断は, 基本的には臨床的であり, てんかん発作の正確な病歴に基づいて行う. 脳波は診断に貢献はするが, てんかんの診断を常に確定するとは限らない. 脳波は, てんかん患者でも正常だったり非特異的異常を示したりすることがあるので, 異常脳波は診断の必要条件ではない. 一方, てんかん性異常脳波は, 孤発発作ではてんかんを示唆しうる. 再発が, 発作を起こしやすい永続的な素因の存在を確認する唯一の情報であるので, 実地運用には 2 回以上の非誘発発作という定義に代わるものは見当たらない. 非誘発発作を予測する強い要因, たとえば遺伝子変異などがあれば例外となるかもしれない.

初回発作後 2 回目の発作を確実に予測できる臨床的指標はない. 小児において初回非誘発発作後 2 回目の発作の起こる累積リスクは 1, 2, 5, 10 年でそれぞれ 29%, 37%, 43%, 46% である. 2 回目の発作を経験した小児における 3 回目の発作が起こる累積リスクは, 1, 2, 5 年でそれぞれ 57%, 63%, 71% である. 3 回目以後さらに発作が起こる累積リスクは, 1, 2, 5 年でそれぞれ 69%, 72%, 81% である. 2 回目の発作後にさらに再発するリスクは遠隔症候性病因(1.7 倍), 1 回目の発作の 6 か月以内に 2 回目の発作(1.7 倍)があると上昇する[6].

2 回の非誘発発作は, てんかんの定義における疫学的基準としては妥当ではあるが, すべての場合に当てはまるわけではない. 遠隔症候性病因で 1 回目の発作後の発作再発リスクは, 2 回目の発作後の再発リスクと同等である. 遠隔症候性とは, 直近の原因がなく, 以前に重症頭部外傷などの大きな脳侵襲が明らかにあったか, 脳性麻痺や精神遅滞のような随伴疾患がある場合である. 特発性の場合は 1 回目の発作後の再発リスクは 50% 未満であるが, 遠隔症候性の場合はそれ以上である.

多くの臨床的要因, てんかん症候群, 脳波所見, 画像診断所見などは再発リスクと関連があるが, それらの関係は単純ではない. 部分発作(焦点発作), 発作の家族歴, 10 歳以後の発症などは再発リスクを高めるが, これらの特徴は非常に高い再発を予測するものではない. ただし, 小児で初回発作が睡眠中に起きた場合, 2 年までに再発する確率は 75% であるという. てんかん症候群が異なれば再発の可能性も異なり, 若年ミオクロニーてんかんの初回発作では再発率が非常に高い. MRI で異常があれば反復発作を示す可能性が高くなる.

脳波でてんかん性異常波があっても初回発作後の再発率が高くなるが, 強い予測因子にはならないという報告もある. 初回発作後の脳波でいわゆるローランド棘波が認められても再発しないことがある. 2 回目に発作が起これば良性ローランドてんかんであり, 1 回のみであればてんかんではないというのは理論的ではない.

発作間隔の問題もある. 長い発作間隔の場

❷ てんかん発作とてんかんの疫学用定義(ILAE 1993, 2011)

てんかん発作は, 脳における異常な過剰あるいは同期性ニューロン活動による一過性の症状および/あるいは徴候である. 急激に, 一過性に出現する. 意識変容, 運動, 感覚, 自律神経, あるいは精神症状などから成り, 患者あるいは観察者により感知される.

てんかんは, 反復性(2 回以上)のてんかん発作を特徴とする状態で, その発作はなんらかの直近の明らかな原因によって誘発されたものではない. 24 時間以内の複数の発作は 1 つの発作と考える. 熱性発作のみあるいは新生児発作のみを示すものは含めない.

合，発作を起こしやすい永続性の素因があるといえるのか．発作のない健常小児でもローランド棘波が認められることがあること，またローランド棘波をもつ小児で臨床発作をきたすものは少数であることはよく知られている．ローランド棘波があっても臨床発作がなければてんかんとはいわないが，良性ローランドてんかんの素因があるとはいえる．良性ローランドてんかんのような有発作期間が限定された良性てんかんに永続性のてんかんをきたしやすい素因があるといえるのかという疑問があるが，てんかん発作を起こしやすい異常な内因はあるが寛解することもあると考えられる．

2回目の発作があるまでてんかんと診断すべきではない理由として，次のようなことがあげられている[3]．1回の発作でてんかんの診断をすることには多くの欠点がある．てんかんの診断をすることにより，深刻な経済的，社会的，情緒的な結果がもたらされる．初回発作後の2回目の発作の確率は，確実ではなく可能性である．100%ということはありえないので，てんかんの診断を受けた人はてんかんの人が通常受ける制約を受けることになる．インターネット時代では不適当な情報を得てしまうこともある．多くの人はてんかんに対し負のイメージをもっているので，自己像に対し負の影響をもたらす．1回の発作でてんかんと診断すると過剰治療をきたしかねない．てんかんと診断すると治療せざるをえないことがある．てんかんと診断されているのに治療をしないで訴訟に巻き込まれた場合，法廷での説明が難しいことがある．1回のみの発作で治療した場合，抗てんかん薬の副作用というリスクがある．治療費の問題もある．

2回目の発作の確率は，研究対象となった集団には当てはまるが，個人個人には当てはまらない．診断を急ぐと非てんかん発作を見逃すことがある．

2回以上の非誘発発作という基準の利点は単純であることであるが，2005年のILAE提案の理論的定義は高度の専門性を要し，一般臨床では用いにくい．1回の発作でもてんかんでありうるということは理論的には重要である．場合によって治療が必要になるということを認識していることは重要であるが，治療開始は個人個人の要因を考慮しなければならない．また，治療しても2回目の発作を予防できるとは限らず，1/3程度リスクを減少させるだけである．したがって医師は，治療による利益とリスクを判定するために家族歴，脳波所見，画像所見，誘発因子などを評価しなければならない．治療するかどうかの決定は診断とは別で，患者の希望と治療のリスク対利益を考慮しなくてはならない．

てんかん関連疾患

てんかん発作が再発性でも必ずしも本来のてんかんと同義ではない．孤発の非誘発発作，24時間以内に群発する発作あるいはてんかん発作重積状態，熱性発作，新生児発作，誘発発作ないし急性症候性発作は，広い意味でのてんかん関連疾患ではあるが，本来のてんかん（epilepsy proper）ではない．必ずしも理論的定義にある「てんかん発作を起こしやすい確立された永続性の素因」があるわけではないからである．しかし，これらといえどもすべての例でてんかんの診断が除外されてしまうわけではない．

新生児発作のなかには新生児期発症のてんかんが存在するのも事実である[7]．熱性発作のなかには，とくに年長になり発作を起こさなくなってから，特発性全般および部分てんかん（焦点てんかん）にみられる突発性脳波異常を示すことがしばしばあるし，またてんかんが発症してくることもある．これらをてんかんとは別のものとするのは人為的といわざるをえない．しかし熱性発作のみであれば本来のてんかんとはせず，てんかん関連疾患と考えるのが妥当であ

ろう．

誘発発作と非誘発発作

　てんかん発作およびてんかんは，多くの脳および全身疾患の症候でありうる．ILAEの疫学委員会は，てんかん発作を，推定される急性誘発性侵襲があるかないかによって誘発発作（provoked seizure）と非誘発発作（unprovoked seizure）に分けている[4]．ここでは誘発発作を，急性症候性発作（acute symptomatic seizure）あるいは状況関連発作（situation-related seizure）と同義に使用している．

　単発あるいは反復性の非誘発発作には，症候性発作または症候性てんかんと原因不明のものがある．症候性発作または症候性てんかんは，既知のあるいは推定される脳機能障害によるものである．

　誘発発作（急性症候性発作）は，急性全身性，代謝性，あるいは中毒性侵襲と時間的に近接してみられる発作，あるいは急性中枢神経侵襲（感染，脳卒中，頭部外傷，脳出血，あるいは急性アルコール中毒ないし離脱）と関連して起こる発作である．時間的近接は，通常，発症後7日以内としているが疾患により異なる[5]．これらはしばしば孤発てんかん発作であるが，時には急性疾患が再発すれば反復することがあり，あるいは重積状態にさえなることがある．

　症候性非誘発発作には，遠隔症候性非誘発作と進行性中枢神経疾患による症候性非誘発発作がある．前者は，感染，脳外傷，脳血管疾患などの中枢神経侵襲による静止性脳症によるものである．後者は，変性疾患，代謝疾患，自己免疫疾患，遅発ウイルス感染症などによるもので，病態生理が変容中で発作がすでに生じた異常に関連する遠隔症候性発作にあたるものか，現在進行中の病理的変化に関連する急性症候性発作にあたるか不明である．原因不明の非誘発発作は既往に明らかな病因がないもので，特発性てんかんと潜因性てんかんがある．

　誘発発作，状況関連発作という用語は用いないで急性症候性発作という用語を用いるべきである[8]．とくに誘発発作は，てんかんにおける前述のような種々の誘発因子や光による誘発発作などと混同される．ILAEの疫学委員会の報告[4,5]では，非誘発発作と急性症候性発作を同義に使用しているが，区別したほうがよいと思われる．

　中枢神経感染症，脳卒中，脳外傷によって"誘発される"急性症候性発作と高熱によって誘発される熱性発作は明らかに異なる．上記の初回急性症候性発作からてんかんが発症してくるのは少ないが，熱性発作からてんかんが発症してくる率は，発作のない群に比して明らかに高い．しかし熱性発作そのものは永続的な素因をもつとは判断されないので，てんかんではなく，関連疾患とするのが妥当である．ただし，熱性発作と思われてもDravet症候群の初期ということはありうる．

ILAE 2005年定義の問題点

　2005年の理論的定義では，随伴状態として，てんかんがもたらす神経生物学的，認知的，心理的，社会的な結果を組み入れている．てんかん発作のみの治療では患者の障害は除去できないことがある．てんかん外科治療は成功し発作はなくなったが社会的には孤立し，失業しQOLが改善しないということはある．この定義でてんかんは，単なる発作のみをもつ状態だけではないことに注意を喚起した点は評価されるべきであるが，定義に組み入れてしまうと上記のいずれかの随伴症状がないとてんかんではないということになってしまう．しかし，特発性てんかんにおいて，発作は容易に抑制できるが，随伴症状として高次脳機能障害を伴いうることは，良性ローランドてんかんで，多くの研究がある（文献[9]に1例のみあげる）．最近，

特発性小児後頭葉てんかんで物体認知に障害があることが報告されている[10].

■ 文献

1) Fisher RS, et al. Epileptic seizures and epilepsy：definitions proposed by the International League Against Epilepsy (ILAE) and the International Bureau for Epilepsy (IBE). Epilepsia 2005；46：470-2.
2) Fisher RS, et al. Response：definitions proposed by the International League Against Epilepsy (ILAE) and the International Bureau for Epilepsy (IBE). Epilepsia 2005；46：1701-2.
3) Fisher RS, Leppik I. Debate：When does a seizure imply epilepsy? Epilepsia 2008；49 Suppl 9：7-12.
4) Commission on Epidemiology and Prognosis, International League Against Epilepsy. Guidelines for epidemiologic studies on epilepsy. Epilepsia 1993；34：592-6.
5) Thurman DJ, et al. Standards for epidemiologic studies and surveillance of epilepsy. Epilepsia 2011；52 Suppl 7：2-26.
6) Shinnar S, et al. Predictors of multiple seizures in a cohort of children prospectively followed from the time of their first unprovoked seizure. Ann Neurol 2000；48：140-7.
7) Watanabe K, et al. Epilepsies of neonatal onset：seizure type and evolution. Dev Med Child Neurol 1999；41：318-22.
8) Beghi E, et al. Recommendation for a definition of acute symptomatic seizure. Epilepsia 2010；51：671-5.
9) Danielsson J, Petermann F. Cognitive deficits in children with benign rolandic epilepsy of childhood or rolandic discharges：a study of children between 4 and 7 years of age with and without seizures compared with healthy controls. Epilepsy Behav 2009；16：646-51.
10) Brancati C, et al. Impaired object identification in idiopathic childhood occipital epilepsy. Epilepsia 2012；53：686-94.

（渡邊一功）

2 けいれん・てんかんに関する誤解

Words of wisdom

けいれん・てんかん見立ての原則

1. 欠神発作は倒れない．
2. 全身けいれんは強直間代発作（いわゆる大発作）とは限らない．
3. 長い発作のすべてが重積ではない．
4. てんかんは臨床症状で判断すべきで，脳波所見は参考にすぎない．
5. 抗てんかん薬の血中濃度は，参照値の範囲外でもよい．
6. てんかん発作が止まった後にジアゼパム坐薬を入れる必要はない．
7. 良い（良性を示唆する）脳波異常がある．
8. 熱性けいれんに年齢の上限はない．
9. 熱性けいれんは焦点性発作（部分発作）である可能性が高い．
10. 熱性けいれんが解熱薬で誘発されるというエビデンスはない．
11. 熱性けいれんの患児に対し脳波は推奨されない．

　てんかんやけいれんを，苦手に感じる小児科医は少なくないと思われる．その原因の一つとして，正確な知識が十分に伝達されていないことがあげられる．筆者が感じる限りにおいては，東京都内の専門性が高いと思われる医療機関ですら，しばしば正確な知識が広まっていないことがまれではない．てんかんやけいれんに関する誤解は，てんかんそのものが与える以上の不利益を，患者や家族に及ぼしている可能性すらあるのではないであろうか．

欠神発作は倒れない

　筆者が東京へ異動したときに驚いたことの一つは発作で倒れたというと少なからぬ小児科医が「欠神発作ですか？」と尋ねることである．名古屋では（きわめてまれな例外を除き）欠神発作は倒れないというのが常識であった．現在のてんかん発作の分類案では欠神発作はいくつかのサブタイプに分類されるが，圧倒的に多いのは定型欠神（typical absence）である．定型欠神では，意識は完全に失われるが，筋緊張は変化しないかごくわずかに減弱するのみであり，抗重力筋の緊張が失われて倒れることは原則としてない[1]．少なくとも，転倒する発作の筆頭に欠神発作があがることはない．てんかん発作で倒れた患児に遭遇したとき，欠神発作は否定的と考えれば多くの場合間違わない．

　このような誤解はわが国に限られるかと思っていたが，最近米国の大都市から転居で受診した児に同様の誤診があり驚いた．米国では一般に薬剤を処方する医師と脳波を判読する医師とが異なる．脳波レポートでは，全般性3Hz棘徐波複合を認めたが過呼吸による突発波の誘発はないと記載されており，欠神発作の可能性はあるが臨床症状と併せて判断すべきであるという記載であった．しかし，処方した医師はそれ

を十分理解しなかったと思われる．洋の東西を問わずてんかんやけいれんは苦手な医師が多いのだろうと思うとやや寂しい気持ちがした．

なお，非定型欠神（atypical absence）は定型欠神とは大きく異なる発作であり，まれに転倒することもある．非定型欠神は，定型欠神と比べると著しくまれで，単独の発作型であることはまずなく，他の発作型を合併することがほとんどである．診断には発作時脳波の注意深い判読が必要で，高度な専門知識が必要である．

全身けいれんは強直間代発作（いわゆる大発作）とは限らない

熱性けいれんを含めて，発作には四肢にけいれんを伴うことが少なくない．このような場合，安易に強直間代発作とか大発作とか表現されることがしばしばである．しかし，当院の若手にはこれが禁句で，安易にそうした言葉を使うと「まだまだ勉強が足りないね」と諫められる．全般性強直間代発作は意識消失と同時に強直相が始まり，その後間代相に移行していくものをいう．この過程の一部始終が目撃されることはほとんどなく，仮に目撃したとしても動転している目撃者がこれらを冷静に観察し報告することはまず期待できない．そのため，強直間代発作と診断することは不可能である．

実際には，小児における四肢のけいれんを伴う発作の大半は，二次性全般化発作や強直姿勢を伴う焦点性発作，すなわち焦点性発作に分類される[2]．これらを強直間代発作というのは明らかな誤りである．したがって，四肢のけいれんを伴う発作の症状を描写するには，全身けいれん（generalized convulsion）と表現すべきである．厳密にてんかん発作型分類の強直間代発作に該当する発作は，若年性ミオクロニーてんかんを除けばまれである．小児，とくに乳幼児では四肢のけいれんを伴う発作は，焦点性発作であることが圧倒的に多いことを認識していただきたい．

長い発作のすべてが重積ではない

救急外来や病棟で発作が30分も止まらないとなると一大事である．大慌てで発作を止めるべくさまざまな薬剤を投与したり，採血やCT・MRIなどを緊急で手配したり大騒ぎになる．このもとにあるのは，てんかん発作重積（status epilepticus）がきわめて重大な状態であり，早急に発作を止めないと二次的な脳障害が起きるということである．この点には大きな異論はないが，少しだけ引っかかるところがある．長い発作はすべて「悪い」発作なのであろうか．

てんかん発作重積というのは，発作が一定時間（たとえば30分）以上止まらないものと定義される．これは，動物実験で30分以上発作が止まらないと不可逆的な脳障害が起きる可能性が提示されたことに基づく．その後，興奮毒性（excitotoxicity）という概念が広まり，けいれんが長く続くほど興奮毒性により二次的ニューロン障害が起きると考えられている．では，30分以上続けば必ず二次的脳障害が起きるのであろうか．

Panayiotopoulos（パネイトポーラス）症候群という，いわゆる良性てんかんの存在が1990年代からよく知られるようになった[3]．このてんかんの特徴は，嘔吐を伴う長い発作で，1時間以上も続くこともまれでない．しかし，予後は良好で二次的脳障害が起きた証拠はない．筆者はPanayiotopoulos症候群の長い発作は，てんかん発作重積というより，シンプルに「長い発作（prolonged seizure）」とよんだほうが妥当だと思う．脳室周囲白質軟化症などでよく経験するが，後頭葉あるいはその周囲から起きる発作は一般に長く続く．しかし，こうした発作は適切な用量のジアゼパムを静脈内投与すれば容易に止まる．このように薬剤に反応するか否かが，発作の持続時間の長さより重症度を決めるうえで重要ではないであろうか．欧米の論文

では単にてんかん発作重積とせず，治療抵抗性てんかん発作重積（refractory status epilepticus）という言葉がしばしば使われている．治療抵抗性でない「長い」発作は，治療抵抗性てんかん発作重積とは区別すべきであると筆者は考える．

てんかんは臨床症状で判断すべきで，脳波所見は参考にすぎない

てんかんは脳波を見て診断すると考えている方は，医師にも少なくないように感じる．脳波を判読した経験がない人ほど脳波に対する期待が強く，専門医が脳波を読めばたちどころにてんかんか否か，あるいはどのようなてんかんかを診断できると考えているようでもある．

発作というのは一時的に起きる現象であり，それ以外の時間帯には発作は見えない．脳波は，通常は発作間欠期すなわち発作がない時間帯に記録する．したがって，発作そのものは記録されない．記録されるのは発作の影のようなものにすぎず，その痕跡が全くないことも多い．また，発作の正体が違ってもその影が同じように見えたり，同じ型の発作でもその影が違って見えたりするのが普通である．

てんかんであるか否か，あるいはどのようなてんかんであるか，を考える最も重要な材料は臨床症状である．てんかん患児が自ら発作について話すことはまずないので，目撃者からの情報が頼りである．その情報と脳波所見と照らし合わせて，てんかんか否か，あるいはどのようなてんかんかを判断すべきである．脳波を判読すればするほどその限界も見えてくる．

一方，発作時脳波は全く話が異なる．発作時脳波，とくにビデオ脳波同時記録は診断の決め手である．ただし，発作時脳波の判読にはかなりの訓練を要する．筆者もまだその訓練の途中であり，真の熟練者に比べればまだまだ判読能力は十分でないと痛感している．

抗てんかん薬の血中濃度は，参照値の範囲外でもよい

抗てんかん薬の血中濃度をオーダーすると，結果が参照値（正常値ではない）とともに報告される．多くの医師が，参照値の範囲内だと安心する．しかし，参照値は正常値ではないことを認識すべきである．

たとえば，バルプロ酸は参照値を超えた投与量を用いてはじめて発作抑制に成功することが少なくない．一般に参照値の上限は100 µg/mLであるが，難治の発作では150 µg/mL，あるいはそれ以上を必要とすることがある．近年フェノバルビタール大量療法の有効性がよく知られるようになった．一般の参照値の上限は30または40 µg/mLと思われるが，60～70 µg/mLくらいまで投与量を増やすことも少なくない．ただし，大量投与を行う場合には，副作用に十分注意することが必要である．一方，フェニトインやカルバマゼピンなどは安全域が狭く，参照値上限と中毒量との差が小さい．これらの薬剤は，参照値の範囲で使ったほうが安全である．いわゆる良性てんかんでは，参照値より低い血中濃度でも発作抑制が得られることも多い．このような場合は逆の意味で参照値にこだわる必要はなく，発作の再発が起きない限り抗てんかん薬の増量は不要である．

てんかん発作が止まった後にジアゼパム坐薬を入れる必要はない

筆者は熱性けいれんが起きて受診した患児については，意識が回復したのを確認してからジアゼパム坐薬を使用することを勧めている．意識の回復を確認するのは，髄膜炎や脳炎・脳症との鑑別が重要であるからである．ジアゼパムを使用するのは，熱性けいれんの再発を予防するためである．筆者らの調査では，熱性けいれんのために受診した際にジアゼパムを使用しないと，けいれんの再発が明らかに高率であっ

た[4]．一般には，短時間でけいれんを繰り返した場合は緊急入院し，濃厚な（そして，結果的に不必要な）医療を受けることになる．それくらいであればジアゼパムを使ったほうがよいと考える．

この延長線上であると思われるが，てんかんの患児が発作を起こした場合に発作が止まっていてもジアゼパム坐薬を使用されてしまうことがまれでない．筆者はこれは非合理的で無意味であり，ジアゼパムの副作用が起きるだけだと考える．てんかんでは短時間に発作が群発することは例外的である．また，前頭葉てんかんなど発作の群発が起きやすいてんかんもあるが，そうした場合にジアゼパムの坐薬で発作が止まることはまずない．安易な拡大解釈は慎むべきで，てんかん発作が止まった後にジアゼパム坐薬を使用しないことを推奨すべきと考える．

良い（良性を示唆する）脳波異常がある

脳波で異常があるというと，悪いことだと考えるのはある意味普通であろう．しかし，腫瘍でも良性と悪性とがあるように，脳波の異常にも良性と悪性とがある．

良性を示唆する脳波異常の代表が，ローランド棘波といわれるものである．ローランド棘波は，ローランドてんかん（正しくは，中心・側頭部に棘波をもつ良性小児てんかん）の診断に重要な所見である．ローランドてんかんは，口周囲の違和感およびけいれんを伴う意識減損がない焦点性発作（いわゆる単純部分発作）が特徴で，入眠期の発作はしばしば二次性全般化して全身けいれんとなる．発作頻度は少なく，発作が起きる期間は長くても数年であり，一定の年齢になると自然に発作も脳波異常も消失する．したがって，抗てんかん薬の内服を要しないことが多い．また，ローランド棘波はてんかん発作をもたない児や熱性けいれんの既往のある児に認めることがまれでない．筆者はローランド棘波を認めたらむしろ安心する．そして家族にもこれは良い異常であると説明している．このような状況は，腫瘍を疑って病理検査に提出した結果が良性腫瘍であった場合と似ていると思われる．

熱性けいれんに年齢の上限はない

小学校の低学年では，熱性けいれんは多くはないがきわめてまれというほど少なくもない．しかし，小学生が発熱に伴ってけいれんしたとなると，多くの医師が不安になるようでよく紹介されて受診する．日本では，熱性けいれんの年齢の上限は6歳前後と考えられているように思われる．欧米の総説でも，熱性けいれんの発症時期は6歳未満あるいは6歳以下としているものもあるが[5]，年齢の上限を明記していないものもある．熱性けいれんの発症年齢の目安を提示することは必要であるが，それを超えたら異常という考え方は杓子定規にすぎるのではなかろうか．

熱性けいれんは，けいれん親和性をもつ個体に発熱によってけいれん閾値が低下することによって発症すると考えられる．けいれん親和性が年齢が進むにつれて低下するとともに，発熱を起こす機会が減少する．これらが複合的に関与してある年齢以降は発熱に伴うけいれんがなくなると思われるが，その時期は各個体で異なると考えるのが自然であろう．

筆者は7～8歳くらいまでは熱性けいれんは起きても不思議はないと考える．そのような患児の多くは，以前に複数回の熱性けいれんを経験していることが多く，けいれん親和性が非常に強い集団であることが推測される．また，インフルエンザなどで急に体温が40℃以上まで上がるようなときには，もっと高い年齢でもけいれんが起こりうると思う．筆者の経験では，熱性けいれんと思われる最高年齢の患者は14歳であった．

熱性けいれんは焦点性発作（部分発作）である可能性が高い

　古くから熱性けいれんは全身けいれんであるとされている．では，全身けいれんイコール全般発作なのであろうか．

　熱性けいれんの過半数が満3歳未満に起きるが，てんかんではこの時期によく組織化（organized）された全般発作はまれである．すなわち，定型欠神や全般性強直間代が満3歳未満の児に出現することはきわめて例外的で，低年齢で出現する全般発作は強直発作やミオクロニー発作などの器質的な要素が強い組織化が不良な発作ばかりである．しかし，熱性けいれんは素因に基づくよく組織化された発作である．こうして考えると，熱性けいれんが全般発作であるというのはおおいに疑問である[6]．

　こうした問題を明らかにするには，発作時脳波を記録すればよい．しかし，あいにく現在まで熱性けいれんの発作時脳波の報告はほとんどない．だが，欧米のてんかんのすばらしい教科書である『Epileptic Syndromes in Infancy, Childhood and Adolescence』[7]には，熱性けいれんを含めたさまざまなてんかん発作の発作時VTR-EEG同時記録が収録されている．機会があったら，ぜひ熱性けいれんの発作時の動画（DVD）をご覧になっていただきたい．そこに収録されている発作は，児がおびえたように泣きだす→意識が減損する→上肢がわなわなし始め強直けいれんになる→四肢をガタガタふるわせ間代けいれんとなる，という一連の変化が観察できる．脳波を見ると局所性の速波から全般化する発作時変化が明らかである．これを見れば，熱性けいれんは二次性全般化発作，すなわち焦点性発作（部分発作）であることが誰にも理解できるであろう．

　おもしろいのは，こうしたDVDを収録しているにもかかわらず，教科書の本文では上記のようなことは触れられていないことである．この理由については筆者にはわからない．

熱性けいれんが解熱薬で誘発されるというエビデンスはない

　熱性けいれんの既往のある児の保護者に「解熱薬はどうしますか」と尋ねると，「熱性けいれんが誘発されるので要りません」と断られることをしばしば経験する．その根拠は，解熱薬でいったん熱を下げると薬剤の効果が切れたときに再び体温が急激に上昇して熱性けいれんが起きる確率が高くなるというものである．これは果たして本当であろうか．

　解熱薬が熱性けいれんの頻度を増やすかどうかということを検証した研究は，少なくとも英文では現在までにないと思われる．一方，解熱薬によって熱性けいれんを予防することができるかどうかを検証した論文は現在までいくつかある[8]．その結果はすべて同じで，解熱薬の種類が何であれ，解熱薬で熱性けいれんを予防することができないことが報告されている．しかし，これらの研究すべてで解熱薬の使用によって熱性けいれんの頻度は増えていない．

　こうして冷静に考えれば，熱性けいれんが誘発されるというのは無責任な言質であることが明らかである．筆者には，どこからともなく広がった"都市伝説"であるようにしか思えない．

熱性けいれんの患児に対し脳波は推奨されない

　何回か熱性けいれんを起こすと，脳波を調べたほうがよいといわれることがまれでない．脳波を記録すると何かわかることがあるのではないかと一般小児科医が期待するのはわからなくはない．しかし，これは過剰な期待といわざるをえない．

　脳波に期待することの一つは，熱性けいれんが再発する可能性がわかるのではないかということであろう．しかし，脳波はこの期待に応えることはできない[9]．熱性けいれんの患児の脳波に時に出現する突発波は，けいれん親和性を

反映すると考えられる．熱性けいれんを起こすことがけいれん親和性それ自体であり，そうした所見を認めることは当然である．一方，疫学的な研究から初回の熱性けいれんの年齢が低いと熱性けいれん反復の割合が高いことが知られているが，突発波は低年齢では出現しない．けいれん親和性を反映する突発波は早くとも3歳をすぎないと出現しない．脳波を早い時期にとればとるほど突発波を認める可能性は低下する．

　もう一つの期待は，てんかんへ移行する可能性がわかるのではないかということであろう．しかし，この疑問に対しても脳波は答えを出すことができない[9]．一部の研究では脳波で突発波を認めたほうが後にてんかんを発症する割合が高いとされているが，多くの報告では否定的な結果である．仮に熱性けいれん後にてんかんを発症したとしても，そのほとんどはいわゆる良性てんかんであり投薬が不必要なこともまれでない．病気であるという否定的な感情を保護者が（時には本人を含めて）もつことを，脳波を記録することで助長することになりその害のほうが熱性けいれんそのものの害より問題である[9]．

　なかには，熱性けいれんとてんかんとの鑑別ができるのではないかという期待もあるかもしれない．しかし，この期待は全くの見当違いといわざるをえない．そもそもてんかんは発熱などの明らかな誘因をもつものは除外するものであり，その区別は脳波ではなく臨床症状に基づくのである．脳波で突発波を認めたとしても，それを理由にてんかんと診断してはいけない．発作性疾患以外の理由で脳波を記録すると，一定の割合でてんかんと同じような突発波を認めることは古くから知られている[10]．

■ 文献

1) Panayiotopoulos CP. Typical absence seizures. http://www.ilae.org/Visitors/Centre/ctf/typical_absence.cfm.
2) Yamamoto N, et al. Complex partial seizures in children：ictal manifestations and their relation to clinical course. Neurology 1987；37：1379-82.
3) Ferrie C, et al. Panayiotopoulos syndrome：a consensus view. Dev Med Child Neurol 2006；48：236-40.
4) Hirabayashi Y, et al. Efficacy of a diazepam suppository at preventing febrile seizure recurrence during a single febrile illness. Brain Dev 2009；31：414-8.
5) Sadleir LG, Scheffer IE. Febrile seizures. BMJ 2007；334：307-11.
6) Neville B, Gindner D. Febrile seizures are a syndrome of secondarily generalized hippocampal epilepsy. Dev Med Child Neurol 2010；52：1151-3.
7) Roger J, et al. Epileptic Syndromes in Infancy, Childhood and Adolescence. 4th edition. Montrouge：John Libbey；2005.
8) Strengell T, et al. Antipyretic agents for preventing recurrences of febrile seizures：randomized controlled trial. Arch Pediatr Adolesc Med 2009；163：799-804.
9) Subcommittee on Febrile Seizures；American Academy of Pediatrics. Neurodiagnostic evaluation of the child with a simple febrile seizure. Pediatrics 2011；127：389-94.
10) Borusiak P, et al. Prevalence of epileptiform discharges in healthy children：new data from a prospective study using digital EEG. Epilepsia 2010；51：1185-8.

〈奥村彰久〉

3 てんかんの発作型

Words of wisdom

❶ てんかんの発作型を分類することは「てんかん症候群分類」(p.19〜24) や抗てんかん薬の「薬剤選択」(p.144〜153, p.218〜229) に直接かかわる基本的事項である．
❷ てんかんの発作型を分類するには臨床発作症状だけでなく，発作時脳波および発作間欠時脳波所見を考慮すべきである．
❸ 新しい国際てんかん発作分類 (2010) では全般発作については大きな変更はないが，部分発作が焦点性発作として一本化されている．
❹ てんかん症候群を分類するには，焦点性発作に記載すべき発作症候学が臨床発作特徴となることが多い．
❺ 小児の焦点性発作に記載すべき発作症候学についてはさらなる検討が必要である．

　1969年に国際抗てんかん連盟（International League Against Epilepsy：ILAE）は，てんかんの分類や用語を統一する目的で最初の国際てんかん発作型分類を提案・承認した．その骨子

❶ 1981年国際てんかん発作型分類（臨床発作型）

Ⅰ　部分（焦点，局所）発作
A. 単純部分発作（意識障害はない）
　1. 運動徴候を呈するもの
　　(a) マーチを示さない焦点運動性
　　(b) マーチを示す焦点運動性（Jackson型）
　　(c) 偏向性
　　(d) 姿勢性
　　(e) 音声性（発声あるいは言語停止）
　2. 体性感覚あるいは特殊感覚症状を呈するもの（単純幻覚）
　　(a) 体性感覚性　(b) 視覚性　(c) 聴覚性
　　(d) 嗅覚性　　　(e) 味覚性　(f) めまい性
　3. 自律神経症状あるいは徴候を呈するもの（上腹部感覚，蒼白，発汗，紅潮，立毛，散瞳を含む）
　4. 精神症状（高次大脳皮質機能障害）を呈するもの．これらの症状は意識障害なしで起きることはまれで，通常は複雑部分発作であることが多い
　　(a) 言語障害性
　　(b) 記憶障害性（既視感）
　　(c) 認知性（夢様状態，時間感覚障害）
　　(d) 感情性（恐れ，怒り）
　　(e) 錯覚性（巨視）
　　(f) 構造幻覚性（音楽，場面）
B. 複雑部分発作（意識障害を伴う部分発作：時には単純部分発作で始まる）
　1. 単純部分発作で始まり意識障害に移行するもの
　　(a) A.1〜A.4の単純部分発作から意識障害に移行するもの
　　(b) 自動症を伴うもの
　2. 意識障害で始まるもの
　　(a) 意識障害のみのもの　(b) 自動症を伴うもの
C. 部分発作から二次性全般化発作に進展するもの（全身強直間代，強直，あるいは間代）
　1. 単純部分発作から全般化発作に進展するもの
　2. 複雑部分発作から全般化発作に進展するもの
　3. 単純部分発作から複雑部分発作を経て全般化発作に進展するもの

Ⅱ　全般発作（けいれん性，非けいれん性）
A. 欠神発作
　1. （定型）欠神発作
　　(a) 意識障害のみ　　　(b) 軽度の間代要素を伴う
　　(c) 脱力要素を伴う　　(d) 強直要素を伴う
　　(e) 自動症を伴う　　　(f) 自律神経要素を伴う
　　（b〜fは単独あるいは組み合わせ）
　2. 非定型欠神発作
　　(a) 筋緊張の変化はA.1よりはっきりしている可能性がある
　　(b) 発作の起始あるいは終わりが急激でない可能性がある
B. ミオクロニー発作：ミオクロニー攣縮（単発あるいは連発）
C. 間代発作
D. 強直発作
E. 強直間代発作
F. 脱力発作（失立）
（上記発作〈たとえばBとF，BとD〉が重複して起こりうる）

Ⅲ　分類不能発作
データが不十分または不完全なために分類不能なすべての発作および上記分類では分類不可能な新生児発作の一部

❷ 1981年国際てんかん発作型分類（脳波所見）

臨床発作型		発作時脳波所見	発作間欠期脳波所見
I 部分（焦点, 局所）発作	A. 単純部分発作（意識障害はない）	対側半球の皮質局在対応部位から始まる焦点性突発波（頭皮上から常時記録されるとは限らない）	対側半球の焦点性突発波
	B. 複雑部分発作（意識障害を伴う）	一側性または両側性の側頭部または前頭側頭部の広汎性または焦点性突発波	一側性または両側性の非同期性焦点：一般的には側頭部または前頭部
	C. 二次性全般化発作	上記（AとB）突発波が二次性に急速に全般化する	上記（AとB）突発波
II 全般発作	A. 欠神発作 1.（定型）欠神発作	一般的に律動的，左右同期性3Hz棘徐波複合であるが，2～4Hz棘徐波複合を呈することもある．また多棘徐波複合を呈することもある．異常は両側性である	背景脳波活動は正常で，突発波（棘波，棘徐波複合）が出現する．突発波は規則的で左右対称性である
	2. 非定型欠神発作	脳波はより雑多で異種のものを含んでいる．不規則棘徐波複合，速波活動あるいはその他の発作性活動を含む．異常は両側性であるが，時に不規則，非対称性である	背景脳波活動は通常異常：突発波（棘波，棘徐波複合）も不規則で左右非対称性である
	B. ミオクロニー発作	多棘徐波あるいは時に棘徐波または鋭徐波	発作時と同じ（多棘徐波あるいは時に棘徐波または鋭徐波）
	C. 間代発作	速波活動（10Hz以上）と徐波：時に棘徐波パターン	棘徐波または多棘徐波
	D. 強直発作	低振幅速波活動または9～10Hz以上の速波律動で周波数は漸減し，振幅は漸増する	突発波は律動性または非律動性鋭徐波複合で，時に左右非対称性．背景脳波活動はしばしば年齢不相応
	E. 強直間代発作	強直相では10Hz以上の律動波が周波数を漸減し，振幅を漸増する．間代相では徐波が間入する	多棘徐波または棘徐波，時に鋭徐波
	F. 脱力発作	多棘徐波または低振幅化や低振幅速波活動	多棘徐波

はてんかん発作を"部分発作"と"全般発作"に二大別するものであった[1]．

1981年に改訂されたてんかん発作型分類は，その後30年余にわたり使用されてきた．1981年のてんかん発作型分類の特徴は，臨床発作症状（❶）だけでなく，発作時脳波および発作間欠期脳波所見（❷）を提示したことである[2]．

2010年にILAEの分類・用語委員会は「てんかん発作およびてんかんを体系化するための用語と概念の改訂」を提案した[3,4]．これが現在「てんかん発作およびてんかんの新しい国際分類」とよばれているものである．本項ではこの改訂のうち，てんかん発作に関する記述，すなわち「発作の発現様式と発作の分類」および「焦点性発作の記載法」について述べ[3,4]，新しい分類によるてんかん発作型の臨床症状について述べる．

発作の発現様式と発作の分類

全般てんかん発作の概念は，両側大脳半球の広いネットワーク内のある部分に発生し，このネットワーク全域が急速に発作に巻き込まれるものをさす．てんかん発作型分類にはネットワークの概念が取り入れられている．個々の発作の起始部位は限局しているようにみえるが，部位と病側は発作ごとに異なる．全般発作は非対称性もありうる．

焦点性てんかん発作の概念は，一側大脳半球内に限られるネットワーク内に起始するものをさす．この発作は個別に限局しているものと，より少し広範に一側半球内に広がったものがある．それぞれの発作において，起始部位はどの発作でも一定しており，対側大脳半球にも及ぶ

❸ 2010年 ILAE分類における変更点

- **新生児発作**は別個の疾患単位とはみなさない．新生児の発作も提案されたスキーム内で分類する．
- **欠神発作**の下位分類の簡素化・変更を行った．ミオクロニー欠神発作と眼瞼ミオクロニーは別個の項目として認められた．
- **スパズム**に関しては1981年の発作型分類では明確な記述がなかったが，今回の分類では項目に加えられた．乳児スパズムを含む，より広義の用語として「てんかん性スパズム」を用いることになった．スパズムを焦点性，全般性またはその両者と分類すべきかに関しては十分な知見が得られていないため，原因不明と位置づけられた．
- **焦点性発作**に関しては，各発作型の区別（例：複雑部分発作と単純部分発作）を削除した．個々の患者の評価や特定の目的（非てんかん性事象とてんかん発作の鑑別診断，無作為化試験，手術など）では意識障害または認知障害の特性，局在性および発作事象の進行がとくに重要な点であることを理解しておくことが肝要である．
- **ミオクロニー脱力発作**（従来はミオクロニー失立発作という用語が用いられた）が項目として承認された．

選択的な伝播パターンを伴う．

1981年の発作型分類からの具体的な変更点を❸に示す．

承認された発作型の分類を❹に示す[3,4]．

■焦点性発作の記載法

実用上の理由および1981年の発作型分類からの継続性を図るため，焦点性発作の記載法を目的によって単独または他の特性と合わせて使用することが可能となった．1981年発作型分類からの継続性を図るため，発作症候学の用語解説（Blume WT, et al. 2001）から引用した記載法の例を一覧で❺に示す[3,4]．

新しい分類によるてんかん発作型の臨床症状

1981年のてんかん発作型分類から継承されているてんかん発作型の臨床症状，発作時脳波所見，発作間欠期脳波所見については❶❷およびこれまでに刊行された書籍[6]を参照してほしい．以下，新しい分類によるてんかん発作型の臨床症状について，新しく加わった発作型を中心に概説する[6,7]．

❹ 2010年 てんかん発作の分類*

全般発作
強直間代発作（すべての組み合わせ）
欠神発作
定型欠神発作
非定型欠神発作
特徴的な欠神発作
ミオクロニー欠神発作
眼瞼ミオクロニーを伴う欠神発作
ミオクロニー発作
ミオクロニー発作
ミオクロニー脱力発作
ミオクロニー強直発作
間代発作
強直発作
脱力発作
焦点性発作
原因不明発作
てんかん性スパズム

*上記のカテゴリーのいずれかに明確に診断されない発作は，正確な診断を行えるような追加情報が得られるまで"分類不能"と判断すべきであるが，"分類不能"は分類のなかの一つのカテゴリーとはみなさない．

❺ 2010年 発作時の障害程度別焦点性発作の記述用語*

意識（consciousness/awareness）障害なし
運動徴候または自律神経症状が観察される
これは「単純部分発作」の概念にほぼ一致する（発作症状の現れ方によっては，本概念を適切に表現する用語として「焦点性運動発作」や「自律神経発作」を用いることができる）
自覚的な感覚・精神的現象のみあり
これは2001年の用語解説に採用された用語である「前兆」の概念に一致する
意識（consciousness/awareness）障害あり
これは「複雑部分発作」の概念にほぼ一致する．この概念を伝える用語として「認知障害発作」が提案されている（Blume et al, 2001）
両側性けいれん性**発作（強直，間代または強直・間代要素を伴う）への進展
この表現は「二次性全般化発作」の用語に代わるものである

*明確に定義され，使用が推奨されているその他の記述用語については，用語解説（Blume WT, et al. 2001）を参照されたい．
**「けいれん性」という用語は，用語解説では一般用語とみなされているが，われわれの理解では，本用語は医学全般においてさまざまな形で使用されており，多数の言語で通用する．したがって，本用語の使用が指示される．

▌全般発作

■強直間代発作

前駆症状なく突然起きる．四肢を伸展し小刻みに震わせる強直相に続き，四肢を律動的に攣

縮させる間代相を認める．単発あるいは連発するミオクロニー攣縮が先行することもある．

■ 欠神発作

定型欠神発作

数秒から20～30秒の，突然始まり突然終わる動作停止，反応性のない意識障害を示す．意識障害のみの"単純欠神"は少なく，❶に示した種々の症状を伴う"複雑欠神"が多い．

非定型欠神発作

発作症状は定型欠神発作と同じで，脱力要素がより目立ったり，はじめと終わりがはっきりしないことが多い．

特徴的な欠神発作

ミオクロニー欠神発作：頻度がまれな"ミオクロニー欠神てんかん"の特徴的な発作で，激しい両側性の律動的ミオクロニーを伴う欠神発作である．激しいミオクロニーは近位筋に多く，顔面には少ない．顔面にみられるときはあごや口周囲に起こりやすく，眼瞼に及ぶことはない．しばしば強直性収縮を伴い，両上肢を段階的に外転挙上させるためにミオクロニーが隠されることもある．脳波は定型欠神発作と同様の両側性，同期性左右対称性律動的な 3 Hz 棘徐波である．定型欠神発作でしばしば認められる律動的なまばたき（軽度の間代要素）と混同すべきではない．

眼瞼ミオクロニーを伴う欠神発作：光過敏性を示す"欠神を伴う眼瞼ミオクロニー症候群（Jeavons 症候群）"の特徴的発作で，閉眼で誘発される律動的眼瞼ミオクロニーを伴う短い欠神発作である．眼瞼ミオクロニーは一見，眼球上転のようにみえる．発作時脳波は 3～6 Hz 全般性多棘徐波である．

■ ミオクロニー発作

ミオクロニー発作

単発あるいは連発する短い筋の攣縮．

ミオクロニー脱力発作

短い筋の攣縮に続いて，頭部前屈などの瞬時の脱力発作を認める．表面筋電図が有用である．臥位では脱力要素ははっきりしない．従来は脱力発作に分類されていた．

ミオクロニー強直発作

短い筋の攣縮に続いて，上肢を挙上するなどの速波律動を伴う短い強直発作を認める．従来は短い強直発作と分類されていた．

■ 間代発作

強直要素のない全身けいれん発作で，反復する全身性筋攣縮が続く．

■ 強直発作

全身の筋が伸展硬直し，小刻みに震える数秒から数十秒の発作．てんかん性叫び声を伴う．巻き込まれる筋により，体軸性，体軸-肢体性，全身性に細分される．睡眠時に多いが，覚醒時には転倒する．

■ 脱力発作

座位・立位で筋緊張が急激に低下する発作で，頭部前屈から転倒まで起きる．

焦点性発作

焦点性発作の記述用語については❺に述べた意識障害の有無や両側けいれん性発作への進展および「焦点性運動発作」や「自律神経発作」だけでなく，次項のてんかん症候群分類に必要な特徴的な発作型（「シルビウス発作」「視覚発作」「聴覚発作」「上腹部感覚」など）や側性に関連する「向反発作」「ジストニー肢位」，大脳局在に関連する「笑い発作」「複雑身振り自動症」などは特記すべきであろう．❶の細分類[2]や2001年に提案された発作症候学の用語解説[5]を参照されたい．

原因不明発作

■ てんかん性スパズム

頸部，体幹，四肢の軸性筋収縮による短い運動発作で，屈曲伸展型，屈曲型，伸展型に分けられる．West 症候群の乳児スパズムはシリーズ形成またはクラスタリングを示す．発作時脳波では，先行する短い低振幅速波または鋭波を伴う不規則高振幅徐波複合に続く速波律動または低振幅化を認める．

Conclusion

❶ 臨床上てんかん発作が疑われたら，まず臨床症状からてんかん発作型を分類してみる（❶）．この際，事前に典型的なてんかん発作症状をVTRやCD-ROM[7]で閲覧し，医学用語ではなく自分の言葉で表現しておくと，病歴聴取が具体的になり，発作型分類が容易になる．

❷ 臨床てんかん発作型は必ず脳波所見との整合性を確認する必要がある（❷）．発作間欠期脳波との間に解離がある場合には，複数回の賦活脳波を含めた脳波検査が求められる．発作回数が多ければ，発作時脳波を記録すると発作型分類はより確実になる[7]．

❸ 焦点性発作の記載法については，発作が示す基本的特徴およびその発現順序を記載することが求められるが，小児では基本的特徴が感覚症状や精神症状の場合には基本的症状を訴えることは少なく，症状に伴う反応性の動き（例：視覚発作—まばたき，目をこするなど）が観察されることが多い．また，意識障害の有無については反応性の有無で確認するため，呼名などの刺激が適切に与えられていないと判断できないこともある．小児の焦点性発作の記載法については引き続き検討が必要である．

■ 文献

1) Gastaut H. Clinical and electroencephalographic classification of epileptic seizures. Epilepsia 1970；11：102-13.
2) Commission on Classification and Terminology of the International League Against Epilepsy. Proposal for revised clinical and electroencephalographic classification of epileptic seizures. Epilepsia 1981；22：489-501.
3) Berg AT, et al. Revised terminology and concepts for organization of seizures and epilepsies：Report of the ILAE Commission on Classification and Terminology, 2005-2009. Epilepsia 2010；51：676-85.
4) てんかん発作およびてんかんを体系化するための用語と概念の改訂—ILAE分類・用語委員会報告（2005〜2009年）．てんかん研究 2011；28：515-25.
5) Blume WT, et al. Glossary of Descriptive Terminology for Ictal Seminology：Report of the ILAE Task Force on Classification and Terminology. Epilepsia 2001；42：1212-8.
6) 久保田裕子．てんかん発作の分類．藤原建樹監．高橋幸利編．小児てんかん診療マニュアル．改訂第2版．東京：診断と治療社；2010. p.24-32.
7) 奥村彰久ほか．さまざまな発作型における発作時脳波所見．奥村彰久ほか監．発作時脳波からみた小児てんかん CD-ROM付．東京：診断と治療社；2011. p.26-122.

〈根来民子〉

4 てんかん症候群分類の考え方

　けいれん発作やてんかんの患者には，小児科や救急などの日常診療においても比較的多く遭遇する．しかし発作型やてんかんの分類の特殊性，複雑さは研修医や一般小児科医にとって，てんかん診療を近づきがたいものにしている．長年使われてきたてんかん発作やてんかんの用語，概念の改訂が2010年に提唱されたが[1]，それもまだ十分に受け入れられたとはいえない．ここでは，てんかん症候群の分類について，研修医や一般小児科医にできるだけわかりやすくなるよう解説したい．

ては複数の種類の発作型がある場合もあるため，発作のタイプとてんかんのタイプは一対一対応はしていない．その理解ができていないと，たとえば焦点性発作と全般発作を併せ持っている患者を焦点性てんかんかつ全般てんかんと表記してしまうという間違いが起こる．
　てんかんの患者をみる場合に，まず発作型は何なのか，発作型以外の年齢や精神運動発達，脳波，画像所見，原因疾患も加味して，どのようなてんかん症候群が考えられるかを整理していくと正しい診断に近づいていく．

てんかん発作とてんかんについて

　分類について述べる前に，てんかん発作とてんかんの違いについて理解しておく必要がある．けいれん発作やてんかん発作は症状の名称で，てんかんは発作が慢性的に繰り返して起こる疾患・症候群である．てんかん症候群によっ

なぜ発作やてんかんの分類が必要か

　このような複雑な分類が議論され使用されてきている理由は，原因診断，治療法の選択，予後の予測につながるからである．たとえば，中心側頭部棘波を示す良性てんかん（benign epilepsy of childhood with centrotemporal

Words of wisdom

旧分類と2010年新分類の違い

❶ てんかん発作は症状であり，てんかんは疾患・症候群である．両者を混同しないように注意する．
❷ 今までの分類は全般てんかんと局在関連性（焦点性，局在性，部分）てんかん，および症候性てんかんと特発性てんかんという二分法が基本だった．
❸ 2010年に発作およびてんかんについての用語，概念の改訂が報告された．
❹ 病因について「特発性」「症候性」「潜因性」の代わりに，それぞれ「素因性」「構造的/代謝性」「原因不明」という用語が用いられた．
❺ 特発性と素因性は同義ではない．
❻ 「脳波・臨床症候群」「特定症状群」という用語が定められた．
❼ てんかん分類の焦点性てんかんと全般性てんかんという区別はなくなる．
❽ 2010年の報告については多くの議論があり，さらに改訂されていくと思われる．

spikes：BECTS）や小児欠神てんかんなど特発性とよばれてきたてんかんに該当した場合，研究目的を除けば詳細な画像検査や遺伝学的検査は必要ないが，Dravet症候群が疑われれば遺伝子検査，内側側頭葉てんかんが疑われればPETや高解像度MRIなどによる原因診断を進める必要が出てくる．

また，抗てんかん薬にはさまざまな種類があるが，第1選択薬を決める最大の要素は発作型やてんかん症候群の種類である．全般てんかんに対してカルバマゼピンを使用すれば，効果がないだけでなく症状を悪化させる危険性もある．また抗てんかん薬の内服で発作が消失していても，若年性ミオクロニーてんかんでは内服の中止によって発作再発の危険が高く，慎重を期す必要がある．単純に脳波が正常化しているかどうかや発作消失が長期間維持されているかだけで内服の終了を決めるわけにはいかず，正確なてんかん症候群の診断は，予後予測や治療計画に重要である．

てんかん発作，てんかん症候群の旧分類

国際抗てんかん連盟（International League Against Epilepsy：ILAE）による分類は1960年に最初に発表され，正式な改訂版はてんかん発作については1981年に，てんかん症候群については1989年に作成された[2,3]．

旧分類の最大の特徴は二分法（dichotomy）に基づいていることである．発作については部分発作と全般発作に分類され，てんかん分類については発作型をもとに局在関連性（焦点性，局在性，部分）てんかんと全般てんかんに，てんかんの原因をもとに特発性と症候性に分類される．この二分法はこれまでに多くの批判を受けてきた一方で，理解されやすく旧分類が長く使われてきた理由でもある．

1989年のてんかん分類においては，てんかんの原因について特発性と症候性のほかに，潜因性（cryptogenic）という用語が用いられた．特発性とは，てんかんの素因以外に原因が特定できないもので，一般に発症に年齢依存性がある．小児期発症のてんかんでは特発性が約70％を占める．症候性とは，てんかんの原因となる明らかな基礎疾患をもつもので，病因が特定できなくても中等度以上の精神遅滞を伴う場合は症候性に分類することが多い．潜因性とは，基礎疾患がある（症候性）と推定されるが病因を特定できないものである．ただし，潜因性という用語の使い方には多少の混乱がある．

2010年の用語と概念の改訂

旧分類に対する検討作業は1997年から行われ，2001年，2006年にも報告が行われた．さらにILAEの分類・用語委員会は2005〜2009年にてんかん発作およびてんかんの分類についての用語，概念の改訂作業を行い，2010年に雑誌『Epilepsia』において「てんかん発作およびてんかんを体系化するための用語と概念の改訂」として報告した[1]．『Epilepsia』における報告は日本語訳も作成されており，Web上でダウンロードが可能である（http://www.ilae.org/Visitors/Centre/ctf/documents/Japanesetranslationof2010Organization.pdf）．

改訂の主な目的は，根拠に乏しい断定や主張を排除して，遺伝子研究，神経画像など近年の基礎・臨床神経科学の進歩を反映したものにすること，およびその進歩を臨床現場に導入することにある．詳しくは報告をみていただきたいが，同ウェブサイトに掲載されている図がわかりやすいため❶に示す．

2010年の報告における重要な変更点を以下に述べる．

基礎原因（病因）の用語変更

「特発性」「症候性」「潜因性」という用語の代わりに，それぞれ「素因性（genetic）」「構

3章 てんかんの基礎知識

❶ 2010年 ILAE 提案の発作の分類、用語と概念の変化

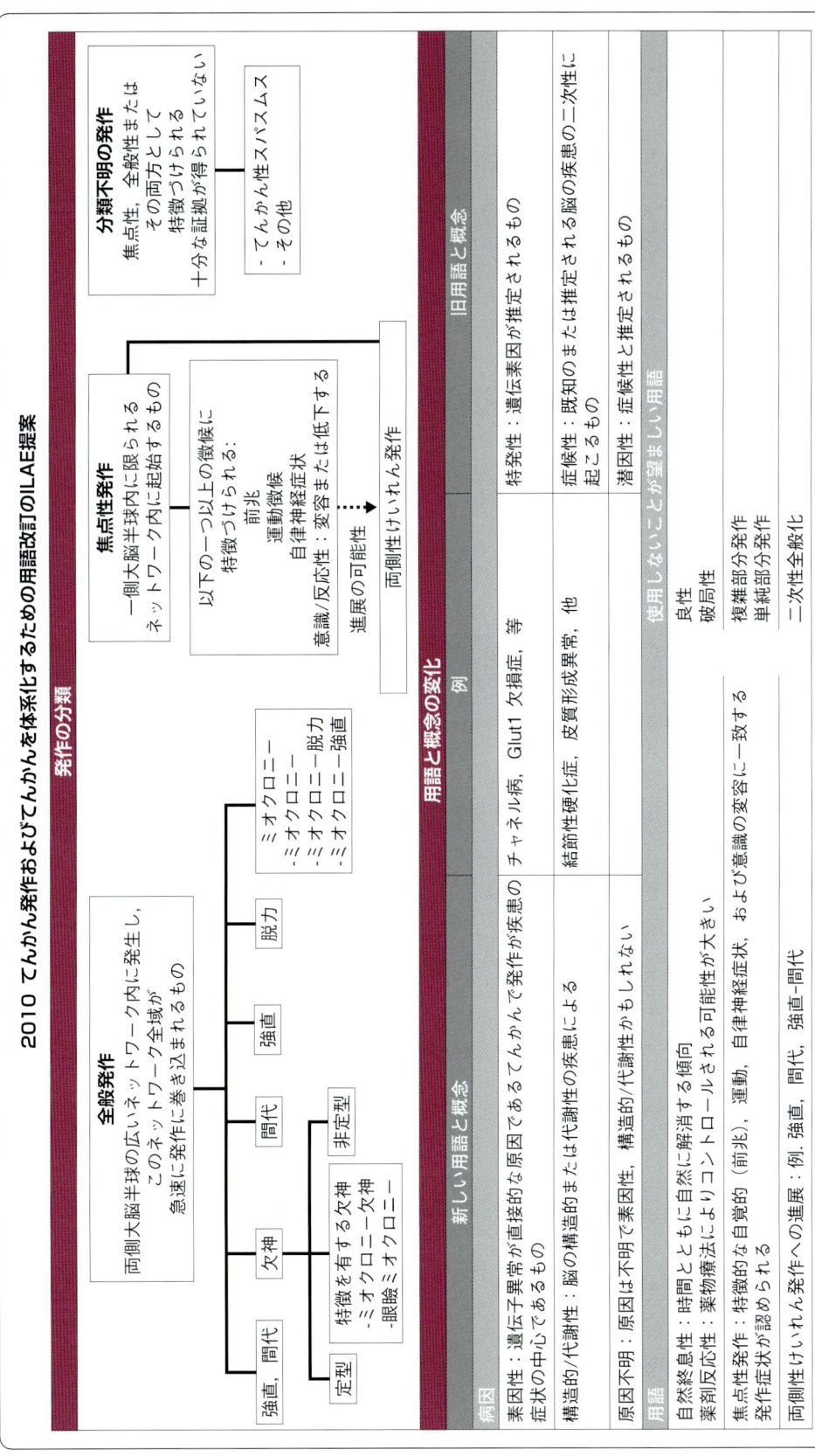

造的/代謝性（structural-metabolic）」「原因不明（unknown）」という用語が用いられることになった．

素因性とは，遺伝子異常が確認または推定され，遺伝子異常により直接的にてんかんが起こり，てんかん発作が障害の中核症状であるものをさす．素因性という日本語訳は特発性と印象が変わらないが，もとの用語のgeneticはそのまま訳せば遺伝子性であり，素因性より一歩踏み込んだ表現である．

従来の特発性てんかんには，中心側頭部棘波を示す良性てんかん（BECTS）などのように原因遺伝子が特定されていないものもあるが，家族研究から遺伝子異常が推定されることから素因性と分類される．

またSCN1A遺伝子の異常によって引き起こされるDravet症候群（乳児重症ミオクロニーてんかん）は素因性と分類できるが，てんかん発作以外に重度の精神遅滞などもみられることから，従来の特発性ではなく，特発性と素因性という用語は同義ではない．

Glut1（グルコーストランスポーター1）欠損症も，典型例ではてんかん発作以外に中等度以上の精神発達遅滞がみられるが，今まで特発性全般てんかんと診断されていた患者においても同様の遺伝子異常が見つかる場合もあり，また脳のエネルギー欠乏を改善するケトン食療法によってんかん発作も改善・消失することもあることから，2010年の報告ではGlut1欠損症も素因性に分類される．

構造的/代謝性とは，てんかんの発症リスクが高いことが示されている構造的/代謝性の状態または疾患が存在するものをいう．結節性硬化症など遺伝子異常が原因の疾患も含まれるが，遺伝子異常がてんかん発作の直接原因でなく皮質結節の存在などの病態があることが，素因性との違いである．ただし，遺伝子異常によって構造異常が起こるさまざまな疾患を，素因性とするか構造的/代謝性とするかは，議論が分かれるところと思われる．

「原因不明」は，病因の性質が明らかにされていないものをさし，潜因性という用語に代わって用いられることになった．

てんかん症候群の分類

てんかん症候群の分類として，「脳波・臨床症候群（electroclinical syndrome）」「特定症状群（constellation）」「構造的/代謝性てんかん」「原因不明のてんかん」という用語が使用される．❷に，2010年の報告で示されている各てんかん症候群の例を示す．

脳波・臨床症候群

脳波・臨床症候群とは，脳波・臨床的な特徴から確実に区別できる臨床症状をもったグループの患者に用いられる．中心側頭部棘波を示す良性てんかん（BECTS），小児欠神てんかんなどが代表である．脳波・臨床症候群においては発症する年齢が重要な要素であり，今回の報告でも各症候群は発症年齢別にあげられている．

特定症状群

特定症状群は特定の病変や原因によって起こる明確な特徴をもつものをさし，海馬硬化症による内側側頭葉てんかんや視床下部過誤腫による笑い発作，片側けいれんと片麻痺を伴うてんかん（HHE症候群），Rasmussen症候群などがある．脳波・臨床症候群が好発年齢，特異的な脳波の特徴，発作型などの明確な特徴を有するのと違い，特定症状群は発症年齢など定義づける要素にできない部分がある．

構造的/代謝性てんかん

構造的/代謝性てんかんは特定の構造的/代謝性病変によるてんかんが含まれ，現時点では特定の脳波臨床的パターンには適合しない．

焦点性てんかんと全般性てんかんという二分法はなくなる

発作型においては焦点性，全般性の分類が残されたが，てんかん症候群分類においてはこの二分法はなくす予定とされた．発作型では二分法の概念が維持された一方で，てんかん症候群

❷ 2010年ILAE提案の脳波・臨床症候群および その他のてんかん群

2010年 てんかん発作およびてんかんを体系化するための用語改訂のILAE提案

脳波・臨床症候群および特異的診断を有する その他のてんかん群

脳波・臨床症候群

症候群がどのように整理できるかの一例:
発症年齢別の分類*

新生児期
- 良性新生児けいれん
- 良性家族性新生児てんかん(BFNE)
- 大田原症候群
- 早期ミオクロニー脳症(EME)

乳児期
- 熱性けいれん、熱性けいれんプラス(FS+)
- 良性乳児てんかん
- 良性家族性乳児てんかん(BFIE)
- West症候群
- Dravet症候群
- 乳児ミオクローニーてんかん(MEI)
- 非進行性疾患のミオクロニー脳症
- 遊走性焦点発作を伴う乳児てんかん

小児期
- 熱性けいれん、熱性けいれんプラス(FS+)
- 早発型小児後頭葉てんかん(Panayiotopoulos症候群)
- ミオクロニー脱力(旧用語:失立)発作を伴うてんかん
- 小児欠神てんかん(CAE)
- 中心側頭部棘波を示す良性てんかん(BECTS)
- 常染色体優性夜間前頭葉てんかん(ADNFLE)
- 遅発性小児後頭葉てんかん(Gastaut型)
- ミオクロニー欠神てんかん
- Lennox-Gastaut症候群(LGS)
- 睡眠時持続性棘徐波(CSWS)を示すてんかん性脳症†
- Landau-Kleffner症候群(LKS)

青年期-成人期
- 若年欠神てんかん(JAE)
- 若年ミオクロニーてんかん(JME)
- 全般強直間代発作のみを示すてんかん
- 聴覚症状を伴う常染色体優性側頭葉てんかん(ADEAF)
- その他の家族性側頭葉てんかん

年齢との関連性が低いもの
- 多様な焦点を示す家族性焦点性てんかん(小児期から成人期)
- 進行性ミオクローヌスてんかん(PME)
- 反射てんかん

明確な特定症状群/外科的症候群

明確な特定症状群/外科的症候群
- 海馬硬化症を伴う内側側頭葉てんかん(MTLE with HS)
- Rasmussen症候群
- 視床下部過誤腫による笑い発作
- 片側けいれん・片麻痺・てんかん

非症候群性のてんかん**

構造的/代謝的原因に帰するてんかん(原因別に整理)
- 皮質形成異常(片側回脳症、異所性灰白質など)
- 神経皮膚症候群(結節性硬化症複合体、Sturge-Weber症候群など)
- 腫瘍、感染、外傷、血管腫、周産期脳障害、脳卒中、他

原因不明のてんかん

本提案は進行中の作業です…
皆様のお考えをお聞かせください。以下のサイトに議論の場を設けていますので、ご覧の上ご意見をお寄せください。
http://community.ilae-epilepsy.org/home/

---

* 脳波・臨床症候群の分類はその原因を反映しない
- 伝統的にてんかんと診断されない
† 時にElectrical Status Epilepticus during Slow Sleep (ESES) と呼ばれる
** 特異な症候群や特定症状群に該当しないてんかんの型

(http://www.ilae.org/Visitors/Centre/ctf/documents/Japanesetranslationof2010Organization.pdf の表3から抜粋)

> **Conclusion**
>
> ❶ てんかん発作，てんかん症候群の新分類を理解するためには，まず旧分類を勉強する必要がある．
> ❷ 今後も分類の改訂が行われると思われ，新しい情報（http：//www.ilae.org/Visitors/Centre/ctf/documents/Japanesetranslationof2010Organization.pdf）を得ていく必要がある．

ではこの分類がなくなる予定となったのは，基本的な疾患の病態とそこから生ずる症状を区別するためである．

てんかん性脳症の定義

てんかん性脳症の定義が示された．てんかん性脳症とは，認知・行動障害に関して，てんかん性活動そのものが基礎病理単独で予想されるよりも重症な障害を引き起こす原因となり，これらの障害が経時的に悪化するものである．つまり，てんかん性活動を抑えることで認知・行動の障害を改善できる可能性があり，重要である．West症候群，睡眠時持続性棘徐波（CSWS）を示すてんかん性脳症などが含まれるが，重症度や発症年齢はそれぞれの病態でさまざまである．

「破局」および「良性」は使用しない

「破局（catastrophic）」という用語は感情的な意味合いが強く，診断のための用語としては不適切とされた．「良性（benign）」という用語も，てんかん患者において認知，行動，精神症状や突然死などの問題が起こることも知られてきており，誤解を招く場合もあるため使用されないことになった．代わりに，自然終息性，薬剤反応性といった用語が提唱された．ただし，各症候群における良性という名称は今回は変更されない．

新分類の問題点や今後の展望

今回の報告には批判的な意見も多くなされている．近年の科学的な診断技術の進歩を新分類に反映させるべきであることは間違いない．今回の報告が，特発性を素因性，症候性を構造的/遺伝性，潜因性を原因不明に変更するなどの用語の改訂が行われている一方で，新しい診断技術，研究を十分に引用した分類にはなっていないとの意見がある[4-6]．2010年の報告のなかでも，「新たな情報が現れればそれを取り入れるだけの柔軟性をもっている」と記載されており，今回の新分類は最終版ではなく，今後の議論のなかでさらなる改訂が行われていくと考えられる．新しい分類が各患者の診断や治療に真に役立つものとなることが期待される．

■文献

1) Berg AT, et al. Revised terminology and concepts for organization of seizures and epilepsies：Report of the ILAE Commission Classification and Terminology, 2005-2009. Epilepsia 2010；51：676-85.
2) Commission on classification and terminology of the International League Against Epilepsy. Proposal for revised clinical and electro-encephalographic classification of epileptic seizures. Epilepsia 1981；22：489-501.
3) Commission on classification and terminology of the International League Against Epilepsy. Proposal for revised classification of epilepsies and epileptic syndromes. Epilepsia 1989；30：389-99.
4) Wolf P. Networks and systems, conceptualization, and research. Epilepsia 2011；52：1198-9.
5) Panayiotopoulos CP. The new ILAE report on terminology and concepts for organization of epileptic seizures：a clinician's critical view and contribution. Epilepsia 2011；52：2155-60.
6) Lüders HO, et al. Modern technology calls for a modern approach to classification of epileptic seizures and the epilepsies. Epilepsia 2012；53：405-11.

〈夏目　淳〉

5 てんかんの基礎疾患

特発性てんかん

　特発性てんかん（一部ではチャネル遺伝子異常・多型が原因またはリスク因子として同定されている）は，神経画像に異常がなく，一般に発作以外の神経症状を伴わず，知的障害もみられない．しかしこれらのなかで，進行性の神経疾患との鑑別が問題になる場合がある．中心側頭部に棘波を有する良性小児てんかん（benign epilepsy of childhood with centrotemporal spikes：BECTS）に合致する経過で発症数年後に脳波異常が著明に増悪し，欠神発作など他の発作型の出現や歩行障害や知的機能の低下をきたすことがあり，atypical benign partial epilepsy や continuous spike-wave during sleep（CSWS）の病名でよばれている．また，抗てんかん薬の副作用によるふらつきや活気の低下を器質的神経疾患と誤認（たとえば，フェニトインの長期使用による画像上の小脳萎縮を伴う運動失調を，脊髄小脳変性症と考える）しないように，時に注意が必要である．バルプロ酸やレベチラセタムの副作用として可逆性の退行例が報告されている．

　反対に，脳腫瘍など症候性てんかんでBECTS様の発作型と脳波異常を呈する場合もあり，神経画像を検査するまで特発性てんかんが疑われることもある．

症候性てんかん

精神遅滞，自閉症

　非特異的な精神運動発達遅滞・知的障害のある児がてんかんを発症した場合，神経画像で異

Words of wisdom

てんかん診断の3つのレベル

① てんかんの診断は，発作型の診断，てんかん症候群としての診断，基礎疾患の診断の3つのレベルでなされる．
② てんかん症候群は，てんかん発作以外に神経症状が目立たない特発性てんかんと，背景となる基礎疾患の部分症状としててんかん発作が出現する症候性てんかんに大別される．
③ 症候性てんかんに関して，以下の諸相で基礎疾患の診断が重要になる．
- 基礎疾患自体の治療が必要になる場合（低血糖，先天代謝異常症，脳腫瘍など）
- 同じ発作型や同じてんかん症候群でも，基礎疾患によってんかんの治療選択が異なる場合（Glut1 欠損におけるケトン食など）
- 基礎疾患に固有な，てんかん以外の症状・合併症のリスクがある場合（結節性硬化症における腎血管筋脂肪腫，Down 症候群の甲状腺機能低下症，白血病など）
- 知的障害が脳波異常による二次的なものなのか基礎疾患によるのかの鑑別
- 次子の罹患リスクなど遺伝カウンセリングの対象となる場合

❶ 片側巨脳症

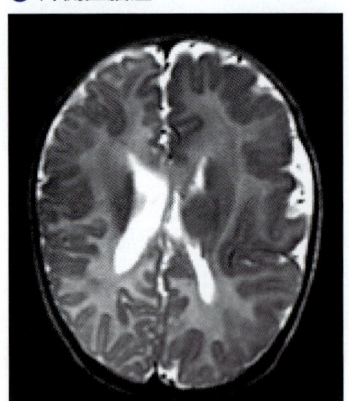

MRI T2強調画像で左半球の腫大と皮質の肥厚・低信号を認める．乳児期の皮質形成異常は，細胞密度が高いためT2強調画像で低信号を呈しやすい．

常が認められなくても症候性てんかんとみなされる．逆に，前頭葉てんかんなどで幼児期後半のてんかん発症後に知的障害が明瞭になってくる場合がある．後者は，脳波異常が知能に影響を及ぼす結果生じるのかもしれないが，未知の遺伝子異常の部分症状として（乳児重症ミオクロニーてんかん〈severe myoclonic epilepsy in infancy：SMEI〉のように）知的障害とてんかんとがそれぞれに出現している可能性も否定できない．

自閉症児の数割にみられる折れ線状の退行は，神経セロイドリポフスチノーシス（neuronal ceroid lipofuscinosis：NCL）など変性疾患や結節性硬化症におけるてんかん性脳症，Rett症候群など，自閉症状を伴いやすい特定の基礎疾患との鑑別を要する．一方，自閉症の20％以上にてんかんが合併（乳幼児期～思春期のどの年齢でも発症する）するが，脳波異常やてんかん発症と自閉症における退行との間には関係はないとされる．

遺伝性疾患

■ 脳奇形

滑脳症や focal cortical dysplasia，多小脳回，片側巨脳症 ❶ などは，新生児期・乳児期にてんかんを発症し，点頭てんかんに移行する例も多い（片側巨脳症では乳児早期てんかん性脳症〈early infantile epileptic encephalopathy：EIEE〉を呈することもある）．両側半球に広汎な多小脳回を呈するAicardi症候群は，とくにてんかんが難治である．知的発達が境界域または軽度の遅滞で，幼児期～学童期にてんかんを発症して初めて奇形の診断に至るものとして，bilateral perisylvian polymicrogyria, periventricular nodular heterotopia, subcortical band heterotopia があげられる．

Key Points🔑

- 神経皮膚症候群や奇形症候群・先天代謝異常などの診断のため，皮膚所見や顔貌に注意

■ 神経皮膚症候群

皮質結節にてんかん原性を有する結節性硬化症のほかに，Sturge-Weber症候群，伊藤白斑，線状皮脂腺母斑などの疾患で難治性のてんかんを伴うことが多く，脳奇形の合併がみられる．

■ てんかん性脳症，遺伝性難治性てんかん

点頭てんかんやEIEEのように重度の脳波異常を呈し，てんかん発症後に知的障害・運動障害を伴うものをてんかん性脳症と総称する．早期ミオクロニー脳症（early myoclonic encephalopathy：EME）や migrating partial seizures in infancy などもこれに含まれる．

近年，この疾患群で脳奇形を呈さずに難治性てんかんを発症する原因遺伝子が解明されてきている．ARX，CDKL5，FOXG1，GRIN1，GRIN2A，MAGI2，MEF2C，SLC25A22，SPTAN1，STXBP1 の変異は点頭てんかんの原因となり，ARX，STXBP1 については EIEE の表現型もとりうる（ARX は滑脳症の，CDKL5，FOXG1 は Rett 症候群の原因にもなる）．SCN1A が SMEI の原因として知られるが，類似した経過で知的障害がより軽度な女児特有のミオクローヌスてんかんの原因として PCDH19 も同定された．

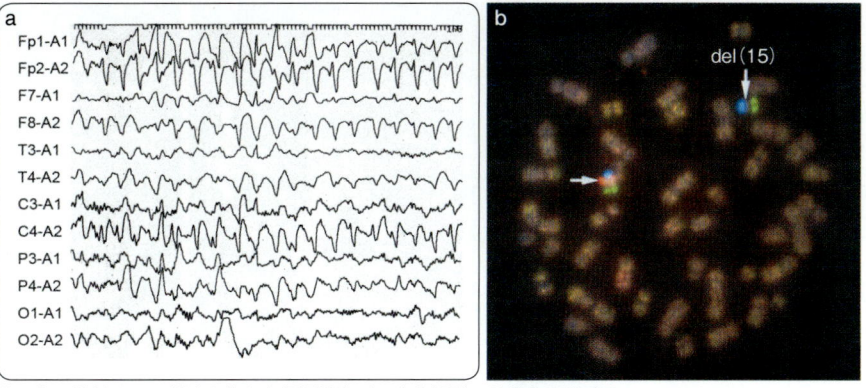

❷ Angelman症候群の脳波（a）とFISH検査所見（b）

前頭部に持続する，棘波を伴う高振幅徐波が，本症候群の特徴的脳波所見の一つである．

■ 染色体異常，奇形症候群

1p36，4p，8pなどのモノソミー，12p，21などのトリソミー，14，20，21番の環状染色体などでてんかんの合併が多く，しばしば難治性である．15q11-q13の欠損（またはこのなかのUBE3A遺伝子変異や片親ダイソミー）で生じるAngelman症候群（❷）では多種類の発作型に加え，cortical tremorとよばれる四肢・体幹の振戦が特徴的である．

■ 先天代謝異常[1,2)]

神経画像で特異的な変化が乏しくてんかんを発症する疾患として，ミトコンドリア病，グルコーストランスポーター1（Glut1）欠損，クレアチン合成・転送異常，ピリドキシン依存性けいれん，非ケトン性高グリシン血症，尿素回路異常などがあげられる．アミノ酸代謝異常（メープルシロップ尿症），金属代謝異常（❸）などは画像所見の異常を伴うものが多い．

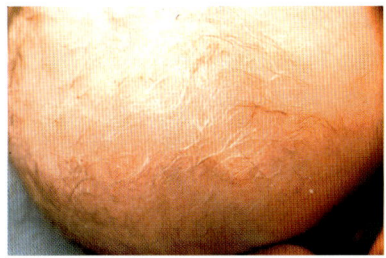

❸ Menkes病の細く脆弱な頭髪

（神奈川県立こども医療センター症例）

Key Points

- 発作症状以外には知的障害だけなのか，麻痺や失調など運動障害を伴っているのか

■ 変性疾患

症候性てんかんのなかでも，脳波上のてんかん波の著明な増加に伴う運動・知的機能の低下が起こることがあり，これはelectrical status epilepticus during sleep（ESES）とよばれる．重度の障害に至る進行性疾患なのか否かが問題になるが，明瞭な痙性麻痺や不随意運動の存在はてんかんによる二次的な状態ではなく，変性疾患の存在を示唆する．てんかんが前景に出る疾患としては，進行性ミオクローヌスてんかん（progressive myoclonic epilepsy：PME）の病像を呈する歯状核赤核淡蒼球Luys体萎縮症（DRPLA），NCL，Gaucher病，MERRFなどの疾患群がある．

■ 後天性疾患，破壊性病変

Key Points

- 間欠期脳波でてんかん波がみられる例は，一度は頭部CT，MRIなどの神経画像検査を

■ 周産期障害

脳室周囲白質軟化症（periventricular

❹ 周産期脳梗塞

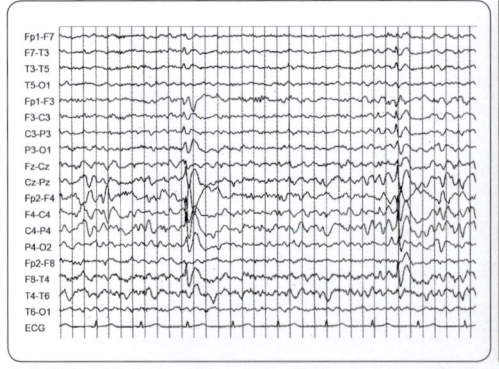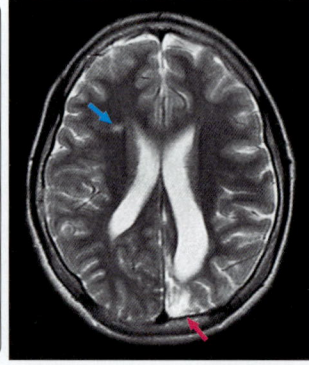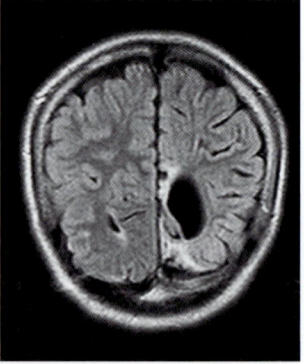

左後頭葉病変（➡）が目立つが，棘波の焦点は右前頭部が主体である．右前頭部深部白質にも高信号病変（➡）がみられ，この部位にも侵襲があったことを示唆する．

leucomalacia：PVL）は点頭てんかんの原因になるほか，てんかん発症が幼児期後期と遅発性のこともある．特発性脳梗塞（❹），低血糖による後頭葉病変，脳室周囲出血（孔脳症の形もとりうる）もてんかんを続発する．

■脳炎・脳症

脳炎・髄膜炎や急性脳症は急性期のけいれんが治まった後，多くは2か月～1年程度の期間をおいた後にてんかんが続発する．難治頻回部分発作重積型急性脳炎（acute encephalitis with refractory, repetitive partial seizures：AERRPS）はこの潜伏期が不明瞭で，急性期にしばしば人工呼吸管理を要する難治性けいれんが長期間続いた後に難治性てんかんに移行する．

■外傷・脳血管障害

頭部外傷後にてんかん発症のリスクが数年にわたって増加する[3]．一方，頭部外傷により脳血管が傷つき数日以内に梗塞を続発することもあり（❺），急性期にはてんかん発作なのか脳血管障害なのかの鑑別が必要になることもある．

■脳腫瘍

胚芽異形成性神経上皮腫瘍（dysembryoplastic neuroepithelial tumor：DNT）は先天性の過誤腫と考えられ，てんかん外科の対象となることが多い．神経節膠腫（ganglioglioma）もDNT同様，側頭葉での出現が多く良性のこ

❺ 頭部外傷後脳梗塞

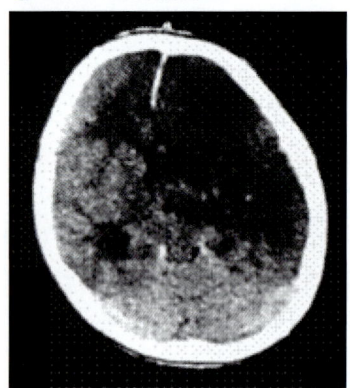

無痛無汗症の患児が頭部を床に打ち付ける自傷行為の後，けいれん重積にて来院．頭部CTにて左半球と右前頭部の梗塞が明らかになった．

とが多い．その他，海綿状血管腫（cavernous hemangioma），星細胞腫（astrocytoma），上衣腫（ependymoma）（❻）などがてんかんの原因となる．視床下部過誤腫は笑い発作を，第四脳室底・小脳脚部腫瘍では顔面けいれんと眼球偏位・嘔吐から成る脳幹由来の特有の発作型を呈する．

■内科的疾患・中毒

電解質異常や低血糖を伴う内科的疾患（副腎不全など），薬物中毒などでけいれんがみられるが，とくにこれらの領域で（特発性）てんかんとの鑑別が問題になる疾患として，高インスリン性低血糖や銀杏中毒があげられる．

❻ 左前頭部の上衣腫

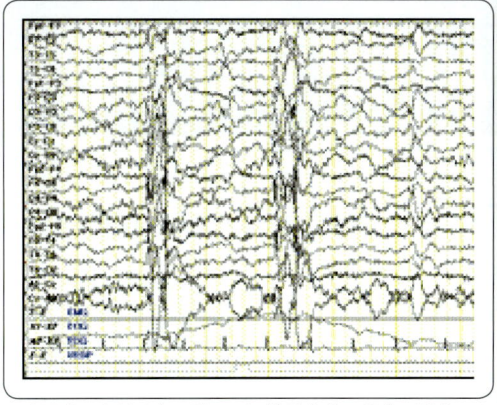

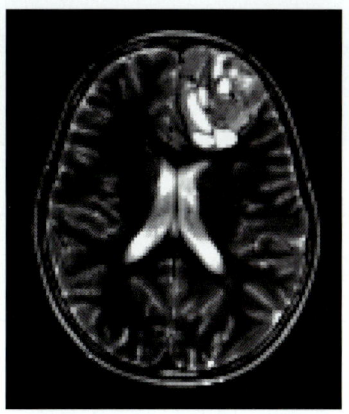

脳波異常は右前頭部に強いが，摘除術後は発作が消失した．

> **Conclusion**
>
> ❶ てんかんには特発性てんかんと症候性てんかんがあり，後者の基礎疾患として精神遅滞・自閉症，脳奇形，原因遺伝子が解明されつつあるてんかん性脳症，奇形症候群，代謝変性疾患，周産期障害，脳炎・脳症，脳血管障害，脳腫瘍，内科的疾患などが含まれる．
> ❷ 特発性てんかん症例における脳波異常の増悪や抗てんかん薬の副作用による神経症状と，症候性てんかんの基礎疾患による症状とを見誤らないよう注意が必要である．
> ❸ 基礎疾患の診断は，てんかんおよび知的発達の予後予測，てんかんの治療選択，基礎疾患自体の治療，遺伝カウンセリングの根拠などの点で重要である．

■ 文献

1) Mastrangelo M, et al. A diagnostic algorithm for the evaluation of early onset genetic-metabolic epileptic encephalopathies. Eur J Paediatr Neurol 2012 ; 16 : 179-91.
2) Prasad AN, Hoffmann GF. Early onset epilepsy and inherited metabolic disorders : diagnosis and management. Cna J Neurol Sci 2010 ; 37 : 350-8.
3) Christensen J, et al. Long-term risk of epilepsy after traumatic brain injury in children and young adults : a population-based cohort study. Lancet 2009 ; 373 : 1105-10.

〔斎藤義朗〕

6 発達障害児におけるてんかん

発達障害とてんかんの関係

Key Points
- 発達障害とてんかんには共通の病因・病態が存在する
- 発達障害とてんかんは合併が多い

自閉症スペクトラム障害（広汎性発達障害）とてんかん

　自閉症とてんかんは密接な関係にあり，自閉症患者の約30％にてんかんの合併を認める．一方，てんかん患者のなかでの自閉症スペクトラム障害の割合についての報告はまだ少ないが，15～30％という報告がある[1,2]．最近の疫学調査では，自閉症スペクトラム障害とてんかんの有病率はほぼ同等と考えられるため，論理的にもてんかん患者の約30％に自閉症スペクトラム障害の合併があることになる．両者の合併が多い背景には，共通する病因，病態の存在が考えられている（❶）[3]．

　自閉症スペクトラム障害の本態は，中枢神経のシナプスの形成，可塑性にかかわる異常に伴うネットワーク形成の障害であり，それにより

❶ 自閉症とてんかんの共通メカニズム

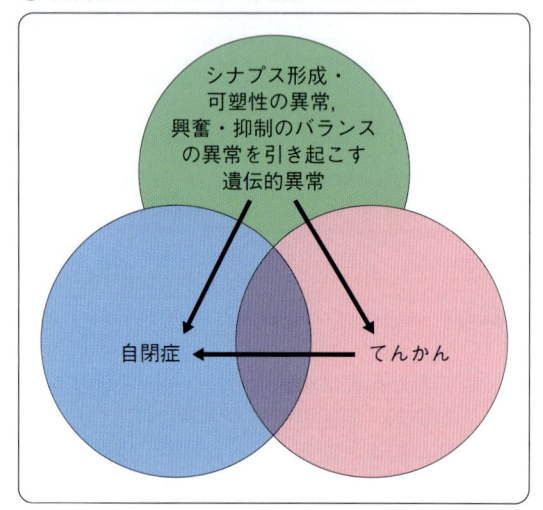

（Brooks-Kayal A. 2010[3]）

情報の統合，意味づけが障害される結果，コミュニケーション，社会性の障害をきたしてくると理解される．シナプスの形成・可塑性の異常のため，興奮性や抑制性の神経ネットワークの異常も伴いやすく，その結果，てんかんの合併もみられやすいと理解できる．一方，てんかんのほうから考えると，発達段階において，てんかん性脳症などで高頻度の異常なてんかん放電が，機能的にシナプス伝達や可塑性に影響を及ぼし，自閉症スペクトラム障害の病態を形成し

Words of wisdom

発達障害児におけるてんかん診療の原則

❶ 小児のてんかん診療では発達障害の合併を念頭におく必要がある．
❷ 発達障害は診察場面だけではわからないので，詳細な病歴聴取，チェックリストの活用を要する．
❸ 発達障害児では脳波異常の合併が多いが，症状との関連づけには慎重を要する．
❹ 不安が強い，感覚過敏など，発達障害児の特性に合わせた診療，生活指導を要する．

ていく可能性も考えられる.

注意欠如多動性障害（ADHD）とてんかん

注意欠如多動性障害（attention deficit hyperactivity disorder：ADHD）の基本障害は，前頭葉，線条体などに分布するドーパミンやノルアドレナリン神経系の神経活動低下に基づく実行機能や報酬系の障害と考えられており，一部は自閉症と同様，シナプスの機能異常が関係していると考えられる．したがって，自閉症同様，てんかんの合併は多く，てんかん患児の約1/3にADHDが合併するといわれている[4]．また，てんかんに伴って機能的に前頭葉などの機能低下をきたすことによりADHD症状を呈することもありうる.

てんかんからみた発達障害

Key Points
- 前頭部に発作波をもつ複雑部分発作は自閉症の合併が多い
- てんかん患者の診療では発達障害合併の有無のスクリーニングが必要
- けいれん発作がなくて自閉症様の症状を呈するてんかん性脳症がある

自閉症に伴うてんかんの発症年齢は，幼児期と思春期の2つのピークがあるといわれている．発作型は複雑部分発作が最も多く，脳波上は前頭部に発作波を有する者が多いという特徴がある．1歳以上10歳以下発症の複雑部分発作では，約半数に発達障害の合併がみられたとの報告がある[2,5]．したがって，てんかん患者の診療にあたっては，知的面や身体面での評価とともに，発達障害の合併の有無についての評価を行うことが重要である．知的障害を伴わない発達障害は，通常の診察場面での評価のみでは見逃されやすいので注意を要する．

診断には，生育歴を含めた詳細な病歴聴取とともに，保育園・幼稚園や学校での状況についての情報（できれば保育者や教師から直接聞いたもの）や，発達障害関係のチェックリスト（ADI-R，PARS，ADHD-RSなど）が診断に有用である.

てんかん性脳症と発達障害[6]（❷）

点頭てんかん（West症候群）は，発作が抑制されたあとも自閉症スペクトラム障害を比較的高頻度に合併することが知られている．Landau-Kleffner症候群は，てんかん性失語として知られているが，自閉症類似の症状を呈する．けいれん発作の合併がない場合もあり注意を要する．他に，類縁疾患として徐波睡眠時持続棘徐波を呈するてんかん（epilepsy with continuous spike waves during slow wave sleep：CSWS）や後天性てんかん性弁蓋症候群なども，多動や行動異常など発達障害によく似た症状を呈する場合がある.

発達障害との鑑別には，症状の出現時期や経過が参考になる．発達障害の場合は，3歳を過ぎて初めて症状が出現してくることは少ない.

❷ 自閉症とてんかん症候群

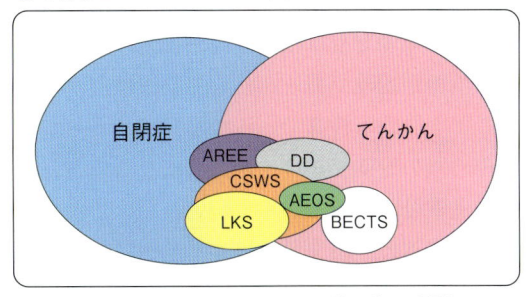

AREE：autistic regression with an epileptiform EEG
BECTS：ローランドてんかん
DD：小児期崩壊性障害（disintegrative disorder）
AEOS：てんかん性弁蓋症候群
LKS：Landau-Kleffner症候群
CSWS：徐波睡眠時持続棘徐波を呈するてんかん

発達障害児に合併するてんかんの診療の留意点

Key Points 🗝

- 脳波異常のみで安易に投薬しないこと
- 発達障害全例に脳波スクリーニングする必要はない
- 脳波異常があってもメチルフェニデートは禁忌ではない
- 発達障害の特性を理解して診療する

自閉症ではてんかんの合併が多いためスクリーニング的に脳波検査が行われる場合があるが，その解釈には注意を要する．自閉症スペクトラム障害における脳波異常の出現頻度は高く，てんかん波の検出率は60％前後といわれ，てんかんの臨床症状のない自閉症におけるてんかん波の検出率も30％にのぼる[7]．

突発性異常波を呈する者のうち，実際てんかんを発症するのは一部であり，脳波異常があるからといって投薬する必要はない．通常は，あくまでも一般的なてんかん診療の原則どおり，てんかん発作が2回以上反復するのを確認してから治療を開始する．例外的に発作がなくても投薬の必要があるのは，Landau-Kleffner症候群などのようなてんかん性脳症を疑う脳波所見を認めた場合のみである．小児でよくみられるローランド発作波は，睡眠中は高頻度の発射がみられるため，間違って投薬しないように注意する必要がある．

自閉症の子どもは検査へ協力してくれなかったり鎮静が困難であったりして脳波検査が難しいこと，しかも検査でいったん異常がみられるとその後の定期フォローが必要になること，治療は通常発作が出てからしか始めないことなどを考慮すると，研究目的以外，全例にスクリーニング的に脳波をとる必要はないと思われる．てんかん発作がなくても脳波検査が推奨されるのは，2〜3歳を過ぎて，極端に言葉が減ってきたり，行動異常が目立ってきた場合などに限られる．

ADHDの場合は，メチルフェニデート（コンサータ®）の使用に先立って，てんかん素因が存在するかどうか確認する目的で脳波検査が行われることが多い．メチルフェニデートは，薬効上はてんかん発作を誘発したり増悪させたりする可能性が指摘されているが，実際のてんかん合併ADHD患者での使用では発作に影響なかったとする報告がほとんどである[8]．したがって，脳波異常を認めたからといって，予防的に抗てんかん薬を併用したり，メチルフェニデートの使用を控えたりする必要はない．

発達障害児のてんかんの診断にあたっては，常同運動やチックとの鑑別も大切である．眼球を上転させるようなチックなどはてんかん発作とまぎらわしいこともあり，ビデオ脳波での確認を要することもある．

発達障害児に合併するてんかんに対する薬剤選択は，原則的に通常のてんかん診療に準じて考えてよい．抗てんかん薬のもつ情緒面の安定化作用などの効果も期待して，カルバマゼピンやバルプロ酸，ラモトリギンなどが推奨されることもあるが，いずれも十分なエビデンスはない．ベンゾジアゼピン系やフェノバルビタールなど鎮静効果の比較的強い抗てんかん薬は，多動や不注意などの症状を悪化させる可能性があるため，できれば使用は控えたい．ゾニサミドは，年長児において時に精神症状を誘発することがあり注意を要する．

自閉症スペクトラム障害児で，不安，興奮を抑える目的でリスペリドンなどの抗精神病薬（メジャートランキライザー）が使用されることがあるが，これらの薬剤はてんかん発作を悪化させる場合もあるので，使用にあたっては注意する必要がある．

発達障害児の特性を理解したてんかん診療

自閉症患者は，新しい場面や検査などへの不

安が強いので，あらかじめ十分な予告をして見通しを立てて行えば検査への協力が得られやすい．予告は，写真や具体物を見せて行うことがより有効で，たとえば，脳波検査の前に実際に検査の場面を見せておき説明しておくことなどである．逆に，突然無理に押さえつけられて採血されたりすると，そのことが後々までトラウマになり，その後の診療の妨げになったりする．病院などの環境では緊張が強いため，鎮静してもかえって興奮したりしてなかなか困難な場合が多い．感覚の過敏にも配慮し，本人が落ち着けるような静かな部屋を準備しておき，ある程度落ち着いた状態で鎮静を試みるなどの工夫も必要である．通常の鎮静薬のほかに，メラトニンやメラトニン受容体アゴニストなどの併用も考慮してよい．

服薬に関しても，嫌がる場合は，できるだけその原因を推測して飲めるように工夫することが大切で，無理強いするとかえってよくないことがある．自閉症の場合は，いったん服薬習慣が確立すると怠薬は少ない傾向にあるが，ADHDの場合は服薬コンプライアンスが低下しやすいため，保護者による確認が確実にできるように，1週間分ずつ容器に並べておくなどの工夫も必要である．

生活指導にあたっては，通常のてんかんに対する指導に加えて，発達障害児の特性について保護者や保育園・幼稚園，学校側の理解・支援が得られるように説明し見守っていくことが大切である．

Conclusion

1. 発達障害とてんかんは合併が多い．
2. 小児期発症の複雑部分発作は，とくに発達障害合併のリスクが高い．
3. てんかん性脳症で発達障害を呈することがある．
4. 発達障害では脳波異常合併も多いが，抗てんかん薬の安易な使用は避けるべきである．
5. 発達障害の特性をよく理解して診療することが大切．

■ 文献

1) Clarke DF, et al. The prevalence of autistic spectrum disorder in children surveyed in a tertiary care epilepsy clinic. Epilepsia 2005 ; 46 : 1970-7.
2) Matsuo M, et al. Frequent association of autism spectrum disorder in patients with childhood onset epilepsy. Brain Dev 2010 ; 32 : 759-63.
3) Brooks-Kayal A. Epilepsy and autism spectrum disorders : Are there common developmental mechanisms? Brain Dev 2010 ; 32 : 731-8.
4) Hermann B, et al. The frequency, complications and aetiology of ADHD in new onset paediatric epilepsy. Brain 2007 ; 130 : 3135-48.
5) Matsuo M, et al. Characterization of childhood-onset complex partial seizures associated with autism spectrum disorder. Epilepsy Behav 2011 ; 20 : 524-7.
6) Tuchman R, Rapin I. Epilepsy in autism. Lancet Neurol 2002 ; 1 : 352-8.
7) Chez MG, et al. Frequency of epileptiform EEG abnormalities in a sequential screening of autistic patients with no known clinical epilepsy from 1996 to 2005. Epilepsy Behav 2006 ; 8 : 267-71.
8) Torres AR, et al. Attention-deficit/hyperactivity disorder in pediatric patients with epilepsy : review of pharmacological treatment. Epilepsy Behav 2008 ; 12 : 217-33.

〈松尾宗明〉

7 発作間欠期脳波

てんかん診断における発作間欠期脳波の意義

　脳波はてんかん診療に必要不可欠の検査だが，例外を除き脳波検査中に発作を生じる可能性は低く，発作時脳波をとらえることは一般に困難である．したがって，大多数の症例では発作間欠期の脳波所見をもとに診断を考えることになる．てんかんであっても，初回脳波検査で必ずしも発作間欠期に脳波異常を示すわけではない[1]．なかには乳児良性部分てんかんのように，発症から発作消失まで発作間欠期脳波にまったく異常を認めないものもある[2]．

　てんかんの診断は，発作症状の詳細な記述をもとに，年齢，既往歴，家族歴，基礎疾患の検索，そして脳波所見を含め総合的に下されるものであり，決して脳波所見だけで行うものではない．

脳波を理解するための基礎的な知識

　本項では，脳波判読に必要な基礎的知識を概説する．実際の波形については成書[3-6]を参照していただきたい．

脳波計の原理と導出法

　脳波計の各チャンネルには一対の入力端子があり，それぞれの端子に入力される電位の差分が増幅されて出力される（❶a）．この出力の時間的変化を記録したものが脳波である．頭皮上で脳の電気活動を記録するための電極を探査電極，電位変化の基準とするために頭皮外に置かれる電極を基準電極とよぶ．脳波の導出方法には以下の2種類がある（❶b）．

単極導出法

　探査電極と基準電極を接続する方法である．頭皮上の分布を把握しやすく，背景活動や広汎性・全般性突発波の評価が容易である．一般に，最大振幅である電極が波の発生源に最も近接しているが，側頭部では基準電極との電極間距離が短いため必ずしもあてはまらない．

双極導出法

　頭皮上の隣り合う電極を順番に接続していく方法で，入力はともに探査電極となる．電極間距離が短いため背景活動の振幅が低くなり，突

Words of wisdom

脳波判読に習熟するためのコツ

❶ 一度は検査技師とともに自ら脳波を記録してみる．モンタージュや賦活法，さまざまなアーチファクトなどを実感できる．
❷ 脳波をオーダーしたら，できるだけ検査に立ち会う．現場の情報は脳波判読のうえで非常に役立つ．
❸ 正常も異常も含め数多くの脳波を見て，年齢層ごとの特徴に慣れる．正常脳波に慣れてくると，「正常からの逸脱」としての異常脳波がわかりやすくなる．
❹ 常に臨床情報（年齢，症状，鑑別診断，検査時の状態，検査目的など）を意識して脳波を判読する．
❺ 自分なりに脳波レポートを記載してみて，専門医の添削指導を受ける．

❶ 脳波計の原理と導出法

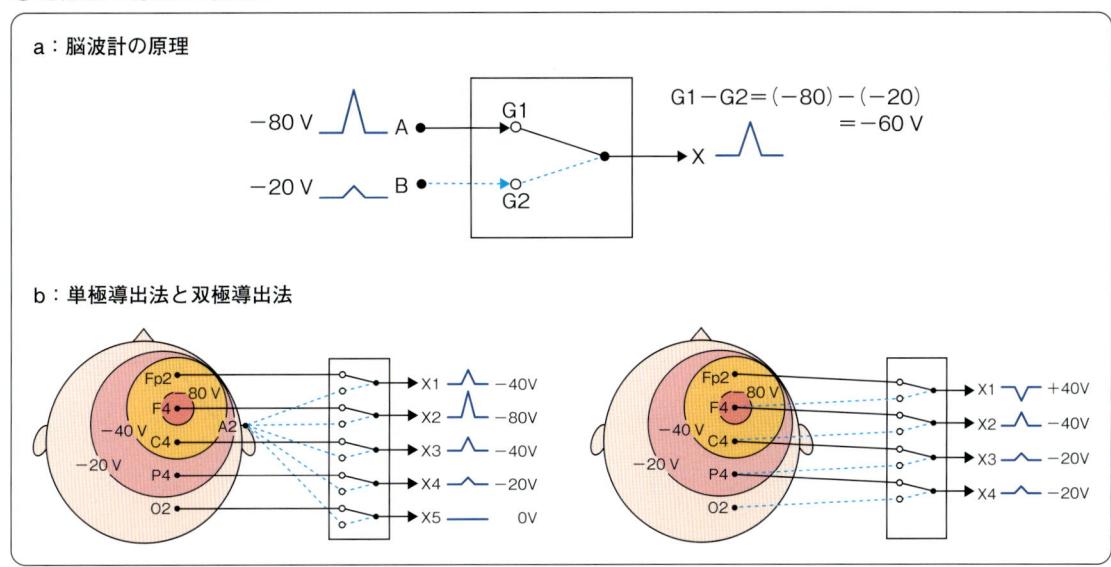

a：脳波計の原理

b：単極導出法と双極導出法

a：脳波計の原理．脳波計からの出力 X は，一対の入力端子（G1，G2）に入力される電位の差分（G1－G2）となる．たとえば，ある一時点において電極 A が置かれた頭皮上が－80μV，電極 B が置かれた頭皮上が－20μV の電位であるとすると，G1 には－80μV，G2 には－20μV が入力され，G1－G2＝（－80）－（－20）＝－60 であるから，出力 X は－60μV となる．X の波形は G1 と G2 の電位差が陰性，すなわち（G1－G2）がマイナスであるときが上向きとなる．
b：単極導出法と双極導出法．左：単極導出法．G1 に種々の探査電極，G2 に共通の基準電極を接続する．最大振幅である電極が，波の発生源に最も近接している．右：双極導出法．頭皮上の隣り合う電極の組み合わせを順番に G1，G2 へ接続する方法で，両者とも探査電極となる．波形の位相が逆転している電極が，波の発生源に最も近接している．

発波を発見しやすい．波形の位相が逆転している電極が，波の発生源に最も近接している．

電極の配置とモンタージュ

頭皮上の脳波電極は国際的な取り決め（10-20法）に基づいて配置する（❷a）．電極連結の一連の組み合わせをモンタージュという（❷b）．

単極導出法では，左半球は左耳朶（A1）を，右半球を右耳朶（A2）を基準電極に用いる．双極導出法では，前後方向や左右方向に直線状に連結する方法，左右・前後の各領域で三角形に連結する方法などが用いられるが，一定の取り決めはなく，施設ごとに異なる．

脳波の形態

脳波計の出力の時間的変化を記録したものが波（wave）である．波が連なったものが活動（activity）であり，とくに周波数と形態がほぼ一定である活動は律動（rhythm）とよぶ．

波の形態は以下の要素によって表現される．

極性：上向きが陰性，下向きが陽性である．

振幅（❸a）：波の頂点から垂線を下ろして前後の谷を結んだ線との交点を求め，頂点から交点までの高さを振幅とする．一般的に 10μV の電位変化を 1mm の高さとして表す．

相性（❸b）：一つの波が陰性と陽性の成分を交互に併せ持つ場合，頂点の数により二相性，三相性，多相性とよぶ．

位相（❸c）：周波数が同一である2つの波において，極性の一致する頂点が同時に出現する場合が同位相，極性が逆の頂点が同時に出現する場合が逆位相である．頂点の出現が時間的にずれている場合は位相差があると表現する．

周波数（❸d）：1秒間における波の頂点の数（単位 Hz または c/s）．α波（8Hz 以上 13Hz 未満）を基準として，それより速い波を速波（13Hz 以上を β 波），遅い波を徐波（4Hz 未満を δ 波，4Hz 以上 8Hz 未満を θ 波）とよぶ．本来は正弦波における概念であるが，鋭波や棘徐波などが周期的に生じている場合にも用いら

❷ 10-20法とモンタージュ

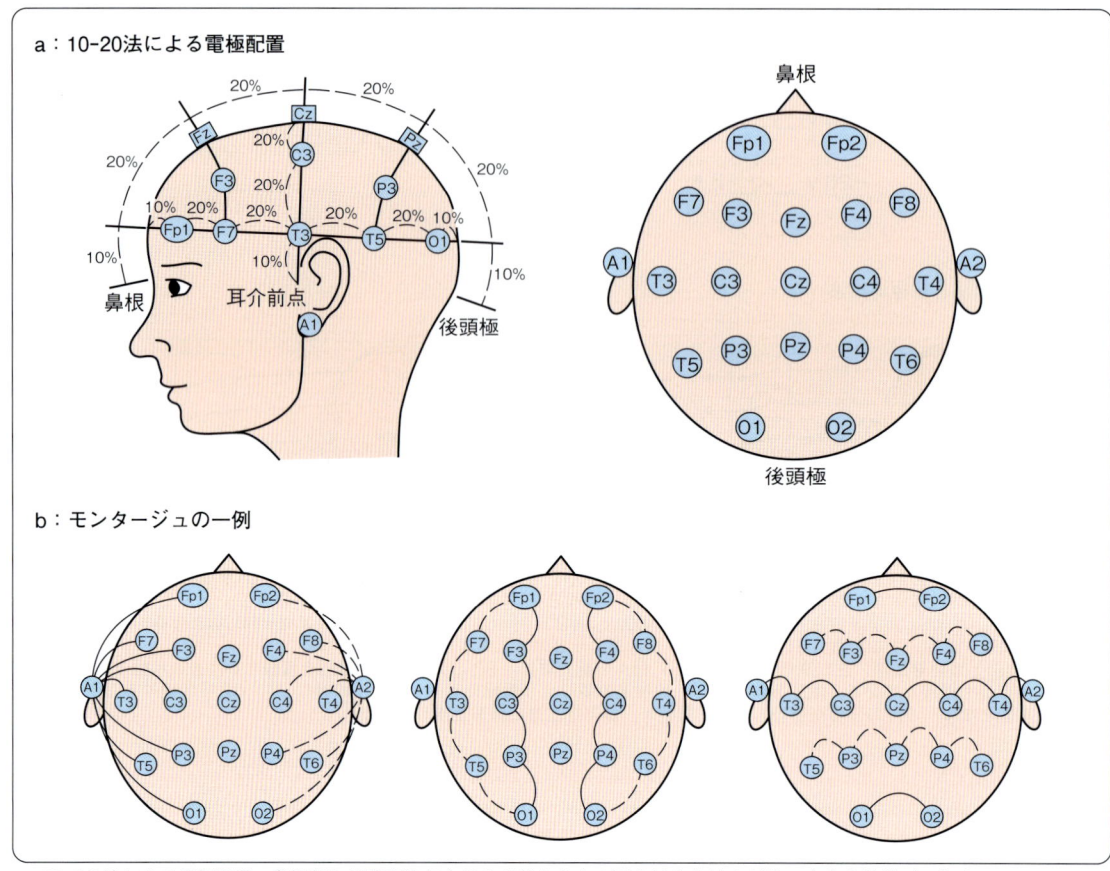

a：10-20法による電極配置． 鼻根部と外後頭隆起を結んだ線と左右の耳介前点を結んだ線の交点を基準（Cz）とし，おのおのの線分を10%ないし20%ずつ分けて相対的に電極の位置を決めることから10-20法とよばれる．装着部位は前頭極部（frontal pole：Fp），前頭部（frontal：F），中心部（central：C），頭頂部（parietal：P），後頭部（occipital：O），側頭部（temporal：T）で，側頭部はさらに前側頭部（anterior temporal：aT，F7/F8に相当），中側頭部（midtemporal：mT，T3/T4に相当），後側頭部（posterior temporal：pT，T5/T6に相当）に分けられる．単極導出法の基準電極には耳朶（auricular：A）が用いられる．数字は奇数が左半球，偶数が右半球であり，正中線上（Fz/Cz/Pz）のzはゼロを意味する．
b：モンタージュの一例． 左：一般的な単極導出法の例，中：前後方向に連結した双極導出法の例，右：左右方向に連結した双極導出法の例．

れる．

■ てんかん性放電

通常の神経活動を反映する波を背景活動とよぶ．背景活動から明らかに突出した異常波が突発波であり，通常はてんかん性放電をさす．

形態（❹a）：棘波（spike）は持続時間20～70 ms（14Hz以上）の鋭い波で，通常陰性である．棘波が連発するものを多棘波（polyspike）とよぶ．鋭波（sharp wave）は持続時間70～200 ms（5～14Hz）のやや幅広い波で，二相性ないし三相性の形態をとることがある．棘波，多棘波，鋭波の直後に徐波が続く場合，棘徐波（spike-and-slow wave），多棘徐波（polyspike-and-slow wave），鋭徐波（sharp-and-slow wave）とよぶ．

分布（❹b）：突発波が限局された領域に出現する場合を焦点性（局在性）とよぶ．焦点が複数ある場合は多焦点性とよぶ．限局性であるが広範囲に分布する場合を広汎性とよぶ．両側半球にまたがる広汎性の場合，左右の同位置電極間で振幅や時間の差を認める．両側半球の全領域にわたり同期した左右対称の放電を認める場合は全般性とよぶ．焦点性発射が徐々に広汎化して最終的に全般性発射となった場合は二次性全般化とよぶ．

❸ 波形の表現

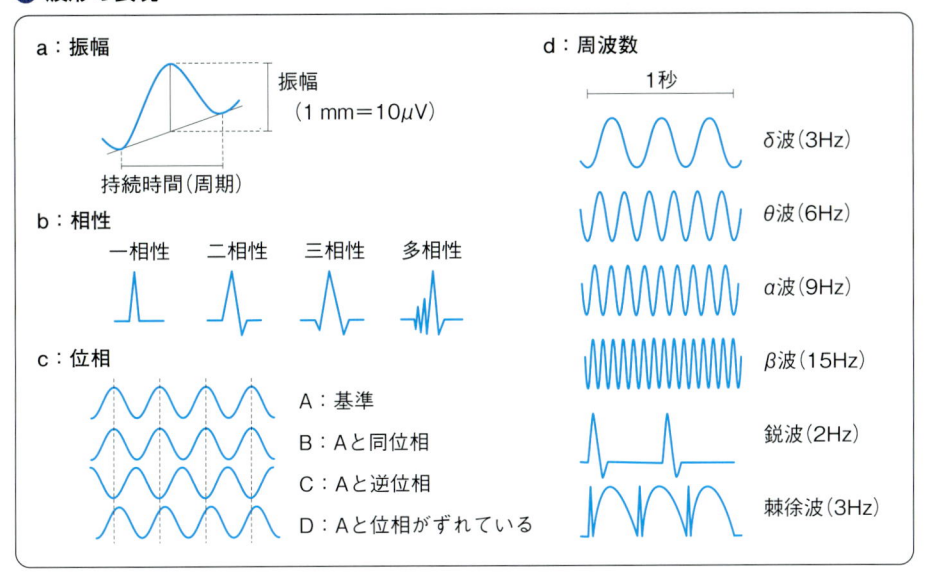

a：振幅
振幅（1mm＝10μV）
持続時間（周期）

b：相性
一相性　二相性　三相性　多相性

c：位相
A：基準
B：Aと同位相
C：Aと逆位相
D：Aと位相がずれている

d：周波数
1秒
δ波（3Hz）
θ波（6Hz）
α波（9Hz）
β波（15Hz）
鋭波（2Hz）
棘徐波（3Hz）

❹ てんかん性放電

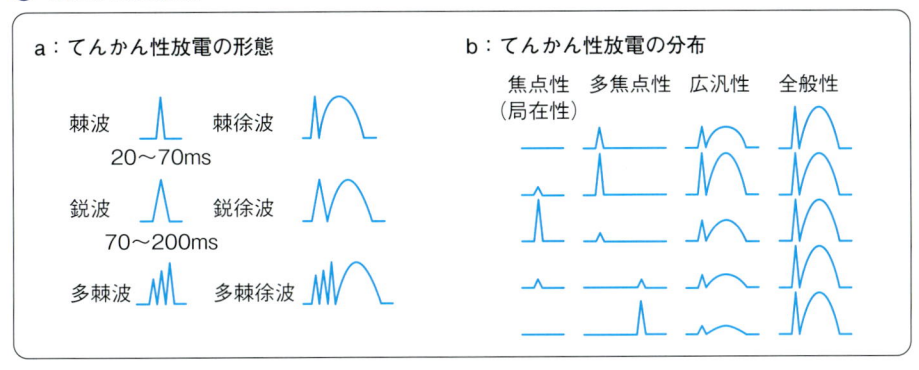

a：てんかん性放電の形態
棘波　棘徐波
20〜70ms
鋭波　鋭徐波
70〜200ms
多棘波　多棘徐波

b：てんかん性放電の分布
焦点性（局在性）　多焦点性　広汎性　全般性

背景脳波の評価

　背景脳波は覚醒・睡眠により変化する．睡眠段階はstage 1〜4とREM期に分類され，周期的に変化する．睡眠段階は生後2か月以降で成人パターンとなるが，構成する波の振幅や周波数は年齢によって変化する．

■ 覚醒時脳波（❺a）

　成人では，閉眼により後頭部優位で10Hz前後の律動的α波が出現し，基礎波ないし基礎律動とよばれる．小児では眼瞼を押さえたり目隠しして開閉眼させる．乳幼児の基礎律動はやや不規則な4〜7Hzの遅いθ波で，広範囲に出現する．小児期以降は後頭部に限局し，周波数は10歳ごろ成人と同等になる．振幅は乳幼児期から小児期にかけて高くなり100μV以上に達するが，若年以降は減少する．小児では成人のような振幅の周期性変動（waxing and waning）はみられない．

■ 睡眠脳波

　stage 1（❺b）：睡眠に入ると基礎律動が消失して不規則な低振幅の波が主体となり，その後，瘤波（hump）または頭蓋頂鋭波（vertex sharp transient）が出現する．瘤波は両側中心〜頭頂部に出現する二相性の波であり，幼・小児期では高振幅かつ先鋭である．

❺ 睡眠段階

a：覚醒時

b：stage 1

c：stage 2

d：stage 3

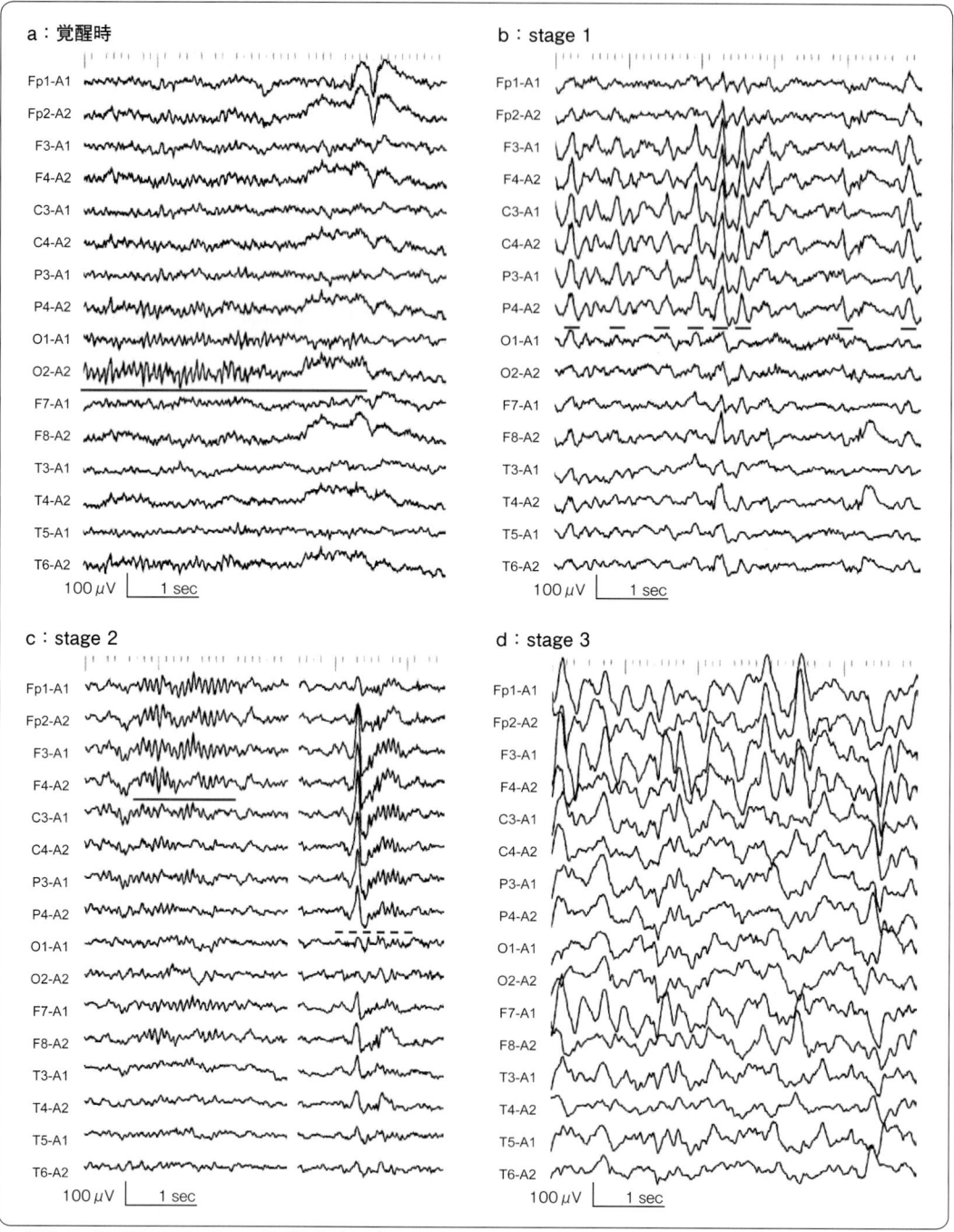

a：覚醒時．後頭部から約10Hzの基礎律動（───）が右優位に出現し，開眼により消失する．
b：stage 1．両側前頭部から頭頂部に及ぶ瘤波（───）が繰り返し出現する．
c：stage 2．前頭部優位で12Hzの紡錘波（───），K complex（- - -）が出現する．
d：stage 3．徐波の占める割合が増している．紡錘波はみられない．

❻ 過同期

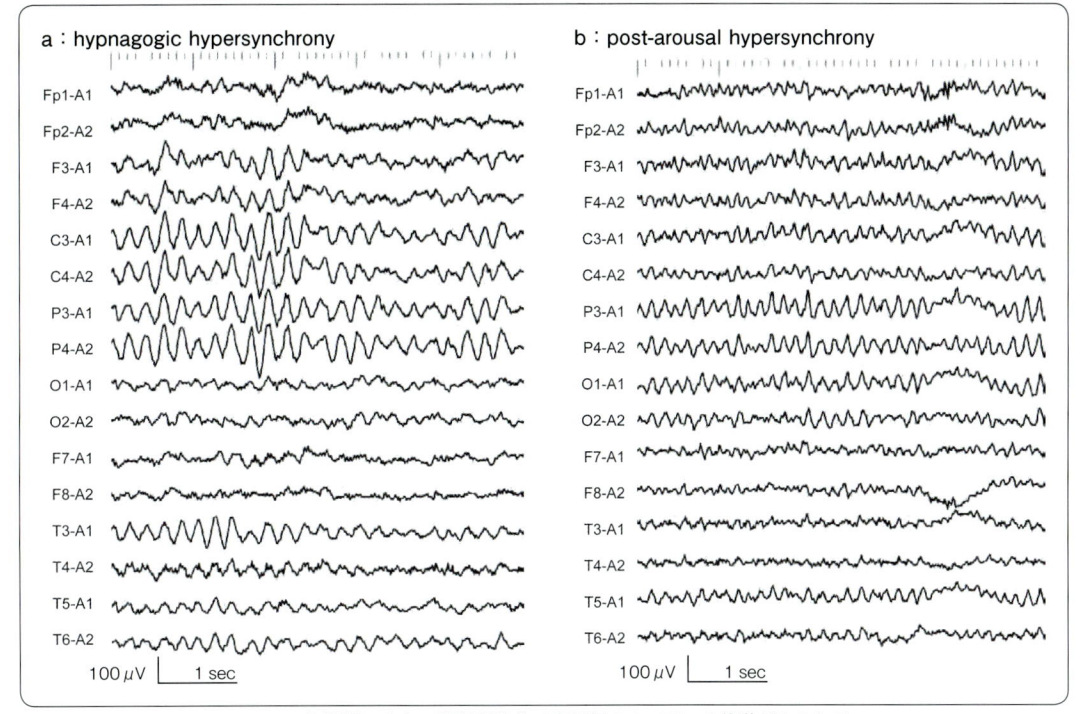

a：hypnagogic hypersynchrony. 入眠期に中心・頭頂部優位で高振幅の4～5Hz θ律動がみられる．
b：post-arousal hypersynchrony. 睡眠から覚醒させた際に，6～7Hz θ律動が頭頂・後頭部優位で広汎性に出現する．

stage 2（❺c）：紡錘波（sleep spindles）が出現する．紡錘波は前頭～中心～頭頂部優位で左右同期性に出現する，持続0.5～数秒，12～14Hzの正弦波様速波である．乳児期の紡錘波は左右交代性に出現し，波形も正弦波でなくμ字型である．幼・小児期の紡錘波は高振幅で持続が長い．また，音刺激でK complexが誘発される．これは，瘤波に類似した両側中心～頭頂部優位の高振幅で二相性の波であり，しばしば紡錘波が後続する．

stage 3～4（❺d）：睡眠が深くなると徐波の占める割合が増す．2Hz以下・75μV以上の高振幅徐波が20～50%を占める場合をstage 3，50%以上を占める場合をstage 4とする．小児では律動性のθ波を伴う．紡錘波はstage 2の後半からstage 3にかけて10～12Hzと遅く前頭部優位になり，stage 4ではほとんどみられない．

REM期：通常の脳波検査でREM期が記録されることはほとんどない．

■ 入眠期・覚醒時の過同期

乳幼児～学童期にstage 1で観察される．頭頂後頭部優位で広汎性の高振幅徐波群発は，入眠期過同期（hypnagogic hypersynchrony）（❻a）とよばれる．持続は数秒から十数秒に及ぶ．周波数は乳児期でδ波，幼児期以降はθ波である．一方，成人では覚醒により睡眠脳波から覚醒時脳波へすみやかに移行するが，小児では覚醒後過同期（post-arousal hypersynchrony）（❻b）を認める．持続は長いもので数十秒に及ぶ．周波数は乳幼児期でδ波，学童期でθ波である．

■ 背景活動異常

振幅低下：局在性あるいは全般性の低振幅化は大脳機能の低下を示唆する．

周波数低下（徐波化）：基礎律動の下限の目安は3歳で6Hz，8歳で8Hz，成人で9Hzである．局在性あるいは全般性の異常な徐波の混入

❼ 過呼吸

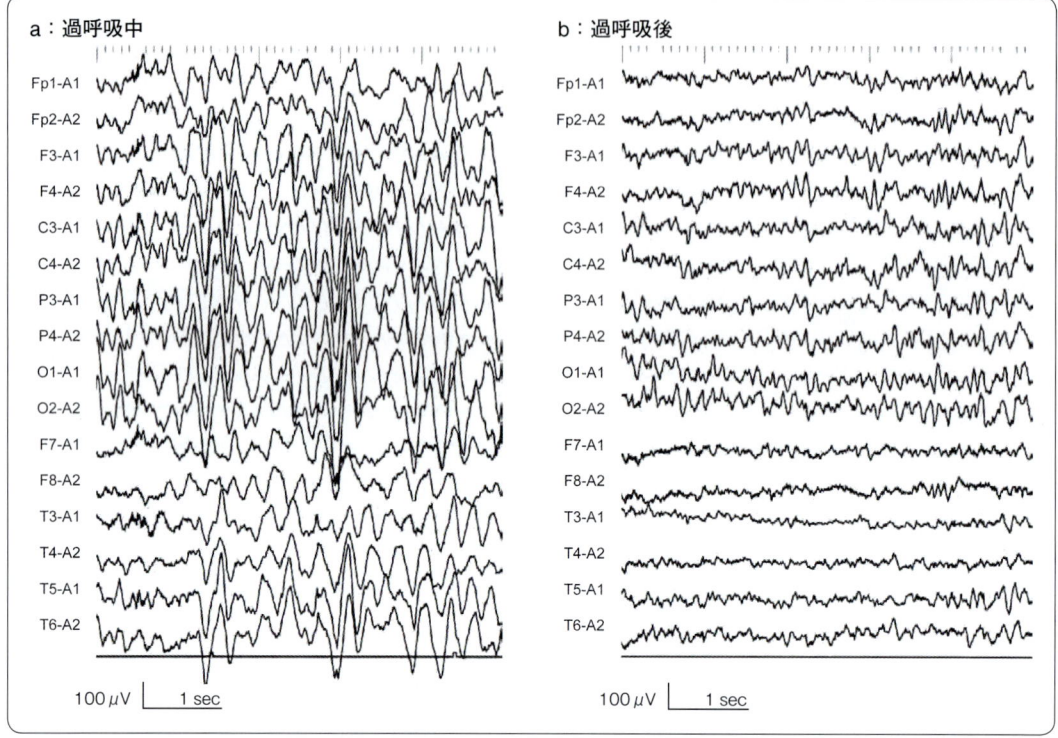

a：過呼吸中

b：過呼吸後

過呼吸中は高振幅の不規則な3〜4Hz徐波が群発する（build up，a）が，過呼吸を中止するとすみやかに基礎律動へ復帰する（b）．

は大脳機能の低下を示唆する．

生理的要素の欠落：瘤波や紡錘波の欠落は異常である．ただし，1歳半から3歳ころの時期は紡錘波の出現が乏しい時期であり，判定には注意を要する．

▌賦活法

脳波検査中に特定の状況を負荷することで，背景活動変化や突発波の誘発を観察する方法である．

▌開閉眼

安静覚醒時に明るい部屋で数秒おきに開眼と閉眼を繰り返させる．正常では，開眼で後頭部の基礎律動が抑制される（❺a）．後頭部に突発波をもつ小児てんかんでは，閉眼により突発波が誘発される．

▌過呼吸

深呼吸を3秒ごとに，3〜4分間続けさせる．幼児では紙片や風車を吹かせ，飽きないように

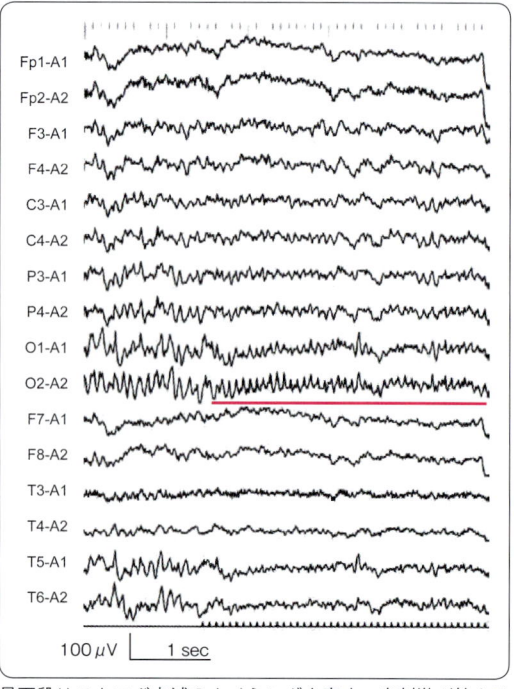

❽ 光刺激

最下段はストロボ点滅のタイミングを表す．光刺激が始まると，後頭部からそれまでの基礎律動に代わり光刺激の周波数に一致した先鋭な波が出現する（光駆動━━）．

工夫する．正常でも背景脳波が高振幅徐波化（build up，❼a）することがある．過呼吸を停止すると徐波は消失する（❼b）．

無治療の小児欠神てんかんでは，過呼吸により欠神発作が誘発され，全般性 3Hz 棘徐波群発が記録される．もやもや病では過呼吸により高振幅 δ 波から成る著しい build up とともに，過呼吸終了後にいったん徐波が減少した後で再度増強する所見（re-build up）が出現し，診断的意義は高い．しかし，脳動脈の収縮による虚血の危険があるため，もやもや病の確定例で過呼吸を行ってはならない．

■ 光刺激

覚醒時に眼前でストロボを一定の頻度で点滅させる．1 回の刺激時間は 10 秒間で，フラッシュの点滅頻度は低頻度から高頻度へ段階的に上げる．正常でも光刺激に同期した律動的波形が後頭部に出現することがあり（光駆動，❽），基礎律動あるいはその 2 倍に近い周波数でみら

れやすい．刺激が終わると消失する．光過敏性てんかんなどでは突発波が誘発されることがある（光突発反応）．一般的には全般性棘徐波であるが，後頭部優位のこともある．

■ 睡眠

焦点性てんかんでは，睡眠時にてんかん発射の出現頻度や振幅が増し，分布も広汎になることが多い．他方，特発性全般てんかんでは，覚醒時の全般性 3Hz 棘徐波複合が睡眠時には断片化・不規則化し，分布も前頭部に限局することが多い．深睡眠である stage 3～4 ではてんかん性発射は減少する．

てんかん性放電と紛らわしい波形

てんかん性放電とまぎらわしい波形の多くは，先鋭で棘波や鋭波との区別がつきにくいか，背景脳波と区別される律動性活動のどちら

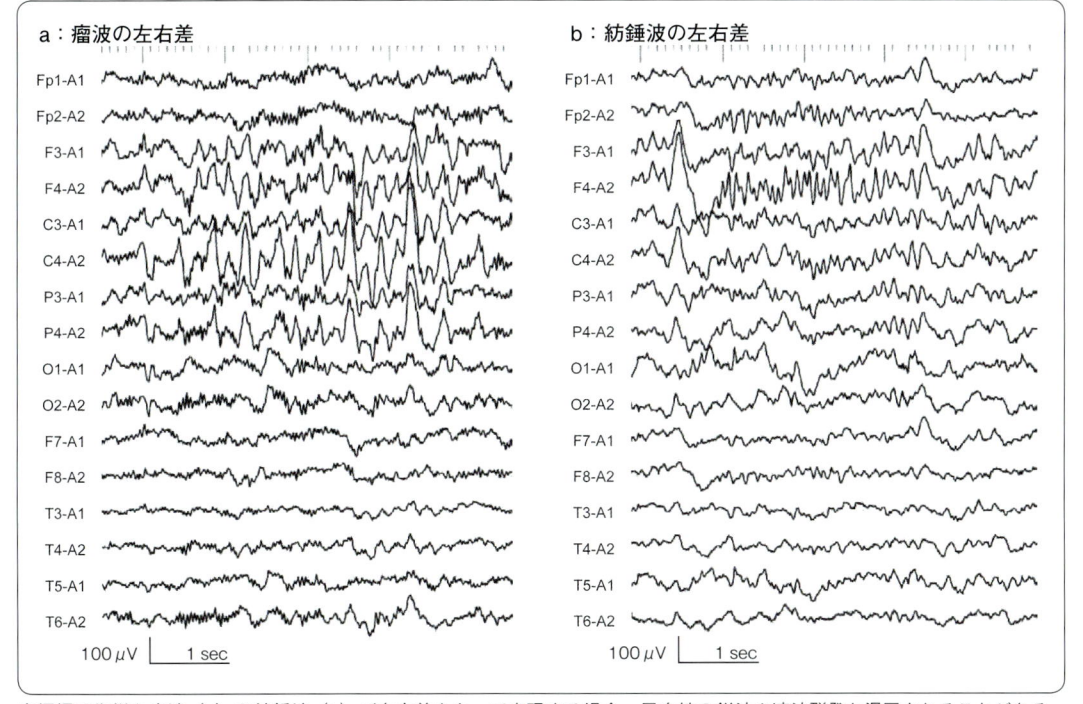

❾ 左右差

a：瘤波の左右差

b：紡錘波の左右差

高振幅で先鋭な瘤波（a）や紡錘波（b）が左右差をもって出現する場合，局在性の鋭波や速波群発と混同されることがある．

42 | Part 1　けいれん・てんかんの見つけ方・見分け方

❿ slow posterior waves of youth

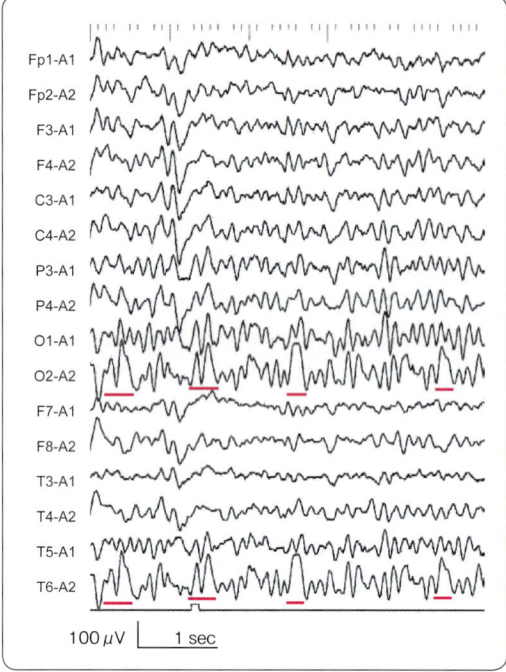

後頭部優位で7〜8Hzの基礎律動に，100μV以上，4Hz前後の高振幅徐波（——）が不規則に混入する．

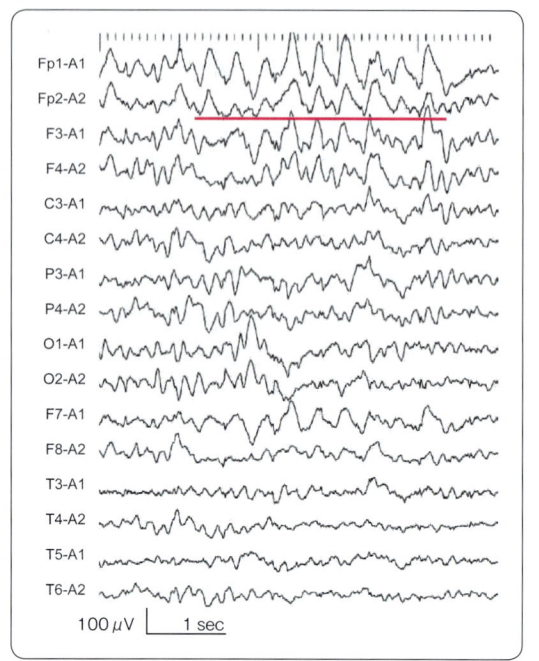

⓫ FIRDA

両側前頭極部から3Hzの高振幅徐波群発が出現する（——）．

⓬ spike and wave phantom

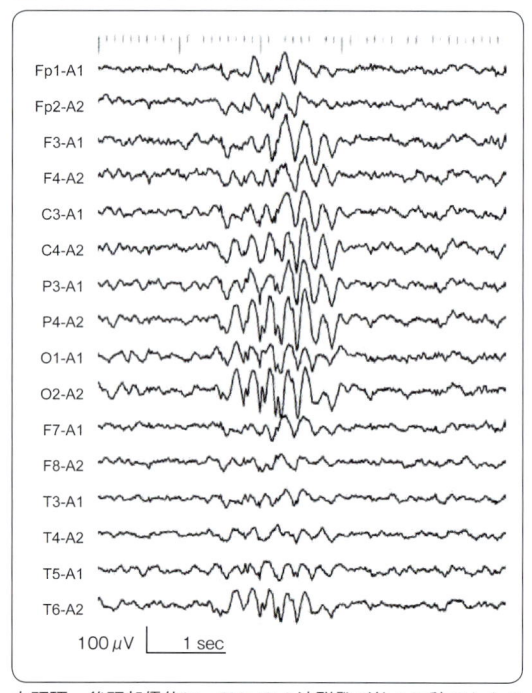

右頭頂・後頭部優位に，5Hzのθ波群発が約1.5秒にわたり出現する．前半部分には低振幅の陰性棘波を伴い，横方向に圧縮した棘徐波複合のようにみえる．

かの性質をもつ．

■ 背景脳波の左右差，不規則性，高振幅など

　幼児から学童期の背景活動は成人と比べ，振幅が高く，周波数が遅く，波形が先鋭で，脳波活動が広範囲に及ぶ傾向がある．瘤波や紡錘波が出現し始める時期では，しばしば左右差を認め，局在性の鋭波や速波群発と混同されることがある（❾）．

■ 覚醒時の特殊波形

◾ slow posterior waves of youth（❿）

　主に学童期でみられる．後頭部基礎律動へ不規則に混入する3〜4Hzの高振幅徐波である．両側性のことも片側性のこともある．開眼で抑制される．

◾ frontal intermittent rhythmic delta activity（FIRDA）（⓫）

　前頭部優位の高振幅徐波群発で，種々の病態

⓭ 14 & 6 Hz positive spikes

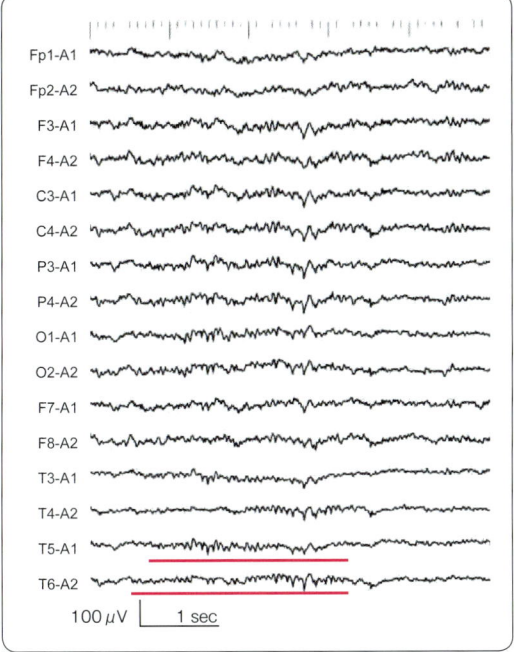

左右の後側頭部優位に広汎性の低振幅で鋭い陽性波群発を認める．周波数は14Hzだが，群発の最後には6Hzの部分を伴う（━）．

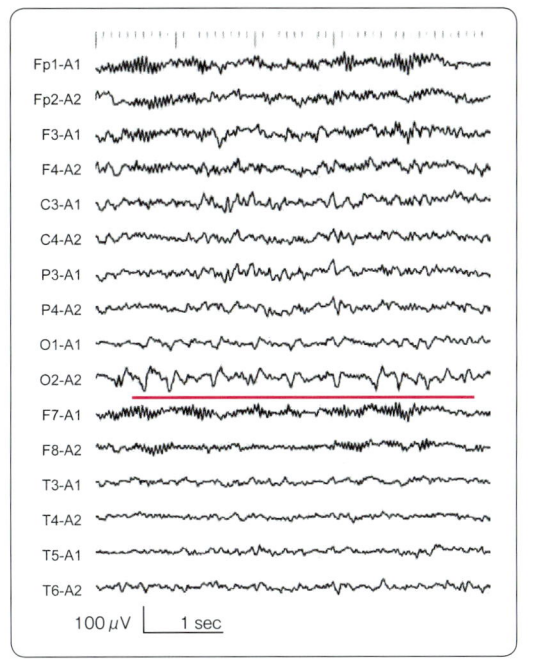

⓮ POSTS

右後頭部から，やや幅広く振幅50μV程度の陽性波が不規則に頻発する（━）．

で出現するが，てんかんを示唆する所見ではない[7]．

■ 睡眠期の特殊波形

■ spike and wave phantom（⓬）

学童期以降のstage 1でみられる．持続1～2秒で前頭部ないし後頭部優位の5～6Hz θ波群発で，陰性または陽性の小さい棘波を伴い棘徐波のようにみえる．両側性のことも片側優位のこともある．欠神てんかんにみられる全般性3Hz棘徐波群発を縮小したような形態である．

■ 14 & 6Hz positive spike（⓭）

学童期以降のstage 1～2でみられる．後頭部や後側頭部から狭く鋭い下向きの陽性波が14Hzないし6Hzの頻度で（あるいは両者が混在して）群発する．振幅は低く，持続は1秒未満から2～3秒である．

■ positive occipital sharp transients of sleep（POSTS）（⓮）

学童期以降のstage 1～2でみられる．後頭部に出現する陽性鋭波で，単極導出法では下向きに尖ったやや幅の広い鋭波様にみえる．

■ pseudo petit mal discharge（⓯）

幼児期から学童期のstage 1～2でみられる．棘波成分を伴う広汎性高振幅徐波群発で，欠神てんかんにみられる全般性3Hz棘徐波群発と似ている．鑑別点は，①持続が2～3秒と短い，②周波数が不規則である，③棘波成分は必ずしもすべての徐波に伴っておらず，低振幅で目立たない，ことである．熱性けいれんとの関連が指摘されている[8]．

■ psychomotor variant (rhythmic temporal theta burst of drowsiness)（⓰）

小児ではまれである．stage 1～2において，側頭部優位の律動的で単調な5～7Hzのθ活動が数秒から1分程度続くパターンで，低振幅の棘波成分を伴う．単調な同一波形が律動性に反復することから，部分発作の発作時脳波と鑑別を要する．

⓯ pseudo petit mal discharge

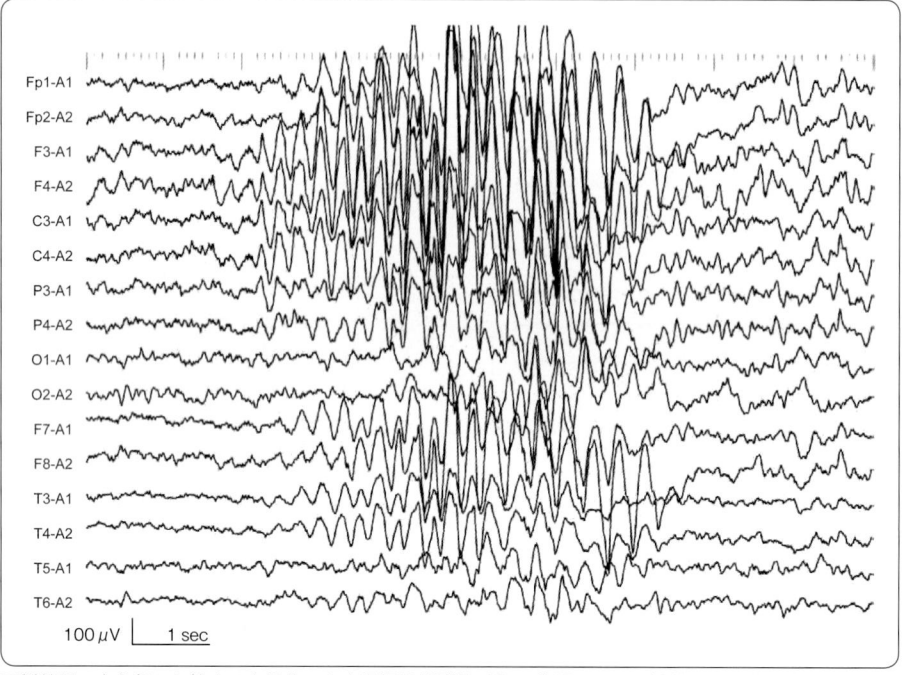

両側前頭・中心部から始まり広汎化した高振幅徐波群発が約5秒間にわたり持続する．広汎化とともに徐波の振幅は300μV以上まで大きくなり，周波数は4Hzから3Hz弱へと遅くなる．広汎化するにつれて，前頭部誘導で低振幅の棘波成分を伴うようになる．

⓰ psychomotor variant (rhythmic temporal theta burst of drowsiness)

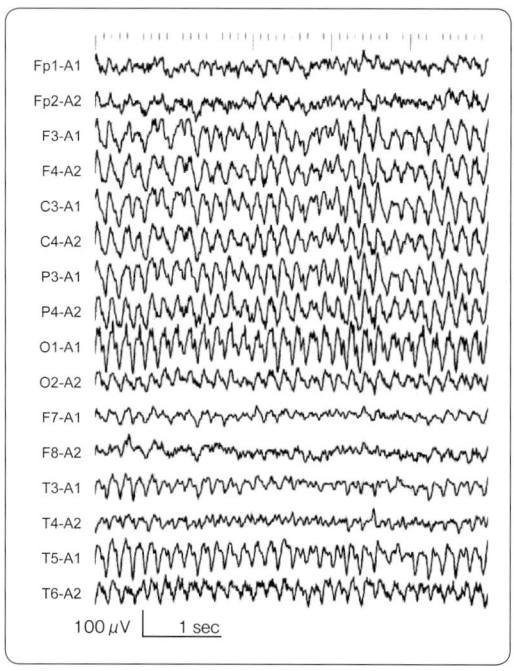

後側頭部・後頭部優位に，単調な6Hzのθ波が律動的に反復する．低振幅の棘波成分を伴うが，θ波との関係は一定でなく，棘波がθ波の頂点にきたり下降脚にきたりする．

⓱ excessive spindles

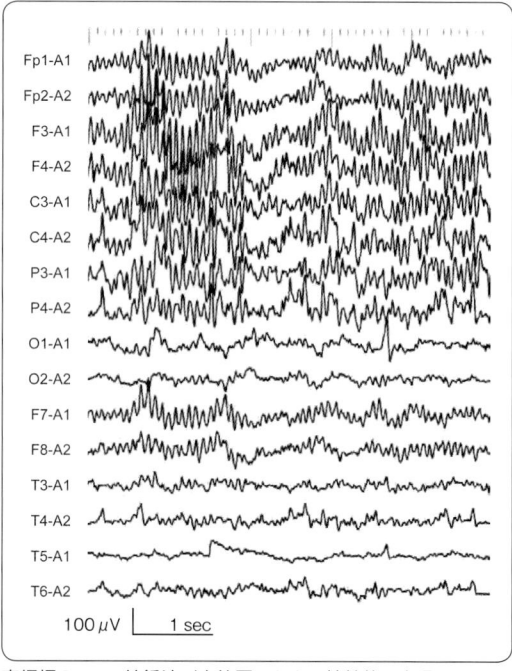

高振幅の11Hz紡錘波が広範囲にわたり持続的に出現している．

⑱ アーチファクト

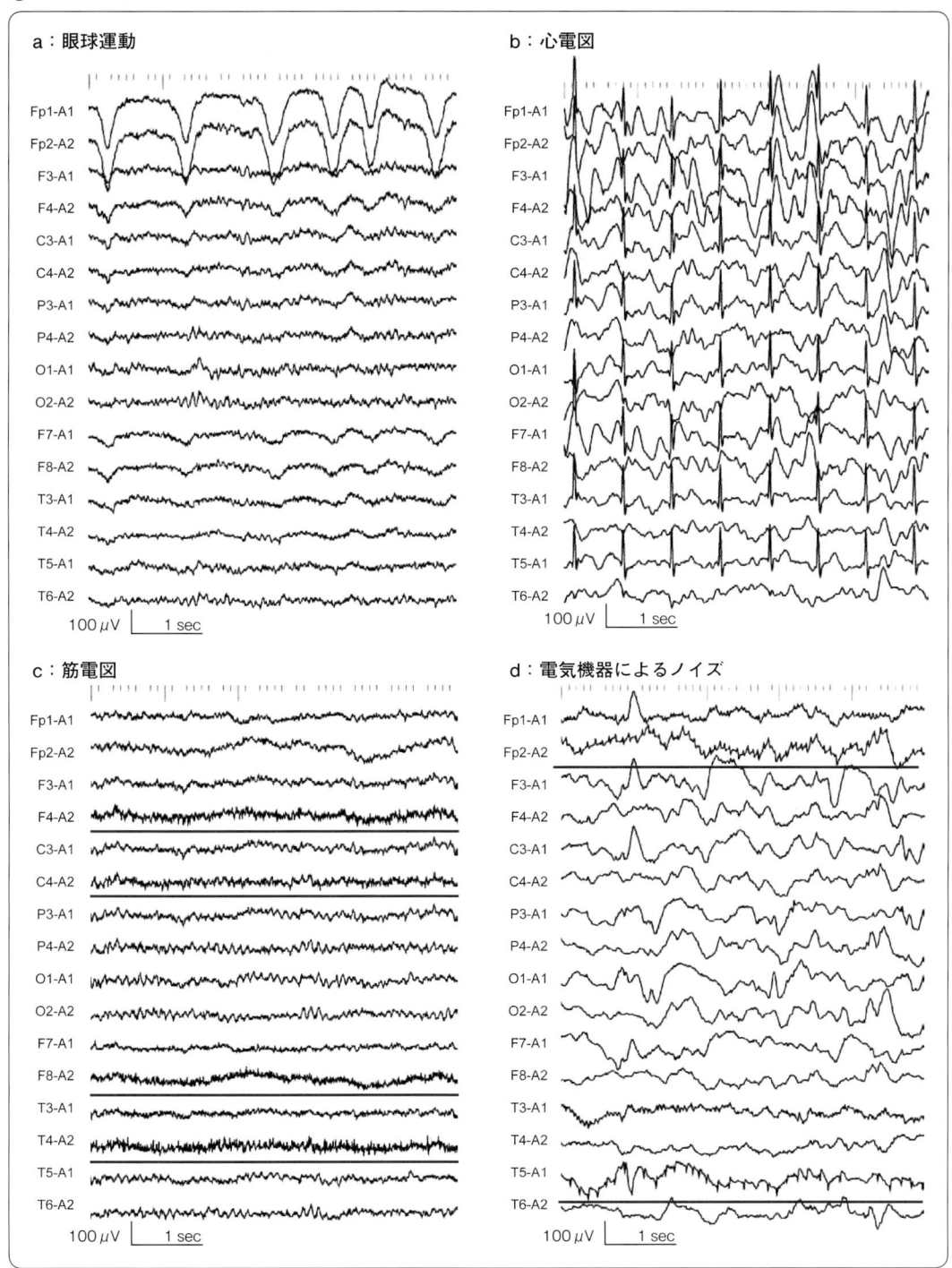

a：眼球運動

b：心電図

c：筋電図

d：電気機器によるノイズ

a：眼球運動．瞬目に伴う陽性波が前頭極部から反復する．前頭部や前側頭部にはみられない．
b：心電図．鋭い陰性波がほぼ一定の間隔で規則的に出現している．左耳朶が影響を受けているため，左半球の全誘導に出現している．
c：筋電図．右側頭筋の筋電図が近接する領域の電極（——）に現れている．
d：電気機器によるノイズ．解剖学的に離れた部位（Fp2，T5，——）に現れている．コードが電気機器の近くを通るためにノイズが混入したものである．

⓮ 耳朶活性化

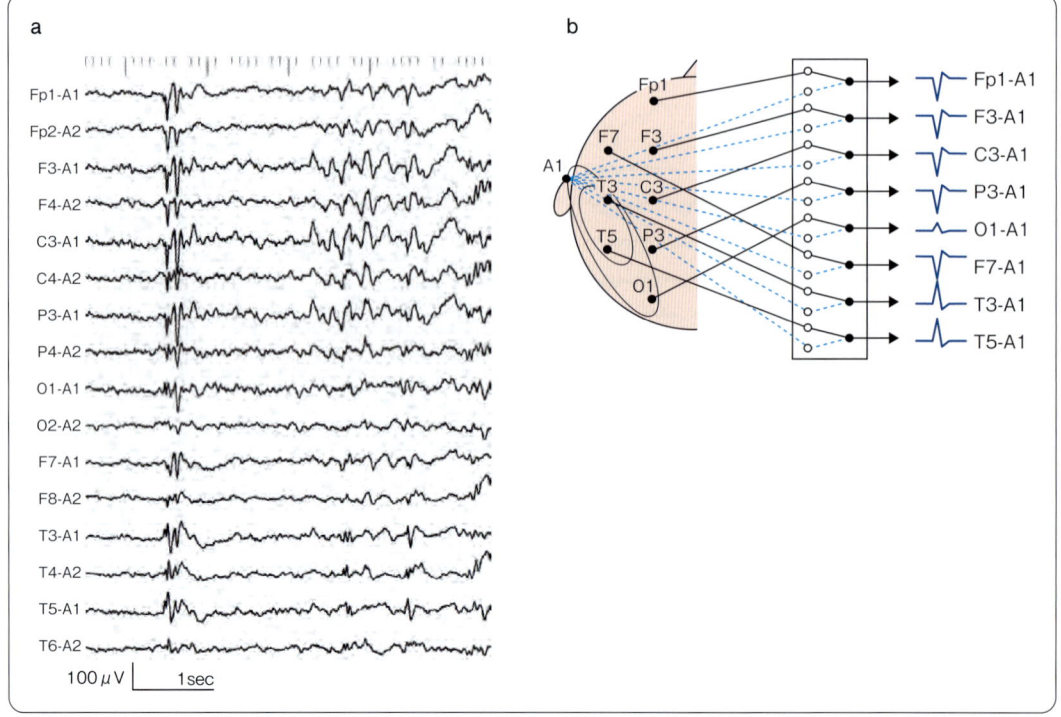

a：T3，T5から陰性棘波が出現しているが，同時に前頭部から頭頂部の広い範囲で陽性棘波がみられる．T4に鏡像焦点を生じているため，右半球にも同様の陽性棘波がみられる．
b：T3〜T5にてんかん性放電の発生源があり，A1も影響を受けている場合，たとえば前頭部ではG1がゼロでG2に陰性電位が入力されるので，（G1−G2）はプラスであり出力は陽性（下向き）となる．

excessive spindles（⓱）

発達遅滞の小児において，高振幅で異常に長く持続する紡錘波がみられることがある．

アーチファクト

アーチファクトとは，脳波記録中に混入する，脳以外に由来する波である．

生体由来のアーチファクト

眼球運動（⓲a）：眼球自体が電位をもつため，瞬目により眼球が上転すると眼球に近い前頭極部の電位が陽性に大きく変動する．前頭部や前側頭部はほとんど影響されない．閉眼保持や入眠により消失する．

心電図（⓲b）：耳朶電極に混入しやすいため，単極導出法で目立つ．波形は狭く鋭く，心拍数に一致して規則的に出現することから容易に区別できる．

筋電図（⓲c）：皮下に筋のある前頭極や側頭部で混入しやすい．耳朶が影響を受けると単極導出法の全誘導に混入する．周波数が非常に速く不規則で，区別は容易である．

生体外に由来するアーチファクト

電極の設置不良，コードの動き，電気機器によるノイズ（⓲d）などがある．機械的で脳波とは異なる形を示すが，棘波とまぎらわしいことがある．

耳朶電極の活性化

単極導出法では，基準電極が不安定になるとすべての誘導に影響が出てしまう．耳朶は体動や心電図，側頭筋の筋電図の影響を受けやすい．さらに，側頭部に高振幅のてんかん性放電があると耳朶がその電位を帯びてしまい，見せかけの突発波を生じてしまうことがあるので注意を要する（⓳）．

Conclusion

❶ てんかんは発作間欠期脳波だけで診断するものではない．
❷ 脳波計と導出法の原理を知ると解釈が容易になる．
❸ 脳波の形態や分布の表現方法を知る．
❹ 背景脳波は覚醒・睡眠によって変化する．
❺ 賦活法で脳波変化が誘発されることがある．
❻ てんかん性放電と紛らわしい波形がある．

■文献

1) Yoshinaga H, et al. Incidence of epileptic discharge in various epileptic syndromes. Pediatr Neurol 2001 ; 25 : 38-42.
2) Watanabe K, Okumura A. Benign partial epilepsy in infancy. Brain Dev 2000 ; 22 : 296-300.
3) 音成龍司, 辻貞俊. よくわかる脳波判読. 東京：金原出版；1997.
4) 大塚頌子監修, 小林勝弘著. 小児脳波―判読のためのアプローチ. 東京：診断と治療社；2008.
5) 大塚頌子編著. フローチャートでわかる小児てんかん診療ガイド. 東京：診断と治療社；2011.
6) 前垣義弘. 実践小児脳波入門―日常診療に役立つ脳波アトラス. 改訂第2版. 大阪：永井書店；2012.
7) Desai JD, et al. Frontal intermittent rhythmic delta activity（FIRDA）: is there a clinical significance in children and adolescents? Eur J Paediatr Neurol 2012 ; 16 : 138-41.
8) Sofijanov N, et al. Febrile seizures : clinical characteristics and initial EEG. Epilepsia 1992 ; 33 : 52-7.

〈丸山幸一，鈴木基正〉

8 発作時脳波

発作時脳波が必要な理由

　てんかんの診療の特殊性は，その大部分が推定の積み重ねで行われることである．慢性疾患でありながら，症状が起きていない状態ではその本態をとらえることは不可能に近い．われわれが患児のてんかん発作を実際に目撃することはまれであり，症状については問診に頼らざるをえない．また，血液検査などを行ってもてんかんの診断は困難である．たとえ遺伝子検査で変異を認めても，その時点において活動性のてんかんがあるのかどうかは診断できない．

　さらに，発作間欠期脳波はどんなに精密に記録し判読しても，てんかんの診断の決め手にはならない．あくまでも診断の補助手段である．てんかんの患児で発作間欠期に突発波を認めないことは，よくみられることである．一方，脳波で明らかな突発波を認めるのに，てんかん発作をもたない人もとても多い．したがって，発作間欠期の脳波所見のみを根拠にてんかんを診断することは，不可能で不適切である．

　発作時脳波はまったく事情が異なる．本人や保護者がてんかん発作の存在に気づいていなくても，発作時脳波が記録されればてんかんをもっていることが証明されうる．一方，てんかん発作と思っていたイベントにおいて，発作時の脳波でてんかん発作と合致する所見がない場合，それはてんかん発作ではない．発作時脳波はてんかん発作の客観的根拠を与えることができる，数少ない方法の一つである．

発作時脳波の適応

　発作時脳波はいつも記録できるわけではないことは明らかである．しかし，必要な場合には発作時脳波を記録する努力を行うべきである．発作時脳波の適応を❶に示す．発作型の同定や非てんかん性イベントとの鑑別は，治療方針に大きな影響を与えるので，とくに重要である．

発作時ビデオ脳波同時記録における留意点

　24時間の持続ビデオ脳波同時記録ができる施設は限られている．発作の好発時間や発作症状についてあらかじめ十分情報を得ておくこと

Words of wisdom

発作時脳波の適応，事前準備，判読の知識

❶ 発作時脳波はてんかんの客観的診断にきわめて有用である．
❷ 発作型の同定や，非てんかん性イベントとの鑑別などの発作時脳波の適応を理解しておくべきである．
❸ 発作時ビデオ脳波記録を行うときには，質の高い記録ができるよう事前に十分準備を行う．
❹ 発作型によって発作時脳波所見はおおむね決まっており，その知識を身につける．

❶ 主な発作時脳波の適応

発作型の同定
- 全身に力が入る発作：全般性強直発作と強直姿勢を伴う焦点性発作との鑑別は，問診や動画のみではきわめて困難である
- 急に倒れる発作：急に倒れる発作は，主にミオクロニー発作，脱力発作，強直発作の3種類である．表面筋電図とともにポリグラフで記録することが鑑別に有用である
- 意識消失・減損が主体で運動症状が乏しい発作：定型欠神，非定型欠神，焦点性発作（旧分類の複雑部分発作）との鑑別に有用である．とくに発作頻発，重積状態において非定型欠神と焦点性発作との鑑別は重要である

発作が頻発する場合
- スパズム
- 欠神発作：欠神発作の診断は，必ず発作時脳波所見に基づかねばならない．また，治療の有効性の判定も，十分な過呼吸でも発作が誘発されないことを確認して判断する
- 強直発作
- ミオクロニー発作
- 脱力発作
- 焦点性発作（前頭葉起始，あるいは側頭葉起始）

非てんかん性イベントとの鑑別（Part 1 の 8 章を参照）
- 心因性非てんかん発作
- その他の非てんかん性イベント

発作波焦点の決定
焦点部位によっては頭皮電極では同定できないこともある．そのような場合は深部電極を用いるなど，侵襲的な方法が必要になることが多い

が重要である．また，せっかく発作が記録できても脳波自体が判読に堪えないようでは何の意味もない．事前に十分な準備が必要である．詳細は成書を参照されたい[1]．

1）発作が起きやすい時間帯に検査する

午前中あるいは午後などの好発時間だけでなく，発作が多いのが入眠時なのか，寝起きなのか，覚醒時なのか，などの状況をよく確認する．食事中に発作が好発する場合は，食事をとってもらいながら検査することもある．

2）発作症状を確認する

発作が起きる箇所が，顔なのか，四肢なのか，全身なのかなどを聞いておき，ビデオに収める範囲を決めるのがよい．

3）記録時の姿勢に気を配る

力が抜けるなどの脱力要素を伴う発作の場合，臥位ではなく座位や抱っこの姿勢で撮るなどの工夫をしないと発作症状がわからない．

4）表面筋電図などと組み合わせる（ポリグラフ）

発作時の筋放電の形態は，スパズム，ミオクロニー発作，陰性ミオクロニー発作，脱力発作などの発作型の同定にきわめて有用である．したがって，発作によって収縮されるのが予想される筋（僧帽筋や三角筋など）に表面筋電図（EMG）をつけておくのがよい．また，発作時は頻拍や呼吸停止などの自律神経症状を伴うこともまれでない．心電図（ECG）や呼吸曲線も同時に記録するのがよい．

5）電極をしっかり固定する

発作が起きると身体が動いてしまうのが普通であり，その際に電極が外れると意味のある記録にならない．電極を装着した後に，弾力包帯などを用いて電極が外れないようにしっかり固定する．

6）発作のマーキング

検査には保護者に同席してもらい，発作と思った時点でマーキングしてもらう必要がある．マーキングがないと判読に著しい労力が必要になり，時には判読が不可能になる．

7）できる限り長時間記録する

検査室の環境を整えて，長時間の記録ができるように工夫する．乳児であればおむつやミルクを持参したり，幼児であればおもちゃや絵本を用意したりするとリラックスして長時間の検査が行いやすくなる．

発作時脳波の判読における注意点

うまく発作時脳波を記録できても，そのまま判読できることは多くない．的確に判読するにはいくつかのコツがある．詳細は成書を参照されたい[1]．

1）リフィルタリング，リモンタージュを活用する

発作時脳波には筋電図などのアーチファクトが混入することが多い．ハイカットフィルタを35Hzあるいはそれ以下とすると，筋電図など

❷ 定型欠神発作の発作時脳波

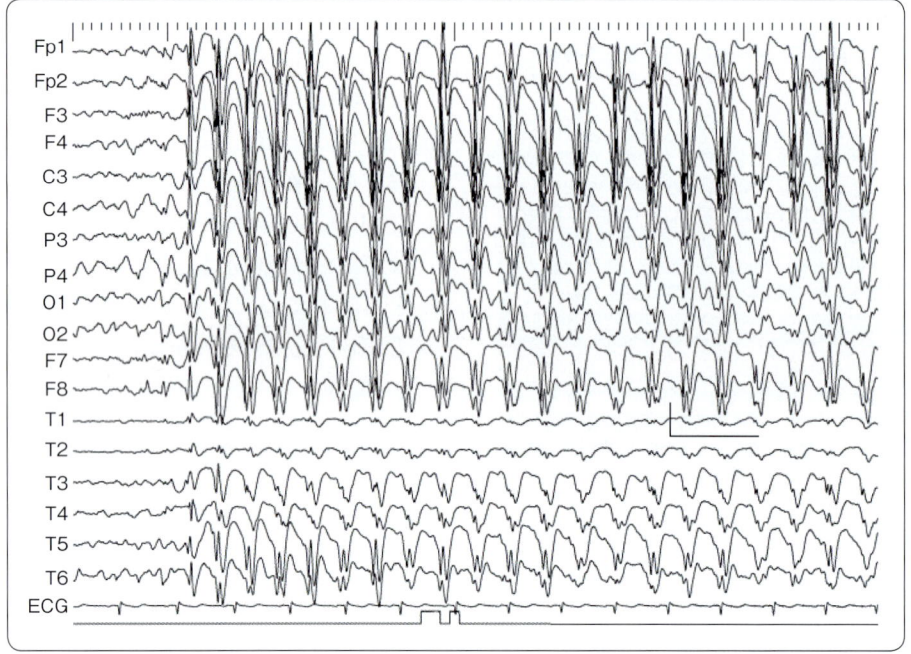

全般性 3Hz 棘徐波複合が持続して出現している．棘徐波複合は波形や周波数がほぼそろっており，律動性が良好である．較正は横軸 1 秒，縦軸 300μV．

の速波成分がカットされる．また，ローカットフィルタを 1.6Hz あるいはそれ以上（時定数 0.1 秒あるいはそれ以下）とすると，体動などの徐波成分がカットされる．また，全般発作は一般に単極誘導で判読するが，焦点性発作は単極誘導に複数の双極誘導を組み合わせて，慎重に判読する必要がある．

2）発作起始の確認

焦点性発作の起始の確認は困難なことが多く熟練を要する．発作の始まりは一般に低振幅速波であり，発作間欠期の突発波とはまったく異なる形態である．また，脳波変化は発作症状に数秒間以上先行して出現することが多い．

発作時脳波所見

■ 全般発作

全般発作では，発作症状と発作時の脳波変化との時間的関係が明確なことが多い．発作型によって脳波変化はおおむね決まっているので，知識を得ておくとよい．

■ 定型欠神発作

発作時には，全般性の高振幅 3Hz 棘徐波複合が 10 秒程度（短くとも 4〜5 秒以上）持続的に出現する（❷）．棘徐波複合の形態は発作を通じておおむね均一であり，律動性が良好である．発作間欠期にも同じような形態の突発波を認める．過呼吸で誘発されることはよく知られているが，発作頻度が少ないこともあるため，5 分間の過呼吸賦活を行うべきである．

発作症状はオン・オフが明瞭であり，脳波を見なくても発作の始まりと終わりがわかる．筋トーヌスが変化することはなく，倒れたりしない．

欠神発作では発作時脳波を施行せずに治療すべきでない．

■ 非定型欠神発作

非定型欠神発作は，定型欠神とは異なる発作型と考えてよい．発作時の脳波所見も症例によって異なる．一般には，全般性で高振幅の 2Hz

❸ 非定型欠神発作の発作時脳波

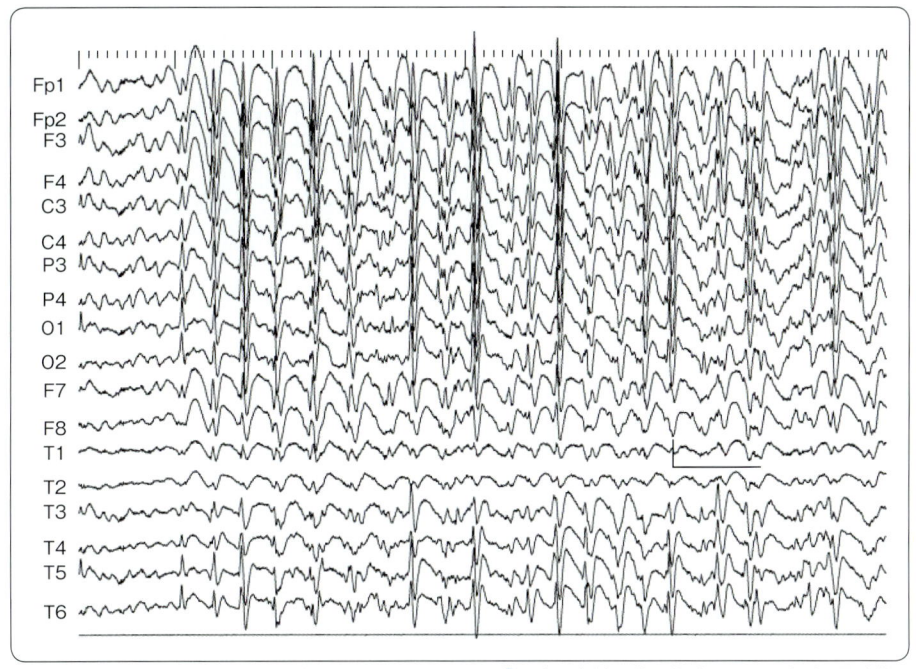

2.5Hz前後の全般性棘徐波複合が連続して出現している．❷の定型欠神発作と比較すると，波形や周波数が不ぞろいであり，律動性がやや不良である．また，棘徐波複合の周波数が3Hzより遅いことも重要な相違である．較正は横軸1秒，縦軸300μV．

前後の棘徐波複合が，持続的に出現することが多い（❸）．棘徐波複合の形態は不ぞろいで，定型欠神に比べて律動性や持続性が不良であり，突発波が完全に全般化していないことも多い．

発作症状もオン・オフが不明瞭で，筋トーヌスの変化を伴うこともある．しかし，一般に非定型欠神発作は頻発するため，発作時脳波の記録が容易なことが多い．疑ったら発作時脳波を施行すべきである．

■ **ミオクロニー発作**

発作時には，高振幅の全般性多棘徐波複合または不規則棘徐波複合に一致して瞬間的な筋収縮を認める（❹）．発作間欠期の突発波もおおむねよく似た形態を示す．発作時かどうかの判定には，表面筋電図の所見と合わせて判断しないとわからないことも多い．

■ **強直発作**

発作時には，漸増する速波律動を認める（❺）．速波の周波数や振幅は症例間で異なる．

❹ ミオクロニー発作の発作時脳波

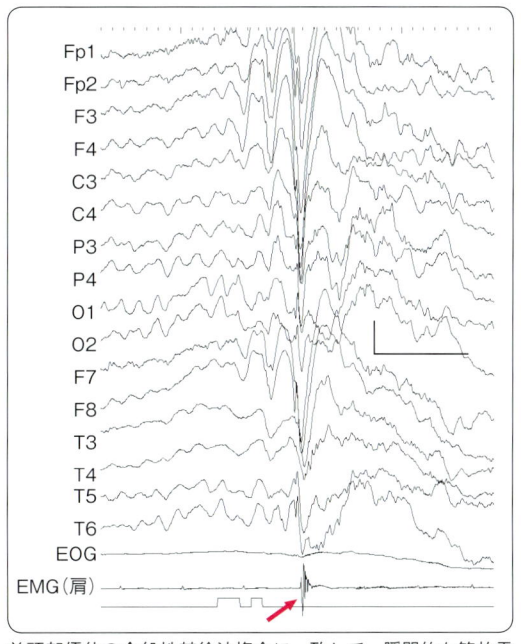

前頭部優位の全般性棘徐波複合に一致して，瞬間的な筋放電を認める（➡）．較正は横軸1秒，縦軸200μV．

❺ 強直発作の発作時脳波

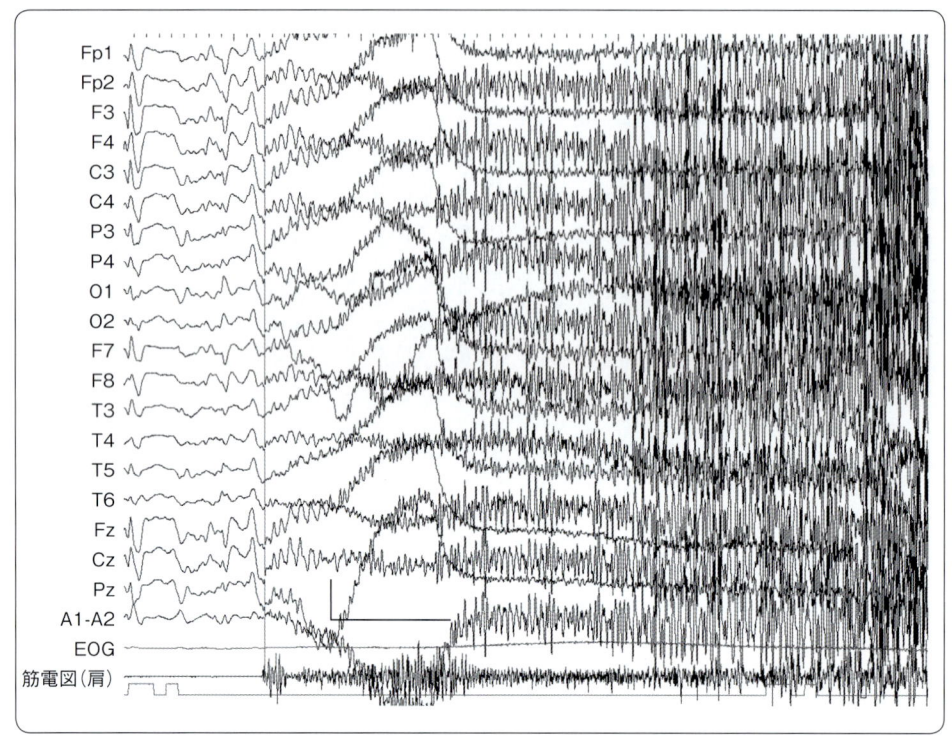

漸増する速波律動とともに，漸増する筋放電を認める．その後，脳波は筋放電に覆われてしまい判読が困難になる．較正は横軸1秒，縦軸150μV．

速波が出現する前に短い平坦化を認めることもある．筋電図を同時記録すると，発作の開始から2秒程度の間に筋放電は極大に達し，その後は同程度の筋放電が発作の終わりまで持続して出現するのが観察される．

強直発作はLennox-Gastaut症候群や早期乳児てんかん性脳症などの治療抵抗性てんかん性脳症に認めることが多く，単独の発作型であることはまれである．しばしば，強直姿勢を伴う焦点性発作が全般性強直発作と混同されている．全般性強直発作と診断されている発作のかなりの部分は，強直姿勢を伴う焦点性発作であると筆者は感じている．

■脱力発作

脱力発作は，突然の筋緊張の消失を特徴とするきわめてまれな発作である．先行するミオクロニーや強直要素を伴わない．全身の筋緊張を失い転倒することもあるが，すぐに筋緊張は回復し立ち上がることができる．

❻ 脱力発作の発作時脳波

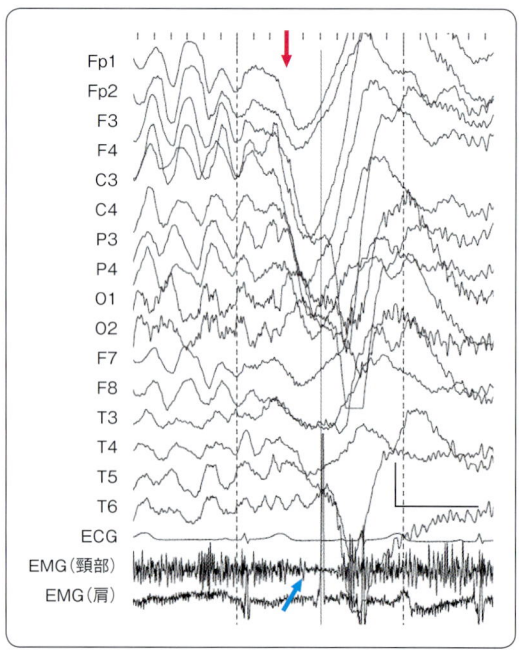

前頭部優位の高振幅の陽性（下向き）徐波の下降脚（➡）に一致して頸部の筋放電が消失している（➡）．ビデオの観察では，このときに頭部下垂を認めた．なお，この発作時記録は座位で行っている．較正は横軸0.5秒，縦軸150μV．

❼ スパズムの発作時脳波

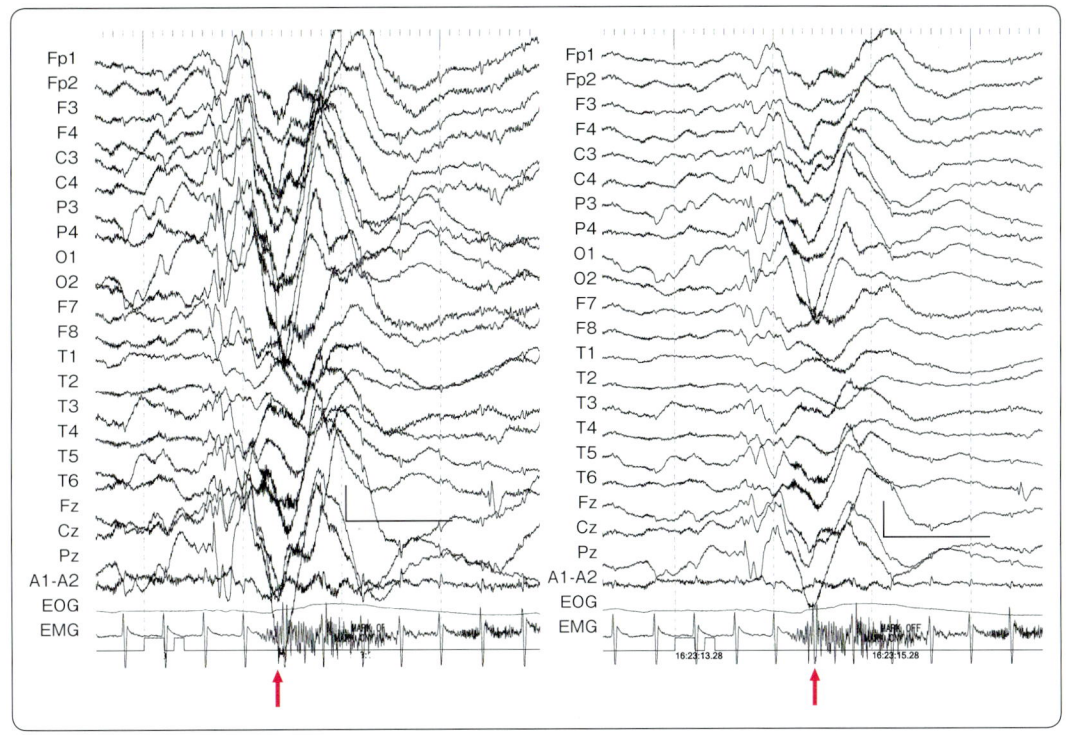

a：振幅を通常の 2/3 で表示したスパズムの発作時脳波．矢印（➡）の箇所で非対称性ダイアモンド型の筋放電がみられ，同時に高振幅徐波複合が出現している．較正は横軸 1 秒，縦軸 150 μV．
b：振幅を通常の 1/3 で表示したスパズムの発作時脳波．スパズムの筋放電が陽性（下向き）徐波の下降脚に一致して出現している．振幅を下げて表示することによって，脳波と筋電図との時間的関係が明瞭になる．較正は横軸 1 秒，縦軸 300 μV．

(奥村彰久, 2012[10])

発作時脳波では，全般性の多棘徐波複合や不規則高振幅徐波を認めることが多い（❻）．ポリグラフで記録し，筋放電の急速な消失を証明することが重要である．したがって，発作時脳波の記録条件をあらかじめ十分整えておく必要がある．

脱力発作は，Lennox-Gastaut 症候群，ミオクロニー失立てんかん，睡眠時に持続性棘徐波複合を示すてんかんなどに合併することが多い．

■ スパズム

スパズムは，現時点では全般発作なのか焦点性発作なのか未決定である．一般に診断は困難でないことが多いが，その一方で非てんかん性イベントをスパズムと混同していることはまれでない．

スパズムは一般に群発するので発作時脳波を記録するのは困難でなく，疑ったら必ず発作時記録を行うべきである．スパズムを治療する過程で高率にスパズムと紛らわしい運動症状が出現するが，治療前に発作時脳波を記録しておくと，スパズムと非てんかん性イベントの鑑別に有用である．

■ West 症候群におけるスパズム

West 症候群は群発するスパズム，発作間欠期のヒプスアリスミア，発達退行が古典的三徴である．近年は早く診断されることが大半であり，明らかな発達退行を認めないことも多い．

❼にスパズムの発作時脳波所見を示す．スパズムの発作時には一般に陰性-陽性-陰性の極性を示す高振幅徐波複合（slow wave complex）を認める[2]．このうち，陽性（単極誘導で下向き）成分が最も顕著である．この陽性成分の下降脚に一致してスパズムの筋放電の開始を認める．筋放電の形は特徴的で，急速な収縮に続く

緩徐な弛緩によっておおむね1秒持続する非対称性のダイアモンド型を呈する[2]．したがって，発作時脳波記録を試みる際には，頸部や肩の表面筋電図を同時に記録するとよい．

West症候群に合致しないスパズム

West症候群の児では，スパズムが抑制できなくても1歳を過ぎると短い強直発作などの他の発作型へ変容していく．しかし，例外的に年長児にスパズムを認めることがある．このような場合，発作間欠期にヒプスアリスミアを認めることはほとんどない．

❽に年長児のスパズムの発作時脳波を示すが，発作時の脳波変化が軽微でわかりにくい．したがって，繰り返し発作を記録し，再現性のある変化が得られたものを有意な変化と考える．

焦点性発作

焦点性発作では，焦点性の低振幅速波から発作が始まる．発作の起始部位が脳回の深部にあるときなど，発作起始の所見がわからないこともある．その後，焦点性の鋭波や徐波を認めることがあるが，その時点の焦点は発作起始部位と離れていることも多い．たとえば，前頭葉で始まった発作がその経過中に側頭葉に伝播し，発作波焦点が移動することはよくみられる．このような場合，頭皮電極による評価には限界があり，深部電極など侵襲的な検査が必要になる．

❽ 年長児のスパズムの発作時脳波

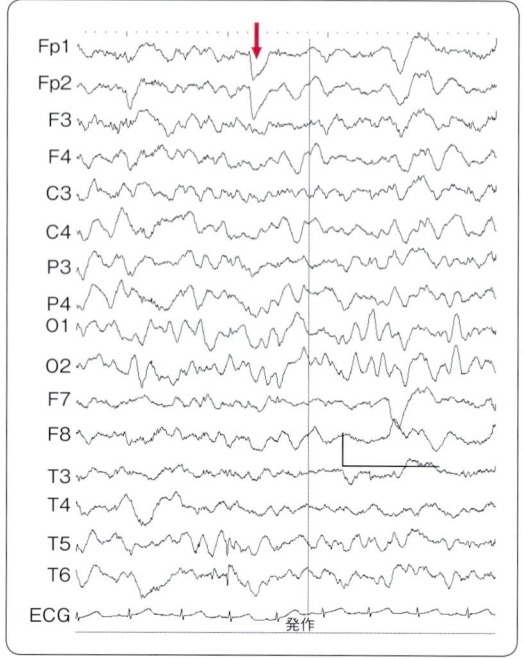

スパズムに一致して両側前頭部に陽性徐波が出現した（➡）．この所見は多くのスパズムに一貫して出現しており，発作時変化と判断した．較正は横軸1秒，縦軸100μV．
（奥村彰久．2012[10]）

意識障害を主徴とする焦点性発作

意識障害が主徴で運動症状が乏しい発作は，時に欠神発作との鑑別が必要になる．焦点性発作の場合，発作時には低振幅速波で始まる脳波変化を示すので，欠神発作との鑑別は一般に容易である（❾）．また，未治療の場合，焦点性発作は30秒以上続くのが一般的で，チアノーゼ，顔面蒼白，頻脈などの自律神経症状をしば

❾ 意識障害を主徴とする焦点性発作の発作時脳波

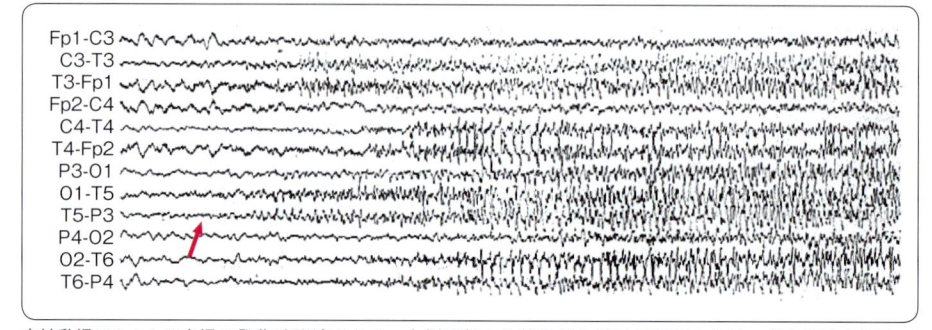

良性乳児てんかんの患児の発作時脳波である．左側頭部から律動的な速波が出現し（➡），数秒程度経過してから一点凝視して体動が止まり周囲への反応がなくなるのが観察された．数十秒後にわずかに両上肢に力が入って身体を固くする運動症状を認めたが，二次性全般化は認めなかった．

❿ 強直姿勢（tonic posturing）を伴う焦点性発作の発作時脳波

滑脳症の患児の発作時脳波である．両上肢をぴんと伸展させるとともに，やや右側優位に両側前頭部に律動性速波が出現した（➡）．較正は横軸1秒，縦軸150 µV．

しば伴う．また，発作が続くうちにわずかに筋トーヌスが亢進するなどの運動症状が，目立たないながらも出現することが多い．こうした特徴も，焦点性発作と欠神発作との鑑別に有用である．

■ 強直姿勢（tonic posturing）を伴う焦点性発作

前頭葉内側面から始まる発作は，両上肢および体幹の強直性の筋収縮を伴うため，両上肢を伸展し全身を硬直させた姿勢になる．しばしば全般発作である強直発作と混同されている．文献などでも焦点性発作について言及するときにも強直発作という用語が不用意に用いられていることがあり，よほど注意深く読まないと正しく理解できないことも少なくない．

強直姿勢を伴う焦点性発作と全般発作である強直発作との鑑別には，前者では意識がおおむね保たれているのに対し，後者では意識はまったく消失していることがある程度役に立つとされている．しかし，問診や動画のみで両者を確実に鑑別することは不可能であり，治療効果に疑問をもった場合などは発作時脳波を施行すべきである．

❿に，滑脳症の症例に認めた強直姿勢を伴う焦点性発作の発作時脳波を示す．他の焦点性発作と同様で，限局した範囲に出現する低振幅速波を認める．筆者は患児の発作を全般性強直発作と考えていたが，発作時脳波を記録して誤りに気づいた．その後，抗てんかん薬の選択を大幅に変更し，フェノバルビタール大量療法を施行したところ著効を示した．発作型の同定の重要さを痛感した症例である．

発作時には当然のことながら筋電図が混入して判読しづらいこともまれでない．リモンタージュして双極誘導にし，リフィルタリングでアーチファクトを除去しながら判読する必要がある．

■ 新生児発作

新生児発作は発作時脳波なしで診断してはいけない．臨床的な観察がまったく信頼性に欠けることは複数の報告で明らかである[3,4]．運動症状が目立つイベントは非てんかん性でない（非皮質起源）ことが多く，一方で皮質起源の発作は無呼吸などの自律神経症状が主体であったり，まったく臨床症状を伴わなかったりするものが過半数を占めるのがその原因である．

⓫に，新生児発作の発作時における脳波変化

⓫ 新生児脳波における発作時変化の特徴

- 起始と終止が明瞭で背景脳波とは明らかに異なる
- 律動的（rhythmic）に一定の形態の波形（stereotyped）が反復して（repetitive）出現する
- 一般に10秒以上持続する
- 経時的変化（evolution）がある．すなわち，1回の発作中に突発波の形態，振幅，周波数，出現部位が変化する
- 突発波はα波，θ波や徐波であることが多く，棘波や鋭波であることはまれである

の特徴を示す．この所見に合致しないものは皮質起源の発作でないと考えてよいと思われる．例外として，スパズムとミオクロニー発作が考えられるが，発作時に再現性のある脳波変化を認めない限り，てんかん発作と診断するべきでない．発作時変化は律動性の徐波やα・θ波が多く，棘波や鋭波であることはむしろ例外的である．自律神経変化を伴うことが多いので，心電図や呼吸曲線などとポリグラフで記録するのがよい（⓬）．また，可能な限りビデオ脳波同時記録を行うことが望ましい．

新生児発作は臨床症状を伴わない潜在発作（subclinical seizure）が多いため，治療効果の判定は持続脳波モニタリング所見に基づいて行う．新生児発作の詳細については成書を参照されたい[5]．

▌機会性けいれん

■熱性けいれん

熱性けいれんの発作時脳波を意図して記録することは容易でない．しかし，てんかんの著名な教科書『Epileptic Syndromes in Infancy, Childhood and Adolescence. 4th edition』[6]には，熱性けいれんの発作時ビデオ脳波同時記録が収録されている．その発作時脳波所見は右中心部から速波が出現し徐々に全般化するものであり，焦点性発作と考えられる（⓭）．熱性けいれんは一般に全般発作と考えられているようであるが，筆者は焦点性発作であると考えている．その根拠についてはPart1の2章を参照

⓬ 新生児発作の発作時脳波

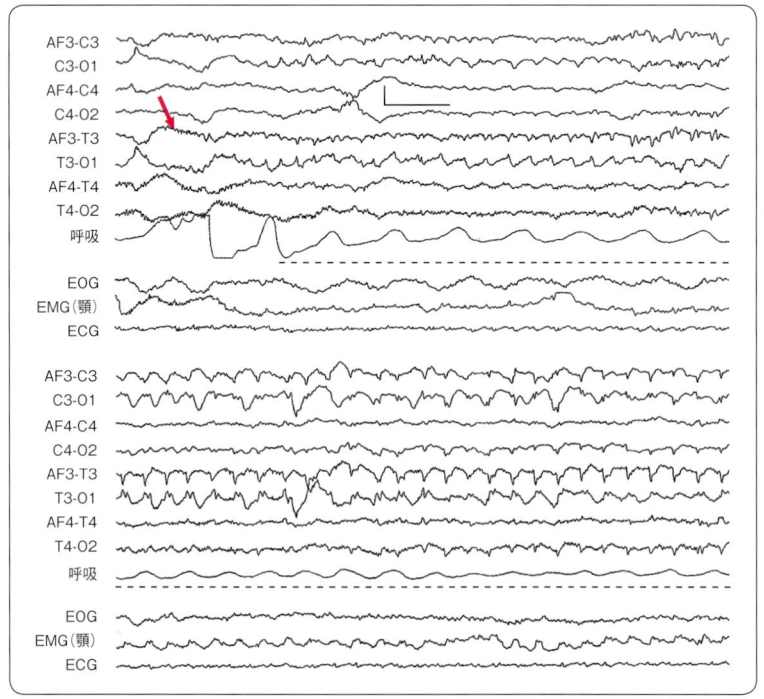

脳室周囲出血性梗塞の在胎34週児の日齢1の記録である．無呼吸・チアノーゼの自律神経症状が発作症状であり，運動要素は認めなかった．左側頭部から一定の（stereotyped）棘波が律動的かつ持続的に出現した後（➡），胸郭の呼吸運動の低下を認めた．較正は縦軸100μV，横軸1秒．

（奥村彰久，2008[11]）

⓭ 熱性けいれんの発作時脳波

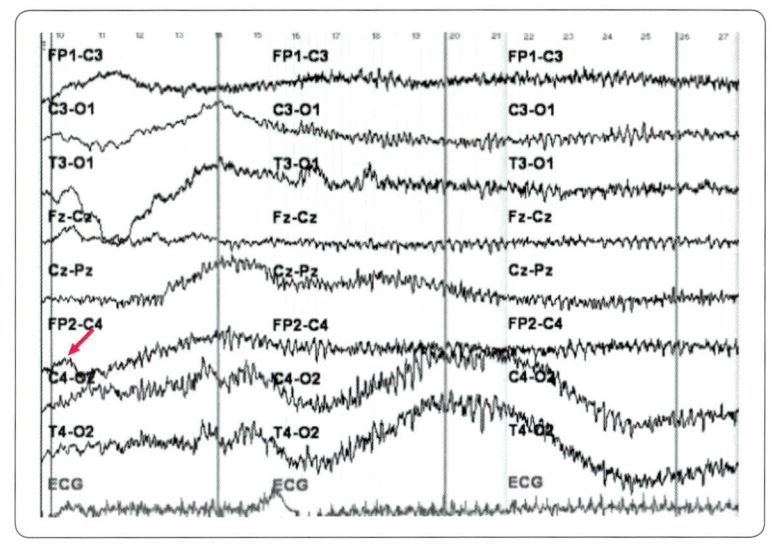

右中心部から律動性低振幅速波が出現し（➡），振幅を増しながら周囲の誘導へ伝播している．焦点性発作に合致する所見である．

（Roger J. et al, editors. 2005[6])）

⓮ 胃腸炎に伴うけいれんの発作時脳波

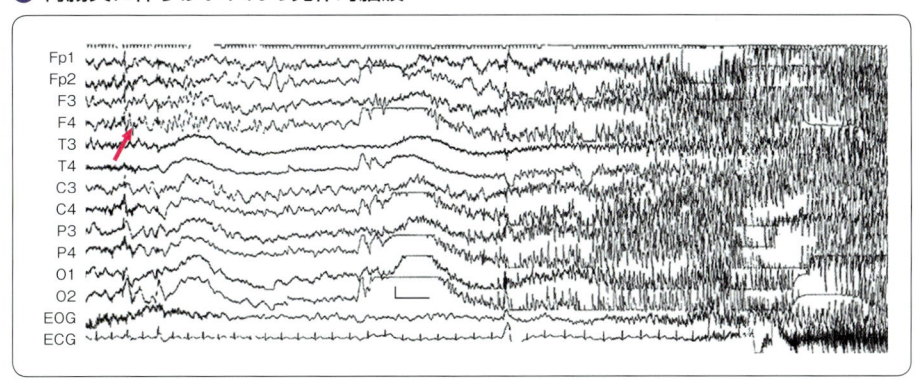

右前頭部から律動性低振幅速波が出現し（➡），振幅を増しながら周囲の誘導へ伝播して二次性全般化を認めた．較正は縦軸100μV，横軸1秒．

していただきたい．また，Nevilleらは，熱性けいれんの症状を詳細に問診することで，側頭葉から始まり二次性全般化する焦点性発作である可能性を報告している[7]．

■ 胃腸炎に伴うけいれん

胃腸炎に伴うけいれんは群発することが多く，啼泣によって発作が誘発されるため，発作時脳波を記録しやすい．筆者らは，胃腸炎に伴うけいれんの発作時脳波所見を報告したが，すべての発作が焦点性発作であった[8]（⓮）．Imaiらは，発作ごとに発作起始部位が異なることを報告しているが[9]，同様の現象は良性乳児てんかんでも報告があり，乳幼児の機能性てんかん発作の特徴と思われる．

Conclusion

❶ 発作時ビデオ脳波同時記録は，てんかんの診断・発作型の同定・非てんかん性イベントとの鑑別などの最も客観的な根拠になる．
❷ 発作型と発作時脳波所見との対応をよく知っておく必要がある．
❸ 焦点性発作の発作時脳波の判読には経験が必要である．

■文献

1) 奥村彰久ほか編．発作時脳波からみた小児てんかん．東京：診断と治療社；2011．
2) Watanabe K, et al. Symptomatology of infantile spasms. Brain Dev 2001；23：453-66.
3) Murray DM, et al. Defining the gap between electrographic seizure burden, clinical expression and staff recognition of neonatal seizures. Arch Dis Child Fetal Neonatal Ed 2008；93：F187-91.
4) Malone A, et al. Interobserver agreement in neonatal seizure identification. Epilepsia 2009；50：2097-101.
5) 奥村彰久編．新生児発作と脳波モニタリング．東京：診断と治療社；2009．
6) Roger J, et al, editors. Epileptic Syndromes in Infancy, Childhood and Adolescence. 4th ed. Montrouge：John Libbey；2005.
7) Neville B, Gindner D. Febrile seizures are a syndrome of secondarily generalized hippocampal epilepsy. Dev Med Child Neurol 2010；52：1151-3.
8) Maruyama K, et al. Ictal EEG in patients with convulsions with mild gastroenteritis. Brain Dev 2007；29：43-6.
9) Imai K, et al. Ictal video-EEG recording of three partial seizures in a patient with the benign infantile convulsions associated with mild gastroenteritis. Epilepsia 1999；40：1455-8.
10) 奥村彰久．スパズムを呈するてんかんの診断と治療．小児科診療 2012；75：1375-82.
11) 奥村彰久．新生児発作の診断・治療と脳波．日児誌 2008；112：1481-93.

（奥村彰久）

9 脳磁図

脳磁図とは

脳磁図（magnetoencephalography：MEG）は，超伝導干渉素子を用いた生体情報計測装置である．

頭皮に電極を配置して，大脳皮質に生じる興奮性シナプス後電位（excitatory postsynaptic potential：EPSP）を計測するのが頭皮上脳波である．大脳皮質に生じた微少電流としてのEPSPは，頭皮上の電極で捕捉されるまで，脳脊髄液，硬膜，骨，皮下組織，皮膚，毛髪などの電気抵抗物を通過する必要がある．頭皮上に脳波が出現するには，30 cm^{2}の大脳皮質が同時に活動しなければ捕捉できない．

電流が生じると，その周辺に「右ねじの法則」により常に磁場が生じる（❶）．磁場は電気と異なり，磁性体がない限りは電気抵抗物を透過できる．これを大脳皮質の活動に当てはめると，脳脊髄液，硬膜，皮下組織，皮膚，毛髪などの電気抵抗物は磁性体でないため，大脳皮質から生じた脳磁場活動は減衰することなく透過することができる．しかし，これらの磁場活動は，地上に渦巻く環境磁場（地磁場）に比

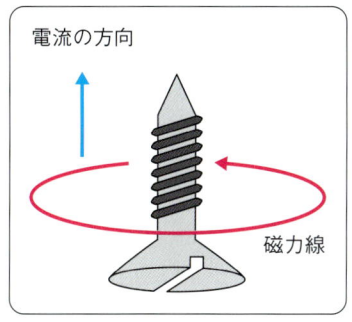

❶ 右ねじの法則

伝導体に電流が流れると，その周辺に右ねじの法則に従った磁場が生じる．

❷ 磁場強度の比較

	磁束密度	
地磁気	0.3 × 10^{-4} T	
都市の磁気ノイズ	0.2 × 10^{-6} T	
心臓	1.0 × 10^{-10} T	
脳（α波）	1.0 × 10^{-12} T	＝1pT（ピコテスラ）
脳（誘発脳波）	1.0 × 10^{-13} T	＝100fT（フェントテスラ）

地磁場と比較し，脳波の基礎活動（α波）は1.0×10^{8}倍である．

Words of wisdom

てんかんにおける脳磁図の役割

❶ 先達の先生は，「脳波は大脳皮質を磨りガラスで見るようなものであるのに対し，脳磁図は透けたガラスで見るようなものだ」と表現していた．空間分解能，時間分解能は脳磁図が脳波より優るが，簡便さ，機動性（発作時脳波の捕捉など）では，脳磁図は脳波にかなわない．
❷ 脳波と脳磁図は，相補的な関係である．脳磁図解析を進めていくと，脳波の所見がより明瞭に見えるようになり，理解が深まる．脳波は脳回から，脳磁図は脳溝からの活動を捕捉するが，2つの所見が相補い合って，正しい理解につながる．
❸ 非侵襲的検査は，それが少しでも有用であれば，たくさんあるに越したことはない．とくに，てんかん手術の適応決定のためには，脳磁図検査は今や必須な検査であるといえる．

❸ 脳磁図計測装置の外観

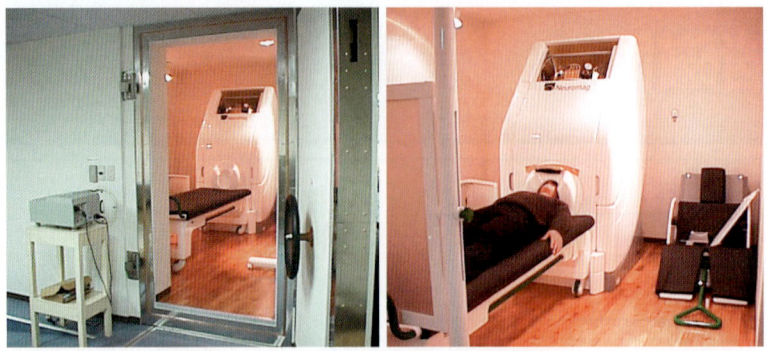

地磁場と遮断した磁気シールドルーム内に脳磁場計測装置が設置されている．被検者は，計測コイルの入ったヘルメットに頭を差し込んで検査を受ける．
磁気シールドルームを赤くマーキング．

❹ 脳磁図計測コイル

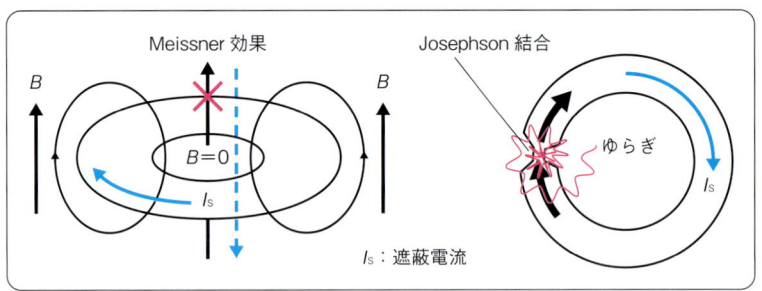

I_s：遮蔽電流

超伝導状態にあるコイルに外部から磁束が貫くと，それを除去するような遮蔽電流 I_s が流れる．コイルには抵抗が存在しないため電圧が生じないので，通常はこの電流を検知することができないが，この無抵抗コイルの中に1つあるいは2つの伝導率の違う合金である Josephson 結合を組み入れると電流の流れにゆらぎが生じ，これをピックアップコイルで検出することで磁場計測が可能になる．

し，1億分の1の強さしかなく（❷），計測するためには特殊な施設が必要になる．そこで，磁気シールドルームで外界の地磁場より遮蔽された空間をつくり，その中に微小磁場を検出できる装置を用いて計測を行う必要がある（❸）．

脳磁場計測の原理

脳磁場計測には超伝導量子干渉素子を用いる．物体は−269℃に冷却することによって超伝導状態が生成する．超伝導状態では電気抵抗が0になり，超伝導状態にあるコイルでは，この内部にいかなる磁束も貫かなくなる現象，Meissner 効果を生じる．この現象により，超伝導状態のコイルに対して，いかなる微小な磁場が影響しても，それを除去し，強力な反発磁場を生じることとなる．

超伝導状態にあるコイルに外部から磁束が貫くと，それを除去するような遮蔽電流 I_s が流れる．コイルには抵抗が存在しないため電圧が生じないので，通常はこの電流を検知することができないが，この無抵抗コイルの中に1つあるいは2つの伝導率の違う合金である Josephson 結合を組み入れると電流の流れにゆらぎが生じ，これをピックアップコイルで検出することで磁場計測が可能になる（❹）．これにより，大脳皮質に生じた微少電流を脳磁場として検出することが可能になる．これまでの研究では，10 cm^2 の同期した大脳皮質活動が検出可能とされている．

❺ 磁力線と等価電流双極子の関係

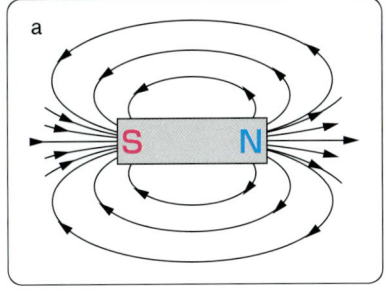

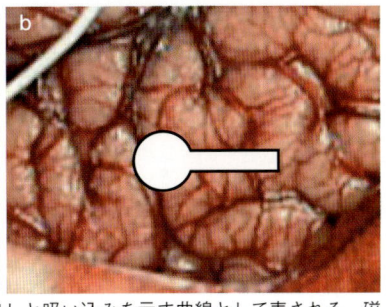

磁場源が存在する場合，磁束線は磁場の噴出しと吸い込みを示す曲線として表される．磁場曲線の形態により，この磁場曲線を生じうる磁場源，すなわち等価電流双極子（equivalent current dipole：ECD）を推定することができる．電流源を○で表し，電流方向を棒で表している．磁場は脳溝からの発現を示している．

脳磁図解析の実際

現在使用されているMEG機器は，122〜250チャネルの超伝導干渉素子をヘルメット型の容器に設置したもので，その中に被検者の頭部を入れることにより，多チャネルの脳活動を同時に計測することができる．それゆえ，MEGは脳波（EEG）に比し，微少な脳活動を広く，またすべてを同時に計測することができる利点がある．換言すると，高い空間分解能をもつと結論できる．

単一双極子法による解析

ある球面体の上に磁場源が存在する場合，これを表面から計測すると，磁束線は磁場の噴出しと吸い込みを示す曲線として表される（❺a）．てんかん性の異常電流が大脳皮質に生じた場合，これに直交する異常磁場活動が生じる．脳磁場計測では，得られたこの磁場曲線の形態により，この磁場曲線を生じうる磁場源を推定する（❺b）．電流源が1か所に限定している場合は，この磁場曲線は単純な噴出しと吸い込みになる．このように，ある特定領域に限局した磁場活動が出現している場合は，1つの磁場源を仮定した単一双極子法を用いて，等価電流双極子（equivalent current dipole：ECD）が求められる．

頭皮上脳波とMEGの関係

❻に，右下肢の持続的なけいれん発作を示す，持続性部分てんかん（epilepsia partialis continua）の13歳男子の脳磁図検査所見を示す．脳波の視察的検索では，一見棘波は認められなかったが，MEGを施行したところ，左前頭葉天頂部において，てんかん性MEG棘が頻回に出現していることが見いだされた．この電流源をECDで推定すると，右前頭葉傍中心小葉に局在を認めた．この所見をもとにMRIを再検したところ，同部位に皮質形成異常が見いだされた．

何故，脳波で不明瞭であった棘波がMEGで見いだされたのかについて考察すると，脳波では頭皮上にある電極に向かっていく電気活動をとらえるのに対し，MEGでは電流に対して右ねじの法則で出現する磁場活動をとらえるため，電流に直交する方向の磁場活動をより強くとらえる．すなわち，脳波では脳回の表面に出現する電気活動を強く反映するのに対し，MEGでは脳溝内に出現する電気活動を強くとらえる．この症例では，大脳間裂内の前頭葉内側面に出現した電流が強く反映したわけである．

手術適応に対する示唆

手術部位の決定

❼に，14歳の頭頂葉てんかん症例のMEG

❻ 持続性部分てんかん（EPC）症例の MEG 所見（13 歳男子）

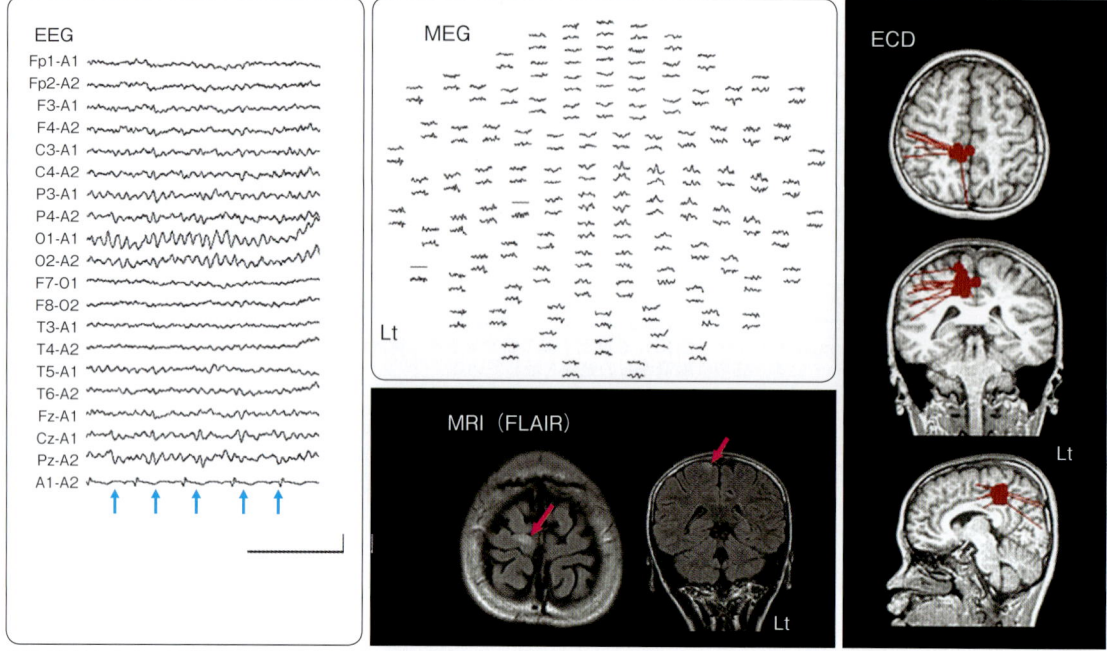

脳波では Fz と Cz に不明瞭な棘波を認めた（➡）．MEG では右前頭葉天頂部に棘波を認めた．ECD は右前頭葉中心前回の天頂部に集積した．MRI（FLAIR）では，同部位に高信号を認めた（➡）．

❼ 頭頂葉てんかん症例の MEG 所見（14 歳）

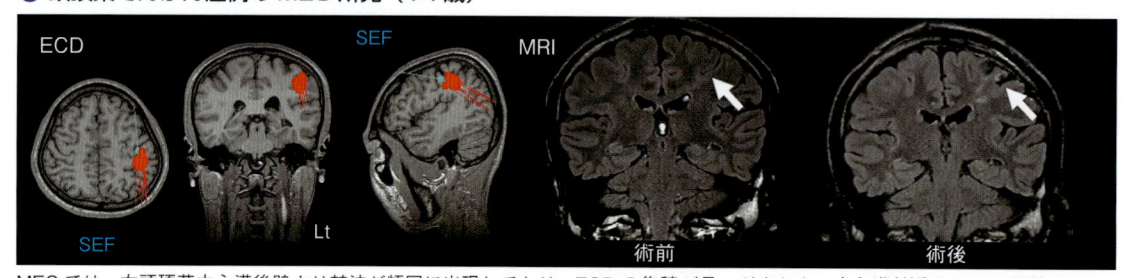

MEG では，左頭頂葉中心溝後壁より棘波が頻回に出現しており，ECD の集積が見いだされた．中心溝付近を MRI で再検すると，同部位に皮質形成異常が見いだされた．右正中神経刺激による体性感覚誘発磁場反応（somato-sensory evoked field：SEF）は中心溝を示し，ECD の集積は SEF の誘発反応より後方であることが確認された．MRI（FLAIR）を再検すると，ECD の集積部位に皮質形成異常を認めた（⇨）．病変部位の切除により，術後の麻痺を生じることなく発作は消失した．

所見を示す．8 歳より，右手の違和感の前兆があり，その後，眼球・頭部が右方へ偏倚し，右半身けいれんに至る発作が日単位で出現しており，この発作は，右半身を触られると誘発された．

　脳波の視察評価では不明瞭であったが，MEG では左頭頂葉中心溝後壁より出現する明瞭な棘波が頻回に出現しており，ECD の集積が見いだされた（❼）．中心溝付近を MRI で再検すると，同部位に皮質形成異常が見いだされた．運動麻痺，感覚麻痺を回避するために，右正中神経刺激による体性感覚誘発磁場反応（somato-sensory evoked field：SEF）の局在を求め，中心溝を同定した．ECD の集積は，SEF の誘発反応より後方であることが見いだされ，病変部位の切除により，術後の麻痺を生じることなく発作は消失した．

■ 内側型側頭葉てんかん

　海馬硬化を原因とする内側型側頭葉てんかん症例においては，薬剤による治療効果が 11％

6章 てんかんの検査　63

❽ 内側型側頭葉てんかん症例の MEG 所見（17歳）

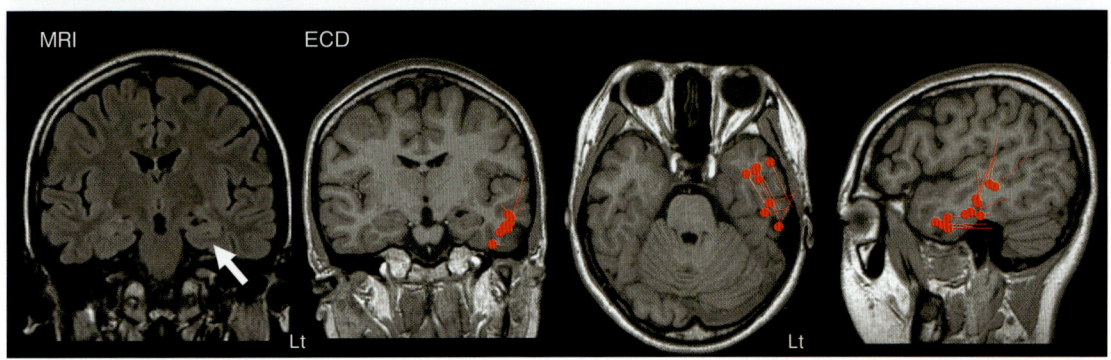

左側頭葉に海馬硬化像がみられる（⇨）．左側頭葉内側面に，後方水平方向の ECD を認めた．選択的扁桃体海馬切除術を施行され，発作症状は消失している．

❾ 空間フィルター法で表現した，てんかん活動の伝播様式（21歳）

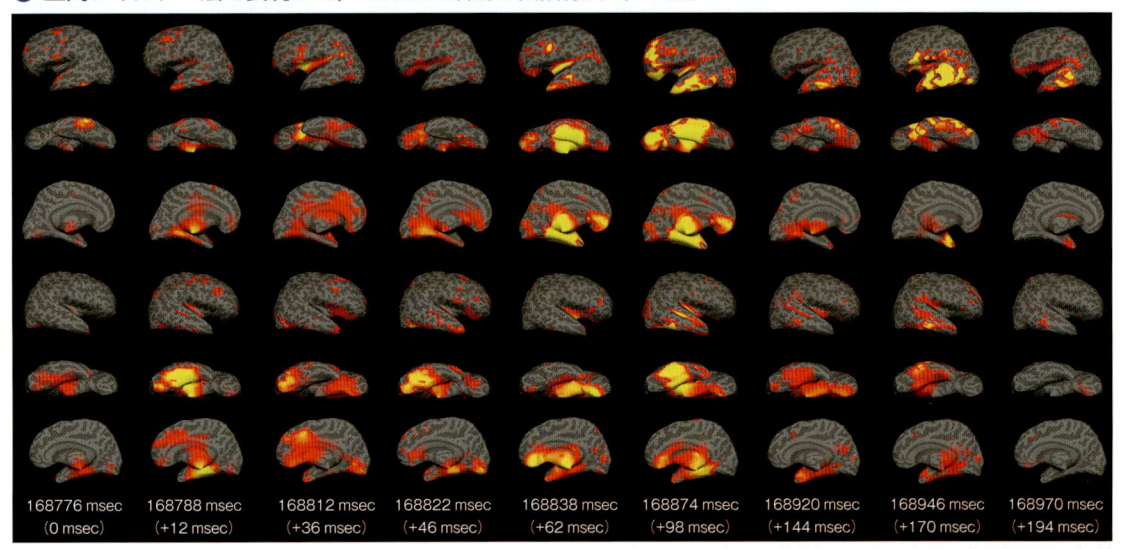

| 168776 msec | 168788 msec | 168812 msec | 168822 msec | 168838 msec | 168874 msec | 168920 msec | 168946 msec | 168970 msec |
| (0 msec) | (+12 msec) | (+36 msec) | (+46 msec) | (+62 msec) | (+98 msec) | (+144 msec) | (+170 msec) | (+194 msec) |

棘波律動の起始部位では左側頭葉紡錘状回より起始し（0 msec 黄色部分），急速に右前頭葉帯状回前部，右側頭葉紡錘状回に伝播していた（+12〜46 msec）．その後，左側頭葉紡錘状回，中・下側頭回，左前頭葉上前頭回に伝播した（+62〜194 msec）．

であるのに対し，選択的海馬切除術による手術成績は85〜90%で，MEG 解析はこれらの治療成績に対して示唆を与えてきた[1,2]．内側型側頭葉てんかん症例では，解剖学的に脳表より遠い深部にてんかん原性焦点が存在するため，脳磁場計測では55〜64%程度の検出率である．しかし，特異性は高く，脳磁場計測で診断された症例の手術成績は良好である[3,4]．

❽に，17歳の内側型側頭葉てんかん症例の MEG 検査所見を示す．ECD 推定では，左側頭葉内側面において後方へ水平な ECD を認めた．この症例は，選択的扁桃体海馬切除術を施行さ れ，発作症状は消失している．

発作時活動の評価

MEG による活動は，脳波と同様，活動変化がリアルタイムに表現できる．MRI やポジトロンエミッショントモグラフィー（PET）などの他の神経画像計測装置と比べると，MRI や PET では計測する時間が分単位であるのに対し，MEG ではミリ秒単位で脳活動の変化を表現することが可能である．

❾に，てんかん原性脳葉が未決定な症候性局在関連てんかんの21歳症例を示す．MEG 記

> **Conclusion**
>
> てんかんに対する MEG の利点に関しては，エビデンスが固まってきている[6]．
> ❶ とくに，てんかん手術においては，必須な検査になってきている．
> ❷ とくに，頭蓋内脳波検査が困難な小児症例では，非侵襲検査としての MEG 検査が果たす役割は大きい．

録時，脳波上両側広汎性棘・徐波複合を頻回に認め，subclinical discharge（SCD）と考えられた．磁場の発現変化を表現するために，空間フィルター解析法の一つである dynamic statistical parametric mapping（dSPM）を用いて，磁場活動の変化を解析した[5]．この結果，棘波律動の起始部位では左側頭葉紡錘状回より起始し（0 msec 黄色部分），急速に右前頭葉帯状回前部，右側頭葉紡錘状回に伝播していた（+12～46 msec）．その後，左側頭葉紡錘状回，中・下側頭回，左前頭葉上前頭回に伝播した（+62～194 msec）．以上から，てんかん原性脳葉は左側頭葉であることが見いだされた．

このように，てんかん発作の活動が，大脳皮質上でどのような順序で，どのように伝播していくのかがとらえられた．

■文献

1) Semah F, et al. Is the underlying cause of epilepsy a major prognostic factor for recurrence? Neurology 1998；51：1256-62.
2) Dupont S, et al. Long-term prognosis and psychosocial outcomes after surgery for MTLE. Epilepsia 2006；47：2115-24.
3) Pataraia E, et al. Combined MEG/EEG analysis of the interictal spike complex in mesial temporal lobe epilepsy. Neuroimage 2005；24：607-14.
4) Shigeto H, et al. Feasibility and limitations of magnetoencephalographic detection of epileptic discharges：simultaneous recording of magnetic fields and electrocorticography. Neurol Res 2002；24：531-36.
5) Shiraishi H, et al. Application of magnetoencephalography in epilepsy patients with widespread spike or slow-wave activity. Epilepsia 2005；46：1264-72.
6) 平田雅之ほか．脳磁図の臨床応用に関する文献レビュー（第 1 報）：てんかん．日本臨床神経生理学会雑誌 2012；40：140-6.

（白石秀明）

10 頭部 MRI

器質的病変確認のための MRI 検査

画像で認める構造的病変（structural lesion）のすべてが，脳波で確認されるてんかん発作の焦点（seizure focus, epileptogenic zone）ではない．これらが近接すらしておらず，遠隔性に機能的な関連をしているだけの病態もある．ただし，構造的病変のうち，海馬硬化症と限局性皮質形成異常を認めた場合は，それがすなわち，てんかん原性病変（epileptogenic lesion）であることが多い．

てんかんにおけるてんかん原性病変は，海馬硬化症（内側側頭葉硬化），大脳皮質形成障害，脳腫瘍，血管性病変，炎症・感染，代謝性疾患，破壊性病変，頭蓋癒合障害やその他（indeterminate substrates）に大別される．画像診断の意義は，これらてんかん原性病変の存在を視覚的に明らかにすることにある．ただし，MRI 単独では病変の指摘が困難である場合も多く，臨床症状，脳波，脳血流 SPECT（single-photon emission computed tomography），FDG（2-[18F]-fluorodeoxyglucose）-PET（positron emission tomography）や脳磁図（magnetoencephalography：MEG）など他の検査モダリティーの情報も参考に，てんかん焦点が疑われる部位にはとくに注意を払って読影する必要がある．

患者（患児）の負担を考慮し，施行例を選ぶ

MRI 検査は非侵襲的ではあるが，患者には負担がかかる．それは，ガントリーとよばれる MRI 装置の狭い開口部の中に長時間静止していなければならないことによる．閉所恐怖症の場合は，そもそも検査をすることすらできない．また，冷却された装置の中という低温環境に長時間いなければならず，体温を奪われるため，乳幼児には侵襲的ともいえる．場合によっては

Words of wisdom

てんかんにおける頭部 MRI の役割

❶ 特発性（良性）てんかんで薬物療法の反応が不良な場合もしくは，その他のてんかんの場合には，器質的病変の確認のために頭部 MRI 検査を施行する．
❷ 患者（患児）にも負担がかかるため，全症例で行うわけではない．
❸ 海馬硬化症（内側側頭葉硬化）では海馬の萎縮と異常信号を認める．
❹ 大脳皮質形成障害では皮髄境界が不明瞭である．
❺ てんかん原性腫瘍は脳表近傍に発生する．
❻ 血管性病変では血液の流れによる信号変化を認める．
❼ 炎症・感染では先行感染に注目する．
❽ 代謝性疾患でもけいれん発作が起こる．
❾ 破壊性病変では瘢痕回の頻度が高い．
❿ 頭蓋癒合障害もてんかんの原因となる．

検査中の鎮静のために投薬を必要とするので，薬剤に起因するリスクも伴う．さらには，検査中の律動的な騒音にも耐えなければいけない．

> ### 海馬硬化症（内側側頭葉硬化）：海馬の萎縮と異常信号
>
> **Key Points**
> - 海馬硬化症＝内側側頭葉硬化
> - 海馬に垂直な斜冠状断像で評価
> - 海馬の萎縮と異常信号を認める

内側側頭葉てんかんは側頭葉内側構造，主として海馬に発作起始を有し，いわゆる辺縁系発作という特徴的な発作症候を示す，独立したてんかん症候群である．神経病理学的には神経細胞の脱落とグリオーシスによる海馬の萎縮を特徴とする．ただし，海馬のみならず嗅内皮質や海馬傍回，扁桃体にも硬化所見が認められることから，内側側頭葉硬化ともよばれる．

海馬硬化症の画像では，患側海馬の萎縮と層構造の消失，T2強調像あるいはFLAIR（fluid attenuated inversion recovery）画像にて高信号域[1]を認める（❶）．海馬の評価には冠状断による撮像が必須であり，海馬に垂直となるような斜冠状断か斜台に平行な冠状断を撮像することが望ましい．海馬萎縮の評価は，T1強調像の冠状断像が基本となる．容積データの収集のためには，三次元の高分解能高速撮像法（MP-RAGE〈magnetization prepared rapid acquisition with gradient echo〉やSPGR〈spoiled gradient recalled acquisition in the steady state〉）による撮像が有用である．海馬は側脳室下角に隣接する構造であるため，海馬内部構造の評価や異常信号域の描出には，fast STIR（short tau inversion recovery）法や髄液信号が抑制されるFLAIR法の冠状断像が望ましい．なお，両側海馬硬化症の症例もあり，注意が必要である．

焦点側を示唆する「側頭葉先端部白質病変」[2]は，けいれんの結果としての未成熟な大脳白質のほかに，後述する限局性皮質形成異常

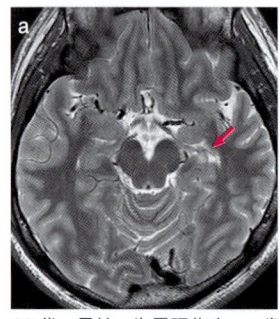

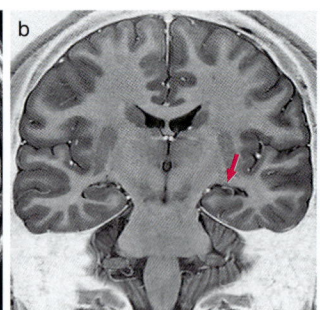

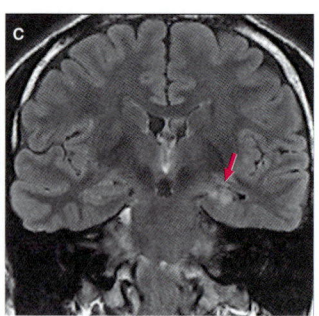

❶ 海馬硬化症

20代，男性．海馬硬化症．1歳10か月時，けいれん初発（脳波異常なく熱性けいれんと診断）．数日後，けいれん発作再発（脳波異常あり，抗けいれん薬内服開始）．7歳と26歳時にけいれん発作あり．以降も月に数回の発作継続．
a：T2強調像．左海馬は萎縮し，異常高信号を伴っている（→）．
b：fast STIR冠状断像（反転画像）．左海馬の層構造の不明瞭化を伴った萎縮を認める（→）．
c：FLAIR．左海馬の信号上昇を伴った萎縮を認める（→）．

❷ 側頭葉先端部白質病変

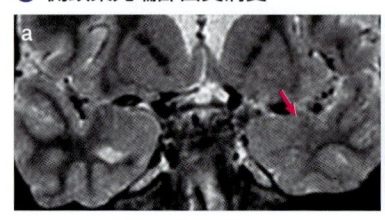

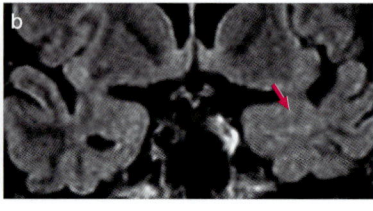

30代，女性．側頭葉てんかん．6年前発症の複雑部分発作．
a：fast STIR冠状断像．左側頭葉先端部の皮髄境界不鮮明化，白質全体の信号強度軽度上昇と白質容積減少を認める（→）．
b：FLAIR冠状断像．FLAIRでも左側頭葉先端部に同様の所見を認める（→）．

（forcal cortical dysplasia：FCD）type Ⅰをみている可能性がある（❷）．

大脳皮質形成障害：皮髄境界が不明瞭

Key Points

- 大脳皮質形成障害は3D-T1強調像（SPGRやMP-RAGEなど）で評価
- FCD type Ⅱ はFLAIRでの皮質下白質の高信号に留意
- 髄鞘化完成前の小児では，T2強調像での低信号化や皮質リボンの不明瞭化に注目
- CTで石灰化があれば，FCDよりも孤発性皮質結節を考える

大脳皮質形成障害には，限局性皮質形成異常（FCD），結節性硬化症（孤発性皮質結節），片側巨脳症，異所性灰白質，多小脳回，微小形成不全やParry-Romberg症候群などが含まれる．一般的に大脳皮質形成障害は，皮髄コントラスト分解能の高い3D-T1強調像（SPGRやMP-RAGEなど）で多方向から評価するのが望ましい．

限局性皮質形成異常

てんかん原性を有する脳皮質形成障害（先天奇形）の一種であるが，単なる限局的な皮質形成障害ではなく，独立した疾患概念である．出生後早期に難治性てんかんをきたすことが多い．神経病理学的には，皮質の層構造の異常を認め，大きく奇怪な神経細胞やグリア細胞由来と考えられる異型細胞が皮質および近接する白質に存在する．時に脳回が広く，皮質白質境界が不明瞭になるが，大きな脳回の異常はない．

Blümckeらによる新しい病理学的分類[3]では，FCD単独のtype Ⅰおよび Ⅱ と，FCD以外の原疾患を認めるtype Ⅲ がある．type Ⅰは皮質の層構造の異常の方向（放射状もしくは接線方向）でa〜cに分類され，type Ⅱ はdysmorphic neuronおよびballoon cellsの有無でaとbに分けられる．type Ⅲ ではtype Ⅰと海馬硬化症，脳腫瘍，血管奇形，生後早期の後天性障害を合併する場合に，それぞれa〜dに分類される．なお，type Ⅱ とこれらの疾患が合併する場合には偶発的と考え，double pathology（海馬硬化症以外＋FCD）もしくはdual pathology（海馬硬化症＋狭義では側頭葉外病変，広義では外側側頭葉病変）とする．

type Ⅰの画像は，脳葉の低形成もしくは萎縮，皮質の軽度肥厚，皮髄境界の不明瞭化を認める．しかし，MRI単独で指摘するのは難しい．

type Ⅱ も皮質の軽度肥厚，皮髄境界の不明瞭化を認める．type Ⅰと比較して皮質および皮質下白質にFLAIR高信号化を認めることが多い．とくにballoon cellsを有するtype Ⅱbでこの傾向が強い．皮質直下から側脳室へ向かって高信号域が広がる"transmantle sign"を認めることもある（❸）（したがって，結節性硬化症に伴うradially-oriented white matter bandとの異同が画像診断では問題となる．区別は困難である）．

臨床的にはtype Ⅱに比してtype Ⅰのほうが，発症年齢が高く，てんかんの他にも知能低下や異常行動などを伴うことが多い．また，機能的外科処置後にも症状の遺残や再発が起こりやすい．これは，type ⅠのほうがMRIでてんかん

❸ 限局性皮質形成異常

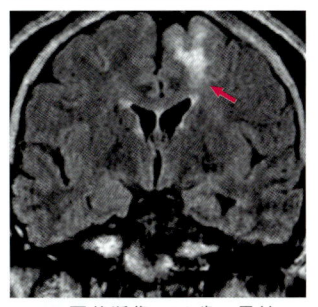

FLAIR冠状断像．32歳，男性．5歳から難治性てんかん．多発脳奇形．皮質白質境界は消失している．皮質下に脳室方向を向いた楔形病変を付随しており，いわゆるtransmantle signである（➡）．

原性病変を描出できないことが多いためかもしれない．また，前述のように type I はその他の原疾患との合併もあり，その他の原疾患が診断された時点で読影者の注意力が低下し，見逃される可能性も高い．

髄鞘化完成前の小児の画像は成人と異なる．生後 6 か月以前の乳児では T2 強調像でむしろ低信号となる．T1 強調像でも一見，局所的に髄鞘化が亢進しているようにみえる．ただし，T2 強調像で低信号とはならず，皮質リボン（cortical ribbon）の不明瞭化のみを認めることもある．2 歳未満の髄鞘化形成中では FCD は指摘できないため，2 歳半以降の MRI 再検が推奨されている．

■孤発性皮質結節（結節性硬化症不全型）

FCD と病理学的に同一とする考えもあるが，遺伝子的には異なった疾患である．神経病理学的には軟膜下のグリオーシスが顕著で細胞構築の異常が強く，異常な神経細胞の数は FCD に比して少ないとされる．また，FCD に比して CT での石灰化を認める場合が多い（❹）．孤発性皮質結節の腫瘤としての要素では，中央に陥凹を伴う腫脹した脳回を認める．奇形としての要素では，脳溝の異常走行や拡大を認める．

■片側巨脳症

片側大脳半球の全体的もしくは部分的な腫大と，同側の皮質形成障害を伴う疾患である（❺）．神経病理学的には，FCD に類似する場合も，多小脳回を認めることもある．画像での FCD との鑑別は，嗅索腫大や患側の脳室拡大などを参考にする[4]．

■異所性灰白質

異常な部位に，正常な神経細胞とグリア細胞を認める奇形である．部位により，上衣下

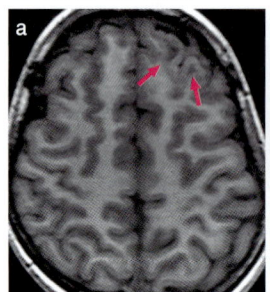

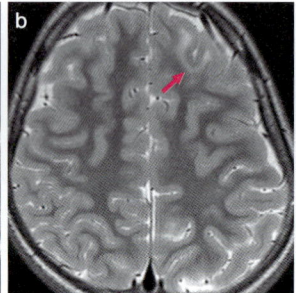

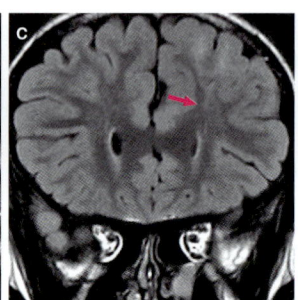

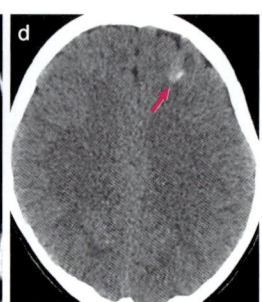

❹ 孤発性皮質結節

7 歳，女児．孤発性皮質結節．4 歳時発症の前頭葉てんかん．
a：fast SPGR 再構成横断像．左前頭葉の上前頭溝をまたぐ皮質下白質の低信号域を認める（→）．
b：T2 強調像．同部は高信号を示す（→）．
c：FLAIR 冠状断像．皮質下病変に引き続き，脳室壁へ向かう radially oriented white matter band も描出されている（→）．
d：単純 CT．皮質下病変には石灰化巣を伴っている（→）．

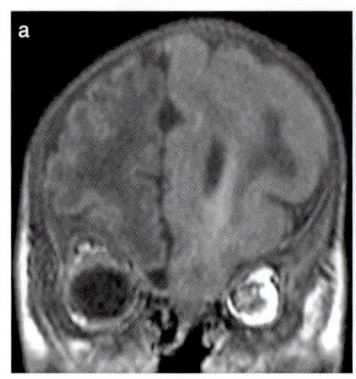

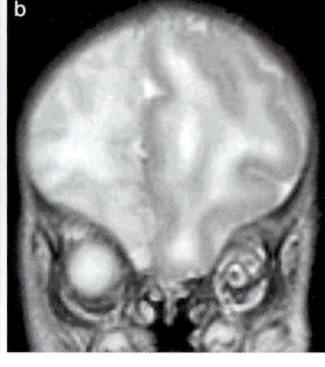

❺ 片側巨脳症

修正 38 週，女児．片側巨脳症．胎児期に水頭症を指摘される．顔面の筋と両下肢にけいれん様症状あり．
a：fast SPGR 再構成冠状断像．左前頭葉は皮質形成異常を伴って腫大している．白質の信号上昇があり，髄鞘化が亢進しているようにみえる．なお，左眼球低形成と口蓋裂も合併している．
b：T2 強調冠状断像．左大脳半球の皮質は肥厚し，皮髄境界が不明瞭である．

（❻），帯状（❼），皮質下に分けられる．いずれも MRI のあらゆる撮像法で正常皮質（灰白質）と等信号を示す．上衣下異所性灰白質は結節性硬化症の上衣下結節（❽）との鑑別が問題になるが，上衣下結節では①信号強度が皮質と異なる，②造影剤異常増強効果を認めることがある，③結節の長軸が側脳室壁に垂直である，④石灰化を認めることが多い，などの違いがある．両側対称性の病変分布で，小脳虫部低形成と大槽拡大を伴う場合は，X 染色体連鎖性の *FLN1*（*FLNA*）遺伝子異常を疑う．帯状異所性灰白質の女児では，X 染色体連鎖性の *DCX*（*XLIS*）遺伝子異常を認めることが多い（❼）．なお，*DCX* 遺伝子異常の男児は滑脳症となる．皮質下異所性灰白質では，脳梁欠損などその他の脳奇形の合併頻度が高い．

❻ 上衣下異所性灰白質

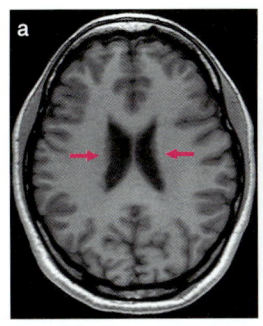

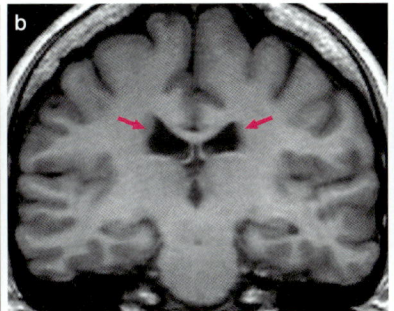

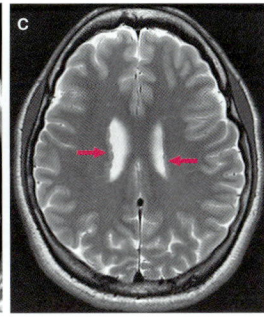

20 代，女性．若年性 Parkinson 病．22 歳から歩行障害が出現．
a：fast SPGR 再構成横断像．両側の側脳室体部外側壁に沿った多結節構造を認める（➡）．
b：fast SPGR 再構成冠断像．両側の側脳室体部外側壁に結節がある（➡）．
c：T2 強調像．上衣に沿った結節は皮質と等信号を示している（➡）．

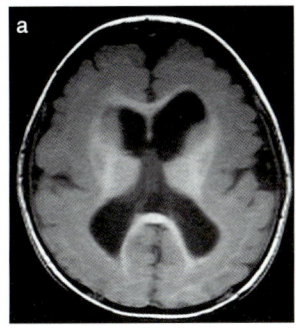

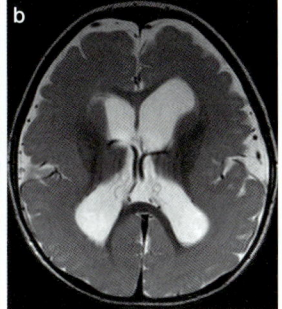

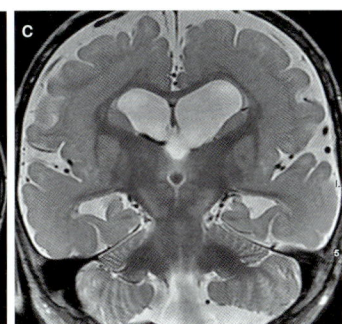

❼ 帯状異所性灰白質

18 か月，女児．*DCX* 遺伝子異常．難治性てんかんに対し脳梁離断術前検査が施行された．
a：fast SPGR 再構成横断像．両側大脳半球の白質にびまん性の異所性灰白質を認める．
b：T2 強調像．髄鞘化途上にあるため，帯状異所性灰白質は不明瞭である．
c：fast STIR 冠断像．帯状異所性灰白質は，低信号の髄鞘線維に囲まれた，皮質と等信号の領域として描出されている．

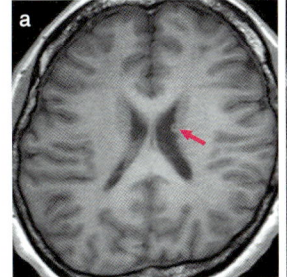

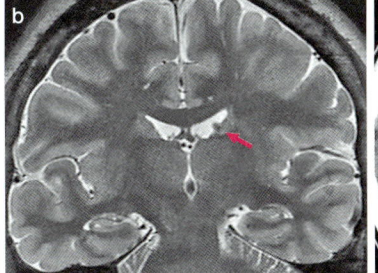

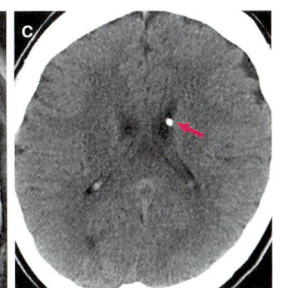

❽ 結節性硬化症

20 代，女性．結節性硬化症．生後 4 か月発症の West 症候群．
a：fast SPGR 再構成横断像．左尾状核体部から側脳室内腔へ突出する結節を認める（➡）．中央部は石灰化によると考えられる低信号を伴っている．
b：fast STIR 冠断像．結節は脳室壁に対して垂直に屹立している（➡）．
c：単純 CT．同部には石灰化巣を伴っている（➡）．

多小脳回

神経細胞移動後の胎生期後半に起こる細胞分化・回路網（軸索，シナプス）形成の障害である．神経病理では細かな脳回が形成されており，第1層のくぼみを認める．画像では，皮髄境界がでこぼこ状であり，脳回・脳溝の構築が乱れている（❾）．これに対し，厚脳回では皮髄境界は平滑で，脳回・脳溝の形成パターンは保たれており，病変分布は左右対称に認める（❿）．ただし，1歳前後では多小脳回が厚脳回様にみえてしまうため，多小脳回の診断には，それより以前のMRIを参照したほうがよい．また，両側前頭頭頂葉優位多小脳回症（bilateral frontoparietal polymicrogyria：BFPP）では GPR56 遺伝子異常を疑う．

てんかん原性腫瘍：脳表近傍に発生

Key Points

- てんかん原性腫瘍は表層神経膠腫が多い
- なかでも，側頭葉内側部の神経節膠腫が最も多い
- 非典型的病変では術前の神経病理学的推定に苦慮する

難治性てんかんをきたす脳腫瘍は側頭葉に認めることが多い．神経病理では表層神経膠腫（superficial gliomas）として，神経節膠腫（ganglioglioma），線維形成性乳児神経膠腫（desmoplastic infantile ganglioglioma：DIG），神経節細胞腫（gangliocytoma），多形黄色星細胞腫（pleomorphic xanthoastrocytoma：PXA），胚芽異形成神経上皮腫瘍（dysembryoplastic neuroepithelial tumor：DNT）や乏（希）突起膠腫（oligodendroglioma）などがある．その他のてんかん原性腫瘍としては，毛様細胞性星細胞腫（pilocytic astrocytoma）や視床下部過誤腫（tuber cinereum hamartoma）もある[5]．

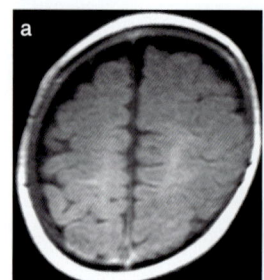

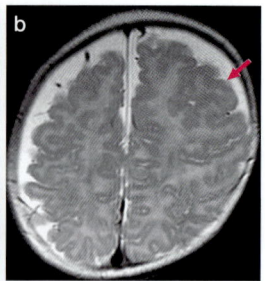

❾ 多小脳回

4か月，男児．多小脳回．乳児期発症の難治性てんかん．
a：fast SPGR 再構成横断像．髄鞘化途上にあるため，皮髄のコントラストに乏しく，評価は困難である．
b：T2強調像．左優位に両側前頭葉をはじめとする大脳皮質が脳表側も皮髄境界側も不整である（➡）．

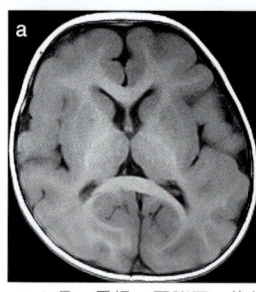

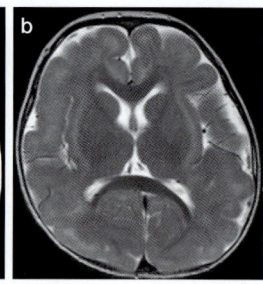

❿ 厚脳回

11か月，男児．厚脳回．複雑性熱性けいれんの精査で偶発的に発見．
a：T1強調像．脳溝はあるが正常よりも少なく，脳回の幅が厚い．
b：T2強調像．髄鞘化途上にあるため，T1強調像と比較して皮質厚の印象が異なる．

神経節膠腫

側頭葉皮質のてんかん原性腫瘍として最も頻度が高い．発症年齢は乳児期から高齢者まで幅広いが，約半数は10～30代で認める．神経病理学的には腫瘍性の成熟神経節細胞とグリア細胞で構成される高分化・緩徐発育性の glioneuronal tumor である．MRIでは境界明瞭な腫瘤であり，壁在結節を伴う囊胞性もしくは充実性腫瘤として描出される（⓫）．35～50％に石灰化巣を伴う．石灰化巣以外の充実成分はT1強調像で低～等信号，T2強調像で不均一な高信号を示し，造影剤異常増強効果を呈することが多い．

多形黄色星細胞腫

星細胞腫の1％以下とまれな腫瘍であり，小児や若年者の側頭葉脳表に好発する．性差はな

⓫ 神経節膠腫

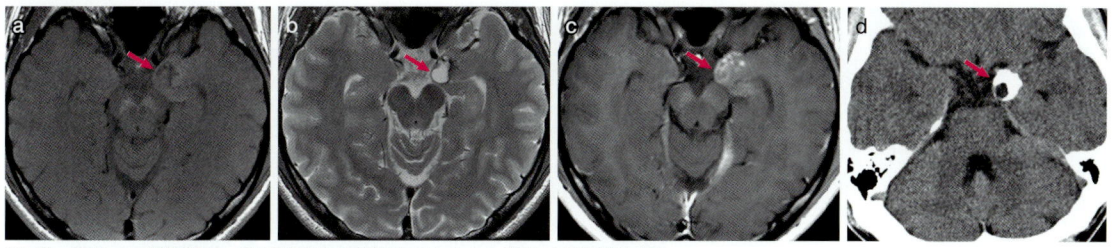

20代，男性．神経節膠腫．乳児期発症の難治性てんかん．現在は複雑部分発作．
a：T1強調像．左鉤回に結節があり，辺縁部に沿った低信号域を認める（➡）．
b：T2強調像．同部は囊胞状であり，辺縁部はやはり著しい低信号を示している（➡）．
c：造影T1強調像．造影では辺縁部を主体とする異常増強効果を認める（➡）．
d：単純CT．腫瘤の辺縁部に著しい石灰化巣を認める（➡）．

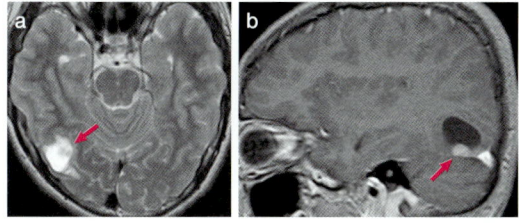

⓬ 多形黄色星細胞腫

10代，男性．多形黄色星細胞腫．運動中に視覚異常，頭痛や悪心嘔吐が出現．
a：T2強調像．右後頭葉底部に小脳テントに接する境界明瞭な囊胞性腫瘤を認める（➡）．周囲の浮腫や占拠性効果は軽度である．
b：造影T1強調矢状断像．腫瘤下方内側部には強く均一な増強効果を受ける境界明瞭な小結節を伴う（➡）．本症例では近接する小脳テントの肥厚は目立たない．

い．症状は非特異的であり，てんかんや頭痛で発症する．肉眼的には表在性で軟膜に接して発育する．神経病理学的にはWHO grade Ⅱで，強い多形性を示す細胞が集合し，多核巨細胞や紡錘形細胞が混在する．多核巨細胞はエオジン好性の好酸性細胞質をもち，細胞質内の脂肪滴が抜けて胞体に穴が開いているようにみえるが，現時点では臨床画像に反映されない．画像上は周囲の髄膜にdural tail（flare）signを伴うことが多い．周囲浮腫の頻度は低い（⓬）．

■ 胚芽異形成神経上皮腫瘍

若年者の主に側頭葉に認める良性のglioneuronal tumorで，約80％に皮質形成異常を伴う．大部分の症例では20歳前後にてんかんを発症する．組織学的には広いスペクトラムをもつ腫瘍である．MRIではT2強調像で偽囊胞として著しい高信号を示し，粘液基質が水抑制画像のFLAIRでも高信号を示す（⓭）．多

囊胞状に正常脳実質が介在することもある．一部で輪状〜結節状の造影剤異常増強効果を示すこともある．

■ 乏（希）突起膠腫

40〜50代で発見されることの多い，びまん性・浸潤性発育を示す腫瘍であり，前頭葉に好発する．神経病理では，乏（希）突起膠細胞に類似した均一な腫瘍細胞から成る．画像では70〜90％に腫瘍辺縁部の結節状もしくは集塊状の石灰化巣を認める．皮質や皮質下を浸潤し，腫瘍を覆う皮質を引き延ばすように発育する．不均一な造影剤異常増強効果を約半数で認める．

■ 毛様細胞性星細胞腫

若年者の小脳や視床下部などに好発し，境界明瞭な腫瘍を形成する特徴がある．神経線維腫症1型との合併が知られている．画像では囊胞成分と充実成分が混在した腫瘍として描出される．充実成分の造影剤異常増強効果が強い．壁在結節を伴う囊胞性病変としてPXAも鑑別にあがるが，毛様細胞性星細胞腫は大脳半球での発生はまれである．また，テント上の毛様細胞星細胞腫に囊胞成分を伴う頻度は低い．

■ 視床下部過誤腫

真の腫瘍ではなく，視床下部の灰白隆起から発生する先天奇形である．神経病理では正常灰白質に類似する．男児に多い傾向にある．症状としては，思春期早発症，笑い発作や精神発達遅滞などを認める．MRIでは，下垂体柄と乳頭体との間から下垂する円形〜卵円形の腫瘤と

⓭ 胚芽異形成神経上皮腫瘍

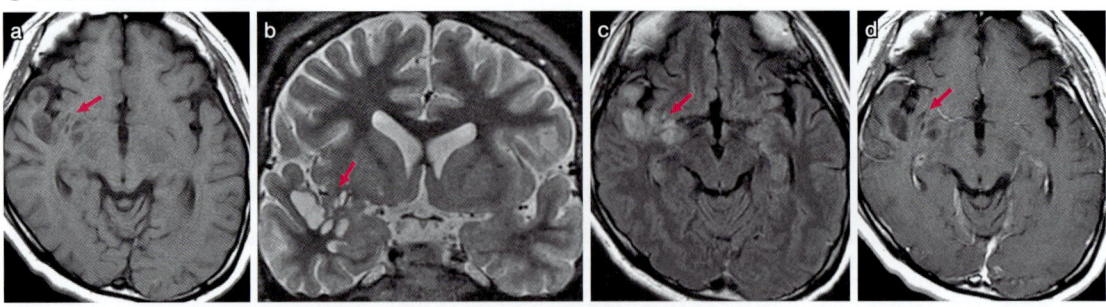

10代，男性．DNT．統合失調症の病歴があり，てんかん発作の精査で異常が指摘された．
a：T1強調像．右側頭葉に境界明瞭で低信号を示す多房状構造の集簇を認める（➡）．
b：fast STIR冠状断像．多房状結節は著しい高信号を示す（➡）．
c：FLAIR．嚢胞状構造は脳脊髄液のような低信号を示さず，むしろ高信号である（➡）．
d：造影T1強調像．異常増強効果は伴わない（➡）．

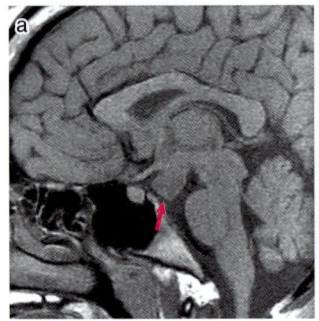

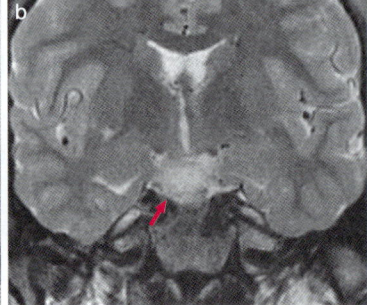

⓮ 視床下部過誤腫

10代，女性．視床下部過誤腫．5歳初発の難治性てんかん．
a：T1強調像．右灰白隆起から脚間槽〜鞍上槽に下垂する腫瘤を認める（➡）．
b：T2強調像．同部は皮質よりも高信号を示している（➡）．

して描出される（⓮）．T1強調像では灰白質より低信号，T2強調像でも灰白質より高信号を示すことが多い．造影剤異常増強効果は伴わない．

血管性病変：血液の流れによる信号変化

Key Points 🔑

- 動静脈奇形は集簇血管がsignal voidsとして描出される
- 海綿状血管奇形はヘモジデリン沈着を反映して磁化率画像で著しい低信号を示す
- Sturge-Weber症候群は造影MRIでないとわからないことがある

頭蓋内構造を構成する成分として血管も大きな位置を占めており，血管性病変もてんかん発作を起こしうる．とくに動静脈奇形（arteriovenous malformation：AVM），海綿状血管奇形（cavernous malformation）や髄膜血管腫症（meningoangiomatosis）などでけいれん発作や頭痛を呈することが多い．また，全身性症候群の部分症状としてSturge-Weber症候群なども中枢性症状をきたす．

▌動静脈奇形

先天的な脳血管の発生異常で，拡張した栄養動脈が毛細血管を介さずにナイダス（nidus）とよばれる血管塊から拡張した導出静脈に直接つながっている状態である．小児AVMの症状は80％が出血，10％がけいれん発作である．MRIでは脳実質内に血液の流れによるsignal voidsの集簇を認める．血行動態の評価にはMR-DSA（digital subtraction angiography）などのダイナミック造影検査が有用である．

⑮ Sturge-Weber 症候群

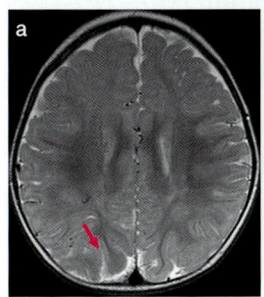

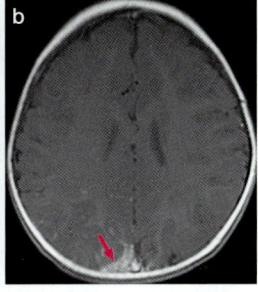

1歳, 女児. Sturge-Weber 症候群. 最近, てんかん発作らしき意識消失発作のエピソードを繰り返す. 生下時より顔面血管腫や異所性蒙古斑あり.
a: T2 強調像. 右頭頂葉後部では脳実質が限局性に淡い低信号を示している (➡). CT では同部に石灰化を認めない (非掲載). したがって, 画像的には同部の充血や髄鞘代謝を疑う所見である.
b: 造影 T1 強調像. 右頭頂葉後部の脳表に沿った造影剤異常増強効果を認める (➡). 軟膜血管腫に相当する.

■ 海綿状血管奇形

腫瘍ではなく, 異常に拡張した血管が脳実質を介さない洞様構造をとった状態である. 小児期の放射線治療後に生じるとする報告もある. 出血を繰り返すため, MRI では多彩な所見を呈する. T2*強調像や磁化率強調画像ではヘモジデリン沈着を反映して顕著な低信号を示す. 造影剤異常増強効果は伴わない.

■ Sturge-Weber 症候群

Sturge-Weber 症候群の頭蓋内病変といえば, 軟膜血管腫に付随した脳回に沿うような石灰化巣が有名であるが, MRI では石灰化巣の感度が低いため造影しないと異常所見が不明瞭なこともある (⑮). 造影すると, 軟膜血管腫による血管床増加を反映した異常増強効果を認める. ただし, 丹念に読影すると病変部近傍の脳実質が充血や髄鞘代謝により T2 強調像で低信号を示していることがわかる[6]. 同様の信号変化は, 神経興奮などによる酸素要求量増加の状態でも起こりうる. たとえば, MELAS (mitochondrial myopathy, encephalopathy, lactic acidosis, and stroke-like episodes) でも充血やフリーラジカルの関与などにより白質が T2 強調像で低信号を示す.

炎症・感染：先行感染に注目

Key Points🗝

- 病原体の直接浸潤ばかりでなく, 自己免疫機序による神経細胞障害が重要
- 先行感染の病原体によらず, 結果として同様の病態生理を引き起こすことがある
- 典型例では, 病原体に特徴的な画像所見も認める

化膿性もしくは非化膿性の炎症後遺症や, 特殊な疾患として Rasmussen 脳炎がてんかんやけいれん発作の原因となりうる. また, 急性脳炎脳症や急性散在性脳脊髄炎もけいれん発作を起こすことがある.

■ 辺縁系脳炎

ウイルス性, 傍感染性, 傍腫瘍性や自己免疫性 (SLE, 橋本病, Sjögren 症候群など) がある. 非ヘルペス性辺縁系脳炎の代表は抗 NMDA (N-メチル-D-アスパラギン酸) 受容体脳炎であり, 急性期に重篤で遷延性経過を呈するが長期予後は良好な自己免疫シナプス脳症である.

抗 NMDA 受容体脳炎の機序としては, 感冒などの先行感染を契機とする免疫賦活化状態 (活動性亢進) や血液脳関門 (BBB) 制御力低下 (抵抗力低下) があるところに, 脳組織を含む卵巣奇形腫などの曝露により抗体過剰産生を起こし, 脳神経での抗体-受容体結合による細胞内取り込みを介して表在受容体数が減少し, シナプス活動が抑制されて発症すると想定されている. 画像では約半数で辺縁系などになんらかの画像所見を認めるが, ヘルペス脳炎のような出血はない. また, 抗 NMDA 受容体脳炎の脳萎縮は可逆的である[7].

■ ヘルペス脳炎

孤発性ウイルス性脳炎で最も多い. 新生児は HSV-2 (産道感染), 小児・成人は HSV-1 が主体である. 発熱, けいれんや頭痛に加えて,

人格変化や巣症状を呈することもある．MRI所見は48時間以内に現れ，(しばしば非対称な) 両側性の辺縁系優位 (扁桃体，海馬)，前頭葉眼窩面，島や帯状回に皮髄境界の不明瞭化を伴った信号上昇を認める．とくに，早期では拡散強調像で高信号を示す．

■ **Rasmussen脳炎**

先行感染後に片側大脳の慢性進行性の炎症性，萎縮性変化を呈する難治性てんかんである．自己免疫抗体による神経細胞障害と考えられており，画像では進行する脳萎縮と，灰白質にT2強調像やFLAIRで高信号域を認める．

代謝性疾患：けいれん発作が起こる

低血糖脳症，糖尿病性舞踏病，肝性脳症，尿素回路異常症，Fahr病，MELAS，PRES (posterior reversible encephalopathy syndrome)，片頭痛，可逆性脳血管攣縮症候群，HELLP (hemolysis, elevated liver enzymes and low platelets) 症候群，薬剤性脳症，低酸素・虚血性脳症などでけいれん発作を起こしうる．

破壊性病変：瘢痕回の頻度が高い

Key Points 🗝

- 後頭葉てんかんの原因として瘢痕回が最も多い
- 瘢痕回は皮質主体，脳挫傷は白質深部まで異常信号域が及ぶ
- 破壊性病変のてんかん原性の獲得機序は不明

瘢痕回 (ulegyria) は，周産期脳血管障害による大脳皮質の瘢痕化である[8]．広義には頭部外傷後も含めるが，頭部外傷の脳挫傷では大脳皮質のみならず，むしろ白質にまで破壊性変化が及ぶことが多い．ただし，瘢痕回や脳挫傷がどのような機序でてんかん原性を獲得するのか不明である．胎児期や出生早期の破壊性変化では，多嚢胞性脳軟化症だけでなく，孔脳症に至る場合がある．

瘢痕回の画像所見は，後頭葉内側部や頭頂葉傍矢状部などの胎児性灌流境界域に，脳回頂部皮質に比して脳溝底部皮質に優位な萎縮を認め，周囲白質にT2強調像やFLAIRで高信号を伴う (⑯)．

⑯ 瘢痕回

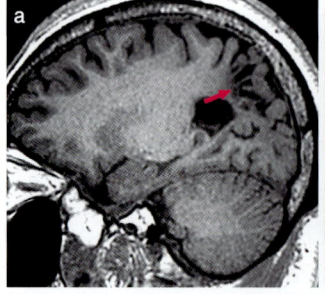

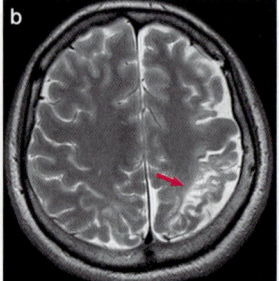

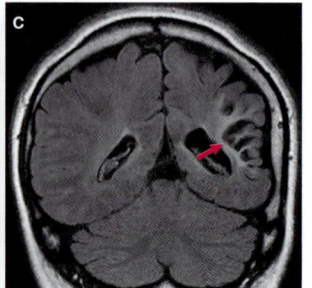

30代，女性．瘢痕回．周産期低酸素脳症の既往があり，症候性てんかんを繰り返す．
a：fast SPGR矢状断像．左頭頂葉の萎縮が著しく，とくに脳回頂部よりも脳溝底部での萎縮が顕著である (➡)．
b：T2強調像．左頭頂葉で胎児性の灌流境界域に沿うような萎縮を認める (➡)．
c：FLAIR．蛸壺状の脳表の萎縮 (➡) に沿うように頭蓋骨もやや陥凹している．

頭蓋癒合障害：てんかんの原因となる

脳瘤での脳実質嵌頓による機械的刺激がてんかんの原因となることがある[9]．

> **Conclusion**
>
> ❶「突然起こったけいれん発作だからてんかんである」とは必ずしもいえない．部分発作（焦点性発作）にしろ，全般発作にしろ，まずは症候性発作との鑑別が必要である．
> ❷ 本文で述べた以外では，薬剤起因性や中毒性も念頭におかなければならない．
> ❸ MRI 検査は完全には非侵襲的な検査とはいえないため，特発性（良性）てんかんで薬物療法の反応が不良な場合もしくは，その他のてんかんの場合に限って，器質的病変の確認のために頭部 MRI 検査を施行するのが効率的である．

■ 文献

1) Jack CR Jr, et al. Mesial temporal sclerosis: diagnosis with fluid-attenuated inversion-recovery versus spin-echo MR imaging. Radiology 1996; 199: 367-73.
2) Adachi Y, et al. White matter abnormalities in the anterior temporal lobe suggest the side of the seizure foci in temporal lobe epilepsy. Neuroradiology 2006; 48: 460-4.
3) Blümcke I, et al. The clinicopathologic spectrum of focal cortical dysplasias: a consensus classification proposed by an ad hoc Task Force of the ILAE Diagnostic Methods Commission. Epilepsia 2011; 52: 158-74.
4) Sato N, et al. Hemimegalencephaly: a study of abnormalities occurring outside the involved hemisphere. AJNR 2007; 28: 678-82.
5) Raybaud C, et al. Imaging surgical epilepsy in children. Childs Nerv Syst 2006; 22: 786-809.
6) Lee JH, et al. Subcortical low intensity on MR images of meningitis, viral encephalitis, and leptomeningeal metastasis. AJNR 2002; 23: 535-42.
7) Iizuka T, et al. Reversible brain atrophy in anti-NMDA receptor encephalitis: a long-term observational study. J Neurol 2010; 257: 1686-91.
8) Villani F, et al. Epileptic and imaging findings in perinatal hypoxic-ischemic encephalopathy with ulegyria. Epilepsy Res 2003; 55: 235-43.
9) Kamiya K, et al. Two cases of spontaneous temporal encephalocele. J Neuroradiol 2012 May 28. [Epub ahead of print]

（森　墾，桂　正樹，國松　聡）

11 SPECT

脳機能画像検査

　抗てんかん薬内服治療で発作抑制が困難な薬剤抵抗性てんかんにおいて，治療選択肢の一つとして外科治療が考慮される．positron emission tomography（PET），single photon emission computed tomography（SPECT）などの脳機能画像検査は，てんかん原性領域を非侵襲的に確認することが可能であり，発作焦点部位を正確に同定する必要があるてんかん外科手術において，発作症候学，発作時ビデオ脳波同時モニタリング，MRI に加え，補助診断として積極的に行われている．

　日本神経学会監修の「てんかん治療ガイドライン」では，てんかん原性焦点の診断に役立つ脳機能画像検査として，脳磁図や核医学検査（発作間欠期 FDG-PET，（発作時）脳血流 SPECT，イオマゼニル（IMZ）-SPECT）を推奨している（グレードC：行うことを考慮してもよいが十分な科学的根拠がない）[1]．

　脳血流 SPECT では，てんかん原性焦点の脳血流は，一般に発作時に増加し，発作間欠期に低下する．最近では，発作時と発作間欠期の脳血流 SPECT 像の差分を統計処理して，その画像を MRI に重ねる方法（subtraction ictal SPECT coregistered to MRI：SISCOM）により，客観的な脳血流変化の解析が可能になってきている．また，徐波睡眠時に持続性棘徐波を示すてんかん（continuous spike-wave during slow wave sleep：CSWS）の脳血流 SPECT では，神経症状や脳波所見の増悪を認める急性期に発作間欠期脳波でてんかん性放電が優位な部位の血流増加を認めるという報告がある[2]．一方，CSWS の状態が長期に持続すると同部位の血流低下を認めるという報告があり，CSWS のてんかん原性域は焦点性である可能性が示唆されている．また，SPECT の変化が知的障害の病態と関連している可能性があるとされている[3]．

　IMZ-SPECT では，中枢性ベンゾジアゼピン受容体の分布を可視化することが可能であり，てんかん原性焦点では集積が低下するとされている[4]．これらの脳機能画像検査を利用すると，MRI で器質的異常を認めない症例でも，てんかん焦点に関連する機能異常が検出できる可能性がある．てんかん焦点部位の同定に最も有用とされているのは発作時脳血流 SPECT で

Words of wisdom

発作焦点部位の同定に役立つ SPECT

❶ 外科治療が考慮される難治性てんかんでは，焦点部位の同定のため SPECT は有用な補助ツールになる．
❷ 脳血流 SPECT では，各薬剤の特徴を理解し，目的に合った適切な薬剤を選択する必要がある．
❸ 発作時脳血流 SPECT に適している核種は ^{99m}Tc-ECD，^{99m}Tc-HMPAO である．
❹ 脳血流 SPECT では，発作焦点部位の血流は発作時に増加し，発作間欠期には低下している．
❺ IMZ-SPECT では，発作焦点部位で集積が低下する．

あるが，多くの時間と労力を必要とする．また脳磁図，PET を用いた脳機能画像検査も有用であるが，施行可能な施設は限定される．一方，発作間欠期に施行してもその有用性が実証されている IMZ-SPECT は，比較的簡便に施行することが可能である．

脳血流 SPECT

使用薬剤（❶）

はじめに，脳血流 SPECT で使用される各薬剤の特徴と欠点について述べる．これらを理解したうえで，目的に合った適切な薬剤を選択する必要がある．以下に代表的なものを紹介する．

¹²³I-IMP(isopropyl iodoamphetamine)
特徴

脳組織における放射能は静注後数分で急速に上昇し，20 分以降はほぼ一定となる（一部は肺組織に取り込まれ，時間経過とともに動脈血中に放出される）．また，静注後 60 分程度の間は動的平衡状態（放射能の動脈血中から脳組織への流入と脳組織から血中への逆拡散（洗い出し）がほぼ等しい）にある．初回脳循環での脳組織への取り込み率は 90% 以上と高いため，⁹⁹ᵐTc 標識薬剤と比較し，高血流・軽度血流低下部位の描出に優れている．また，動脈採血を要するが，脳血流定量法（オートラジオグラフィー法）に信頼性がある．

欠点
- 標識済み製剤のため，緊急対応ができない．
- ¹²³I 製剤のため投与可能な放射能が少なく，⁹⁹ᵐTc 製剤と比較し空間分解能（画質）が劣る．
- 脳内放射能の分布が一定するまでに 5 分以上要し，投与 60 分以降は分布が変化をする．
- 検査前後のヨードブロックが必要である．

⁹⁹ᵐTc-ECD（ethyl cysteinate dimer）
特徴

⁹⁹ᵐTc ジェネレータがあればすぐに合成可能であるため緊急時の対応が可能であり，静注数分以降は安定し脳組織放射能はほとんど変化しないため，時間分解能が高く，発作時の対応が可能である．また投与可能な放射能が多く，高画質な撮像が可能である．調剤後の標識率は調整後時間経過とともに上昇するため，調剤後

❶ **脳血流 SPECT で使用される各薬剤の比較**

薬剤	¹²³I-IMP	⁹⁹ᵐTc-ECD	⁹⁹ᵐTc-HMPAO
投与可能な放射能（成人投与量）	少ない（111〜222 MBq）	多い（740〜1,110 MBq）	多い（740〜1,110 MBq）
空間的分解能（画質）	低い（低画質）	高い（高画質）	高い（高画質）
緊急時の対応	不可	可	可
調剤後の安定性	安定	調剤後 30 分以降に安定	不安定（調剤後 30 分以内の投与が推奨される）
撮像のタイミング	静注 10〜20 分後	静注数分後から可	静注数分後から可
静注後の脳組織での放射能の時間的変化	時間とともに変化	時間経過とともにわずかに低下	ほとんど変化なし
再分布	あり	ほとんどなし	なし
ヨードブロック	必要	不要	不要
てんかん発作時	適していない	適している	適している
その他		後頭部で高集積 内側側頭部で低集積	小脳・大脳基底核で高集積

30〜60分以降の投与により，より画質の良い撮像が可能である．初回脳循環での脳組織への取り込み率は同じ^{99m}Tc製剤のHMPAOより低いが，血中への逆拡散は少ないため，HMPAOよりはコントラストの高い画像が得られる．

欠点
- 調剤後30分以上経過しないと標識率が低い（30分以降の投与が推奨される）．
- 初回循環における脳組織の取り込み率は低く，血中への逆拡散のため画像コントラストが悪い．
- 脳内分布は初期の1時間以内でもわずかに変化する．
- 後頭部で高集積，内側側頭部で低集積となりやすい．

❷ 発作時脳波

(Okumura A, et al. 2007[6])

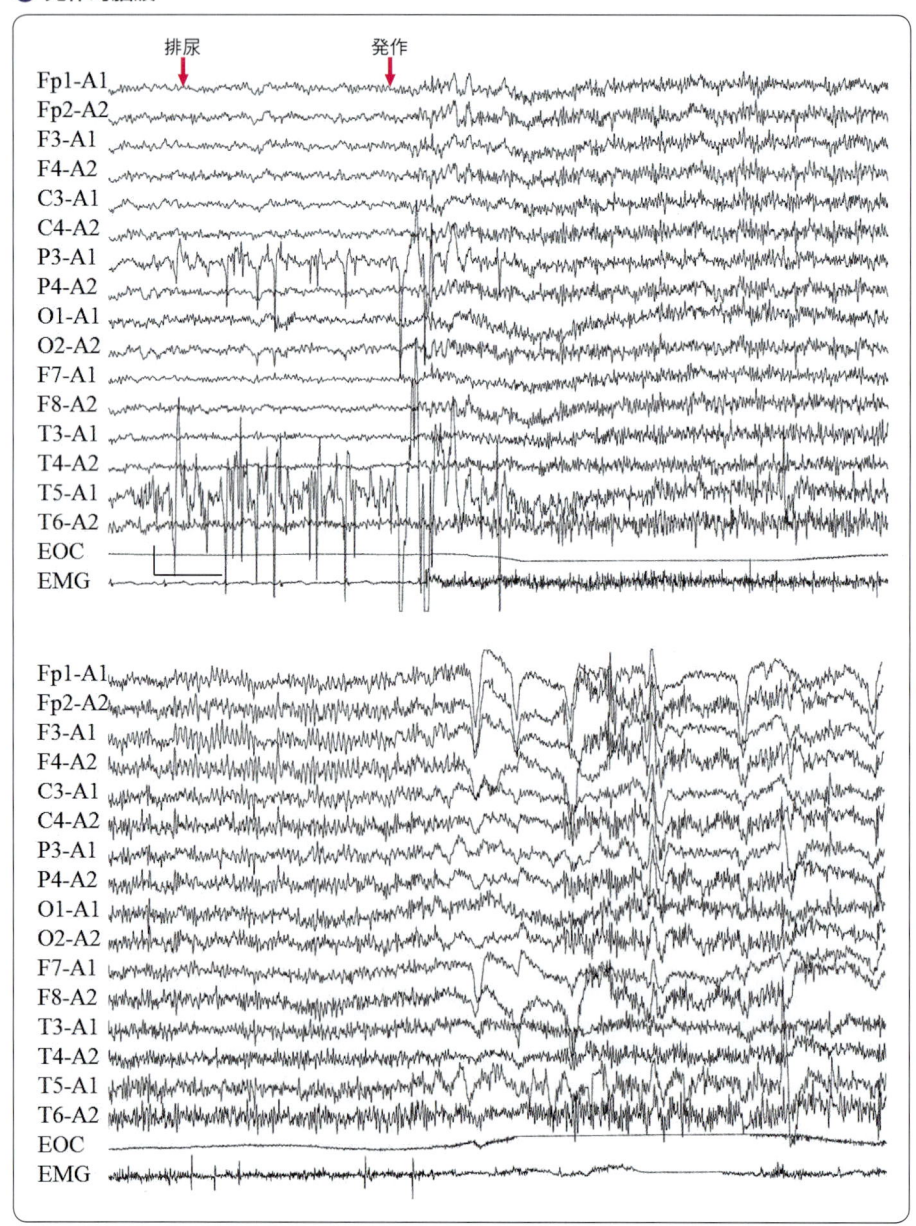

99mTc-HMPAO（hexamethyl-propylenamine oxime）

特徴

99mTc-ECD と同様に，静注数分以降は安定し脳組織放射能はほとんど変化しないため，時間分解能が高く，発作時の対応が可能である．また投与可能な放射能が多く，高画質な撮像が可能である．調剤後時間経過とともに血液脳関門を通過できない水溶性代謝産物が増加して画像の劣化を生じる．99mTc-ECD と比較し，初回脳循環での脳組織への取り込み率はやや高いが，血中へ逆拡散するため，画像のコントラストはやや劣る．

欠点

- 調剤後標識率が時間とともに低下する（調剤後 30 分以内の投与が推奨される）．
- 初回循環における脳組織の取り込み率は低く，血中への逆拡散のため，画像コントラストが悪い．
- 静注後早期は血中放射能が比較的高く，低血流部位での過大評価をきたす危険性がある．
- 小脳・大脳基底核で高集積になりやすい．

注意点

一般にてんかん発作は短時間であるため，発作時脳血流 SPECT に適している核種は，①緊急対応が可能である，②投与から数分で脳内に分布しその後安定しているという点において 99mTc-ECD と 99mTc-HMPAO である（調剤済み薬剤の安定性という点で，調剤済み製剤が供給されている 99mTc-ECD がより一般的である）．しかし脳血流 SPECT では，焦点部位を含め焦点から離れた部位でも集積変化を認める[5]ため，その診断には注意を要する．

実際の症例

排尿時に発作が誘発される焦点性てんかん（8 歳，女児）

MRI では異常を認めず，発作間欠期の PET でも異常を認めない．発作時脳波で，排尿開始数秒後より局在を特定できない低振幅速波が出現し，その後，前頭部優位に律動的な多棘波を認める（❷）[6]．

❸ 発作時脳血流 SPECT（eZIS による統計処理画像）

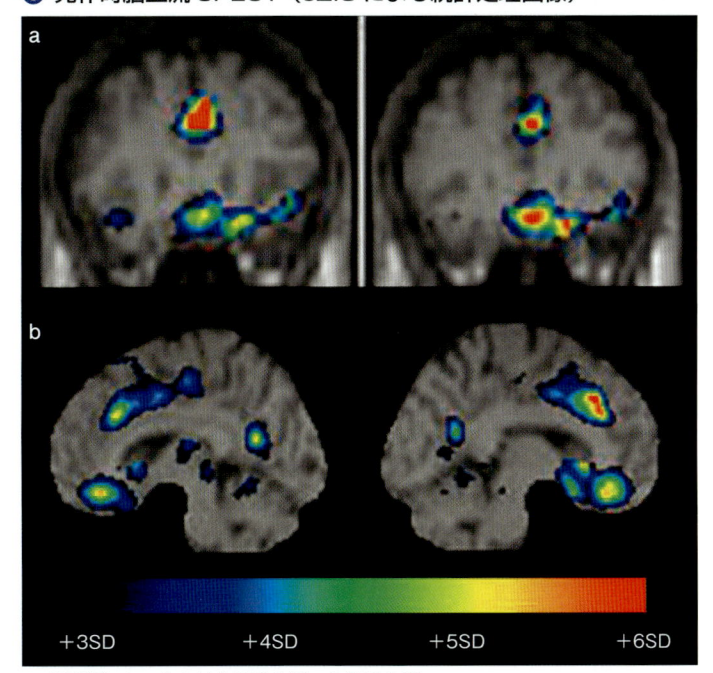

a：冠状断，b：左より右半球内側，左半球内側．

(Okumura A, et al. 2007[6])

❹ CSWSの発作間欠期脳血流SPECT（eZISによる統計処理画像）

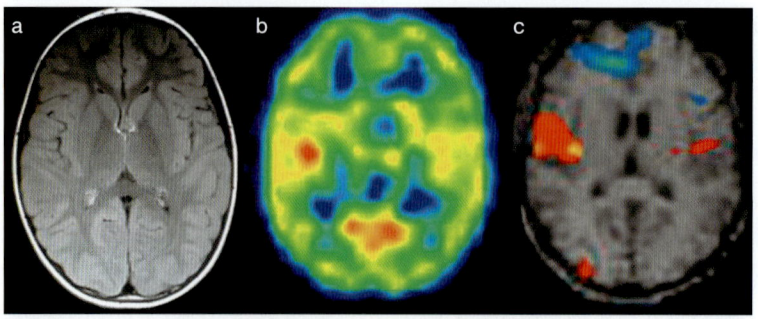

a：MRI，b：ECD-SPECT（発作間欠期），c：統計処理画像（eZIS）．

❺ 瘢痕回を基礎疾患にもつ症候性焦点性てんかんのIMZ-SPECT

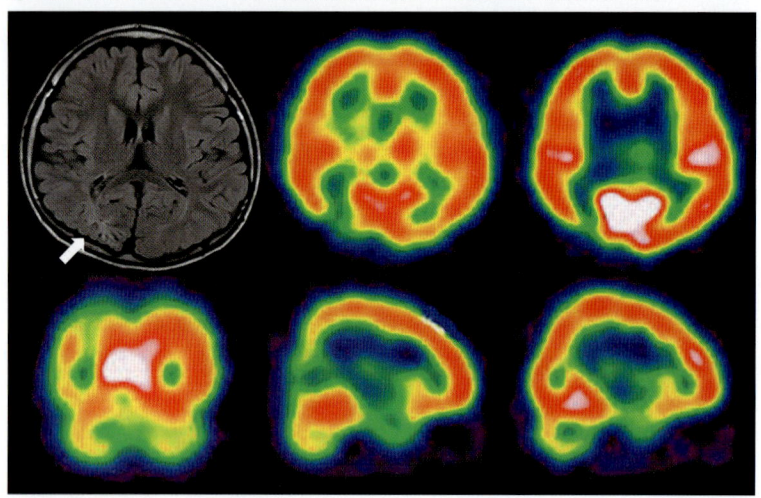

上段：左よりMRI，IMP-SPECT（発作間欠期），IMZ-SPECT 水平断．⇨：右後頭葉に限局する瘢痕回．
下段：IMZ-SPECT．左より冠状断，矢状断右半球，矢状断左半球．
（埼玉県立小児医療センター　浜野晋一郎先生，田中学先生提供）

^{99m}Tc製剤使用による発作時脳血流SPECTで，統計処理画像により前頭部内側領域に血流増加域を認める（❸）[6]．フェニトイン（PHT）で発作は抑制された．

左顔面から始まる焦点発作を伴う発作と非定型欠神発作とを認めるCSWS（6歳，女児）

MRIでは異常を認めない．発作間欠期脳波では，右中心・側頭部優位に突発波を認める．ECDによる発作間欠期脳血流SPECTで，統計処理画像により中心・側頭部領域に血流増加を認める（❹）．

IMZ-SPECT

使用薬剤

■ ^{123}I-IMZ

ベンゾジアゼピン受容体はGABA$_A$受容体，Clチャネルと複合体を形成して大脳皮質の神経細胞に広く分布しており，中枢神経抑制系の状態を反映していると推測されている．IMZは高率に脳内に集積し，ベンゾジアゼピン受容体に特異的に結合する．また，逆拡散も緩徐であるため，中枢性ベンゾジアゼピン受容体の分布を可視化することが可能である．成人の外科

❻ MRIで局在性病変を認めない側頭葉てんかんのIMZ-SPECT

上段：左よりMRI，脳血流SPECT発作間欠期，発作時．
下段：IMZ-SPECT，統計処理画像（iSSP）．⇨：集積低下．

（松田一己．2012；p.112[10]）．松田一己先生，西村恒彦先生の許可を得て転載）

的治療が考慮される治療抵抗性焦点性てんかんでのてんかん原性焦点の同定に対して保険適用がある．

特徴

早期像（投与10～30分後）は脳血流を反映した画像を得ることが，後期像（2～3時間後）はベンゾジアゼピン受容体の分布を反映した画像を得ることが可能である．てんかん焦点ではGABA受容体が減少しており，IMZ-SPECTでは低下域として発作焦点を非侵襲的に検出することが可能である．FDG-PET・脳血流SPECTでは，てんかん原性焦点を含めやや広範囲な集積異常を認めるが，IMZ-SPECTではほぼ焦点部位に限局した集積異常を示す[5]．そのため，てんかん原性焦点の診断により有用であると考えられる．また，発作頻度・時期の影響を受けにくいことも特徴である．ビデオ脳波同時モニタリング検査での発作時脳波のてんかん性放電の起始部位と，SPECTおよびPETで異常を示した部位との同一性を検討した研究で，IMZ-SPECTはFDP-PETとほぼ同等の焦点検出率を示したとする報告もある[7]．

注意点

診断において，①小児では年齢に伴う変化を認める[8]，②ベンゾジアゼピン系抗てんかん薬を長期に内服していると脳内への取り込みが低下して集積が不均一となり，画質が劣化する危険性が示唆されている[9]ため注意が必要である．

■ 実際の症例

外傷による脳出血後の瘢痕回を伴う症候性焦点性てんかん（2歳9か月，男児）

視覚症状から始まる発作を週単位で認め，発作間欠期脳波で右後頭部に突発波を認める．MRIでは右後頭葉に限局する瘢痕回を認める（⇨）．発作間欠期脳血流SPECTでは同部位からやや前方に広がる血流低下を認める．IMZ-SPECTでは右後頭葉にほぼ限局した集積低下を認める（❺）．

Conclusion

❶ 最近では，内服治療で発作コントロール不良な治療抵抗性てんかんにおいて，発達予後の改善という観点からも，積極的にてんかん外科治療が施行されるようになってきている．
→ てんかん原性域を正確に診断するために，発作症候学，発作時脳波，MRIに加え，補助診断としての脳機能画像検査が重要な位置を占める．
❷ てんかん原性焦点の診断のためには，発作時脳血流SPECTが最も有用と考えられるが，多くの時間と労力を要する．また，脳磁図，PETも有用と考えるが，施行可能な施設が限定されてしまう．
→ 発作間欠期でもその有用性が実証されているIMZ-SPECTも有用な検査と考えられる．しかし，小児における正常データベースはほとんどなく，その診断には注意を要する．

側頭葉てんかん（35歳，男性）

MRIで海馬硬化などの局在性病変を認めない．脳血流SPECTでは，発作間欠期に異常を認めないが，発作時に右側頭葉外側に血流増加を認める．IMZ-SPECTでは，右側頭葉外側・底部にほぼ限局した集積低下を認め，統計処理画像でも同部位の集積低下を認める（❻）[10]．右側頭葉内側構造を温存し，外側・底部の皮質切除により発作は消失した（病理検査では軽度のグリオーシスを認めるのみ）．

■文献

1) 日本神経学会監修．「てんかん治療ガイドライン」作成委員会編集．てんかん治療ガイドライン 2010. 東京：医学書院；2010. p.22-3.
2) 夏目淳ほか．CSWS関連疾患のPET, SPECT所見の経時的変化— subtraction image coregistered to MRIによる検討．てんかん研究 2006；24：223.
3) Gaggero R, et al. SPECT and epilepsy with continuous spike waves during slow-wave sleep. Childs Nerv Syst 1995；11：154-60.
4) Sata Y, et al. Quantitative analysis of benzodiazepine receptor in temporal lobe epilepsy：[(125)I] iomazenil autoradiographic study of surgically resected specimens. Epilepsia 2002；43：1039-48.
5) Kaneko K, et al. Pre-surgical identification of epileptogenic area in temporal lobe epilepsy by ^{123}I-iomazenil SPECT：a comparison with IMP SPECT and FDG PET. Nucl Med Commun 2006；27：893-9.
6) Okumura A, et al. Micturition induced seizures：ictal EEG and subtraction ictal SPECT findings. Epilepsy Res 2007；73：119-21.
7) 赤松直樹ほか．難治性てんかん焦点検索におけるIMZ-SPECTの有用性：脳波所見との比較．臨床脳波 2008；50：69-72.
8) 吉成聡ほか．小児局在性関連てんかんの[123]I-iomazenil SPECT所見．小児科臨床 2006；59：1917-21.
9) 九鬼一郎ほか．小児てんかんにおける[123]I-iomazenil SPECTのベンゾジアゼピン系薬物の影響．脳と発達 2006；38：300-1.
10) 松田一己．ベンゾジアゼピン・レセプタ（iomazenil）．西村恒彦編．最新 脳SPECT/PETの臨床．第3版．東京：メジカルビュー社；2012. p.108-16.

（安部信平，奥村彰久）

12 PET

PETの特徴

PETのしくみ

PET（positron emission tomography）では，β崩壊を起こしてポジトロン（陽電子）を放出する核種を用いる．放出されたポジトロンが周囲の電子と結合し消滅するが，そのときに180°反対方向に2本の511 keVのγ線が放出され，それをリング状に配置された検出器でとらえる（❶）．γ線は頭蓋骨などを通過する際に一部が吸収されるため，その補正のためのトランスミッションスキャンが行われる．また，CTと画像の重ね合わせが行われるPET-CTにおいては，CTを用いて吸収補正が行われる．

被曝

PETは放射性物質を使う検査であり，患者が受ける被曝について注意が必要である．1回のPET検査で受ける被曝量は投与量によっても違うが，成人で約3.5 mSv程度である．PET-CTではCTによる被曝もある．自然界から受ける年間線量が約2.4 mSv，頭部CTは条件にもよるが約3 mSv前後，発がんの可能性上昇などの健康被害が確認されている被曝量が100 mSv以上とされることと比べると，PET検査による被曝はただちに健康被害に影響するものとは思われないが，検査の適応は患者の利益・不利益を考えて検討すべきである．

核種の半減期

PET核種の半減期は短く，フルオロデオキシグルコース（FDG）の^{18}Fでも1時間50分，^{11}Cは20分，^{15}Oは2分である．FDGは比較的半減期が長く外部施設から病院に供給してもらうことができるが，他の核種ではサイクロトロンを備えた施設で検査する必要がある．

SPECTとの違い

SPECTとPETはいずれも核医学技術を用いた機能画像検査であるが，さまざまな相違点がある．SPECTが単一の比較的低いγ線を放出するのに対して，PETでは2本のγ線を同時に検出することから解像度やノイズに関しても有利である．一方でSPECTの核種のほうが合成が比較的容易で，核種の半減期が長く発作が起こるのを待つことができる．そのためPET

Words of wisdom

PETの特徴，注意点

❶ FDG静注後40分までは強い鎮静薬は使用しない．
❷ PET核種は半減期が短く，発作時の撮像には向かない．
❸ グルコース代謝は局所のシナプス活動を反映する．
❹ てんかん焦点はFDGの集積が低下することが多いが，集積亢進がみられることもある．
❺ PET所見は患者の状態によって経時的に変化することがある．

❶ PET のしくみ

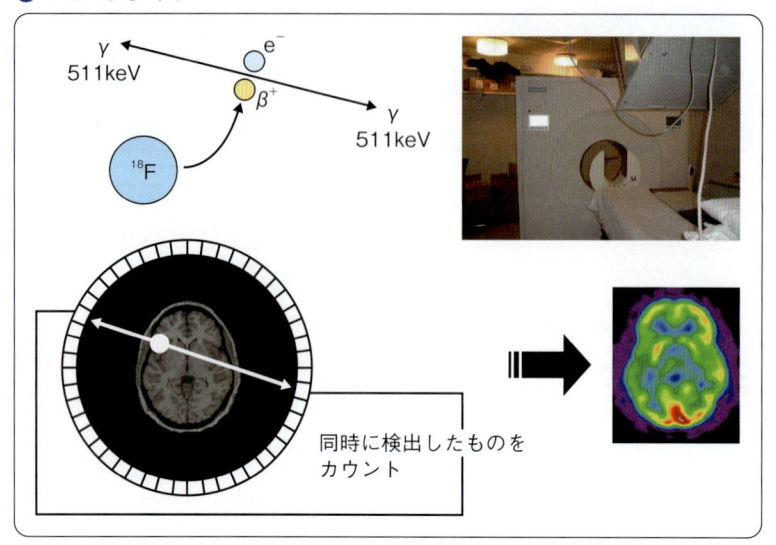

は発作間欠期に行われ，発作時の撮像には SPECT が用いられる．また，SPECT がテクネシウムなどの金属核種を用いることが多いのに対して，PET では ^{11}C など生体内に存在する物質をそのまま標識でき，神経伝達物質などさまざまな脳機能を調べるのに有利である．

FDG-PET

中枢神経のシナプス活動のエネルギー源はほとんどがグルコースであるため，グルコース代謝を調べることで局所の神経活動を評価できる．

FDG は生体内のグルコースと同様に，血流から血液脳関門（BBB）を通って中枢神経内に入り6リン酸化される．グルコースはさらにクエン酸回路（TCA サイクル）などを介して代謝が進むが，FDG は6リン酸化以降の代謝がほとんど進まず，血流内の FDG，中枢神経内の FDG，6リン酸化 FDG の3つの状態で存在する．FDG 静注後，45分ぐらい経過した後の放射線の分布がグルコース代謝を反映した画像になる．われわれが通常目にする PET 画像は，FDG 静注45分後ぐらいから10〜15分間撮像したものである．

鎮静の影響

乳児や幼児，精神遅滞がある場合には撮像時に鎮静を要するが，鎮静薬は PET 所見に影響する可能性がある．PET 画像がグルコース代謝を反映した分布になるには45分ぐらいかかるため，FDG 静注後40〜45分は強い鎮静薬は使用しないのが原則である．一方，FDG 静注後の安静を保つことも重要なため，筆者らの施設では鎮静の必要な患者では撮像前にエスクレ®坐薬を使用し，ミダゾラムなどの強い鎮静薬は FDG 静注後40〜45分を過ぎてから安静が保てない場合に使用している．

定量の有用性と問題点，正常値，適応

通常の PET 画像では画像上の相対的な分布の評価しかできない．FDG 静注後から連続して60分以上，経時的な撮像を行い，併せて動脈採血を行えば，局所グルコース代謝量の定量ができる．

絶対値の定量により広汎性の活動異常を検出できる可能性があるが，問題点もある．脳のグルコース代謝量には個人差があり，標準偏差は平均値の15％程度とされる．さらに抗てんかん薬もグルコース代謝量に影響を及ぼす．側頭

❷ **内側側頭葉てんかんにおける側頭葉のグルコース代謝量定量値**

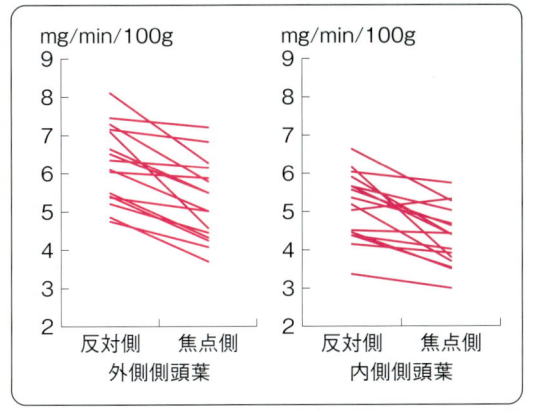

てんかん焦点側は反対側と比べて優位に低下しているが、値の個人差のほうがそれよりも大きい。

❸ **内側側頭葉てんかん、皮質形成異常におけるPET所見**

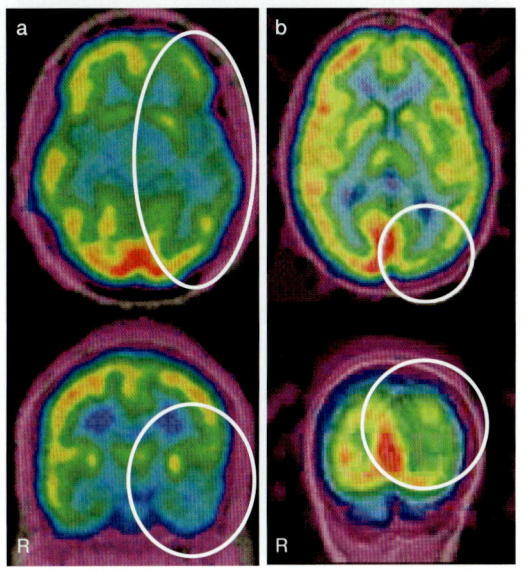

a：左内側側頭葉てんかんでは、てんかん焦点側の側頭葉・前頭葉に広汎な集積低下がみられる。b：左後頭葉皮質形成異常では、形成異常とその周囲に集積低下がみられる。

葉てんかんで集積の左右差が15％以上であれば有意な差とされることと比較すると、異常値のカットオフを設定するのは困難である。

当施設で側頭葉てんかんにおいてグルコース代謝量を定量した結果を❷に示すが、各患者のてんかん焦点側と反対側の差よりも患者間の差のほうが大きいことがわかる。そのため、てんかん焦点の検索において絶対値定量の有用性は低いと考えられる。

抗てんかん薬のPETへの影響

抗てんかん薬は一般に脳のグルコース代謝量を低下させる。フェノバルビタールは37％、フェニトインは13％、カルバマゼピンは10〜12％、バルプロ酸は9％程度、グルコース代謝量を低下させる[1,2]。ただし、抗てんかん薬による代謝量の低下は左右差には影響しないとされ、片側に局在する集積低下を検出するには問題はないと考えられる。

小児における正常値

小児では大脳皮質のグルコース代謝量が成人とは異なる。Chuganiらの報告によれば、新生児から4歳ころまでは年齢とともにグルコース代謝量は上昇し、10歳以降は低下していく[3]。乳児期早期では、両側前頭葉の集積が低くみえても、異常とは判定できない場合がある。

てんかんにおけるPET検査の適応

MRIで異常の見つからない薬剤抵抗性の焦点性てんかんが第一の適応である。日本におけるPET検査の保険適用は、難治性の部分てんかんで外科手術が必要とされる場合とされている。

てんかん焦点では、発作間欠期には正常な脳活動が行われずグルコース代謝の低下が起きる場合があるため、PETによって潜在する病変を検出できる。たとえば、限局性皮質形成異常は発作間欠期にPETで集積の低下がみられる（❸）。内側側頭葉てんかんでは、FDG-PETでてんかん焦点側の側頭葉や前頭葉に及ぶ広範囲の集積低下がみられ、海馬異常がみられない患者の発作焦点の左右の決定に有用である（❸）。焦点性てんかん以外でも、West症候群においては局在する皮質の集積低下がみられることがあり、初期治療後にも集積低下が残存している例では予後が不良なことが多い[4]。

一方で、集積亢進がみられる場合もある。睡眠時持続性棘徐波（continuous spike waves during slow wave sleep：CSWS）を示すてんかんや失語を呈するLandau-Kleffner症候群で

❹ Landau-Kleffner 症候群の PET 所見

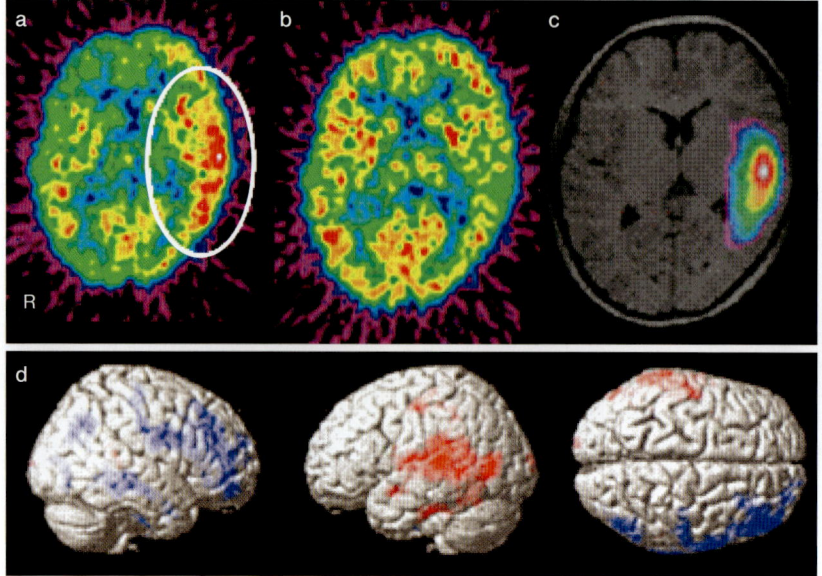

a：急性期，b：回復期，c：急性期～回復期のサブトラクション画像，d：SPM による急性期と対照 11 人との比較．失語がみられる急性期には，左側頭葉の上側頭回，一次聴覚野に集積の亢進がみられる．回復期には集積の亢進はみられなくなっている．急性期画像を，PET で異常のみられなかった患者 11 例と SPM を用いて比較すると，集積亢進部位が赤色に，集積低下部位が青色に表示される．

は局在性の集積亢進がみられ，その分布は神経症状の局在とよく合致する（❹）．皮質形成異常，片側巨脳症などで発作が頻回に起きているときには，発作間欠期でも FDG の集積亢進がみられる場合がある．また，集積亢進がみられたときは撮像中に発作がなかったか注意する必要がある．

PET 所見の経時的変化

FDG-PET の異常所見は，潜在する器質的病変を表すだけでなく，可逆性の脳機能異常も反映するため，その所見は変化しうる．West 症候群の発症時に皮質の集積低下がみられても，発作や脳波の改善がみられた後には集積低下が消失することがある[4]．また，CSWS を示すてんかんや Landau-Kleffner 症候群でみられる集積亢進も，脳波の改善とともに正常化や集積低下に転ずることがある（❹）．

画像所見を評価するための工夫

PET は MRI と比べて解像度が低く，肉眼的に評価するだけでは異常の有無や部位の判定が難しい場合がある．MRI で T1 強調の 3D 画像を撮像し PET と重ね合わせを行うと，異常所見の分布を評価するのが容易になる（❸）．

さらに，経時的変化の評価には，2 回行われた PET を差し引きし，MRI に重ね合わせることもできる（❹ c）．また，正常小児の PET 画像を得るのは困難であるが，PET が正常と判定された患者の画像を対照として，個々の患者の画像を SPM（statistical parametric mapping）などのソフトウェアを使って評価することは可能である（❹ d）．

FDG-PET 以外の PET 検査

FDG 以外の核種は一部の施設以外は使用が難しいが，脳血流を評価する $^{15}O-H_2O$，ベンゾジアゼピン受容体の評価に用いる ^{11}C-フルマゼニル，ドーパミン代謝の評価に用いる ^{18}F-DOPA，セロトニン代謝を評価するための α-メチル-トリプトファン（AMT），脳腫瘍の評価のための ^{11}C-メチオニンなどがある．

❺ 皮質形成異常における MRI，FDG-PET，AMT-PET 所見

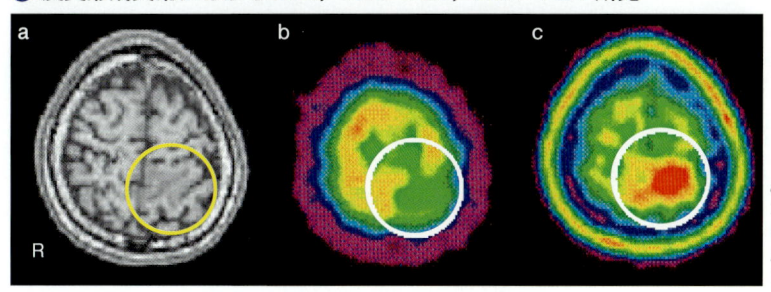

a：MRI，b：FDG-PET，c：AMT-PET．
左頭頂葉に皮質形成異常がみられ，FDG-PET では集積が低下しているが，AMT-PET では同部位の集積が亢進している．

❻ 手・足の運動賦活を行った ^{15}O-H$_2$O 脳血流 PET

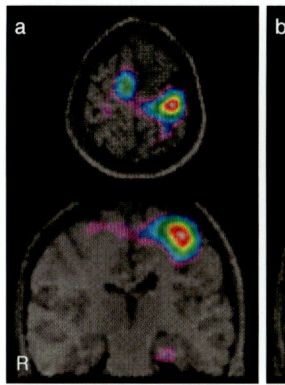

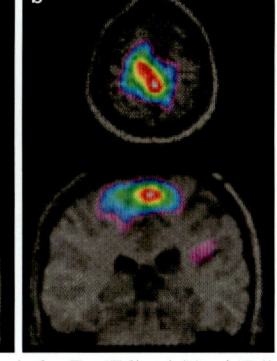

a：右手運動，b：右足運動．右手・足の運動で左側一次運動野の手・足に相当する部位に脳血流の増加がみられている．

AMT-PET

AMT はセロトニン代謝を評価するために開発された．てんかん焦点では抑制系のセロトニン活動が代償性に亢進しているとされ，てんかん焦点の同定に用いられるようになった．

結節性硬化症では，多数の結節があるため FDG-PET では集積低下部位も多数みられるが，AMT-PET ではてんかん焦点で選択的に集積が亢進する．実際にはてんかん焦点の結節においては AMT はセロトニンではなく，興奮性のキヌレニン経路（kynurenine pathway）を介して代謝されているといわれる．皮質形成異常や海馬萎縮のみられない側頭葉てんかんでも，てんかん焦点の集積亢進がみられる（❺）．

FMZ-PET

フルマゼニル（FMZ）はベンゾジアゼピン受容体に結合し，GABA$_A$ 受容体結合能の評価に用いられる．てんかん焦点において，FDG-PET よりも限局した集積低下を示す．神経脱落がある場合でも集積低下がみられるが，可逆性の受容体の変化も表しているといわれる．

PET 賦活検査

PET 中に賦活を行って脳機能を評価することも可能である．^{15}O-H$_2$O を用いた脳血流 PET では，核種の半減期が短いことを利用して，安静時と運動，感覚，言語などのタスクを行いながら撮像を繰り返して行い，言語・運動感覚野の評価をして術中ナビゲーションに用いることができる（❻）．しかし，functional MRI（fMRI）でも同様の評価ができるため，近年は賦活 PET の役割は減ってきている．

Conclusion

❶ PET 検査は核種の動態を理解して行う．
❷ 鎮静薬が必要な場合は使用のタイミングに気をつける．
❸ 所見は患者の状態によって変化することがあり，再検査が有用な場合がある．

■文献

1) Theodore WH. Antiepileptic drugs and cerebral glucose metabolism. Epilepsia 1988 ; 29 Suppl 2 : S48-55.
2) Gaillard WD, et al. Effect of valproate on cerebral metabolism and blood flow : an ^{18}F-2-deoxyglucose and ^{15}O water positron emission tomography study. Epilepsia 1996 ; 37 : 515-21.
3) Chugani HT, et al. Positron emission tomography study of human brain functional development. Ann Neurol 1987 ; 22 : 487-97.
4) Natsume J, et al. Cortical hypometabolism and delayed myelination in West syndrome. Epilepsia 1996 ; 37 : 1180-4.

〔夏目　淳〕

13 遺伝子解析とマイクロアレイ染色体検査

Key Points

- 特発性てんかんは基本的に遺伝的要因による
- 遺伝的な検査の実施は適応と目的をよく吟味する
- 遺伝的な再発リスクの有無を最も重視

遺伝と遺伝的要因

■ 特発性てんかんの大部分は遺伝的要因に関係

けいれん発作を繰り返す場合，てんかんと診断されるが，周産期障害や頭部外傷後遺症による場合を除き，てんかんと診断される患者の多くは何らかの遺伝的要因によると考えるべきである．"遺伝"という言葉を用いると，すぐに「家族にはてんかんの人はいません」と反応する患者家族や，「では遺伝性ですか？」と反応する小児科医も少なくない．筆者はこのような反応を"遺伝"に関する理解の乏しさからくるものと考えている．家族歴がなくても劣性遺伝の場合がありうるし，染色体異常や遺伝子変異などの突然変異の場合もある．さらに，親から伝わった優性遺伝形式であっても浸透率が低く，一見，孤発にみえる場合もある．

そもそも遺伝的要因が原因であったとしても，突然変異による場合はいわゆる親から"遺伝"したものではないことをまず理解してほしい．つまり，遺伝的要因＝親からの遺伝ではないということである．

では，どのようなてんかんが遺伝的要因とかかわっているか，どのように診断を進めていくべきかについて述べる．

■ 家族性か突然変異か

遺伝的要因が原因であったとしてもそれが家族性・遺伝性に伝わっている場合と，突然変異で生じている場合があるが，一般的にいって，突然変異による場合ほど発症率が高く，症状も重いのに対して，家族性に遺伝している場合ほど発症率が低く症状も軽いという原則がある．

熱性けいれんのほとんどは遺伝性である．詳しく問診をすると，多くの場合，両親のいずれかに熱性けいれんの既往がある．しかし，家族

Words of wisdom

❶ 遺伝的要因＝親からの遺伝ではない．
❷ 家族歴がなくても遺伝性の可能性がある．
❸ 浸透率が低く，一見，孤発例にみえる場合もある．
❹ SCN1A 変異は単純な熱性けいれんから Dravet 症候群まで幅広いスペクトラムのてんかんにかかわっている．
❺ 重篤な症状をきたすてんかん脳症の原因遺伝子変異は突然変異である場合が多い．

歴がなく，家族の誰も熱性けいれんを起こした人がいない場合もある．だからといって，これを突然変異によるものと考えるのは常識的ではない．親が熱性けいれんの体質をもっているにもかかわらず，たまたま熱性けいれんを生じなかっただけかもしれない．このように，遺伝的素因をもっているにもかかわらず発症しないような場合，発症率が低い，あるいは浸透率が低い遺伝的要因であるという．発症率が低い，あるいは浸透率が低い遺伝性疾患は症状も軽い場合が多い（❶）．

常染色体優性遺伝性疾患の浸透率，発現症状

親から子へ受け継がれる常染色体優性遺伝性疾患の場合（❷a），浸透率が低く，症状も軽い．それは，その疾患が親から子に受け継がれたとしても子孫を残すという行為に影響がないからである．

良性乳児けいれんという疾患概念がある．乳児期に部分発作を繰り返すが，発作はその後消失し，同じ患者にその後ジスキネジーを合併する場合があることが知られていた．最近，この疾患の原因遺伝子が明らかになった．*PRRT2*遺伝子である[1]．この*PRRT2*変異はほとんどの場合，親から遺伝して伝わっている．つまり，親も乳児期に同じ症状を示していた可能性が高い．予後が良いので普通に結婚して子どもを生み育てることができるために，代々遺伝して受け継がれているものと考えられる．しかし，実際に家族歴を聴取してみると，両親には乳児けいれんの既往がないことがある．これは，浸透率が低いため，遺伝子変異をもっていても発症しなかったと考えられる．

遺伝子変異

スペクトラムという概念

2000年に，熱性けいれんとそれに続くてんかん（GEFS＋）を示す家系において，*SCN1A*の遺伝子異常が初めて発見された[2]．発端となった患者対象には，7人同胞を含む3世代の大家系が含まれていた．その家系には熱性けいれんだけの患者もいれば，熱性けいれんはなく，てんかんだけの患者，そしてその両方を示す患者が含まれている．このことは，同じ*SCN1A*変異を共有していても，臨床的な症状には幅があるということを示している．

その後の研究で，*SCN1A*変異はDravet症候群の主な原因であることが明らかになった．Dravet症候群には主症状を完全には満たさないボーダーラインといわれる患者群も存在しており，*SCN1A*変異によるてんかん症候群は非常に幅広いスペクトラムを示すことがわかっている（❸）．このように，同じ遺伝子による疾患でありながら症状が異なる場合を臨床的異質性と表現することもある．

一方，Dravet症候群の症状を示しながら*SCN1A*の変異を示さない患者群がある．それらを対象に解析すると，X染色体に位置する*PCDH19*に変異を有する患者が認められた[3]．この症例を端緒に多くの女性患者で*PCDH19*変異が認められ，Dravet症候群のもう一つの原因遺伝子であることが明らかになった．このように，同じ症状を示しながら，別の原因遺伝子に異常がある場合を遺伝的異質性と表現する．

❶ 遺伝的要因および突然変異と発症率・重症度との関係

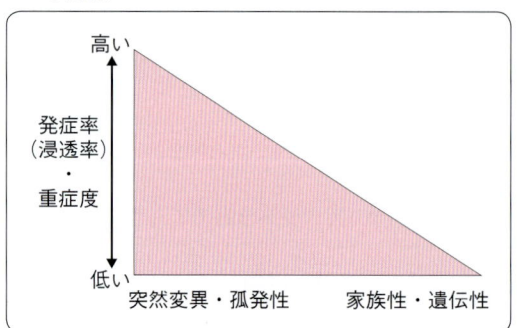

❷ 遺伝形式と発病

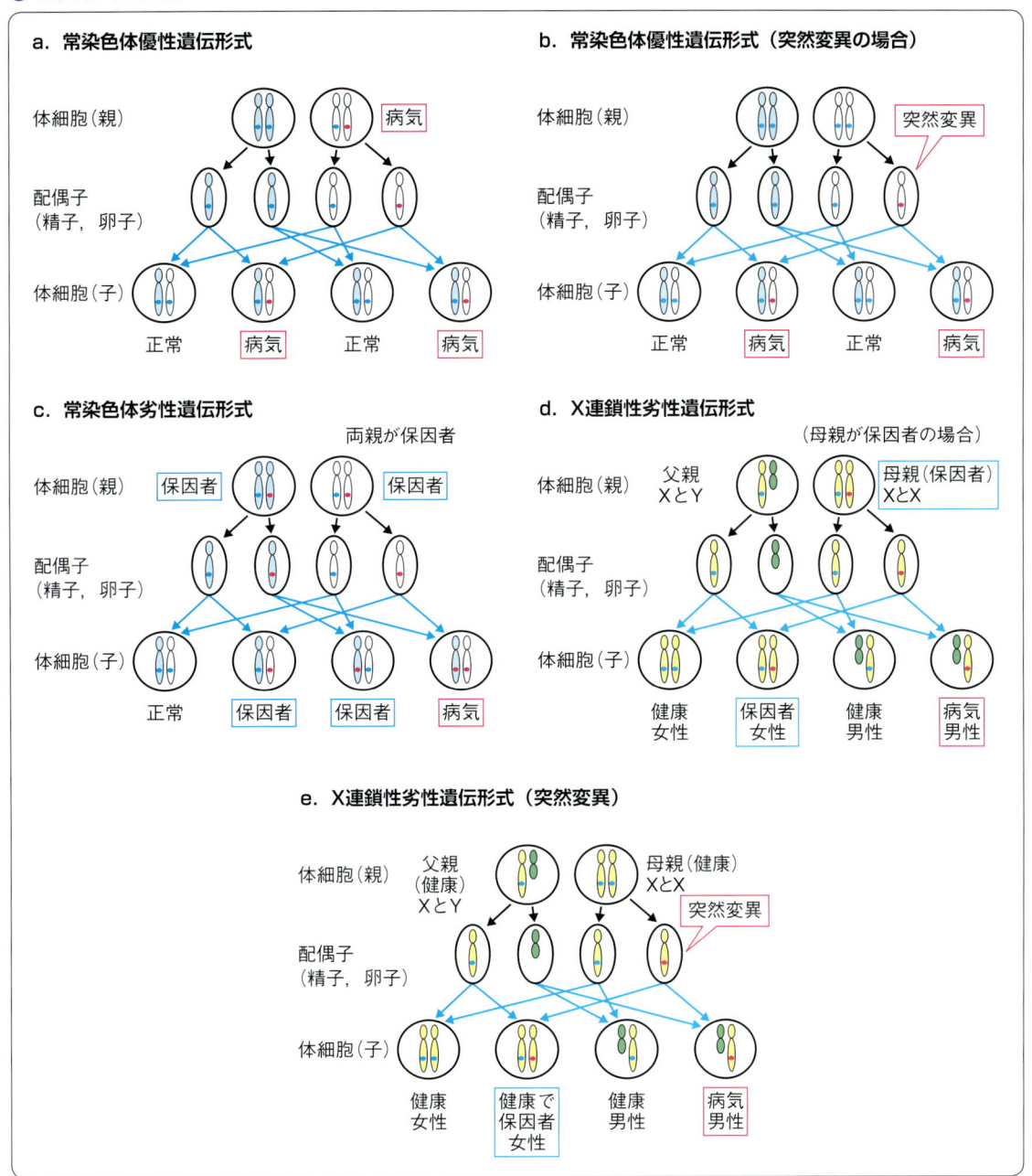

a. 常染色体優性遺伝形式

b. 常染色体優性遺伝形式（突然変異の場合）

c. 常染色体劣性遺伝形式

d. X連鎖性劣性遺伝形式

e. X連鎖性劣性遺伝形式（突然変異）

■ 浸透率の高い変異

　*STXBP1*遺伝子変異により，大田原症候群やWest症候群などの乳幼児てんかん脳症をきたすことが知られている．このような重い神経症状をきたす影響のある遺伝子変異は浸透率が高く，同じ変異パターンであれば患者間での症状の軽重もほとんどない．重度精神発達遅滞を伴うような症状が重い難治性てんかんなどでは，配偶者をもち，子孫を残すという能力も損なわれている可能性が高いので，強い影響を及ぼす遺伝子変異は，当然次の世代には伝わらない．この場合の遺伝子変異は，親世代から伝わったのではなく，この患者において突然変異で

❸ *SCN1A* 変異による症状の幅広いスペクトラム

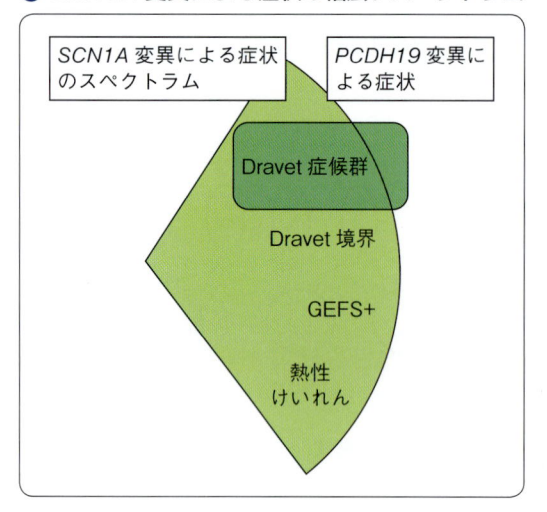

```
┌─────────────────────────────────────┐
│  SCN1A変異による症状      PCDH19変異に │
│  のスペクトラム           よる症状     │
│                                       │
│          ┌─Dravet 症候群─┐           │
│          │               │           │
│           Dravet 境界                 │
│                                       │
│              GEFS+                    │
│                                       │
│             熱性                      │
│            けいれん                   │
└─────────────────────────────────────┘
```

生じて発症している可能性がある（❷b）．ただし，重い症状の遺伝性疾患を示す患者が家系内には認められず，一見，孤発にみえる場合も，すべて突然変異によるとは断定できない．それは劣性遺伝のパターンがありうるからである．

同じく，乳幼児てんかん脳症の原因となりうる *SPTAN1* 変異は，常染色体劣性遺伝形式を示し，基本的に両親が保因者であり，子どもが両親双方から遺伝要因を受け継いで発症する可能性は1/4である（❷c）．さらに，性腺低形成を伴う *ARX* 変異はX連鎖劣性遺伝形式を示す場合があり，その場合，母親が保因者で，生まれてくる男児において1/2の確率で発症する（❷d）．それに対して，同じくX染色体に位置する *CDKL5* 変異は，男児においても女児においても，同様に乳幼児てんかん脳症を突然変異で生じる（❷e）[4]．

突然変異の頻度

ヒトは親から染色体を半分ずつ受け継いでいる．つまり，われわれの遺伝情報は親からコピーされたものである．しかし，親から子へと遺伝情報が伝わる際，1人あたり50～100個の遺伝子変異が起こっており，そのうち0.86個ではアミノ酸置換をきたすことが，最近，次世代シーケンサーを使って子どもの遺伝子配列を親の遺伝子配列と比較することによって明らかになってきた[5]．つまり，遺伝子の突然変異は誰にでも起こっているのであり，問題なのは，その遺伝子変異がヒトにとって重要な遺伝子の領域に起こっているかどうかである．

次世代シーケンサーを使ったこの方法では，原因不明の精神発達遅滞患者の実に70%で原因と考えられる遺伝子変異が見つかったと報告されている．この診断率は驚異的であるが，それでもまだ残り30%の患者では遺伝子配列には異常が認められておらず，遺伝子配列の変化以外の要因が関係していることが示唆されている．

遺伝子診断

遺伝子診断のメリット

てんかん症状を示す患者は少なくないが，どの対象者について遺伝子診断を行うべきか，あるいはどのような基準で遺伝子診断を行うべきであろうか．遺伝子診断を行うことのメリットは，診断が確定するということに尽きるが，診断が確定することによって，①予後予測が正確にできるということと，②家族計画の参考にすることができるというメリットがあげられる．

予後予測

先に述べた *PRRT2* は良性乳児けいれんの原因遺伝子であるが，良性乳児けいれんであることが遺伝子診断ではっきりとすれば，予後が良好のてんかんであることが明らかになる．それと将来，ジスキネジーが生じる可能性を予見することができるという診療上のメリットがある．

ただし，遺伝子診断は研究的な側面が常について回る．遺伝子診断が可能になって間もない時期においては，遺伝子変異のタイプと臨床症状との関連が十分に明らかになっていない場合

が多い．その場合，多くの症例における知見が蓄積されなければ，真の予後予測には応用できない．多くの知見が集積されるにつれ，当初考えられていた予後予測とは別の法則が明らかになり，解釈が変化していくこともありうることを理解しておく必要がある．

■家族計画

遺伝性疾患の原因が明らかになることのもう一つのメリットは，次の子どもにおける再発の可能性を正確に予測できることに尽きる．その疾患の原因遺伝子変異が明らかになれば，その診断によって，両親には異常がない突然変異によるものであるのか，あるいは常染色体劣性遺伝，またはX連鎖劣性遺伝によるものであるのか断定することができる．突然変異であることがはっきりと断定できれば，次の子どもにおける再発は，ほとんどないと言い切れる．しかし，常染色体劣性遺伝をとるタイプであり，両親がその保因者であるということになれば，次の子どもにおける再発率は1/4ということになる．X連鎖劣性遺伝であれば，生まれてくる男児の2人に1人は発症することになる．遺伝子の種類によってどういう遺伝性を示すかが決まっているので，遺伝子診断が得られれば，次の妊娠における再発の危険性を予測することが可能となる．

乳幼児てんかん脳症などの重篤な疾患の子どもを抱えた両親は，次の子どもにおける再発について真剣に悩むことになる．そのような場合は遺伝カウンセリングを前提とした遺伝子診断が適応となる．大田原症候群やWest症候群の一部では*STXBP1*や*CDKL5*の変異が原因となっていることがある．

インターネット上に公開されているヒトの遺伝病のデータベースであるOMIM（http://omim.org/）では，乳幼児てんかん脳症を原因遺伝子ごとに13種類に区分して記載している（❹）．*STXBP1*は9番染色体上にあり，優性遺伝形式を示し，事実上患者はすべて突然変異による．*CDKL5*はX染色体上にあり，Rett症候群のバリアントといわれるように多くは女児において変異が認められるが，男児においても認められる場合がある．基本的にすべて突然変異による．したがって，これらの遺伝子の突然変異であることが明らかになれば，次の子どもにおける再発を心配する必要はほとんどない．

一方，*SPTAN1*は常染色体劣性遺伝形式をとるので，両親が保因者であることが明らかになれば，次の子どもにおける再発率は1/4ということになる．しかし，筆者らのこれまでの解析では，*CDKL5*変異の頻度が最も高く，次いで*STXBP1*が続く．*SPTAN1*の変異は非常にまれであると考えられる．

❹に掲載されている*ARHGEF9*は，筆者らが精神発達遅滞＋てんかんの男児においてこの遺伝子領域の微細欠失を見いだし，他の同様の症状を示す男児でナンセンス変異を認めたことを受けてOMIMの記載が書き替えられた[6]．乳幼児てんかん脳症の原因になりうる遺伝子として，これ以外に*MEF2C*などが考えられる．

■遺伝子診断の手順

遺伝子診断では主治医の医学的興味よりも患

❹ OMIMによる乳幼児てんかん脳症の分類とその責任遺伝子

分類	遺伝子	OMIM番号	染色体座位
type 1	ARX	#308350	Xp21.3
type 2	CDKL5	#300672	Xp22.13
type 3	SLC25A22	#609304	11p15.5
type 4	STXBP1	#612164	9q34.11
type 5	SPTAN1	#613477	9q34.11
type 6	SCN1A	#607208	2q24.3
type 7	KCNQ2	#613720	20q13.33
type 8	ARHGEF9	#300607	Xq11.1-q11.2
type 9	PCDH19	#300088	Xq22.1
type 10	PNKP	#613402	19q13.33
type 11	SCN2A	#613721	2q24.3
type 12	PLCB1	#613722	20p12.3
type 13	SCN8A	#614558	12q13.13

2012.7現在のOMIM情報から

者家族の希望が優先されるべきであることはいうまでもないが，いかに患者家族が遺伝子診断を熱望していても，遺伝子診断は万能ではないので，実施したとしても必ず診断がつくとはいえない．解析に医学的な意味があると考えられない場合は，そのことを正しく伝える必要がある．では，実際に遺伝子診断を行う場合，どのような手順をふむ必要があるだろうか．

遺伝子解析といっても，その対応には大きく分けて2通りの場合がある．まず，遺伝子変異と疾患の発症との関係がすでに明らかな遺伝子を解析する場合である．この場合の解析は，あくまでも臨床における予後予測などが目的となるので，通常の染色体検査などのようにカルテレベルでの同意が得られれば実施してよいことになる．一方，解析しようとする遺伝子の機能がまだ明らかでない場合，これは研究目的ということになるので，施設内での倫理委員会の承認とそれに基づく同意が必要となる．詳細は日本医学会の遺伝学的検査ガイドライン（http://jams.med.or.jp/guideline/genetics-diagnosis.html）を参照されたい．

上記のような手順に従って遺伝子解析を行うとしても，実際によく抜け落ちることがある．それは両親検査の同意である．せっかく遺伝子診断を行って発端者の変異が同定できたとしても，その変異が突然変異であるのか，両親から伝わった変異であるのかを確認できなければ真に役に立つ情報とはならないことがある．発端者の解析に関して同意があっても，両親の一方が自分自身が解析対象となることを拒否することがあると，発端者の解析そのものがむだになってしまう．たとえ発端者の診断目的であっても，それを確定させるためには両親の解析を行わなければならないことを，発端者の解析を行う際に最初から告げ，あらかじめ同意をとっておくことが必要であり，事前の同意が得られない場合は，発端者の解析そのものを実施すべきではない．

これら一連の手続きは，遺伝子診断を実施するうえで必要なプロセスであり，必要に応じて臨床遺伝専門医と連携して行う必要がある．

遺伝子解析

チャネル遺伝子

てんかんの原因を考える場合，いわゆる症候性と特発性に分けて考えることができる．乳幼児てんかん脳症のように，重度の発達遅滞を伴う症候性てんかんは，*CDKL5* のように神経細胞における機能異常が原因になっている場合がある．その一方，特発性てんかんはてんかんを主な症状とし，精神発達遅滞などのてんかん以外の症状に乏しい．特発性てんかんの原因の多くは神経細胞におけるチャネルの異常であることがわかっている．

チャネル遺伝子は，1900年代後半からてんかんの原因遺伝子として，次々と発見された（❺）．このうち，*SCN1A* は遺伝子解析の重要性が高い遺伝子といえる．

遺伝子解析の手法

通常，疾患責任遺伝子を解析するには，対象となる遺伝子の配列に対して特異的なプライマーを設計し，そのプライマーを用いたPCR法で当該領域を増幅し，さらにSanger法といわれる反応を行ってキャピラリーシーケンサーで解析する．この場合，狙った領域のおよそ500bp程度の解析ができる．PCR法をベースにしているので，2つあるアレルのうちの一方が欠失しているとそのアレルは増幅できない（❻）．したがって，常染色体におけるエクソンレベルの欠失は確認できない．

後述するマイクロアレイ染色体検査では，数百kbの欠失を検出することは可能であるが，それ以下の微細な欠失は見逃される可能性がある．次世代シーケンサーでは塩基置換を鋭敏に検出できるが，小さな欠失や挿入を精度良く検

❺ てんかんの原因となるイオンチャネル遺伝子と OMIM 分類

遺伝子		染色体座位	OMIM 分類	OMIM 番号	発見年
アセチルコリン受容体	CHRNA4	20q13.33	nocturnal frontal lobe epilepsy type 1 (夜間前頭葉てんかん 1 型)	#600513	1995
	CHRNB2	1q21.3	nocturnal frontal lobe elipepsy type 3 (夜間前頭葉てんかん 3 型)	#605375	2000
	CHRNA2	8p21.2	nocturnal frontal lobe epilepsy type 4 (夜間前頭葉てんかん 4 型)	#610353	2006
カリウムチャネル	KCNQ2	20q13.33	early infantile epileptic encephalopathy type 7 (早期乳児てんかん性脳症 7 型)	#613720	1998
	KCNQ3	8q24.22	benign neonatal seizures type 2 (良性新生児発作 2 型)	#121201	1998
ナトリウムチャネル	SCN1A	2q24.3	Dravet syndrome (Dravet 症候群)	#607208	2000/(01)
			generalized epilepsy with febrile seizures plus type 2 (全般てんかん熱性けいれんプラス (GEFS +) 2 型)	#604403	
			familial febrile seizure type 3A (家族性熱性けいれん 3A 型)	#604403	
			familial hemiplegic migraine type 3 (家族性片麻痺性片頭痛 3 型)	#609634	
	SCN1B	19q13.12	generalized epilepsy with febrile seizures plus type 1 (全般てんかん熱性けいれんプラス (GEFS +) 1 型)	#604233	1998
	SCN2A	2q24.3	early infantile epileptic encephalopathy type 11 (早期乳児てんかん性脳症 11 型)	#613721	2001/02
			benign familial infantile seizures type 3 (良性家族性新生児発作 3 型)	#607745	
GABA 受容体	GABRA1	5q34	childhood absence epilepsy type 4 (小児欠神てんかん 4 型)	#611136	2002/06
			juvenile myoclonic epilepsy type 5 (若年ミオクロニーてんかん 5 型)		
	SCN9A	2q24.3	Dravet syndrome (Dravet 症候群)	#607208	2001
			generalized epilepsy with febrile seizures plus type 3 (全般てんかん熱性けいれんプラス (GEFS +) 3 型) familial febrile seizures type 8 (家族性熱性けいれん 8 型)	#611277	
			childhood absence epilepsy type 2 (小児欠神てんかん 2 型)	#607681	
	GABRD	1p36.33	idiopathic generalized epilepsy (特発性全般てんかん)	#613060	2004
			juvenile myoclonic epilepsy (若年ミオクロニーてんかん)		
			generalized epilepsy with febrile seizures plus type 5 (全般てんかん熱性けいれんプラス (GEFS +) 5 型)		
	GABRB3	15q12	childhood absence epilepsy type 5 (小児欠神てんかん 5 型)	#612269	2006
カルシウムチャネル	CLCN2	3q27.1	idiopathic generalized epilepsy (特発性全般てんかん)	#607628	2003
			juvenile absence epilepsy (若年欠神てんかん)		
			juvenile myoclonic epilepsy (若年ミオクロニーてんかん)		

❻ PCR 法アレルを増幅できない場合

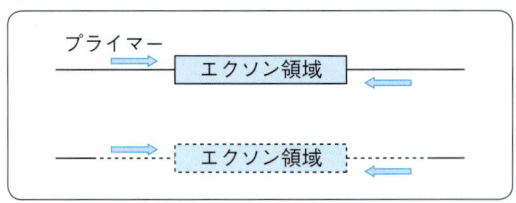

```
プライマー
    →  エクソン領域  ←
    ─────────────────────
    →  ┊エクソン領域┊  ←
    ─────────────────────
```
2本あるアレルのうち，欠失したアレルではプライマーがアニーリングしないため PCR がかからないので欠失の有無もわからない．

出することが難しい．現在のところ，常染色体上の遺伝子におけるエクソンレベルでの欠失を最も効率良く検出できるのは MLPA（multiplex ligation-dependent probe amplification）法である．

このように，単に遺伝子解析といっても，対象となる遺伝子やその変異のパターンによって，どの解析方法が適しているかが異なることを知っておく必要がある（❼）．

染色体異常と遺伝子異常

通常の染色体検査

現在，日本において健康保険の範囲で染色体検査を行う場合には，G バンド法が適応となる．G バンド法は染色された染色体を顕微鏡下で観察して行うので，おのずと解像度が限られている．したがって，G バンドレベルで見つかる異常は 21 トリソミーや 18 トリソミー，13 トリソミーなどの染色体の数の異常や 10Mb 以上の大きな構造異常や不均衡転座などに限られている．てんかん症状をきたしうる染色体異常症候群としては，1p36 欠失症候群や 4p- などの染色体端部欠失が知られているが，これらの染色体異常であっても，端部の微細な欠失の場合は通常の G バンドでは見落とされてしまう．この領域をターゲットとした FISH（fluorescence in situ hybridization）法でも見落としの可能性があることを理解しておく必要がある．

染色体異常は遺伝的か

たとえば，21 番染色体トリソミーは染色体不分離により突然生じるが，発症率は 100% である．21 トリソミーによる Down 症候群が遺伝的である理由は，21 トリソミーによる Down 症候群の患者が子どもをもうけた場合，理論的に 1/2 の確率で 21 トリソミーの子どもが生まれるからである．マイクロアレイ染色体検査など，微細なゲノム領域を調べることが可能となった現在，染色体異常と遺伝子異常の境界は限りなく曖昧になってきている．

マイクロアレイ染色体検査

マイクロアレイ染色体検査の適応

通常の染色体検査でも異常が認められない原

❼ ヒトの染色体や遺伝子の解析方法とその適応

	解析方法	解析領域	解像度	保険適用
細胞遺伝学的検査	G バンド法	網羅的	10Mb 以上	○
	FISH 法	決まった領域のみ	数百 kb でも可能	○
	M-FISH（SKY）法	染色体間の転座のみ	数 Mb 以上	○
分子生物学的検査	PCR-direct sequence 法	決まった領域のみ	塩基配列レベル	×（一部適応）
	MLPA 法	決まった領域のみ	遺伝子のエクソン単位も可能	×
	マイクロアレイ染色体検査	網羅的	数百 kb 以上	×
	次世代シーケンサー	網羅的	塩基配列レベル	×

○：適用あり，×：適用なし．

❽ 原因不明の難治てんかん患者のマイクロアレイ染色体検査の結果

因不明の精神発達遅滞を伴うてんかん患者においては，マイクロアレイ染色体検査の適応となる．ただし，欧米ではすでにマイクロアレイ染色体検査が通常の染色体検査より優先される位置づけとなっている．

ここで使用するマイクロアレイとは，ヒトのゲノム配列に対して特異的なプローブを全ゲノム上に均等になるように設計してスライドグラス上に整然と貼り付けたもののことである．通常のGバンドといわれる染色体検査では，染色体の縞模様を見比べて構造異常がないかどうかを視覚的に調べる方法であるのに対して，マイクロアレイの場合，染色体上のゲノムコピー数を定量的に解析しており，あくまでも染色体検査であり，疾患関連遺伝子の塩基対の置換は同定することができない．

てんかん脳症患者においてマイクロアレイ染色体検査を実施すると，X染色体上の*CDKL5*を含む領域の欠失を示す患者が多く認められる．難治てんかんと顔貌異常を示す例などを検索すると，2番染色体にある*SCN1A*領域の欠失例や，逆にその領域が重複した例などが見いだされる場合がある．このような例はPCR-direct sequence法では明らかにすることができない（❽）．

では，どのような例がマイクロアレイ染色体検査の対象となるのであろうか．❾にそのアルゴリズムを示す．臨床症状からある程度疾患が絞り込めるようなら，臨床症状からありうる遺伝子や染色体などをターゲットに解析を行うべきである．臨床症状からは既知のどの疾患にあてはまるか見当がつかない場合や，候補となる解析を行っても診断がつかないような場合には，マイクロアレイ染色体検査が適応となる．原因不明の精神発達遅滞やてんかんの患者を対象にした場合，疾患の原因につながる変異が見つかる確率は約17%程度である．

マイクロアレイ染色体検査の実際

原因不明の難治てんかん患者で認められたマイクロアレイ染色体検査結果の例を提示する．❽の左には2番染色体の全体の結果を示したが，q24の領域に部分重複が認められる（log2 ratioが+0.5を示している）．この部分を左に拡大して示すが，この重複領域にはDravet症候群の原因遺伝子である*SCN1A*が含まれており（赤丸），この領域が重複することによっても難治てんかんを発症することが示された[7]．このような微細な染色体重複は，通常の染色体検査では同定が困難であり，*SCN1A*遺伝子の塩基配列を調べても見つけることはできない．

❾ マイクロアレイ染色体検査の適応アルゴリズム

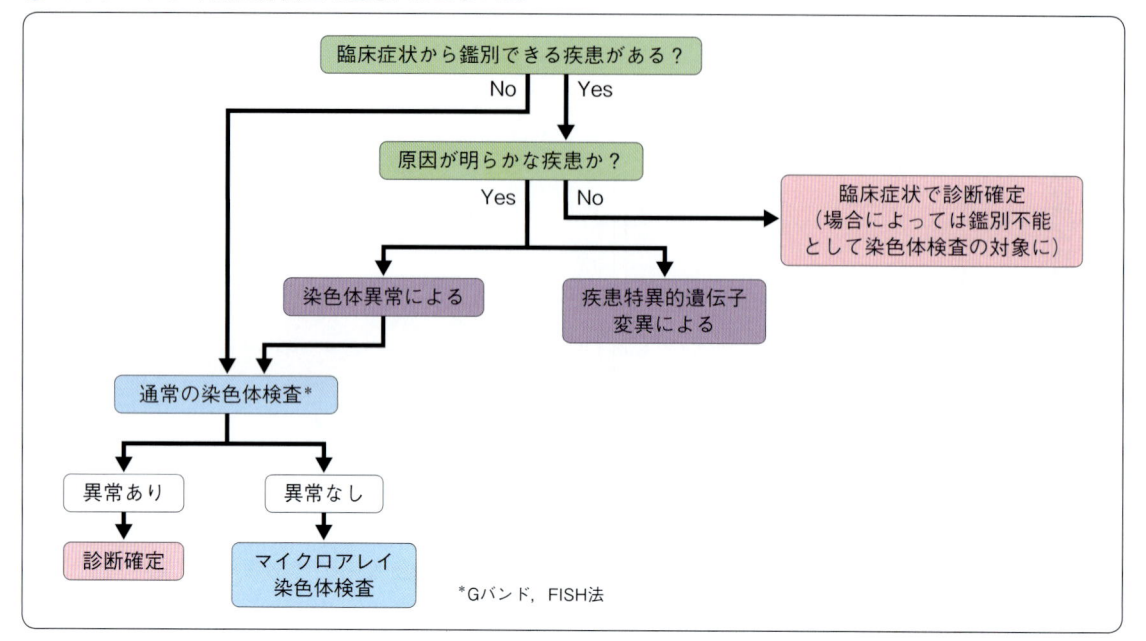

```
                臨床症状から鑑別できる疾患がある？
                    No            Yes
                                   ↓
                         原因が明らかな疾患か？
                           Yes          No      →   臨床症状で診断確定
                            ↓            ↓            （場合によっては鑑別不能
                       染色体異常による  疾患特異的遺伝子       として染色体検査の対象に）
                                       変異による
                            ↓
                       通常の染色体検査*
                        ↓         ↓
                    異常あり    異常なし
                       ↓          ↓
                    診断確定   マイクロアレイ
                              染色体検査
                                         *Gバンド，FISH法
```

責任遺伝子の同定方法

　これまでに，てんかんに関連する多くの遺伝子が発見されてきた．疾患に関連する遺伝子を明らかにする手法の進歩に伴って，対象となる疾患が変化してきたため，発見された遺伝子はその時代を反映しているといえる．

　1900年代からさかんに行われてきた連鎖解析という手法は，家系発症する疾患において，家系の構成員のサンプルを収集する必要があることから，家系内で代々疾患を受け継いでいる疾患が格好の対象となった．この場合，先の原則でいえば，子孫を残すという行為に影響を与えるような重要な遺伝子の変異は家系内で代々継承されることはないため，たとえてんかん症状があっても，社会生活上問題が生じない程度の症状を示すてんかんの原因遺伝子である．先に述べたように，多くはチャネル遺伝子であり，一過性のてんかん症状を示すが，知的な障害はないかあっても軽い．最初に見つかったのがチャネル遺伝子であったので，ヒトの神経細胞において発現しているチャネル遺伝子が次々とターゲット候補として解析され，多くのチャネル遺伝子がさまざまなてんかん症状と関連していることが明らかになってきた．

　2005年ごろから急速に普及したマイクロアレイ染色体検査では，微細な染色体異常を網羅的に解析することが可能である．この方法により，てんかん患者において多くの微細染色体異常がかかわっていることが明らかにされてきた．そして，いくつかの染色体領域においては反復して異常が認められ，その領域に存在する遺伝子のなかで，真にてんかん症状とかかわっている遺伝子がどれであるかが同定されてきた．

　2012年現在，まったく新しい次世代シーケンサーという解析機器が普及してきている．この解析機器を用いると，ヒトのゲノムを短期間で超大量に解析することが可能である．従来の方法では，候補遺伝子に対してPCRプライマーをデザインし，1つずつ丹念に解析する以外に方法がなかった．しかし，次世代シーケンサーを用いると，プライマーを作成することなく，網羅的に大量の塩基配列を解析することができるだけではなく，ヒトの遺伝子のエクソン

❿ 遺伝子診断が実用的と考えられるてんかんの責任遺伝子と主な表現型

遺伝子名	染色体座位	遺伝形式	主な症状	その他
ARX	Xp21.3	X連鎖劣性遺伝形式（母親が保因者の可能性あり）	機能喪失型変異は男児において大脳皮質形成障害と難治てんかん，性腺低形成を示す．ポリアラニン伸長変異は脳形成障害を伴わない乳児期早期に発症するてんかん脳症や精神発達遅滞だけを示す場合がある	基本的に男児のみ
STXBP1	9q34.11	常染色体優性遺伝形式（ほぼ突然変異）	大田原症候群やWest症候群などの乳児てんかん脳症を示す．乳児てんかん脳症を示す患者のうち，CDKL5変異に続いて多い．重度の精神発達遅滞を示す	
SPTAN1	9q34.11	常染色体劣性遺伝形式	乳児てんかん脳症を示す．まれである	
CDKL5	Xp22.13	X連鎖もほぼ突然変異であり，男女比＝1：3	乳児期発症難治てんかん患者において多く変異が認められる．重度の精神発達遅滞を示し，自閉的	遺伝子変異が認められない場合は欠失の可能性もあり，マイクロアレイの適応となる
MEF2C	5q14.3	常染色体優性遺伝形式（ほぼ突然変異）	常同運動などの自閉的症状を伴う重度の精神発達遅滞を示し，早期発症難治てんかんを示す患者においてこの遺伝子領域の欠失ないし変異が認められる	（マイクロアレイの適応）
SCN1A	2q24.3	常染色体優性遺伝形式（突然変異もある）	Dravet症候群，GEFS＋，熱性けいれんなど幅広い症状を示す．Dravet症候群において遺伝子診断の適応がある	この遺伝子領域の染色体微細欠失や重複も難治てんかんの原因となりうるため，マイクロアレイの適応となる
KCNQ2	20q13.33	常染色体優性遺伝形式	主に良性家族性新生児けいれんの原因と考えられていたが，大田原症候群においても原因としてかかわっていることが明らかになった	
PCDH19	Xq22.1	X連鎖優性（男性は発症しない）	女性に限定されるてんかんと精神遅滞．てんかん症状はDravet症候群に類似している	基本的に女性のみ
PRRT2	16p11.2	常染色体優性遺伝形式	乳児良性部分てんかんの大部分の原因となる．遅発性の発作性運動誘発性ジスキネジーを合併する場合もある	孤発例もある

とよばれる翻訳領域のすべてを対象とするような網羅的な解析（エクソーム解析）が可能となった．そのため，まったく予測できない遺伝子を見いだすことも可能である．

2012年，他の候補遺伝子を調べても診断がつかない原因不明の大田原症候群患者に関してエクソーム解析を行ったところ，従来，乳幼児良性部分てんかんの原因遺伝子として知られていたKCNQ2の突然変異が認められたと報告された[8]．つまり，KCNQ2の臨床症状は良性てんかんから重度のてんかん脳症まで，非常に幅が広いということが初めて明らかになったのである．

このように，現在もてんかんに関連する遺伝子が次々と発見されつつあり，従来の常識が時代とともに塗り替えられている．遺伝子診断が現時点で実用的であると考えられる遺伝子について❿にまとめた．常に最新の情報にふれておきたいものである．

Conclusion

❶ 特発性てんかんの大部分は遺伝的要因に関係している．
❷ 常染色体優性遺伝を示す遺伝子の突然変異は，浸透率が高く症状も重いのに対して，家族性に遺伝している場合は浸透率が低く症状も軽い傾向がある．
❸ 遺伝子診断には，疾患の予後を知る目的と，その後の家族計画を目的とする場合がある．
❹ てんかんに関連する遺伝子は多岐にわたるので，解析する必要性をよく検討し，対象もよく吟味する必要がある．
❺ 症状からは疾患の原因が予測できない場合，マイクロアレイ染色体検査の適応がある．

■文献

1) Heron SE, et al. PRRT2 mutations cause benign familial infantile epilepsy and infantile convulsions with choreoathetosis syndrome. Am J Hum Genet 2012 ; 90 : 152-60.
2) Escayg A, et al. Mutations of SCN1A, encoding a neuronal sodium channel, in two families with GEFS+2. Nat Genet 2000 ; 24 : 343-5.
3) Dibbens LM, et al. X-linked protocadherin 19 mutations cause female-limited epilepsy and cognitive impairment. Nat Genet 2008 ; 40 : 776-81.
4) Liang JS, et al. CDKL5 alterations lead to early epileptic encephalopathy in both genders. Epilepsia 2011 ; 52 : 1835-42.
5) Vissers LE, et al. A de novo paradigm for mental retardation. Nat Genet 2010 ; 42 : 1109-12.
6) Shimojima K, et al. Loss-of-function mutation of collybistin is responsible for X-linked mental retardation associated with epilepsy. J Hum Genet 2011 ; 56 : 561-5.
7) Okumura A, et al. Refractory neonatal epilepsy with a de novo duplication of chromosome 2q24.2q24.3. Epilepsia 2011 ; 52 : e66-9.
8) Saitsu H, et al. Whole exome sequencing identifies KCNQ2 mutations in Ohtahara syndrome. Ann Neurol 2012 ; 72 : 298-300.

（山本俊至）

14 代謝疾患

てんかんの基礎疾患として，代謝疾患の存在を忘れることはできない．その最大の理由は，代謝疾患には治療可能な疾患が含まれているからである．抗てんかん薬の使用によりけいれんが抑制されることで，基礎疾患としての代謝疾患の発見が遅れることを時に経験する．安易なてんかんの診断は厳に慎まなければならない．てんかんの診断にあたっては，代謝疾患の存在を否定することを必ず行わなければならない．

❶ けいれん発作のときに行う代謝スクリーニング

検査項目	目的の代謝異常
電解質（Na, K, Cl）	低Na血症，高Na血症
Ca	低Ca血症
血糖	低血糖
血液ガス	代謝性アシドーシス
アンモニア	高アンモニア血症

けいれん初期診断のときの代謝検査

Key Points🗝

- けいれんを診たら血糖・血液ガス・アンモニアの測定を！
- 代謝の検査値は変動するため，疑わしいときは再検
- シックデイが検査のチャンス

初めてのけいれんのときには，基本的な代謝スクリーニングを必ず行う．❶に，スクリーニングとしての代謝検査を示した．電解質，Ca，血糖，血液ガス，アンモニアは年齢を問わず必ず実施すべきである．可能であれば乳酸も加えたい．

けいれん発作後の検査結果解釈の注意

採血の結果は，基礎疾患だけでなく，全身状態やけいれん発作自体による影響を受ける．そのため，結果の解釈は総合的に行わなければならない．

けいれん発作が長時間に及ぶと，二次的な呼吸障害や低酸素血症などの影響を受けるため，血液ガスはしばしば異常値を示す．このような状況での正確な判断は難しいので，経過を追った採血が重要である．また，けいれん後は生体反応のために，白血球数や血糖は上昇する．けいれん後でも基準値にとどまることが，基礎疾患を指し示している可能性を忘れてはならな

Words of wisdom

てんかんと代謝疾患

❶ てんかんは最終診断名ではない．必ず基礎疾患を考える．
❷ てんかんの基礎疾患として，代謝疾患をいつも考慮する．
❸ 代謝疾患は適切なタイミングで適切な検査を行わなければ見逃される．
❹ 乳児期を過ぎても代謝疾患の存在を忘れない．

一般的には，疾患としての代謝異常では値が大きく異常値となり，基準値を外れた程度では原因とはいえない．全身状態やけいれんの影響でたまたま代謝スクリーニング検査が異常になることもあるので，常に総合的な判断を行う必要がある．

検査結果が異常なときの鑑別診断の進め方

低 Na 血症，高 Na 血症

血清 Na が 120 mEq/L 未満ではけいれんの原因となりうる．低 Na 血症の原因を考える場合，病態の理解が重要である．つまり，循環血液量が減少しているか，変わらないか，もしくは増加しているかである．減少している場合は脱水，不変は ADH 分泌異常症候群（syndrome of inappropriate secretion of antidiuretic hormone：SIADH），増加は浮腫に相当する．

中枢神経疾患では SIADH と中枢性塩類喪失症候群（cerebral salt wasting syndrome：CSWS）とがしばしば鑑別の対象となる[1]．どちらも低 Na 血症となるが，治療方法が異なるので鑑別は重要である．SIADH では循環血液量は不変であるが，CSWS では減少している点が最も重要な鑑別点となる（❷）．

高 Na 血症は多くは高張性脱水に伴ってみられる．細胞内脱水のために神経症状を示しやすい．尿崩症や本態性高 Na 血症が鑑別診断となる．

低 Ca 血症

最も重要なけいれんの鑑別診断の一つである．血清 Ca は血清タンパクの影響を受けるので，見かけの低 Ca 血症に注意する．

補正 Ca 濃度（mg/dL）は血清 Ca 濃度（mg/dL）－血清アルブミン濃度（g/L）＋4.0 がよく用いられる．イオン化 Ca では，4.0 mg/dL 未満が低 Ca 血症となる．

けいれん以外に易刺激性，振戦やテタニーを伴うが，とくに乳児期には非特異的であり，けいれんのみで気づかれる場合も多い．ビタミン D 欠乏症，副甲状腺機能低下症，偽性副甲状腺機能低下症が主要な鑑別診断である（❸）．過剰な食事制限などの存在に気をつける．血清 P，アルカリホスファターゼ，副甲状腺ホルモン（PTH）の測定を行うことでおおむね鑑別ができる．

低血糖

低血糖は低 Ca 血症と並び最も重要なけいれんの鑑別診断の一つである．とくに乳児期のけいれんの原因として見逃されやすい．また，けいれん後は一般的に血糖値が上昇する．けいれん後にもかかわらず血糖値の上昇が軽微な場合も，注意が必要であり，再検すべきである．

明らかな背景因子が存在せず，病的な低血糖は食事と発症のタイミングから分けると考えやすい（❹）．食後時間と関係なく発症する場合は高インスリン血症を第一に考える．食後 4〜16 時間の発症はグリコーゲン分解異常としての肝型糖原病が疑われる．食後 16 時間以降では糖新生系の異常としてのさまざまな先天代謝異常が鑑別疾患となる．

❷ 低 Na 血症の鑑別診断

病態	循環血液量	尿中 Na 濃度
低張性脱水	↓	↑
SIADH	→	↑
CSWS	↓	↑
浮腫	↑	↑ or ↓

❸ 低 Ca 血症の鑑別診断

疾患	血清 P	ALP	PTH
ビタミン D 欠乏症	↓	↑	↑
副甲状腺機能低下症	↑	→	↓
偽性副甲状腺機能低下症	↑	→	↑

❹ 低血糖の鑑別診断

発症のタイミング	疾患
食事と関係なし	高インスリン血症 内分泌疾患 　汎下垂体機能低下症 　副腎皮質機能低下症
食後4〜16時間	肝型糖原病
食後16時間以降	糖新生異常 　フルクトース-1,6-ビスホスファターゼ欠損症 　ピルビン酸カルボキシラーゼ欠損症 　その他 脂肪酸代謝異常症 　脂肪酸β酸化異常症 　カルニチン代謝異常 　ミトコンドリア病 　ケトン体代謝異常症 　その他

❺ 代謝性アシドーシスの鑑別に重要な検査

検査	鑑別に重要な疾患
乳酸	先天性高乳酸血症,ミトコンドリア病
血糖	糖尿病,脂肪酸代謝異常
アンモニア	尿素回路異常,有機酸代謝異常
ケトン体分画 (＋遊離脂肪酸)	有機酸代謝異常,ケトン体利用障害

　このような疾患を鑑別するためのポイントは,高インスリン血症かどうかが基本である.インスリン濃度は血糖値により変動するために,必ず血糖との同時採血が必要である.さらに,血中ケトン体分画も測定する.高インスリン血症では低血糖にもかかわらずケトン体産生が起こらないことも特徴である.しかし,ケトン体産生障害は時に例外があるため,確定診断に用いることはできない.

　高インスリン血症が否定的な場合は,❹に示した他の疾患の鑑別を進める.これらの疾患の診断には,血中の乳酸,ピルビン酸,アンモニア,カルニチン,血清アシルカルニチン分画測定による先天代謝異常の鑑別や,成長ホルモン,副腎皮質ホルモン,甲状腺ホルモン測定による内分泌疾患の鑑別を系統的に行う.

　血中では低血糖を示さないが,髄液糖のみが低値を示す疾患として,グルコーストランスポーター異常の一つであるGlut1欠損症が知られている[2].Glut1欠損症では,中枢神経のトランスポーターの異常のために,髄液の糖は低下するが,血糖値は正常である.Glut1欠損症はケトン食療法が有効なので,原因不明の精神遅滞,失調,不随意運動とてんかんが合併する場合の鑑別診断として覚えておく価値がある.

代謝性アシドーシス

　代謝性アシドーシスは,多くの先天代謝異常が疑われるきっかけとなる重要な所見である.しかし,けいれん後は二次的な代謝性アシドーシスが生じるために,経過を追って確認することが必要である.

■ 乳酸性アシドーシス

　代謝性アシドーシスの鑑別は,乳酸性アシドーシスかそれ以外かを第一に考える.乳酸値はしばしば上昇するが,乳酸値でアシドーシスの程度を説明できるかどうかを評価する.そのためには,乳酸値をモル単位で考えるとよい(mM＝mg/dL×0.11).50 mg/dLの高乳酸血症ではBE(base excess)を5.5低下させる.

■ ケトアシドーシス

　次に,ケトーシスを評価する.ケトーシスの評価には,尿ケトンがスクリーニングとして用いられるが,できるだけ血中のケトン体分画(アセト酢酸,3-ヒドロキシ酪酸)と遊離脂肪酸を測定したい.ケトアシドーシスは飢餓や発熱などの異化亢進でも出現するが,高度のケトーシスの場合には,有機酸代謝異常やケトン体利用障害などの先天代謝異常の存在を考慮する(❺).脂肪酸酸化異常では,本来ケトーシスが強いはずの低血糖などで,ケトーシスの程度が低いことが特徴である.

■ 有機酸の蓄積

　代謝性アシドーシスが存在し,その原因が乳酸アシドーシスで説明できず,さらに通常のケトーシスの程度を超えている場合もしくはケトーシスを欠いている場合には,有機酸などの蓄積が存在する可能性を考慮する.この場合に

は，尿中有機酸分析と血中アシルカルニチン分析（血中タンデムマス分析）により蓄積している酸の解析が可能であり，診断に結びつく[3]．

シックデイ

先天代謝異常では，異化が亢進して状態が悪化したとき（シックデイ）にしか，特徴的な代謝異常をとらえることができないこともあるので，シックデイのときの検体の保存（尿の凍結と濾紙血の保存）が診断の手がかりとなる．血中タンデムマス分析は近年，新生児代謝異常のスクリーニングとして普及が進んでいる．乾燥濾紙血で測定が可能であるので，シックデイの濾紙血と凍結尿を保存する習慣をつけたい．

その他に調べる検査は血糖とアンモニアである（❺）．血糖は糖尿病性ケトアシドーシスの診断に必須である．さらに，多くの先天代謝異常では発作時に低血糖を示す．小児では脂肪酸β酸化→ケトン体産生系が血糖維持に重要であることに関係している．そのため，これらの経路に障害がある場合は，低血糖が持続する状態のとき（シックデイ）に十分な代償が行われず，症状が顕在化するからである．高アンモニア血症は尿素回路異常のみでなく，有機酸血症でも高値を示す．

高アンモニア血症

高アンモニア血症では特異的な治療法を，すみやかに開始しなければならない．そのための第一歩はアンモニアの測定である．けいれんの鑑別として忘れてはならない．

新生児期では339μg/dL（200μmol/L）以上，乳児期以降は170μg/dL（100μmol/L）以上が高アンモニア血症の基準とされている．アンモニアは採血や測定方法により高値をとりやすいので，測定誤差の存在を意識する必要があり，疑義のあるときは再検する．500μg/dL以上が持続する著しい高アンモニア血症では，初期治療により予後が左右されるため，血液浄化療法が可能な専門施設での治療を考慮する．

高アンモニア血症の原因を❻に示す．尿素回

❻ 高アンモニア血症の主な原因

原因病態	代表的疾患
尿素回路異常症	OTC欠損症，CPSⅠ欠損症
有機酸代謝異常	メチルマロン酸血症，プロピオン酸血症
肝障害	重症肝炎，肝線維症
門脈大循環シャント	先天性門脈大循環シャント，肝硬変
ミトコンドリア障害	ミトコンドリア病，Reye症候群

OTC：オルニチントランスカルバミラーゼ
CPSⅠ：カルバモイルリン酸シンテターゼⅠ

路異常症の頻度が高く，最も重要な代謝異常である．尿素回路異常症では原理的には代謝性アシドーシスは伴わない．しかし，実際には全身状態が悪い場合にはしばしば代謝性アシドーシスを伴い，単純には鑑別できない．有機酸代謝異常でも高アンモニア血症を示し，代謝性アシドーシスと高アンモニア血症の合併では有機酸血症を考慮する．肝障害，門脈大循環シャントやミトコンドリア障害でもアンモニアの値は上昇する．ミトコンドリア障害は，ミトコンドリア病やReye症候群のような急性脳症だけでなく，さまざまな病態で二次的に起こるため，しばしば高アンモニア血症の原因となる．しかし，これらの病態ではアンモニアのみが著しく高値となることはない．

高アンモニア血症のときには，血中アミノ酸分析，尿中有機酸分析，尿中アミノ酸分析，アシルカルニチン分析（タンデムマス分析）が鑑別に必要である．尿素回路異常症の診断と治療には血中アミノ酸の結果が決定的なので，血中アミノ酸分析を優先して実施する．尿素回路異常症ではBUNが低く，全身状態の割に上昇しない．BUNはどこででも実施できる検査であるので，アミノ酸分析の結果が届くまでに，診断のめどをつける意味で重要である．

高アンモニア血症は新生児や乳児期の発症が多いが，すべての年齢で発症する可能性があるので，年齢を問わず，アンモニアの採血は重要である．成人発症2型シトルリン血症（シトリン欠損症）では，20歳以降（10代でも発症す

Conclusion

❶ てんかんの基礎疾患として，代謝疾患の鑑別を常に意識することが大切である．
❷ 新生児・乳児期はもとより，すべての年齢で代謝疾患の存在を忘れない．
❸ 代謝疾患の検査値は変動しやすいので，経過を追った検査が診断には重要である．
❹ シックデイに診断的価値の高い検査結果が得られやすいので，凍結尿や濾紙血の保存を行う習慣をつけておきたい．

る）に高アンモニア血症が出現し，てんかんや異常行動などが初発症状となる[4]．新生児期に新生児肝炎（neonatal intrahepatic cholestasis caused by citrin deficiency：NICCD）を伴うことがあり，注目されている．

■ 文献

1) Rivkees SA. Differentiating appropriate antidiuretic hormone secretion, inappropriate antidiuretic hormone secretion and cerebral salt wasting : the common, uncommon, and misnamed. Curr Opin Pediatr 2008 ; 20 : 448-52.
2) Brockmann K. The expanding phenotype of GLUT1-deficiency syndrome. Brain Dev 2009 ; 31 : 545-52.
3) 山口清次編著．有機酸代謝異常ガイドブック．東京：診断と治療社；2011．
4) 小林圭子ほか．シトリン欠損症．日児誌 2006 ; 110 : 1047-59.

（齋藤伸治）

15 神経心理学的検査

てんかん患者の認知機能

　てんかん患者の認知機能は，てんかんの原因疾患による脳障害，てんかん発作，脳波のてんかん性異常，抗てんかん薬などに影響される．患者の病態を把握し包括的なてんかん診療を行うためには，てんかん発作のみに注目するのでは不十分であり，認知機能の評価も重要になる．また，てんかん外科においては，手術前後の認知機能の詳細な評価が必要である．

　認知機能を評価するための神経心理学的検査は数多く存在するが，総合的な能力を評価するための発達検査・知能検査と，種々の脳部位に関連したより特異的な能力を評価するための検査に大きく分けられる．

　本項では，主に岡山大学病院小児神経科で行われている子どもを対象にした検査について述べる．

発達検査・知能検査

Key Points
- 子どもの総合的な能力は，発達検査や知能検査で大まかに評価可能
- 乳幼児では主に発達検査，協力が得られる年長児では知能検査を選択
- 知能を種々の観点から細かく評価したい場合，ウェクスラー系知能検査を行うことが多い

　子どもの発達を総合的に評価する検査には，運動発達と知能発達が明確に分離できない乳幼児の機能的発達をとらえる発達検査と，より年長児の知能を評価する知能検査がある．検査にはさまざまな種類があるが，どの検査を実施するかは，子どもの年齢や状態，発達レベルに合わせて選択する必要がある．

発達検査

　❶に主な発達検査を示す．本項では，遠城寺式乳幼児分析的発達検査と新版K式発達検査2001について説明する．

Words of wisdom

てんかんと神経心理学的評価

❶ てんかんは包括的診療を行う必要があり，発作だけではなく認知機能にも注意する．
❷ まず総合的な認知能力を発達・知能検査で把握する．
❸ より特異的な能力をみる検査は，てんかんの臨床像や発作焦点の推定位置に応じて選ぶ．
❹ てんかん外科では，手術前後の認知機能の詳細な評価がきわめて重要である．
❺ 神経心理の専門家（医師，臨床心理士）との連携が大切である．

❶ 主な発達検査

発達検査	適用年齢	形式	所要時間（分）	評価項目
遠城寺式乳幼児分析的発達診断検査	0〜4歳7か月	対面	20	移動運動，手の運動，基本的習慣，対人関係，発語，言語理解
新版K式発達検査2001	新生児〜成人	対面	60	姿勢・運動，認知・適応，言語・社会
津守・稲毛式乳幼児精神発達診断	0〜7歳	質問紙	30	運動，探索・操作，社会，生活習慣，理解・言語
KIDS乳幼児発達スケール	0歳1か月〜6歳11か月	質問紙	15	運動，操作，理解言語，表出言語，概念，対子ども社会性，対成人社会性，しつけ，食事

❷ 主な知能検査

知能検査	適用年齢	所要時間（分）	評価
田中ビネーV	2歳〜成人	60	全IQ，精神年齢
WPPSI	3歳10か月〜7歳1か月	60	全IQ，言語性IQ，動作性IQ
WISC-Ⅲ	5歳0か月〜16歳11か月	90	全IQ，言語性IQ，動作性IQ　言語理解，知覚統合，注意記憶，処理速度
WISC-Ⅳ	5歳0か月〜16歳11か月	90〜120	全IQ，言語理解，知覚推理，ワーキングメモリー，処理速度
K-ABC	2歳6か月〜12歳11か月	30〜60	認知処理過程尺度（継次処理尺度，同時処理尺度）習得度尺度
グッドイナフ人物画知能検査（Draw a Man Test：DAM）	3〜9歳	5	IQ，精神年齢
コース立方体組み合わせテスト	6歳〜成人	20〜30	IQ，精神年齢

■ 遠城寺式乳幼児分析的発達検査[1]

　検査は移動運動，手の運動，基本的習慣，対人関係，発語，言語理解の6つの領域から成る．実際に検査者が対象児に検査を実施することが望ましいが，一部は養育者から聴取する．同一検査用紙を何回も使用でき，前回の検査から今回までにどの程度発達したのかを容易に知ることができる．領域ごとに発達年齢（developmental age：DA）が算出できる．また，発達指数（DQ）＝発達年齢（DA）/生活年齢（CA）×100で示される．

■ 新版K式発達検査2001[2]

　検査は，姿勢・運動領域（postural-motor area：P-M），認知・適応領域（cognitive-adaptive area：C-A），言語・社会領域（language-social area：L-S）の3領域に大別される．0か月相当から成人まで延べ328項目の検査項目が含まれている．質問紙法ではなく，検査者が対象児に直接検査を実施する．各項目は，その通過率が設定された年齢で標準化集団の50％になるように配置されている．各領域や全領域の発達年齢（DA），発達指数（DQ）が算出できる．

知能検査

　❷に主な知能検査を示す．ここでは，ウェクスラー系知能検査と田中ビネー知能検査Vについて説明する．

　Wechslerが開発した知能検査には，主に幼児を対象にしたWPPSI（Wechsler Preschool and Primary Scale of Intelligence）と子ども向けのWISC，成人向けのWAIS（Wechsler Adult Intelligence Scale）がある．WISCはWISC-Ⅲが1998年に発行されたが，そのWISC-Ⅲの改訂版であるWISC-Ⅳが2010年に発行された．

■ WISC-Ⅲ（Wechsler Intelligence Scale for Children-Third Edition）[3]

WISC-Ⅲは言語性検査と動作性検査の2領域に大別され，言語性検査は6つの検査（5つの基本検査＋1つの補助検査），動作性は7つの検査（5つの基本検査＋2つの補助検査）から成る．言語性下位検査から言語性IQ（verbal IQ：VIQ），動作性下位検査から動作性IQ（performance IQ：PIQ），全下位検査から全検査IQ（full scale IQ：FIQ）がそれぞれ算出される．さらに言語理解（verbal comprehension：VC），知覚統合（perceptual organization：PO），注意記憶（freedom from distractibility：FD），処理速度（processing speed：PS）の4種類の群指数（index scores）を得ることができる．

■ WISC-Ⅳ[4]（Wechsler Intelligence Scale for Children-Fourth Edition）

WISC-Ⅳは言語理解，知覚推理，ワーキングメモリー，処理速度の4つの指標に分かれ，15個の下位検査で構成される．このうち10個の下位検査はWISC-Ⅲから引き継いだものである．5つの合成得点（全検査IQと4つの指標得点）が算出される．

言語理解指標（verbal comprehension index：VCI）：『類似』『単語』『理解』『知識』『語の推理』で構成される．推理，理解，概念化を用いる言語能力を評価する．

知覚推理指標（Perceptual Reasoning Index：PRI）：『積木模様』『絵の概念』『行列推理』『絵の完成』で構成される．知覚推理，知覚統合を評価する．

ワーキングメモリー指標（working memory index：WMI）：『数唱』『語音整列』『算数』で構成される．注意，集中，ワーキングメモリーを評価する．

処理速度指標（processing speed index：PSI）：『符号』『記号探し』『絵の抹消』で構成される．認知処理，描写処理の速度を評価する．

ウェクスラー系知能検査は偏差IQを使用しており，同一年齢集団の平均を100，1標準偏差15になるようにつくられている．つまり，全体の約2/3が85〜115（それぞれの平均より±1標準偏差）の間にある．そして，95%が70〜130（平均から±2標準偏差）の間にある．

WISC-Ⅲは3種類のIQと4つの群指数が，WISC-Ⅳでは5種類の指標の合成得点がそれぞれ偏差IQで表される．これら各偏差IQ間の差が10〜14点以上みられた場合（年齢や指標によって有意差の基準は異なる），個人内の能力に有意なディスクレパンシーがあるとみなされる．なお，ウェクスラー系知能検査はIQ 40〜160を外れると算出不能となるため，中〜重度の精神遅滞の評価には適さない．

■ 田中ビネー知能検査Ⅴ[5]

2〜13歳までの被検者では精神年齢（mental age：MA）が算出され，精神年齢を生活年齢と比較することにより知能の発達レベルが算出される．

IQ＝精神年齢(MA)／生活年齢(CA)×100

田中ビネーⅤは結果がプロフィール形式で表示されないため，能力間の差をみたい場合は適さない．

他の神経心理学的検査

Key Points

- 脳の局在に関連した特定の認知機能を評価する
- てんかんの臨床像や発作焦点の推定位置に合わせて，適切な検査を選択する

発達検査および知能検査から，患者の全体的な能力を大まかにとらえたり，能力の偏りをある程度評価したりすることは可能である．一方で，特定の認知機能を詳細に評価するには発達検査や知能検査のみでは不十分である．そのため，他の検査を併用して実施する必要がある（❸）．

❸ その他の認知機能検査

カテゴリー	検査名称	主な評価機能
言語	絵画語彙発達検査（PVT-R）	言語発達
	ITPA 言語学習能力診断検査	言語学習能力
視覚	ベントン視覚記銘検査	視覚記憶，視覚認知，視覚構成
	フロスティッグ視知覚発達検査	視覚認知，視覚運動協応
記憶	レイ-オスターリース複雑図形	視空間構成能力，視空間記憶，プランニング
	ベントン視覚記銘検査	視覚記憶，視覚認知，視覚構成
前頭葉機能	ウィスコンシンカード分類検査	概念の形成と転換，ワーキングメモリー
	レイ-オスターリース複雑図形	視空間構成能力，視空間記憶，プランニング
	トレイルメイキング検査	視覚探索，注意やセットの切り替えの柔軟性
	ストループ検査	選択的注意，反応抑制
	連続遂行検査（CPT）	注意の持続，衝動性の抑制
	語流暢性検査（Word fluency test）	流暢性

　てんかん患者の臨床像や発作焦点の推定位置から，適切な検査を選択する必要がある．たとえば，前頭葉てんかんでは言語検査や前頭葉機能検査が重要であり，内側側頭葉てんかんでは記憶検査や言語検査が重要である．

言語検査

絵画語彙発達検査（Picture Vocabulary Test：PVT-R）[6]

　適用年齢は3歳0か月から12歳3か月で，実施時間は約10分である．1ページ内に4つの絵を見せて，「○○はどれ？」と質問して該当する絵を選ばせる．語彙年齢（vocabulary age：VA）が算出される．言語表出を必要としない．

ITPA 言語学習能力診断検査（Illinois Test of Psycholinguistic Abilities）[7]

　適用年齢は3歳0か月から9歳11か月で，実施時間は約60分である．聴覚-音声，視覚-運動から成る言語学習能力を測定する．言語学習年齢（PLA），言語学習指数（PLQ）が算出される．

視覚認知検査

ベントン視覚記銘検査（Benton Visual Retention Test）[8]

　適用年齢は8歳から成人で，実施時間は約5分である．視覚記憶，視覚認知，視覚構成能力を評価する．

フロスティッグ視知覚発達検査[9]

　適用年齢は4歳から7歳11か月で，実施時間は約30分である．視覚認知，視覚運動の協応を評価する．知覚年齢，知覚指数が算出される．

記憶検査

　視覚性記憶検査としてはベントン視覚記銘検査や，以下に記すレイ複雑図形検査があげられる．一方で，言語性記憶検査に関しては小児を対象にした検査は乏しい．そのため，ウェクスラー系知能検査の『数唱』や田中ビネー知能検査Vの記憶課題を参考にすることが多い．成人を対象にした検査では，記憶全般を評価するWechsler Memory Scale-Revised（WMS-R），言語性記憶を評価する三宅式記銘力検査などがあげられる．

❹ BQSS(13歳,男児.前頭葉てんかん)

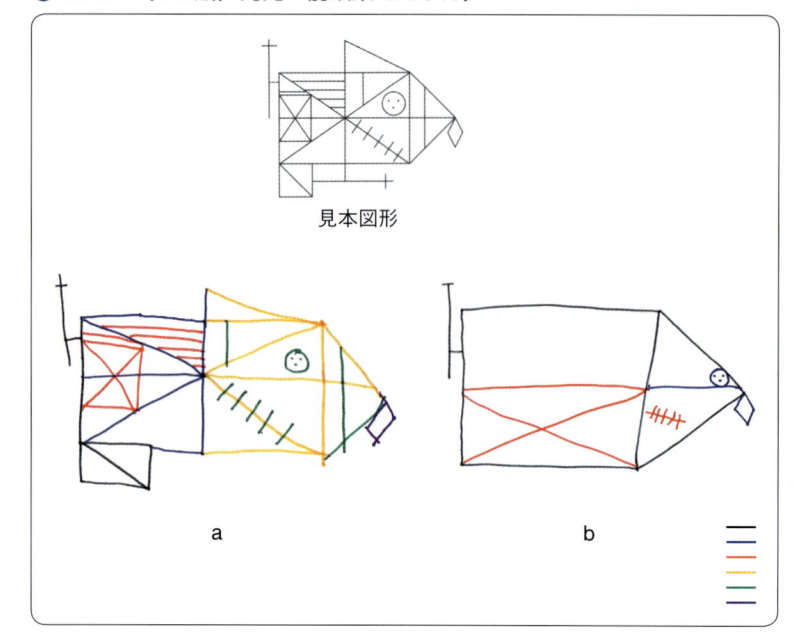

a:模写,b:即時再生.黒色から紫色のペンで順に作成した.模写(a)では最終的に形はできているが,図形の左側から順に描いており,大まかに図形をとらえることができていない.そのため,再生(b)では多くの構成要素が脱落している.

前頭葉機能検査(実行機能検査)

　計画―行動―評価などの目的をもった一連の行動を担う認知機能を実行機能とよぶが,これらは前頭前野の中心的な働きである.前頭葉機能は複雑で多彩であるため,各種検査を組み合わせて総合的に評価する必要がある.小児の標準化された前頭葉機能検査は乏しく,定型発達児データは各施設が独自で作成している場合が多い.

■ウィスコンシンカード分類検査(Wisconsin Card Sorting Test:WCST)

　概念の形成と転換,ワーキングメモリーを評価する.鹿島らによるKeio版WCST(KWCST)[10]では,4枚の刺激カードと48枚の反応カードから構成され,おのおののカードは色(赤・緑・黄・青),形(三角形・星形・十字・丸),数(1・2・3・4)が異なって印刷されている.被検者が反応カードを色・形・数のいずれかのカテゴリーに基づいて分類する.検査者の「合っている」「違っている」という反応を手がかりにして,ルールを推測して正答に近づける.

■レイ-オスターリース複雑図形(Rey-Osterrieth Complex Figure Test:ROCF)

　視空間構成能力,視空間記憶を評価する.抽象的で複雑な幾何学図形の模写と,見本図形を取り除いた後に,記憶をたよりに図形を再生する方法が用いられる[11].構成要素を18個に分けて36点満点で評価する方法があるが,筆者らの施設では,より詳しい評価が可能なBQSS(Boston Qualitative Scoring System for the Rey-Osterrieth Complex Figure)を使用している[12](❹).

■トレイルメイキング検査(Trail Making Test)[13]

　視覚探索や注意,切り替えの柔軟性などを評価する.ランダムに配置された数字を1から順番に結んでいくPart A(1-2-3…)とランダムに配置された数字と文字とを交互に結んでいくPart B(1-あ-2-い-3-う…)の2段階から構成される.

■ストループ検査(Stroop Test)[14]

　選択的注意や反応抑制を評価する.筆者らの施設では,黒色で印刷された文字列に続いて,カラー印刷された丸印の色名を答えるよう指示

❺ ストループ検査の例

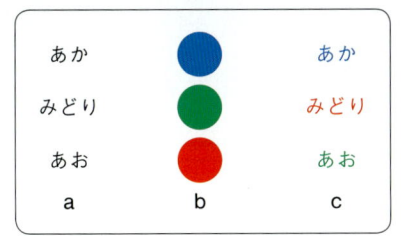

a：文字列を読む，b：色名を答える，c：カラー印刷された文字列の色名を答える（上から順に青，赤，緑）．

する．最後に，文字の意味する色とは異なる色で印刷された文字列の色名を呼称させる（❺）．

■ 連続遂行検査（Continuous Performance Test：CPT）

Multi-Health Systems 社の Conner's Continuous Performance Test Ⅱ（CPT Ⅱ）が入手可能である．注意の持続，衝動性の抑制を評価する．コンピュータ画面上にランダムに文字が現れ，ターゲット刺激が出現したときはボタンを押さず，それ以外の刺激が出現したときはボタンを押すことが求められる．

■ 語流暢性検査（Word fluency test）[15]

流暢性を評価する．制限時間内に，ある頭文字で始まる言葉をできるだけ多く言うように求める音韻的課題と，あるカテゴリー（動物，食べ物など）に属する事物の名称を言うように求める意味的課題から成る．

検査結果の評価の注意点

先に述べたように，てんかんの認知機能はさまざまな要因で変化する．医師は導き出されたIQ値などの検査結果のみに注目するのではなく，検査時の患者の全身状態をふまえて総合的に判断しなければならない．脳波の状況を含め，てんかんの状態により検査結果が変化しうるので，その場合は定期的に検査して，比較することが望ましい．

また，検査結果の解釈は容易ではないため，神経心理学に詳しい医師や臨床心理士との連携が必要になる．

■ 文献

1) 遠城寺宗德．遠城寺式乳幼児分析的発達検査法 九州大学小児科改訂版．東京：慶應義塾大学出版会；1977.
2) 生澤雅夫ほか．新版K式発達検査2001実施手引書．京都：京都国際社会福祉センター；2002.
3) 日本版 WISC-Ⅲ刊行委員会．日本版 WISC-Ⅲ知能検査法．東京：日本文化科学社；1998.
4) 日本版 WISC-Ⅳ刊行委員会．日本版 WISC-Ⅳ知能検査 理論・解釈マニュアル．東京：日本文化科学社；2010.
5) 田中教育研究所．田中ビネー知能検査V．東京：田研出版；2003.
6) 上野一彦ほか．PVT-R 絵画語い発達検査手引．東京：日本文化科学社；2008.
7) 上野一彦ほか．ITPA 言語学習能力診断検査手引―1993 年改訂版．東京：日本文化科学社；1993.
8) 高橋剛夫．視覚記銘検査使用手引．京都：三京房；1985.
9) 飯鉢和子ほか．フロスティッグ視知覚発達検査．東京：日本文化科学社；1977.
10) 鹿島晴雄，加藤元一郎．前頭葉機能検査―障害の形式と評価法．神経研究の進歩 1993；37：93-110.
11) Osterrieth PA. Le test de copie d'une figure complex：contribution a l'étude de la perception et de la mémoire [The Complex Figure Test：Contribution to the study of perception and memory]. Arch Psychol 1944；28：1021-34.
12) Nakano K, et al. A developmental study of scores of the Boston Qualitative Scoring System. Brain Dev 2006；28：641-8.
13) Reitan RM. Validity of the trail making test as an indicator of organic brain damage. Percept Mot Skills 1958；8：271-6.
14) Stroop JR. Studies of interference in serial verbal reaction. J Exp Psychol 1935；18：643-62.
15) Benton AL. Differential behavioral effects in frontal lobe disease. Neuropsychologia 1968；6：53-60.

〔諸岡輝子，岡　牧郎，秋山倫之〕

16 熱性けいれん

臨床的特徴

　熱性けいれんは，一般的に生後6か月から6歳ごろに好発する小児科医が最もよく遭遇する小児期のけいれん性疾患である．しかし，実際の臨床においては医師により対応が異なることも多く，よくみられる疾患でありながら，いまだに不明な点も多い．

　熱性けいれんは，通常38℃以上の発熱に伴って乳幼児期に生じる発作性疾患で，中枢神経系の感染症や炎症性疾患，代謝異常などその他明らかな発作の原因となる異常を認めないものと定義される．

　日本における有病率は約8％と国際的な頻度（約2～5％）に比べ高率であるが，神経学的予後はほとんどの例で良好である[1]．

　発症者の約2/3は生涯に1回のみの発症であり，約1/3が繰り返すとされる．1回再発する例が17％，2回再発が9％，3回以上再発を繰り返す症例は6％との報告もある．再発しやすいリスクとして，①発症が低年齢，②第一親等に熱性けいれんの既往がある，③発熱が低め，④発熱からけいれん発症までの時間が短い，などがあげられている[2]．

　一般的には単純型と複雑型に分けられ，文献により若干の差異はあるものの，おおむね複雑型は，①発作が15分以上持続，②部分発作や脱力発作を呈する，③発作後も意識障害や麻痺を伴う，④24時間以内の発作を繰り返す，のいずれか1つ以上を認めるもので，単純型はこれらを認めないものである．

　起源がどうあれ，一般的には強直間代性の全身けいれんを呈することが多いが，部分発作や脱力発作のこともある．持続時間は10分以内が87％と大半であり，15分以上が9％，30分以上は5％程度といわれている[3]．

　熱性けいれんと推測された児の一部に，急性脳炎・脳症や細菌性髄膜炎など重篤な疾患が隠れていることがあり，救急対応時には注意が必要である．

原因，病態

　熱性けいれんの誘因因子は感染に伴う免疫反応と体温上昇である．発熱時におけるIL-1βをはじめとするさまざまな脳内サイトカインや

Words of wisdom

熱性けいれんへの対応

❶ 熱性けいれんは基本的に予後の良い疾患であり，急性期において重要なことは重篤な疾患を除外することである．
❷ 熱性けいれんに特異的な検査結果はなく，各種検査に頼りすぎることは避けるべきである．
❸ 慢性期の対応は慎重になりすぎ過剰にならないよう注意する．
❹ 正しい知識に基づいた保護者への教育的指導が大切である．

神経伝達物質の産生と異常反応，GABA神経系をはじめとする神経ネットワークの未熟性，温度感受性イオンチャネルの活性化，発熱に伴う過呼吸・アルカローシス・細胞内エネルギー代謝障害などの関与が考えられている[4]．

熱性けいれん関連疾患であるDravet症候群やGEFS＋（generalized epilepsy with febrile seizure plus）では，電位依存性ナトリウムチャネルαサブユニット遺伝子やGABA_A受容体γ2サブユニット遺伝子をはじめ，さまざまな遺伝子変異が報告されている．熱性けいれんの遺伝様式は多くの場合，複数の遺伝子や環境要因が関与して発症する多因子遺伝と考えられており，近年の分子遺伝学の進歩により遺伝子座や原因遺伝子の同定が進められている[5]．

ウイルス感染であれ細菌感染であれ，熱性けいれんは発症する．熱性けいれんの発症率はインフルエンザウイルス，アデノウイルス，パラインフルエンザウイルスでは同等であるが，RSウイルスとロタウイルスではやや少ないとの報告もある．またHHV6は熱性けいれん発症率や再発率，複雑型熱性けいれんの割合が高いとの報告もある．

鉄欠乏状態が，熱性けいれん発症になんらかの影響を及ぼしているとの報告もある．

急性期の対応

Key Points

- まず，けいれんが止まっているか，意識障害がないかを必ず確認
- 本当にけいれんかどうか，問診を含め確認
- 細菌性髄膜炎，急性脳炎・脳症など重篤な疾患を鑑別

熱性けいれんとの訴えで受診する児のなかには，重篤な中枢神経疾患から悪寒まで非常にさまざまな疾患が紛れ込んでいるのが実情である．

❶ 熱性けいれん受診時の問診事項

- 年齢
- 既往歴：周産期・発育発達歴，てんかんや熱性けいれんの既往，神経疾患を含めた基礎疾患の有無，予防接種歴
- 家族歴：熱性けいれん，てんかん，神経疾患を含めたそれ以外の疾患
- 現病歴：発熱の原因，発症した経緯，発熱期間，発熱から発症までの時間，持続時間，手足の動き，左右対称性，眼球の向き，チアノーゼの有無
- 周辺情報：入浴や予防接種との関係，突発性発疹症の既往，インフルエンザ流行期かどうか，胃腸症状の有無

まず，けいれんが止まっているのかどうかをしっかり確認することが大事である．重積状態であれば，呼吸循環などのバイタルサインを確認しながら適切な止痙処置を施し，すみやかに原因検索を進めていく必要がある．けいれんの持続を示す徴候（四肢・顔面のけいれん性運動，眼球偏位，痛み刺激への反応性低下，対光反射減弱や消失など）を繰り返し評価する．ただ，臨床症状だけでは，厳密にけいれんが頓挫しているかどうか判断しづらいケースがあるのも事実である．たとえば，NETC（non-epileptic twilight state with convulsive manifestations）という熱性けいれんに引き続き，あたかも複雑部分発作重積のような症状を呈するけいれん類似の状態も知られている[6]．

けいれんが止まっているのであれば，バイタルサインの確認とともに，意識状態の評価が重要になる．髄膜刺激症状，麻痺などを含めた神経学的所見，脱水状態の把握，外表奇形や外傷，皮膚所見など含め身体所見を確認する．Todd麻痺を認めれば，部分発作が反対側の脳を中心に出現していたことが推察できる．Todd麻痺は通常，数時間の経過で回復傾向が認められる．

保護者の気が動転していることが多く，熱性けいれんが疑われる経過であれば，まずは落ち着かせ，丁寧に問診をしていく必要がある（❶）．問診の際に，保護者からよく「けいれん」や「ぴくぴく」という表現がでてくるが，実際に手ぶりなどでどのような動きを指して言っているのかを確認する．実際には，悪寒や熱

❷ 熱性けいれんの鑑別診断

- 髄膜炎
- 脳膿瘍・急性脳炎
- 急性脳症（急性壊死性脳症，二相性脳症，脳梁膨大部に一過性病変を呈する脳症など）
- 軽症胃腸炎に伴うけいれん
- 電解質異常・低血糖
- 先天代謝異常症（ミトコンドリア異常症など）
- Dravet 症候群，GEFS+
- 頭部外傷，頭蓋内出血
- 神経皮膚症候群
- その他，急性薬物中毒，脳腫瘍，白血病，川崎病，虐待，など

過敏，熱せん妄を間違えて熱性けいれんと言っていることも多い．悪寒であれば通常，意識消失はなく，顔面筋や呼吸筋が巻き込まれることはまれであり，それらから熱性けいれんとの鑑別を行う．

鑑別と各種検査

Key Points 🗝

- 検査はあくまで鑑別診断の一助
- 臨床所見の把握が第一

検査は原因疾患を意識しながら施行するのが原則である．数分以内にすみやかに自然頓挫し意識清明な何度目かの熱性けいれん児にアンモニアなどを測定する必要性は低く，また意識回復が悪い症例やけいれん重積症例などでは状況に即した検査が必要なことは明らかであろう．

原疾患としては感染症による発熱が多いが，髄膜炎，急性脳炎・脳症，低血糖，電解質異常，急性代謝異常なども念頭におく必要がある（❷）．

一般検査

一般に，血液検査（血液ガス，血算，電解質を含めた生化学，血糖，CRP など）を施行し，必要に応じてアンモニア，検尿，各種迅速抗原検査（インフルエンザウイルス，アデノウイルス，ロタウイルスなど）を追加する．

検査結果の解釈の際，けいれん自体によってアシドーシス，白血球増加，高血糖，CK 高値を呈しうることも念頭におく．発熱の原疾患にもよるが，細菌性髄膜炎を疑うような CRP 上昇や好中球増加，急性脳炎・脳症を疑う AST・ALT・LDH などの逸脱酵素の増加などにも注意を要する．熱性疾患の際には，一般に水貯留傾向となるため血清 Na は低下しやすく，一部の急性脳症ではその傾向が顕著となる．重症な中枢神経感染症でも，病初期に血液検査にあまり異常を呈さないことも多いため，検査値のみならず児の臨床状態を第一に判断していく必要がある．また，血糖値，血液ガス，アンモニア，電解質，乳酸値は，代謝異常や内分泌疾患を疑う指標となるので注意する．

血液検査はあくまで鑑別診断の一助と位置づけるのが妥当であろう．

髄液検査

単純型熱性けいれんでは，米国小児科学会（AAP）が 1996 年の報告を 2011 年に変更し，髄膜刺激徴候のある症例，臨床的に疑われる症例に対しては強く推奨し，Hib，肺炎球菌などのワクチン接種が不十分である 6〜12 か月児の症例，けいれんを発症する前から抗菌薬を投与されていた症例では考慮するべきとしている[7]．しかし，複雑型熱性けいれんの取り扱いに対しては同様のガイドラインは存在していない．

近年，複雑型熱性けいれんに対する髄液検査の必要性について検討され，全例に行うことに対して否定的な報告が相次いでいる．安城更生病院では実際の臨床において，単純型複雑型を問わず，全身状態不良，意識障害や傾眠傾向，髄膜刺激症状など臨床症状から髄液検査施行の有無を判断している．

頭部画像検査

他の検査同様，臨床症状から何を疑って施行するかがいちばん重要な点である．ルーチンでの頭部 CT 検査は，得られる情報量，被曝量などを勘案し推奨されない．頭蓋内圧亢進や頭蓋内出血，脳梗塞が疑われる場合，また髄液検査の必要があるが脳浮腫が否定できない場合などに，CT 検査施行は限定すべきと考える．

頭部画像検査が必要な症例の場合，バイタルサインの安定を確認しながら鎮静薬の投与なし

で，CTではなくMRI検査が施行できる例も多い．救急時にMRIを施行できるかどうかは病院の体制によるところも大きいが，被曝の心配がないこと，急性脳炎・脳症での情報量などを考慮すれば，CTよりもMRI（DWI）のほうが有用なことが多い．

■ 脳波検査

一般に，急性期において臨床的に通常の熱性けいれんと判断できる症例では，脳波検査の意義は乏しい．急性期において，本当にけいれんが頓挫しているかどうかを厳密に判断するには，脳波検査が必要である．とくにNETCの診断には非常に有用である．また，急性脳炎・脳症やヘルペス脳炎などを疑う際には，脳波を記録することにより，全般性徐波や周期性一側性てんかん型放電などの所見が認められる．さらに，臨床症状を伴わない発作（subclinical seizure）の検出も可能である．

熱性けいれん直後には後頭部などから徐波の混入を認めることはよく経験するが，脳炎・脳症と単純に区別することは困難である．また記録の際には，必ず覚醒刺激を加えて，その脳波変化を評価することが必須である．

熱性けいれん受診時，けいれんが自然頓挫しているときのジアゼパム坐薬の投与

Key Points🔑
- 画一的にジアゼパム坐薬を使用する必要はない
- 状況に応じた判断を

まず大前提として，全身状態が良好でけいれんが持続していなければ，熱性けいれんはよくみられる予後良好な疾患であることを説明して，保護者を落ち着かせることが大事である．加えて，夜間の救命救急センターや救急車の利用法などを含めた地域としての教育体制も非常に重要である．

けいれんが自然頓挫しているときのジアゼパム坐薬使用については，医療機関の体制（一次，二次，三次）や地域の状況などにより考え方が異なっているのが実情であろう．一律にどのように対応するのがよいとは決まっておらず，種々状況に応じた対応が必要となる．

典型的な熱性けいれんで受診した児にジアゼパム坐薬を投与しなかった場合，同一発熱エピソードで熱性けいれんを繰り返す確率は14.8％，ジアゼパム坐薬を投与した場合は2.1％との報告がある[8]．この結果をどうとらえるかで対応は異なってくる．10人に1人以上の確率で熱性けいれんを同一発熱エピソード中に繰り返すという事実は，ジアゼパム坐薬を使用する根拠ともなるだろう．再度熱性けいれんを起こせば，複雑型熱性けいれんということで，より慎重な対応が必要となり，児への負担も増す．病院を受診したのになんら手だてをしてもらえなかったという保護者の心情も考慮すると，なおさらである．

しかし，熱性けいれんが問題なわけではなく，重篤な関連疾患をどう見極めるかが重要だと考えれば，けいれん頓挫直後に意識状態を把握することは難しく，中枢神経障害評価のため不必要に意識レベルを修飾する薬剤は使わないほうがいい．重篤な中枢神経感染症の早期発見を妨げる可能性も否定できないという考え方もできるだろう．

重要なことは，検査データなどに頼りすぎることなく，児の意識状態を中心とした中枢神経症状を見落とさないようにすることである．ジアゼパム坐薬など予防薬をその場で使用するにしても，きちんとした評価後に行うようにすべきである．

■ 入院適応の判断

熱性けいれんで医学的に入院が必要かどうかの判断は，「放置すると重篤になりうる鑑別疾患・併存疾患の除外ができているか」に尽きると考える．病院の規模や地域の状況などにより種々異なると思うが，参考までに当院での判断基準を❸に示す．

❸ 熱性けいれんにおける入院の判断

外来で経過観察して帰宅とするケース
- けいれんが単発で短時間
- 意識回復がよく全身状態も良好
- 麻痺などを含めた神経学的異常所見がない
- 原疾患での入院適応がない
- 保護者の理解が良好で納得している

入院で経過観察をするケース
- けいれんが群発もしくは長時間持続
- 病院でジアゼパムなど薬剤を使用してけいれんを頓挫させた例
- 意識回復が悪い
- 麻痺が持続するなどの神経学的異常所見がある
- 原疾患で入院適応がある
- 保護者の不安が強い，または社会的適応がある

慢性期の対応

　熱性けいれんの慢性期の対応としていちばん重要なことは，保護者への「十分な説明と教育」である．「熱性けいれんの指導ガイドライン」に基づいて，再発およびてんかん発症の要注意因子などを考慮して，家族と相談のうえ，予防の方針決定を判断していく．

　抗てんかん薬投与や熱性けいれん再発予防が後のてんかん発症率を下げるというエビデンスは存在しない．現在では，熱性けいれん再発予防のための抗てんかん薬投与は，多くの児にとって予防効果よりもリスクのほうが大きいと一般的にも考えられるようになってきている[9]．治療の詳細は他稿を参照されたい．

正しい知識に基づいた説明を行う

Key Points
- 脳波検査はてんかんへの移行や再発予測に役立たない
- 解熱薬は熱性けいれんの再発予防には無効
- 原則すべての予防接種が接種可能

■ 脳波検査

　熱性けいれんを起こした児が脳波検査目的で紹介され受診することは，いまだに多い．脳波検査によって，熱性けいれん再発の予測やてんかんへの移行の可能性などがわかるのではないかという誤解によるものだと考えられる．実際には脳波検査でそのようなことはわからない．

　熱性けいれん児の脳波では，けいれん親和性を反映するような突発性異常波を認めることはしばしば経験するが，それを認めたところでなんら対応が変わるものではない．けいれん性疾患をもたない児においても，一定の割合で突発性異常波を認めることはよく知られており，脳波検査の過剰評価は慎むべきである．また，てんかんへの移行についても，突発性異常波を多く認めるほど後のてんかん発症が多いとの報告も一部あるが，否定的なもののほうが多い．加えて，てんかんへの移行を抗てんかん薬予防内服によって減少させることが可能だとは報告されていない[9]．

■ 解熱薬

　解熱薬は，高熱による児の苦痛・水分摂取不良を緩和するために，時として必要である．熱性けいれんとの関連で使用したり控えたりする薬剤ではない．発熱時の解熱薬投与は熱性けいれん再発の予防には無効であると報告されている[10]．また，熱性けいれん児に解熱薬を使用するとけいれんを誘発するというエビデンスに基づいた報告は現状存在しない．先の報告では，解熱薬を投与しても熱性けいれんの頻度は増加していない．解熱薬に関しては，熱性けいれんの有無にかかわらず，児の状態に応じて適切に使用すればよいと考える．

■ 予防接種

　旧予防接種法において「過去1年以内のけいれんを認めた場合」は予防接種の禁忌となっていたが，1994年の大幅改正後「接種要注意者」に変更された．①副反応による発熱によりけいれん誘発が考慮されるときは予防処置をとる，②保護者に対して予防接種の有用性・副反応など十分なインフォームドコンセントをとる，という条件のもと，十分な注意を払ったうえで，原則すべての予防接種が実施可能となった．主治医による裁量も大きいが，通常，最終熱性け

> **Conclusion**
>
> ❶ 熱性けいれんはよくみられる疾患であり，保護者への安心できる説明と教育的指導が重要である．
> ❷ 熱性けいれんの児を診た際には，本当にけいれんか，重篤な疾患が隠れていないかどうかを評価する．
> ❸ 熱性けいれんの診断に血液検査はあまり重要ではなく，臨床症状の把握に努めることがいちばん大事である．
> ❹ 熱性けいれんにおいては，脳波検査や画像検査は推奨されない．
> ❺ 抗てんかん薬や解熱薬などは正しい知識のもと，使用の可否を適切に判断する．

いれんから 2～3 か月の観察期間をおいて接種することが多い．

■ 文献

1) Nørgaard M, et al. Febrile seizures and cognitive function in young adult life：a prevalence study in Danish conscripts. J Pediatr 2009；155：404-9.
2) Berg AT, et al. Predictors of recurrent febrile seizures：a prospective cohort study. Arch Pediatr Adolesc Med 1997；151：371-8.
3) Sadleir LG, Scheffer IE. Febrile seizures. BMJ 2007；334：307-11.
4) Thomas EA, et al. Heat opens axon initial segment sodium channels：a febrile seizure mechanism? Ann Neurol 2009；66：219-26.
5) Nakayama J. Progress in searching for the febrile seizure susceptibility genes. Brain Dev 2009；31：359-65.
6) Yamamoto N. Prolonged nonepileptic twilight state with convulsive manifestations after febrile convulsions：a clinical and electroencephalographic study. Epilepsia 1996；37：31-5.
7) American Academy of Pediatrics, Subcommittee on Febrile Seizures. Febrile Seizures：Guideline for the Neurodiagnostic Evaluation of the Child With a Simple Febrile Seizure. Pediatrics 2011；127：389-94.
8) Hirabayashi Y, et al. Efficacy of a diazepam suppository at preventing febrile seizure recurrence during a single febrile illness. Brain Dev 2009；31：414-8.
9) Steering Committee on Quality Improvement and Management, Subcommittee on Febrile Seizures American Academy of Pediatrics. Febrile seizures：clinical practice guideline for the long-term management of the child with simple febrile seizures. Pediatrics 2008；121：1281-6.
10) Strengell T, et al. Antipyretic agents for preventing recurrences of febrile seizures：randomized controlled trial. Arch Pediatr Adolesc Med 2009；163：799-804.

〈久保田哲夫〉

17 軽症胃腸炎に伴うけいれん

定義，概念

乳幼児期に認められる機会関連けいれんの一つである．1982年に諸岡が，脱水や電解質異常を伴わない軽症の下痢に伴いけいれんを起こす予後良好な疾患群があることを報告し[1]，その後同様の報告が増えていったことがその始まりとなっている．現在では軽症胃腸炎に伴うけいれん（convulsion with mild gastroenteritis：CwG）とよばれ，広く知られた疾患となり，小児科医が比較的よく遭遇する疾患の一つとなっている．

これまでは日本を含めたアジアでの報告が多数を占めていたが，近年では欧米でも同様の報告が出てきている．欧米での報告がこれまで少なかったのは，人種間の有病率の差なのか疾患概念が認知されていなかったからなのかは，まだはっきりしていない．

臨床像

発症年齢

生後6か月から3歳までの乳幼児期に多くが発症し，そのなかでも1歳代が多いとされている．

性差

明らかな性差はないとする報告や，女児にやや多いとの報告がある．

既往歴，家族歴

てんかんや熱性けいれんを認める割合が一般人口と比べてCwGでとくに高いということはなく，精神運動発達も問題ないことがほとんどである．ただし，ヨーロッパからの報告では，てんかん，熱性けいれんとも割合が一般人口と比べて高い結果になっており，この差がどこからきているのか興味深い．またCwGの家族歴を認める症例は非常にまれである．

Words of wisdom

軽症胃腸炎に伴うけいれんの診断と治療の原則

❶ 乳幼児に認められる機会関連性けいれんの一つである．
❷ 電解質異常や低血糖，著明な脱水を伴わないことが診断の条件である．
❸ 安易にCwGと診断せず，脳炎・脳症を含めた他疾患の鑑別を常に検討する．
❹ 胃腸炎症状が非常に軽度の症例もあり，乳幼児の無熱性けいれんでは常に本疾患の可能性について検討すべきである．
❺ ジアゼパムなどのベンゾジアゼピン系薬の有効性は低く，カルバマゼピンの少量投与の有効性が高い．
❻ けいれん，発達の予後はほとんどの症例で良好であるが，一部の症例でCwGの再発がある．
❼ 鑑別が困難な場合は，発作時ビデオ脳波同時記録を必ず施行するべきである．

❶にこれまでの代表的な報告を示す．

> **病態**

けいれんが起こる機序はいまだ不明である．代表的な説として以下の2つがある．

ウイルスの中枢神経系への直接侵襲の可能性

reverse transcription polymerase chain reaction（RT-PCR）法により，髄液中と血清中から胃腸炎ウイルス遺伝子が検出されたことでその可能性が考えられている[2]．ただ，本疾患は髄液検査が行われることが少ないため，まだ報告が少なく結論には至っていない．

ナトリウムチャネルの機能異常の可能性

ジアゼパムなどのGABA受容体に作用する薬剤の有効率があまり高くなく，カルバマゼピンやリドカインなどナトリウムチャネルに作用する薬剤の治療効果が高いことがその理由にあげられる．その他にもMotoyamaら[3]は，ロタウイルス胃腸炎で入院した症例をCwG群とその他の2群とに分類して血清中のNa^+とCl^-の値について検討したところ，どちらも大きな異常値ではないもののCwG群で有意差をもってNa^+，Cl^-がともに低値であったとし，やはりナトリウムチャネルの病態への関与の可能性を考察している．

遺伝子変異に関する検討

これらの報告より，筆者らはナトリウムチャネル遺伝子が病態の原因である可能性を考え，ナトリウムチャネル遺伝子の一つである

❶ これまでのCwGの代表的な報告

報告者	症例数	男女比（男性：女性）	月齢（か月）	無熱性けいれん・てんかんの家族歴	熱性けいれんの家族歴	胃腸炎症状の出現からけいれん出現までの期間	けいれんの回数	初回から最終けいれんまでの期間
奥村彰久ほか．小児科臨床 1999；52：51-5[9]	26	13：13	平均21.6（1歳未満1例，3歳以上3例）	2例（7％）	0例	1〜4日	19例が2回以上	—
Uemura N, et al. Brain Dev 2002；24：745-9[8]	105	49：56	8〜52（21.1±8.4）	6例（6％）	7例（7％）	1〜6（2.3±1.1）日	1〜7（2.6±1.5）	0.5〜48（平均8.6）時間
Kawano G, et al. Brain Dev 2007；29：617-22[13]（＊ノロ）	9	4：5	12〜20（16.7±2.7）	—	—	3.4±1.0日	3.7±2.5	11.8±12.0時間
Kawano G, et al. Brain Dev 2007；29：617-22[13]（＊ロタ）	30	14：16	8〜43（23.0±8.7）	—	—	2.8±1.0日	2.8±1.3	4.9±5.7時間
鹿野高明ほか．小児科臨床 2009；62：463-8[7]	57	25：32	3〜44（18±7）	—	—	〜2〜144（48±30）時間	1〜24（3.0±3.6）	1〜27（8.4±7.6）時間
Cumai R, et al. Epileptic Disord 2010；12：255-61[17]	30	12：18	6〜38（平均21）	3例（10％）	11例（36.6％）	0〜5（平均2.4）日	2〜20（平均3.8）	10分〜40時間
Verrotti A, et al. Epilepsy Res 2011；93：107-14[18]	128	64：64	6〜60（平均24）	21例（16.4％）	41例（32％）	0〜4日	57例（43％）が1回のみ	—

—：記載なし．
注）治療薬の投与時期や薬剤の種類により回数，期間は修飾されていると考えられるので，その解釈には注意が必要である．

SCN1B遺伝子変異の有無について検討したが，変異は認められなかった[4]．同様に，WengらはナトリウムチャネルQ伝子の一つであるSCN1A遺伝子変異の有無について検討しているが，変異は認められなかった[5]．今後もさらなる遺伝学的な研究が期待されるが，仮にナトリウムチャネル遺伝子の変異が認められたとしても，なぜ胃腸炎罹患時の短期間にのみけいれんが出現するのかなど不明な点も多く，さらなる検討が必要であると考えられる．

発作が短時間で群発すること，年齢特異性があること，予後が良好であることや治療効果を示す薬剤が似通っていることなどから，良性乳児部分てんかんとの関連性を示唆する報告が複数認められる．Okumuraらは良性乳児部分てんかん症例の約10%でCwGを合併していたと報告しており[6]，合併率の高さは両疾患が似通っている病態である可能性を示唆していると考えられる．良性乳児部分てんかんにおいても遺伝子変異の有無などの検索が進められており，今後両疾患の病態の解明が望まれる．

経過，臨床症状

短時間のけいれんが群発するが，発作間欠期は意識が清明であることが最大の特徴である．以下にその詳細を示す．

発作持続時間

発作の持続時間は大部分が5分以内と短い．鹿野らの57例のCwGの検討では，平均2.4分であったとしている[7]．通常，重積することはなく，重積した場合は他疾患の可能性を積極的に考えるべきである．

発作型

全般性の型を示すことが多いが，意識障害や眼球偏位が主体で四肢の動きの異常を伴わないもの，片側けいれんのものなど焦点性発作症状（部分発作症状）を示すことがある．これまでの発作時脳波の所見の報告から考えると，部分発作の起始部位がどこであるかということ，二次性全般化するかどうかということにより発作型が異なっていることが想定される．

またCwGのもう一つの特徴として，啼泣や痛みによりけいれんが誘発されることがあげられる．Uemuraらは大泣きしてなどに伴うけいれんが82例中35例（43%）で認められたと報告し[8]，鹿野らも57例中26例で認められ，うち20例は処置中のけいれんであったとしている[7]．そのため，点滴や採血などの処置時には，けいれんの出現の可能性があることをあらかじめ認識しておく必要がある．

けいれんの回数・初回から最終けいれんまでの期間

❶にこれまでの代表的な報告を示す．けいれんの回数は1回だけの症例から数十回繰り返すものまでさまざまである．初回から最終けいれんまでの期間は多くの症例が24時間以内である．Uemuraらの報告[8]では，初回発作から最終発作までの時間は0.5〜48時間（平均8.6時間）で，24時間を経過した後にけいれんを起こした症例は8%のみであった．これらの報告から，けいれんは群発することが多いもののその期間は短いことが想定されるため，近年では抗てんかん薬の投与期間は短期間にとどめられることが多くなってきている．

胃腸炎症状出現からけいれんの出現までの時間

大部分が3〜4日以内である．数時間ではあるが，けいれんが胃腸炎症状に先行する例も少数認められる．

胃腸炎症状

多くの例で下痢や嘔吐を認めるが，その名称のとおり胃腸炎症状が非常に軽度であることが多い．奥村らの報告では，経過中下痢の回数を

7回以上認めたものは25エピソード中4エピソードにすぎなかったとしており，胃腸炎症状が軽症であることを示している[9]．

これらの報告より，下痢，嘔吐症状が軽度である症例や，短期間ではあるが遅れて出現してくる症例があることがわかる．乳幼児の無熱性けいれんでは本疾患を常に鑑別するために，家族からの訴えがない場合でも胃腸炎症状の有無を医療者側から積極的に尋ねることや，けいれん後に胃腸炎症状が出現してこないか家族に観察してもらうように注意を促すことが望ましいと考える．

検査所見

血液検査，髄液検査

軽度の低Na血症などを認めることはあるが，けいれんの原因となりうるような著明な低血糖や電解質異常などの異常は認めず，髄液検査でも細胞数やタンパクの増加などは認めない．

頭部画像検査

Natsumeらは，臨床的にCwGと診断した2例でMRIの拡散強調画像で脳梁膨大部に異常を認め，脳炎・脳症の鑑別を慎重にする必要があると報告している[10]（❷）が，通常は頭部CT・MRIとも異常を認めない．

脳波検査

発作間欠期には異常所見を認めない．発作時の脳波所見についてMaruyamaらは，CwG 6例中全例が部分起始二次性全般化発作であり，起始部位は後頭部（occipital）3例，両側頭部（parietal）1例，中心部（central）1例，前頭部（frontal pole）1例と一定していなかったと報告している[11]（❸）．Imaiらは，同一症例で記録された3回の発作時脳波の起始部位がどれも異なっていたと報告している[12]．その他の報告でも，部分起始の二次性全般化発作で起始部位に一定性はないということで共通しており，これらの報告から，本疾患では脳の一部分の神経過剰放電ではなく，脳全体のけいれん閾値の低下が本疾患のけいれん出現のメカニズムであることが推測される．

便検査

便中ウイルス抗原検査では，これまでの報告からはロタウイルスの頻度が最も高いようである．その他のウイルスとしてはノロウイルス，アデノウイルスなどもあり，決まった原因ウイルスによって起こるわけではないようである．

Kawanoらは，CwGの原因ウイルスとして代表的なロタウイルス30例とノロウイルス9

❷ 頭部MRI水平断像

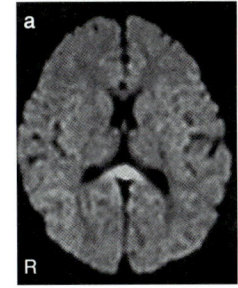

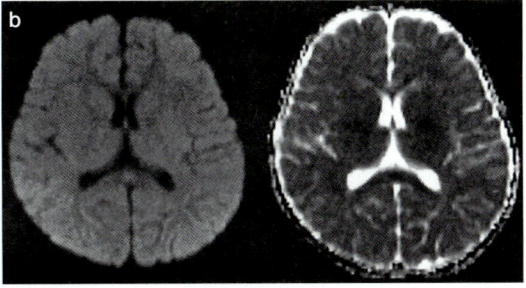

aでは脳梁膨大部全体に拡散強調画像（diffusion weighted image：DWI）で高信号域が認められる．bでは脳梁膨大部正中部にDWI（左）で高信号域が認められ，ADCmap（右）で同部位のADC値の低下を認める．

(Natsume J. et al. 2007[10])

❸ 発作時脳波

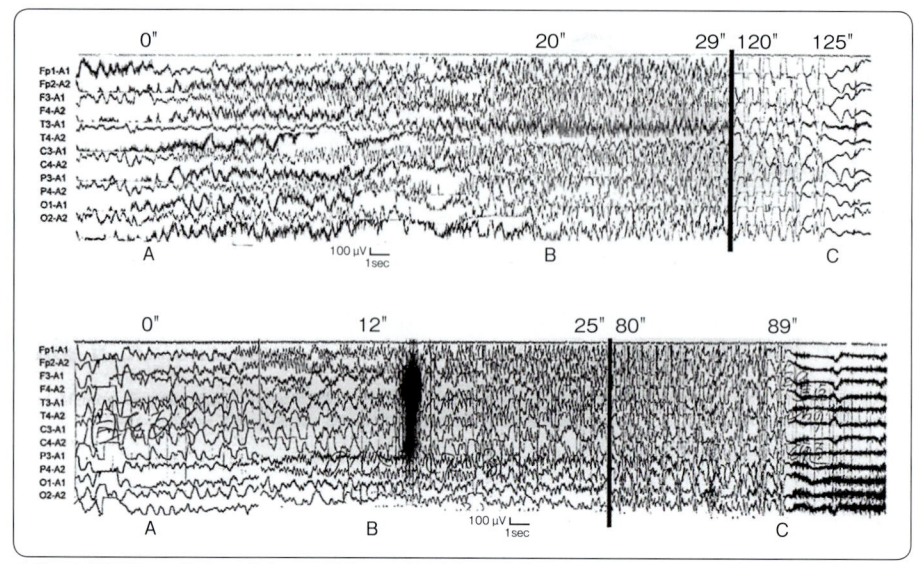

上段：左後頭部から始まり（A），20秒後に二次性全般化（B）し，125秒後に発作が終結した（C）．
下段：両側前頭部から始まり（A），12秒後に二次性全般化（B）し，89秒後に発作が終結した（C）．

(Maruyama K, et al. 2007[11])

例について比較検討し，発症月齢はロタウイルス（23.0 ± 8.7 か月），ノロウイルス（16.7 ± 2.7 か月）とノロウイルスの発症月齢が低く，けいれんを認めた期間はロタウイルス（4.9 ± 5.7 時間），ノロウイルス（11.8 ± 12.0 時間）とノロウイルスが長かったが，胃腸炎症状出現からけいれん出現までの期間とけいれんの総回数では有意差を認めなかったとしている[13]．

このようにさまざまなウイルスが原因となりうるが，ウイルスごとに臨床経過が若干異なる可能性があり，原因ウイルスを識別することにより予後や治療方針の決定につながる可能性もあり，今後のさらなる検討が期待される．また，細菌性胃腸炎がCwGの原因となりうるのかどうかは，今のところはっきりしていない．

診断

診断は，軽症胃腸炎に伴うけいれんの特徴（❹）などの臨床的特徴を考えつつ，除外診断によってなされる．除外する必要がある疾患としては，脱水・電解質異常・低血糖，胃腸炎に

❹ 軽症胃腸炎に伴うけいれんの特徴

- 軽症胃腸炎に伴う全般性の無熱性けいれんである
- けいれん性素因のない6か月以上3歳以下の乳幼児に多い
- 明らかな脱水を認めない
- しばしば群発する
- 一般血液検査，髄液検査で異常を認めない
- 発作間欠期の脳波検査で異常所見を認めない
- けいれんと発達の予後は良好である

伴う急性脳炎・脳症，髄膜炎，てんかん，熱性けいれんなどがある．とくにCwGの原因となるロタウイルスなどの胃腸炎ウイルスは，時として重篤な脳炎・脳症の経過をとることがあり注意が必要である．発作間欠期に意識の回復が不良である症例に対しては，脳波検査による背景波の異常の有無や頭部画像検査で確認することが診断の手助けとなることがある．その他の疾患も，臨床経過や予後・治療方法が大きく異なるため，胃腸炎症状に伴うけいれんを認める症例に対して安易にCwGと診断せず，慎重に除外診断を行うべきである．

体温に関しては，少なくとも1回は38℃未満のときにけいれんが起きたものとされることが多く，そのため有熱時と無熱時との両方にけいれんを認めた場合はCwGに含めている報告

が多い．ただ，有熱時を含む場合は急性脳炎・脳症，髄膜炎などの中枢神経感染症を慎重に鑑別する必要がある．

治療

　CwG は予後良好な疾患であり，初回発作から最終発作までの期間が短いことを考慮して，治療薬剤・投与期間を決定することが望ましい．呼吸抑制などの大きな副作用の可能性がある抗てんかん薬の治療については，その必要性を十分に認識し，可能であれば避けるべきであろう．ベンゾジアゼピン系薬剤，リドカイン，カルバマゼピンがこれまでに CwG に対して投与されてきた代表的な薬剤であり，以下にその代表的な報告を示す．

ベンゾジアゼピン系薬剤，リドカイン

　熱性けいれんなどでしばしば使用されるジアゼパムなどのベンゾジアゼピン系薬剤の有効性はさほど高くないとされている．Okumura らは，CwG に対しての薬剤の発作抑制率について検討し，ジアゼパム（0.3〜0.5 mg/kg）は 101 例中 39 例（39％），フェノバルビタール（5〜10 mg/kg）は 5 例中 2 例（40％），リドカイン（1〜2 mg/kg/時）は 2 例中 2 例（100％）であったと報告している．その考察では，フェノバルビタールに関しては，投与量をさらに増量すれば有効率が上がる可能性があると述べている[14]．

　これらの報告もあり，以前はフェノバルビタール，リドカインなどが使用されている時期があった．しかし問題点として，フェノバルビタールでは血中濃度を十分に上げると傾眠傾向などの出現があること，リドカインでは点滴確保が必要であることや不整脈に注意が必要であることなどがあった．

カルバマゼピン

　2005 年に市山らは，カルバマゼピン少量（5 mg/kg/日）投与が CwG の 93.7％で有用性があったと報告している[15]．その後 Tanabe ら[16]は，CwG 症例に対してカルバマゼピン（5 mg/kg/日）1 日投与で 33 例中 32 例（97％），カルバマゼピン（5 mg/kg/日）3 日投与で 7 例中 7 例（100％）と，どちらにおいても高い確率での発作の再発抑制が確認され，少量 1 日投与の有用性について報告している．また同報告で，リドカインの点滴投与による発作の再発抑制率は 100％であるが，投与方法が簡便であるリドカインテープによる発作の再発抑制率は 1 日投与で 72.7％，2 日投与で 75％と，カルバマゼピンと比べて低かったとしている．

　これらの報告を合わせて考えると，カルバマゼピンは発作抑制率が高いばかりでなく，投与方法が簡便で副作用も他薬剤と比べると少ないということがわかる．そのため近年では，多くの施設が CwG に対してカルバマゼピンの少量短期間投与を行っている．本治療の問題点としては，嘔吐症状の強い乳幼児の場合，確実に内服できるかという点があげられる．順天堂大学小児科では，内服のコンプライアンスが心配である症例に対しては経鼻胃管チューブを用いて投与することにより良好な経過を得ている．

予後

　てんかんへの移行やその後に発達の問題を伴ったとの報告はあまり認めず，予後良好な疾患であるとされている．ただ，頻度は少ないが一部の症例で CwG を繰り返すことがあり，注意が必要である．繰り返す症例の頻度は 10％未満としている報告が多い．そのため，筆者らの施設では次回の胃腸炎罹患時のカルバマゼピンの予防投与は積極的には勧めていない．ただ

し、家族より希望があった症例や実際にCwGを繰り返した症例に対しては、カルバマゼピンの頓服を事前に処方しておき、CwGの再発時にはすぐに内服してもらった後に受診してもらうように伝えている．

■ 文献

1) 諸岡啓一. 軽症下痢とけいれん. 小児科 1982；23：131-7.
2) Nishimura S, et al. Detection of rotavirus in cerebrospinal fluid and blood of patients with convulsions and gastroenteritis by means of the reverse transcription polymerase chain reaction. Brain Dev 1993；15：457-9.
3) Motoyama M, et al. Clinical characteristics of benign covulsions with rotavirus gastroenteritis. J Child Neurol 2009；24：557-61.
4) Yamashita S, et al. SCN1B is not related to benign partial epilepsy in infancy or convulsions with gastroenteritis. Neuropediatrics 2011；42：135-7.
5) Weng WC, et al. Benign convulsions with mild gastroenteritis：Is it associated with sodium channel gene SCN1A mutation? J Child Neurol 2010；25：1521-4.
6) Okumura A, et al. Long-term follow-up of patients with benign partial epilepsy in infancy. Epilepsia 2006；47：181-5.
7) 鹿野高明ほか. 軽症胃腸炎に伴った乳児の良性無熱性けいれん57例の臨床的検討. 小児科臨床 2009；62：463-8.
8) Uemura N, et al. Clinical features of benign convulsions with mild gastroenteritis. Brain Dev 2002；24：745-9.
9) 奥村彰久ほか. 軽症胃腸炎に伴うけいれんの臨床像. 小児科臨床 1999；52：51-5.
10) Natsume J, et al. Transient splenial lesions in children with "benign convulsions with gastroenteritis". Brain Dev 2007；29：519-21.
11) Maruyama K, et al. Ictal EEG in patients with convulsions with mild gastroenteritis. Brain Dev 2007；29：43-6.
12) Imai K, et al. Ictal video-EEG recording of three partial seizures in a patient with benign infantile convulsions associated with mild gastroenteritis. Epilepsia 1999；40：1455-8.
13) Kawano G, et al. Benign infantile convulsions associated with mild gastroenteritis：a retrospective study of 39 cases including virological tests and efficacy of anticonvulsants. Brain Dev 2007；29：617-22.
14) Okumura A, et al. Efficacy of antiepileptic drugs in patients with benign convulsion with mild gastroenteritis. Brain Dev 2004；26：164-7.
15) 市山高志ほか. 軽症胃腸炎関連けいれんに対する少量carbamazepine療法. 脳と発達 2005；37：493-7.
16) Tanabe T, et al. Clinical trial of minimal treatment for clustering seizures in cases of convulsions with mild gastroenteritis. Brain Dev 2011；33：120-4.
17) Cumai R, et al. Convulsions associated with gastroenteritis in the spectrum of benign focal epilepsies in infancy；30 cases including four cases with ictal EEG recording. Epileptic Disord 2010；12：255-61.
18) Verrotti A, et al. Benign convulsions associated with mild gastroenteritis：a multicenter clinical study. Epilepsy Res 2011；93：107-14.

（山下進太郎，奥村彰久）

18 てんかんと鑑別すべき疾患・症候

てんかん発作と紛らわしい疾患・症候

てんかん発作と紛らわしい非てんかんイベントをてんかん発作と正確に鑑別することは、てんかんの診療においてきわめて重要である。非てんかん性イベントをてんかん発作と誤認してしまうと、無用な抗てんかん薬が処方されることになりがちであり、さらに薬剤は無効であるため、多くの検査が行われたり多種類の薬剤が処方されたりすることもまれでない。また、非てんかん性イベントはしばしば真のてんかん発作をもつ児にもみられる。このような場合に、非てんかん性イベントを真のてんかん発作と混同すると見せかけの治療抵抗性となり、不必要な薬剤の増量や他剤併用などの悪循環に陥ることになる。

非てんかん性イベントをきちんと鑑別することにより、子どもの日常生活や学校生活への不必要な制限、発達や社会生活に関する保護者の過剰な心配、抗てんかん薬の副作用などを取り除くことができる。

実際の臨床の現場では、非てんかん性イベントがてんかん発作と誤認されていることが驚くほど多い。ビデオ脳波同時記録を受けた患児において、15～43%に非てんかん性イベントを認めたとの報告がある[1-3]。

小児では、てんかん発作と鑑別を要する疾患・症候はきわめて多岐にわたる（❶）。十分に病歴や発作症状を聴取して、脳波検査などの検査を適切に施行し正しく解釈すれば、正しく診断できることが多い。そのためには、代表的なものの特徴を知っておくとともに、てんかん発作との鑑別に役立つポイント（❷）を知っておくと役に立つ。しかし、心因性非てんかん性発作などは症状が多彩であり、しかも真のてんかん発作を伴っていることがまれでない[4]。

鑑別が困難な場合やてんかん発作を否定しにくい場合は、十分なノウハウを有する医療機関で発作時ビデオ脳波同時記録を施行すべきである。

Words of wisdom

てんかん発作の鑑別のポイント

❶ 小児期にはてんかん発作と鑑別を要する疾患・症候はきわめて多岐にわたり、代表的なものを知っておく必要がある。
❷ てんかん発作と異なるポイントとしては、以下のようなものがある。
・持続時間がてんかん発作として不自然である。
・運動症状が目立つわりに意識消失・減損がない。
・日常生活に支障がない。
・自律神経症状を欠く。
❸ 鑑別が困難な場合は、発作時ビデオ脳波同時記録を必ず施行するべきである。

❶ てんかん発作と紛らわしい症状

失神および無酸素性発作	・反射性心停止性失神 ・血管迷走神経反射 ・泣き入りひきつけ ・起立性低血圧 ・QT延長症候群　など
心理・精神疾患	・心因性偽発作 ・乳児自慰 ・常同行動 ・不安障害・パニック障害 ・転換性障害 ・過換気症候群　など
睡眠障害	・睡眠随伴症：夢中遊行，夜驚症，悪夢など ・良性新生児睡眠時ミオクローヌス ・レストレスレッグズ ・ナルコレプシー　など
発作性不随意運動疾患	・チック ・発作性ジスキネジー（運動誘発性，非運動誘発性） ・hyperekplexia ・乳児良性発作性斜頸 ・小児良性発作性強直性上方視　など
片頭痛および関連疾患	・片麻痺性片頭痛 ・周期性嘔吐症 ・小児交代性片麻痺　など
その他	・カタプレキシー ・胃食道逆流（Sandifer症候群） ・身震い発作（shuddering attack） ・テタニー ・ちく搦 ・代理によるMünchhausen症候群　など

❷ てんかん発作との鑑別に役立つポイント

持続時間が数秒～10秒

短いてんかん発作の代表は，ミオクロニー発作，スパズムである．ミオクロニー発作は1秒未満であり，スパズムも1回の発作の持続が2秒を超えることはまずない．それ以外の発作は短くても10秒以上，通常は30秒以上持続する．数秒～10秒の発作は，治療を受けていない乳幼児にはきわめてまれである

顕著な運動症状があるが意識減損がない

理論的には，両側の大脳半球が巻き込まれれば意識は減損する．乳幼児では顕著な両側性の運動症状があるのに意識が保たれていることは，てんかん発作では例外的である

日常生活に支障がない

てんかん発作は多かれ少なかれ日常生活に影響を与えることが多い．発作が繰り返し起きていても平然としていることは，てんかんではまれである

自律神経症状を欠く

てんかん発作は，チアノーゼや顔面蒼白などの自律神経症状を高率に伴う．症状がある程度の時間続いているのに自律神経症状を伴わない場合は，てんかんでないことが多い．顔色が紅潮するのもてんかん発作では例外的である

決まった誘因がある

反射てんかんのような明らかな誘因をもつてんかんは例外的である．ある誘因（食事，触覚刺激など）で必ず起きたり，同じ場所で決まって起きたりする症状はてんかんの可能性が低い

発作の起始時に閉眼している

てんかん発作は睡眠中に起きるものでも，発作起始時は目を開く．発作起始時からずっと閉眼したままのものはてんかん発作の可能性はきわめて低い．また，てんかん発作が起きると覚醒するので，睡眠時に起きて覚醒を伴わない症状もてんかん発作でない可能性が高い

発作症状が複雑あるいは多彩すぎる

てんかん発作の症状は一般に単純で，一人の患者が同時期に多彩な発作をもつことはきわめてまれである．発作のたびに症状が変わったりする場合，てんかんの可能性は低い

心因性非てんかん性発作（PNES）

　てんかんと鑑別を要する疾患・症候のなかで，心因性非てんかん性発作（psychogenic non-epileptic seizure：PNES）の割合は失神と並んで頻度が高く，てんかん専門施設の初診患者のうち10～20％をも占めると報告されている[5,6]．PNESを鑑別するには，てんかんの発作症状や自然歴などの知識が必要である．

　PNESの診断において，最も重要なのは問診である．❸にPNESの診断の助けになる症状を示すが，PNESを診断できる単独の徴候ないしは病歴は存在しない．発作時ビデオ脳波同時記録は，多くの場合，真のてんかん発作かPNESかの鑑別の決め手となるが，例外もないわけではない．これらの情報を総合的に判断し，時には即断せず時間をかけて鑑別する必要があることもまれでない．

　てんかん発作を伴わないPNESでは，抗てんかん薬の減量・中止を行う必要があるが，その際に離脱症候群の出現・投薬によって抑制されていたてんかんの顕在化，心理的な動揺の出現などの可能性があることを，あらかじめ患者と家族に説明しておく必要がある．PNESとてんかん発作とが併存する場合は，患者・家族にどの症状がPNESでどの症状がてんかん発作

❸ 心因性非てんかん性発作に多い症状

けいれん様運動 [5,16]
- 首の規則的・反復的な左右への横振り運動
- 規則的に反復する手や足の屈伸運動が，自動症としてではなく出現
- 規則的に反復する両側の間代様運動が，意識消失を伴わずに数分以上続く
- 間代様運動を主とするけいれん様運動が，数十秒から数分の間隔を隔てて，散発的・断続的に数十分以上持続的に出現する

自動症
- 目的性をもった複雑な行為を一定期間継続して行っており，外部の観察者からは奇異に思われない場合

その他の症状・徴候
- 発作の最中に閉眼している場合 [17]
- 発作中に泣き出す場合 [18]
- 発作に先行して1分以上の閉眼・動作停止を伴う疑似睡眠状態が出現する場合

誘因
- 常に特定の人と言い争った後など，特別な情動的負荷と関連して発作が起きる場合で，その発作の様態がてんかんとしては非定型的な場合

であるか，十分な説明を行う．そのうえで，てんかん発作に関して適切な薬物療法を行うとともに，必要に応じて PNES に関連する社会的・心理的な環境整備を行う．

保護者による観察のしすぎ

保護者が患児の動きや表情などのわずかな変化に敏感になり，生理的な動きなどでさえてんかん発作と誤認することはまれでない．これは診断の正否にかかわらず，てんかんと診断された児に多く経験される．子どもがてんかんと診断されると，保護者が非常に神経質になって児の動きなどを仔細に観察することはまれでない．その結果，あらゆる挿間的な事象について発作ではないかと考えるようになる．こうした事象には，凝視，動作停止，生理的ミオクローヌス，ぼんやりとした顔つき，四肢や体幹に力が入る，などがある．

近年は携帯電話などでも動画を撮ることができるので，動画を持参して受診することがまれでない．動画は鑑別の助けにはなるが，判定者のスキルが不十分だと，かえって事態は悪化する．筆者の経験では，小児神経科医が動画を見て判断しても，非てんかん性イベントをてんかん発作と誤認していることは決してまれではない．

このような事態は，真のてんかん発作をもつ乳幼児で発作のある時期と同時期，あるいはてんかん発作が消失した後の時期にとくに多い．たとえば，West 症候群で ACTH 療法を行うとスパズムの消失と並行して必ずといってよいほどスパズムと紛らわしい動作が観察される．やはり，動画のみで判断するのではなく，発作時ビデオ脳波同時記録を行って判定する必要がある．

NETC

NETC（non-epileptic twilight state with convulsive manifestations）は，熱性けいれんの後などに四肢の筋緊張亢進や異常姿勢が続くなど，一見けいれんが持続しているようにみえる状態をさす [7]．NETC と重積状態との鑑別はきわめて重要であるが，こうしたことに意識的な医師は多くない．

NETC ではしばしば閉眼しており，けいれんが断続的かつ非律動的で，チアノーゼを欠くなどの点から疑うことができる．しかし，客観的に NETC と真の重積状態とを鑑別するには，発作時の脳波記録が必要である．NETC では，脳波は全般性の律動性 θ 波や高振幅徐波を示す（❹）．

NETC のように，けいれんに似た症状があるのに脳波で変化を認めない場合，抗てんかん薬は有効でない可能性がきわめて高い．そうした場合は，あわてて抗てんかん薬を追加投与するのではなく，脳波を施行すべきである．無用な抗てんかん薬投与は，意識状態の悪化，呼吸抑制，血圧低下などの副作用をもたらす可能性

❹ NETC とてんかん重積の脳波所見の相違

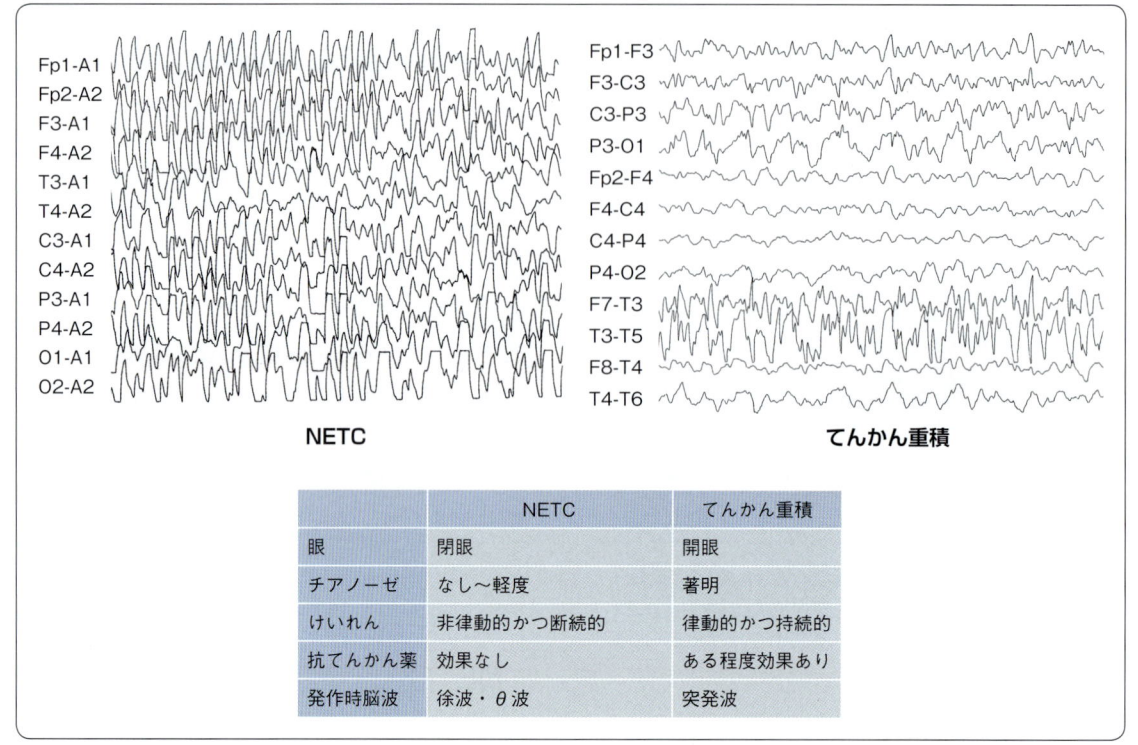

	NETC	てんかん重積
眼	閉眼	開眼
チアノーゼ	なし〜軽度	著明
けいれん	非律動的かつ断続的	律動的かつ持続的
抗てんかん薬	効果なし	ある程度効果あり
発作時脳波	徐波・θ波	突発波

a：NETC（non-epileptic twilight state with convulsive manifestations）．全般的に高振幅の律動的θ波が持続的に出現している．睡眠から覚醒するときに現れる所見とよく似ている．
b：てんかん重積．左側頭部（T3）から連続的に棘波が出現しており，焦点性発作が持続していることがわかる．

があり慎むべきである．いわゆる「複雑型熱性けいれん」や「熱性けいれん重積」と診断されているものには，NETCをけいれんと誤認しているものがきわめて多いと筆者は感じている．

失神

失神は一過性の脳虚血による意識消失発作であり，全身けいれんを伴うこともある．通常は数分で回復して意識は清明になる．回復後には，麻痺などの神経症状を認めない．しばしば失神が起こる前に，目の前が暗くなる感覚・めまい感・悪心などがあり，てんかん発作との鑑別の助けになる．また，失神は立位で起こることが多い．

失神の原因は❶に示すように多彩である．重要な疾患について以下に述べる．

■ QT 延長症候群

QT 延長症候群は，心電図上のQTc間隔の延長と不整脈による失神発作あるいは突然死の家族歴とが特徴である．すでに多くの責任遺伝子が同定されている．

不整脈による失神は安静時や睡眠時に起きることもあるが，運動，水泳，精神的な緊張，特定の音（電話のベル，インターホンの音など）などによって誘発されることもある．てんかんを疑った場合に除外すべき重要な疾患である．

■ 神経調節性失神

神経調節性失神には，血管迷走神経反射，頸動脈洞過敏症候群，状況失神などが含まれる．発作直前に嘔気や動悸などの前駆症状を認めることが多く，長時間の立位姿勢，痛み刺激，精

神的ストレスなどが誘因となる．診断には病歴聴取とhead-up tilt検査が有用である．

テタニー

テタニーは，低Ca血症，低Mg血症によって起こる不随意的な筋収縮である．軽症のものでは口周囲や指先のしびれ感などの知覚異常が出現し，症状が強くなると手足の筋に強い収縮が起こり数分間持続する．Trousseau徴候（いわゆる"助産婦の手"）が有名である（❺a）．運動症状は強いが意識は清明である．

原因疾患としては，副甲状腺機能低下症，ビタミンD欠乏症，過換気症候群などがあげられる．病歴や症状の聴取から診断は困難でないと思われる．血清Ca値・Mg値の測定が診断に有用である．

不随意運動，常同運動

不随意運動や常同運動も，時にてんかん発作と誤認されることがある．とくに自閉的要素を伴う精神遅滞の児では，常同運動はまれでない．真のてんかん発作を合併する症例もあるので，きちんとてんかん発作と非てんかん性イベントとを区別しなければならない．

一般に，不随意運動や常同運動では症状の持続が長いことが多く，意識障害を伴わない．ストレスで増強するなどの症状の変動も一般的である．以下に，代表的なものについて記述する．

チック

チックは，突発的で不規則な体の一部の速い動きや発声を繰り返す疾患である．意識が障害されることはなく，短時間であれば随意的に症状を抑制することができる．一般に，てんかん発作との鑑別は困難でないが，必要に応じて発作時ビデオ脳波同時記録を行うのがよい．

発作性ジスキネジー

発作性運動誘発性ジスキネジー（paroxysmal kinesigenic dyskinesia：PKD）は，運動の開始時や急な方向転換をしようとしたときなどに，随意運動の統制がとれなくなり不随意運動が出現する疾患である．意識障害は伴わない．幼児期後半から学童期にかけて発症することが多い．「ヨーイドン」で走ろうとしたら体がこわばってしまったなどの症状で気づかれることが多い．症状が軽い場合は本人が症状を自覚していても，周囲の人が気づかないこともある．明らかな誘因があること，運動症状が顕著である割に意識が清明であること，運動症状が複雑でありてんかん発作に合致しにくいことなどが鑑別のポイントである．

PKDは家族性のことが多く，また良性乳児てんかんの既往歴や家族歴がしばしばみられる．近年，*PRRT2*遺伝子がPKDの責任遺伝子であることが判明し[8]，とくに家族例では高率に変異が見つかる．少量のカルバマゼピンが著効することが多いので，適切に診断することが重要である．

発作性ジスキネジーには，PKD以外に非運動誘発性ジスキネジーなどのさまざまな病型が知られている．そうした場合でも，意識が清明で運動症状が複雑であることは共通しており，てんかん発作との鑑別に有用である．

発作性強直性上方視[9]

発作性強直性上方視（tonic upward gaze）では，両眼で上方を睨むような目つきになるイベントを繰り返す．上方視とともに顎を引いた姿勢になる（❺b）．イベントの持続時間はまちまちである．下方視を続けることが困難になるが，水平方向の眼球運動は障害されない．昼間に頻発し，睡眠すると減少することが多い．意識は障害されない．発症時期は乳幼児期が多いが，新生児期から学童期までにわたる．数年

❺ てんかん発作と紛らわしい徴候・疾患

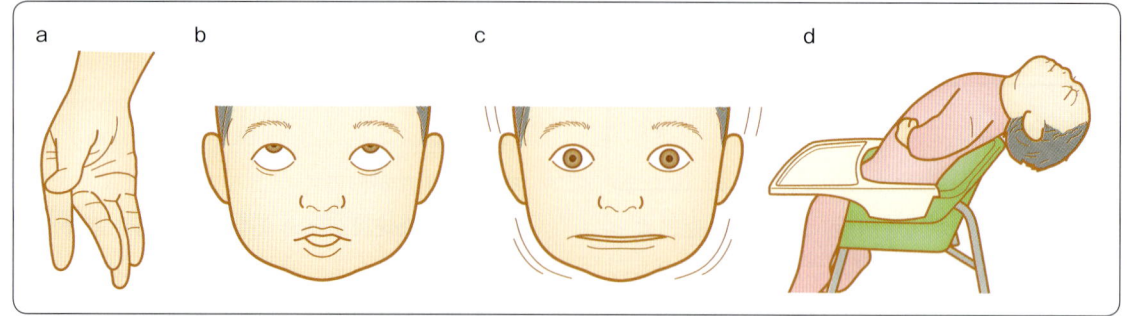

a：テタニー（Trousseau徴候）．
b：発作性強直性上方視．
c：身震い発作．目を見開き，口をいーっとして体幹や頭を素早く震わせる．
d：胃食道逆流．ぎゅっと閉眼し強く体を反らせている．

程度の経過で消失することが多い．

この疾患について知っていれば，てんかんとの鑑別は困難ではないと思われる．てんかん発作との鑑別には発作時ビデオ脳波同時記録が有用である．

片頭痛および関連疾患

片頭痛関連疾患のなかには麻痺などの顕著な神経症状を伴うものがあり，てんかんとの鑑別が必要である．

片麻痺性片頭痛

片麻痺性片頭痛は運動麻痺（脱力）を含む前兆のある片頭痛である．麻痺の持続時間は5分以上24時間未満で，頭痛が麻痺の出現中もしくは開始後60分以内に生じる．意識障害（昏睡を含む）や錯乱を伴うこともある．家族例では，CACNA1A遺伝子・ATP1A2遺伝子・PRRT2遺伝子の変異が報告されている．しばしば，てんかんと誤診されていることが知られている．

てんかん発作に伴う頭痛は発作後に多いこと，麻痺の持続が一般のてんかん発作に比べて長いことなどが，鑑別に有用であると思われる．発作時脳波が記録できれば鑑別に有用である．

小児交互性片麻痺（AHC）

小児交互性片麻痺（alternating hemiplegia of childhood：AHC）は，新生児〜乳児期から発作性に片麻痺あるいは四肢麻痺（弛緩性麻痺，時に筋緊張亢進）が繰り返し出現するまれな疾患である．

麻痺発作は数分間から数日間持続し，左右が一定しない．片側のみの場合，反対側に移る場合，四肢麻痺の場合など，さまざまなパターンが同一患者で観察される．一般に，睡眠中には麻痺は回復する．特徴的な症状と発作時脳波で異常を認めないことから，てんかんと区別することができる．しかし，てんかん発作の合併がまれでなく，てんかん発作と原疾患による症状とを区別しないと抗てんかん薬の効果判定ができないが，容易でないことも多い．精神発達遅滞も高率で，非発作時にも筋緊張低下や舞踏病アテトーゼ，ジストニー，失調などの神経学的異常を示すことが多い．近年，ATP1A3遺伝子がAHCの責任遺伝子であることが同定された[10]．

睡眠障害

睡眠随伴症

睡眠随伴症（parasomnia）は，睡眠時遊行症や夜驚症など，睡眠の経過中に起こる心身機能の異常である．

睡眠時遊行症では，深い睡眠中に突然起き上がって数分から30分間ほど歩き回ったりする．この間は，障害物を避けたりドアを開けたりして，一見，目的があるようにみえるが周囲の人が話しかけたりしても反応が乏しく，はっきり覚醒させることは困難である．

夜驚症では，深い睡眠中に突然恐怖の叫び声をあげて起き上がるとともに，頻脈・呼吸促迫・発汗など自律神経症状を伴うことが多い．周囲に対する反応が乏しい状態が数分間持続する．

どちらも深い睡眠時に起きるのが特徴で，てんかん発作が入眠時や浅い睡眠時に起きやすいのと対照的である．また，運動症状が複雑すぎるのも鑑別に有用である．

ナルコレプシー

ナルコレプシーは，日中突然に耐えがたい眠気に襲われる発作を特徴とするが，笑いや喜びなど感情が高ぶった際に突然に抗重力筋が脱力する情動脱力発作（カタプレキシー）をしばしば伴い，てんかんとの鑑別が必要になることがある．入眠時幻覚や睡眠麻痺を伴うこともある．睡眠ポリグラフ検査で，入眠時レム睡眠期が出現すること知られており，診断に有用である．また，髄液中オレキシン1濃度の低下を認める．

新生児期～乳児期にみられるもの

良性新生児睡眠時ミオクローヌス（BNSM）[11]

良性新生児睡眠時ミオクローヌス（benign neonatal sleep myoclonus：BNSM）は生後2週以内に出現することが多い．睡眠中に四肢をぴくっと収縮する動きが連発して出現する．身体が大きく揺れるほど動作が激しいことも少なくなく，30分以上持続することもある．BNSMは動睡眠から静睡眠への移行時に起きるため，入眠後数十分経ってから始まる．顔面筋や体軸のぴくつきがないことや，覚醒と同時にぴくつきが消失することなどが特徴的である．

てんかん発作との鑑別点は，睡眠時に限って出現し，開眼することがなく，覚醒と同時に消失すること，などである．自然に消失するため，治療は不要である．

ちく搦

ちく搦（jitteriness）は四肢を小刻みに震わせる動きで，四肢の拮抗筋どうしが律動的に収縮と弛緩を繰り返す状態である．正期産児の不随意運動として最もよくみられる[12]．

ちく搦は，触覚や音の刺激などで容易に誘発される．他動的に動きを止めるとちく搦は消失するので，てんかん発作との鑑別に有用である．また，児の反応性が低下しないことも，てんかん発作との鑑別に有用である．時に低血糖や低Ca血症を伴ったり，薬物からの離脱（withdrawal）症状としてちく搦を認めることがあるので，持続時間が長かったり動きが激しかったりする場合は鑑別を進める必要がある．

泣き入りひきつけ，憤怒けいれん，息止め作作

泣き入りひきつけ，憤怒けいれん，息止め発作（breath holding spell）は，乳幼児が泣こう

として呼吸を止めたときに起き，意識消失と筋緊張の低下または亢進を伴う．6か月から1歳半ごろが好発年齢で，5歳ごろまでには消失する．家族歴を認めることもある．一般に，最初に泣き声を上げる呼気の終末で呼吸を止めることが多いが，泣こうとした瞬間に起きることがある．前者はチアノーゼを，後者は顔面蒼白を示すといわれている．痛み刺激や怒りなどが誘因となる．数分以内に意識を回復することが多いが，時に発作後に眠ってしまうことがある．

近年，鉄剤が有効であるとの報告がある．ほとんどの場合，病歴から診断は困難でないと思われる．

身震い発作[13]

身震い発作（shuddering attack）は生後6か月から2歳ごろまでにみられることが多い．発作的に体を硬直させ，歯を食いしばり，体幹や四肢を細かく震わせるもので，数秒程度で元に戻る（❺c）．短時間のうちに繰り返し出現することが少なくない．ふだんの動作中に突然出現し，終わると元どおりになる．発声を伴うこともある．顔面が紅潮することはあるが，蒼白になったりチアノーゼを伴ったりはしない．興奮や不満などの情動が関係することもある．

てんかん発作との鑑別点は，持続が数秒で，意識減損を伴わないことなどである．自然に消失するので治療は不要である．

乳児自慰[14]

乳児自慰は生後3か月から3歳ごろにみられることがある．女児に多いとされるが，男児にもみられる．多くの場合，腹臥位になり，やや腰をかがめて大腿に力を入れてすぼめたり，こすりあわせたりする特徴的な姿勢をとる．呼吸が荒くなり，顔面が紅潮する．目がうつろになることもある．持続時間はまちまちである．

てんかん発作との鑑別点は，顔面が紅潮していること，反応性が保たれていること，気をそらすと止まること，などである．乳児自慰には性的な意味はなく，自然に消失する．

胃食道逆流（Sandifer 症候群）[15]

胃食道逆流は乳児期から幼児期にみられることがある．胃食道逆流に伴って，頭を後ろにそらせたり側方に回旋させたりして背中を反らせるような姿勢になる（❺d）．持続は1～3分で，1日に何回も繰り返すことがある．食事を摂ることにより症状が出現する．胃食道逆流に気づかれていないことが少なくないが，繰り返す下気道感染の既往を認めることがある．

てんかんとの鑑別点は，症状が決まって食事の後に出現すること，意識が保たれていること，などである．胃食道逆流を証明し，それに対する治療を行うことが必要である．

虐待

代理による Münchhausen 症候群は，自分の子どもを病気に仕立てて自らに周囲の関心を引き寄せる特異な形態の虐待である．傷害を加える者はほとんど母親であり，しばしば医学的知識を有している．薬物を飲ませたり，水中毒を起こしたりして，児にけいれんを起こさせたりすることが知られている．献身的な母親を装い医師や看護師に協力的であるため，主治医などがしばしば取り込まれてしまい，悪循環に陥りやすい．疑わない限り診断は困難であるため，奇妙な症状や検査所見と症状との乖離など不審な点があれば念頭におくべきであろう．

■文献

1) Asano E, et al. The diagnostic value of initial video-EEG monitoring in children : review of 1000 cases. Epilepsy Res 2005 ; 66 : 129-35.
2) Uldall P, et al. The misdiagnosis of epilepsy in children admitted to a tertiary epilepsy centre with paroxysmal events. Arch Dis Child 2006 ; 91 : 219-21.
3) Montenegro MA, et al. The frequency of non-epileptic spells in children : results of video-EEG

monitoring in a tertiary care center. Seizure 2008 ; 17 : 583-7.
4) Kotagal P, et al. Paroxysmal nonepileptic events in children and adolescents. Pediatrics 2002 ; 110 : e46.
5) Benbadis SR, Hauser WA. An estimate of the prevalence of psychogenic non-epileptic seizures. Seizure 2000 ; 9 : 280-1.
6) Krumholz A, Niedermeyer E. Psychogenic seizures : a clinical study with follow-up data. Neurology 1983 ; 33 : 498-502.
7) Yamamoto N. Prolonged nonepileptic twilight state with convulsive manifestations after febrile convulsions : a clinical and electroencephalographic study. Epilepsia 1996 ; 37 : 31-5.
8) Chen WJ, et al. Exome sequencing identifies truncating mutations in PRRT2 that cause paroxysmal kinesigenic dyskinesia. Nat Genet 2011 ; 43 : 1252-5.
9) Hayman M, et al. Paroxysmal tonic upgaze : a reappraisal of outcome. Ann Neurol 1998 ; 43 : 514-20.
10) Heinzen EL, et al. De novo mutations in ATP1A3 cause alternating hemiplegia of childhood. Nat Genet 2012 ; 44 : 1030-4.
11) Maurer VO, et al. Benign neonatal sleep myoclonus : a review of the literature. Pediatrics 2010 ; 125 : e919-24.
12) Parker S, et al. Jitteriness in full-term neonates : prevalence and correlates. Pediatrics 1990 ; 85 : 17-23.
13) Tibussek D, et al. Clinical reasoning : shuddering attacks in infancy. Neurology 2008 ; 70 : e38-41.
14) Yang ML, et al. Masturbation in infancy and early childhood presenting as a movement disorder : 12 cases and a review of the literature. Pediatrics 2005 ; 116 : 1427-32.
15) Nanayakkara CS, Paton JY. Sandifer syndrome : an overlooked diagnosis? Dev Med Child Neurol 1985 ; 27 : 816-9.
16) Reuber M, et al. Measuring outcome in psychogenic nonepileptic seizures : how relevant is seizure remission? Epilepsia 2005 ; 46 : 1788-95.
17) Chung SS, et al. Ictal eye closure is a reliable indicator for nonepileptic psychogenic seizures. Neurology 2006 ; 66 : 1730-1.
18) Bergen D, Ristanovic R. Weeping as a common lelment of pseudoseizures. Arch Neurol 1993 ; 50 : 1059-60.

（奥村彰久）

Part 2
身近なけいれん・てんかんの治療戦略

1 急性期のけいれん，発作疑いの対応・重積の治療

「けいれん」という用語

　本項では，英語の seizure に対応する「けいれん」という用語を使用するが，ここでの意味は"けいれん性"も"非けいれん性"も含めている．

　「けいれん重積」は，一つの発作が十分に延長するか，または頻回に反復して発作間欠期に意識が回復しない状態と定義されている．最近では，5分以上発作が持続する状態とすべきであるという提唱もある[1]．英語の"status epilepticus"は，そのまま和訳すると"てんかん重積状態"となるが，本項では「けいれん重積」という用語を使用する．なお，てんかん重積状態は，てんかん発作が重積した場合のみをさしているのではなく，熱性けいれんや急性脳炎・脳症などの機会関連発作が重積した場合も含まれる．

　以下，❶と併せて読み進めていただければ幸いである．

救急受診の電話対応

Key Points 🔑
- あわてず，ゆっくり対応
- 手短に，要領よく，必要最低限の情報を聴取
- 緊急性の判断を行う

▎保護者との電話対応

　けいれんは保護者にとって衝撃的な症状であり，保護者は不安とともにパニックの状況で医療機関に電話をかけてきていると考えるべきである．したがって，このような状況下では保護者から正確かつ詳細な情報を聴取することは難しい．医療者は，保護者の不安を増強させず，落ち着いた口調で，あわてず，ゆっくり対応することを心がけ，手短に，要領よく，必要最低限の情報を聞くことが大事である．

　まず，患者名（かかりつけなら患者ID），年齢，性別を確認し，電話の時点でのけいれん持続の有無，けいれんの様子，けいれん開始時

Words of wisdom

けいれん重積に対する対応の原則

❶ 医療者は，落ち着いて行動する．
❷ けいれんが持続しているかどうかを冷静に判断する．
❸ 虐待の可能性を考える．
❹ 静脈路が確保できない場合を想定しておく．
❺ 抗てんかん薬の特徴を把握し，同一薬剤の反復投与を避ける．
❻ 確実にけいれんを抑制する．

刻，持続時間を聞く．顔色や呼吸状態，呼びかけに対する反応などを聞き，発熱や下痢などの症状，既往歴，抗てんかん薬などの内服薬，外傷の有無を確認する．また，来院方法，来院までの所要時間についても確認する．可能なら，来院時に必要となる静注用抗けいれん薬の投与量を計算する目的で，体重も確認できるとよい．

けいれんを過去に複数回起こしている場合やてんかんの診断を受けている場合，電話の時点でけいれんが止まっており，顔色や呼吸状態，意識レベルが清明で，ふだんどおりに過ごしている場合は，緊急性が乏しいこともある．保護者の不安の程度によっては，後日医療機関を受診してもらうことを指示してもよい．その際，けいれんの再発，バイタルサインの変化，保護者の不安が強くなった場合などでは，再度連絡してもらってかまわないことを伝えることが重要である．

救急隊との電話対応

保護者との電話対応と同じ内容を，より詳細に聴取することが可能である．現場到着時のけいれん持続の有無，バイタルサイン，SpO$_2$，外傷の有無を確認する．

来院までの準備

Key Points
- 必要十分な用意を行う
- 検体保存を忘れずに

電話対応で緊急性ありと判断したら，保護者・救急隊に来院を指示し，その後，関係する部署（救急室，事務）にけいれん重積患者の来院を連絡する．多くの場合で入院が必要となるため，入院ベッドの調整を行う．この際に発熱や発疹，胃腸炎症状などを伴っていれば隔離が必要となるので，電話対応での確認が重要となる．

救急蘇生用具一式，抗てんかん薬も数種類は準備しておき，薬剤投与順序や投与量をあらかじめ決定しておくとよいであろう．頭部CTが実施できる施設であれば，機械の立ち上げも依頼する．

また，血液，尿，髄液の各種検査の準備を行う．抗てんかん薬を内服している場合は，薬物血中濃度の測定も忘れてはならない．後日さらなる原因検索を行えるように，検体は可能な限り保存できるように努める．

問診と診察

Key Points
- 医療者もあわてず，落ち着いて
- けいれん重積の有無を評価
- 虐待の可能性を常に考える

問診と診察を担当する医師は，保護者の不安や動揺を増強させないように，あわてず，落ち着いて対応する．

けいれん重積でも，まずバイタルサインの確認を行い，それから，けいれん持続時間，常用薬（抗てんかん薬，テオフィリン製剤，抗ヒスタミン薬など）の有無，薬物アレルギーの有無を保護者から聴取する．

診察は意識レベルの評価，瞳孔の大きさ，対光反射，髄膜刺激症状，皮膚所見（外傷の有無），一般的身体所見を短時間で終わらせ，呼吸循環動態の安定化とけいれん抑制のための応急処置を優先する．けいれんが止まっている場合，あるいはけいれん抑制後に，詳細な問診と診察を行う．

問診

電話対応の際に得た情報の再確認と，けいれんの様子を聴取する．けいれんの様子は，まずは，保護者の言葉で時間経過に沿って聴取す

る．けいれん開始時の状況（覚醒時か睡眠時か，立位か坐位か臥位か，食事中か，テレビを見ていたか，など），身体のどこから始まってどう終わったか，眼球の位置，意識状態，手足の動き方，さらに，けいれん前の前兆や随伴症状（発熱や嘔吐など）の有無について聞く．

多くの場合，保護者は動揺していてけいれん開始時や最中の状況を正確に覚えていないので，筆者は実際の問診の際，保護者にけいれんの様子を真似してもらうか，もしくは筆者自身が数種類のけいれんを実演している．外傷がある場合は，保護者からの問診で不自然な部分や矛盾点がないかどうかにも注意を払う．加えて，家族歴，周産期歴，発達歴，合併基礎疾患なども聴取する．

診察

まず，本人の全体像（開眼か閉眼か，泣いて暴れているか，顔色や表情はどうか，けいれんしているか）を把握する．

意識レベルの正しい評価は経過観察するうえで最重要であり，Japan Coma Scale（JCS）もしくは Glasgow Coma Scale（GCS）を用いる．

神経学的所見では，眼球運動，眼球の位置，対光反射，瞳孔の大きさ・左右差，髄膜刺激症状（項部硬直，Kernig 徴候），頭蓋内圧亢進症状（Cushing 現象，眼底のうっ血乳頭，乳児なら大泉門膨隆），四肢の動きと筋緊張，深部腱反射や病的反射を確認する．けいれんが止まった後に麻痺が残る Todd 麻痺の有無も評価する．

一般的身体所見では，口腔内所見（異物や吐物の有無），皮膚所見（発疹，出血斑，外傷など）を確認する．外傷や骨折などが認められる場合には，眼底出血などを確認するために眼底検査を行う．

けいれん重積の治療

Key Points

- "ABC" を最優先
- 静脈路が確保できなくても焦らない
- 呼吸循環抑制に注意して，けいれんはしっかり止める

けいれん重積でも，気道（airway），呼吸（breathing），循環（circulation）の"ABC"を最優先することを忘れてはならない．

バイタルサインを評価し，気道確保，酸素投与を行い，各種モニターを装着し，すみやかに静脈路の確保を行う．ここで静脈路確保が困難であっても焦らず，ミダゾラムの筋注もしくは口腔・鼻腔投与，ジアゼパム注腸・坐剤，抱水クロラール注腸の投与などを行えばよい．必要なら，この時点で高次医療機関への転院搬送を考慮する．

静脈路を確保した際，簡易血糖測定器で血糖を評価し，低血糖があればブドウ糖を投与する．低血糖がない場合は，静注用抗てんかん薬の投与を開始する．けいれんは確実に抑制することが肝要で，効果がなければ同じ薬剤を反復して使用せずに，次の治療に移行するべきである．

下記に各種抗てんかん薬の特徴を述べる．なお，投与量は❶に記載した．

抗てんかん薬の特徴

静脈路の確保困難時に使用する薬剤

ミダゾラム（ドルミカム®）筋注もしくは口腔・鼻腔投与

本剤は，水溶性薬剤のため筋注が可能である．また，口腔・鼻腔投与も有効である[2]．注射器による口腔・鼻腔投与の効果は乏しいため，筆者らの施設では噴霧用デバイス（MAD スプレー・ネイザル®）を用いている．

ジアゼパム注腸（セルシン®，ホリゾン®）・坐剤（ダイアップ®坐剤）

日本ではジアゼパム注射用しかないため，多用途チューブなどで注腸投与するが，厳密には保険適応外使用となることに留意したい．ジアゼパム注腸による血中濃度のピークは投与後10分ほどであるが，坐剤ではそのピークは小児において投与後1.5時間にピークを迎えるため，速効性は期待できない．

抱水クロラール注腸（エスクレ®注腸キット）

抱水クロラールは，体内でトリクロロエタノールに変化し，これが中枢神経抑制効果を示す．本剤は，坐剤（エスクレ®坐剤）に比べて，血中濃度のピークが高く，ピークに達する時間も短いとされる．成人のデータでは，約30分で血中濃度がピークに達するとされ，ジアゼパム坐剤よりも薬理効果発現が早い．

■静脈路の確保後に使用する静脈用抗てんかん薬

ジアゼパム（ホリゾン®，セルシン®）

胃腸炎関連けいれんやテオフィリン関連けいれんには効果の乏しいことが多く，呼吸抑制の報告が多い．しかし，筆者らの検討では，小児けいれん重積に対するジアゼパムの有効性は高く，適正投与量の範囲内であれば副作用の出現頻度は少なかった[3]．したがって，初回投与で効果がなければ，反復投与を行わずに，すみやかに次の薬剤を選択すべきである．

ミダゾラム（ドルミカム®）

本剤も速効性があり，効果発現が早い．半減期は短いものの，持続静注が可能であり持続性がある．特徴として，呼吸・循環抑制が少ないことがあげられ，近年，臨床現場での使用が頻繁である[4]．しかし，持続静注による副作用出現頻度の高いことが報告されており，十分なモニタリングを行いながら使用すべきである[3]．

厳密には現時点でけいれん重積に対する保険適用はないが，社会保険診療報酬支払基金はその使用を容認しているので，本剤の使用については，各施設内で十分に事前協議を行うべきである．

フェニトイン（アレビアチン®）

15〜20分かけてゆっくり静注する必要があるため速効性はないが，半減期が長いため持続性を有する．しかし，急速静注できず，浸透圧比が29倍で強アルカリ性のため，血管外に漏出すると組織壊死を起こす可能性がある．さらに，循環器系への副作用も注意が必要である．

本剤静注後に患者の意識レベルは変化しにくいため，意識障害の評価が重要となる急性脳炎・脳症の症例に対して試みるべきと思われる．さらに，軽症胃腸炎関連けいれんや乳児良性けいれんに対しても効果が期待できる．

ホスフェニトイン（ホストイン®）

フェニトインのプロドラッグで，体内でアルカリホスファターゼによりすみやかにフェニトインに加水分解される．フェニトインとの大きな違いは，弱アルカリ性で浸透圧比が1.9であるため組織壊死の頻度が少ないこと，フェニトインより3倍の速さで投与可能であることである．循環器系への副作用はフェニトイン同様に注意が必要である．

フェノバルビタール（ノーベルバール®）

ゆっくり静注する必要があるため速効性はないが，半減期が長いため持続性を有する．呼吸循環抑制は少ない[5]が，静注後半日近く眠ってしまう（過鎮静）ことがある．

本剤の投与量と血中濃度の関係は，静注後24時間では変化が少なく，血中濃度をある程度予測できる（❷）．さらに，維持療法は有効で副作用が少ない[6]．

リドカイン（静注用キシロカイン®）

速効性があり，半減期が短く，持続静注が可能なため持続性も有する．しかし，循環器系への副作用があり，注意が必要である．呼吸抑制がなく，静注後患者の意識レベルを変化させないため，軽症胃腸炎関連けいれんや重症心身障害児に対して効果がある[7]．

リドカインの注射薬には，数種類の規格があり，それぞれの薬物濃度が異なるため，投与量

❶ けいれん，発作疑いの対応とけいれん重積の治療の流れ

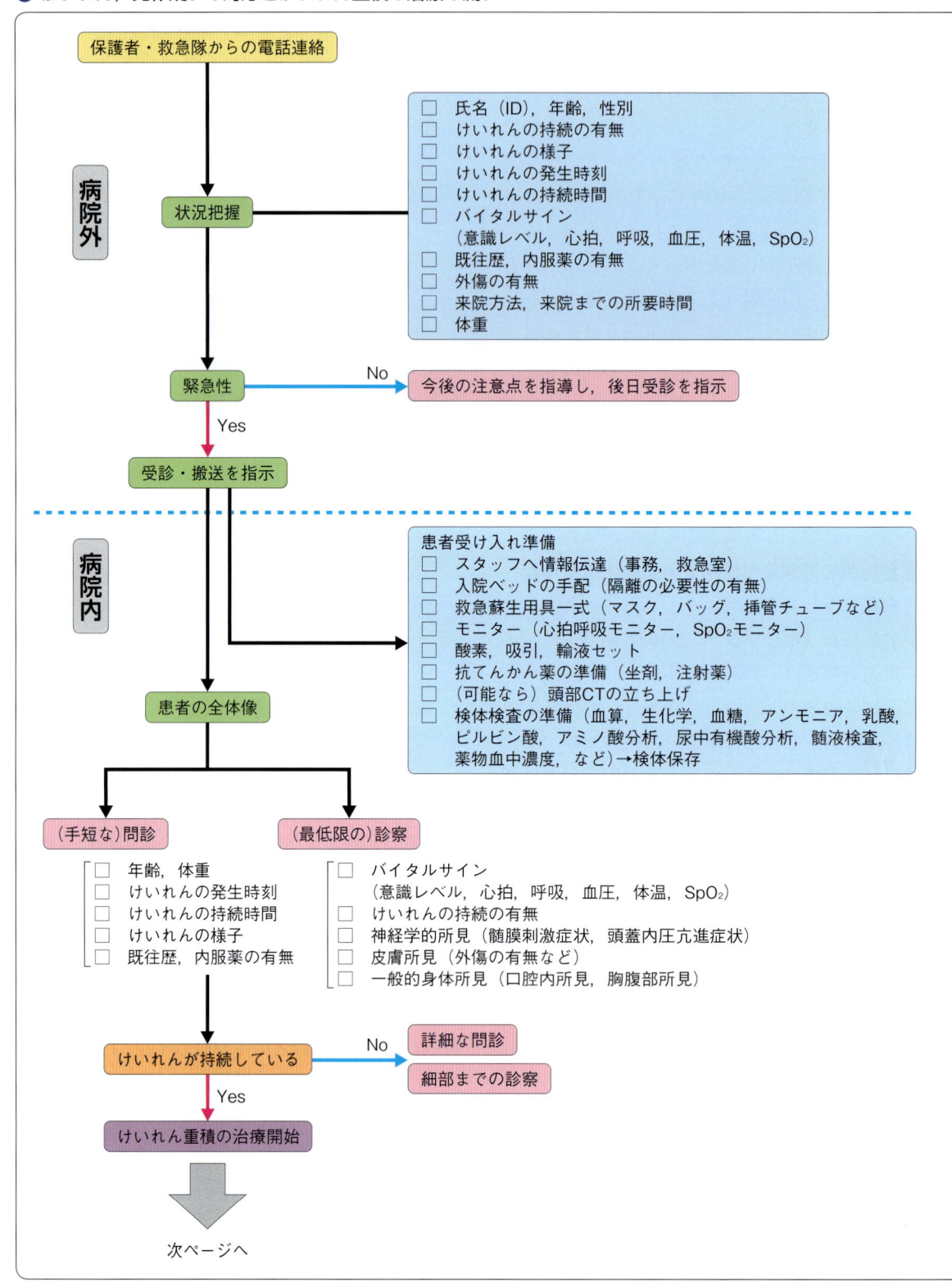

```
病院外
  保護者・救急隊からの電話連絡
        ↓
     状況把握 ──────→ □ 氏名（ID），年齢，性別
        ↓              □ けいれんの持続の有無
                       □ けいれんの様子
                       □ けいれんの発生時刻
                       □ けいれんの持続時間
                       □ バイタルサイン
                         （意識レベル，心拍，呼吸，血圧，体温，SpO₂）
                       □ 既往歴，内服薬の有無
                       □ 外傷の有無
                       □ 来院方法，来院までの所要時間
                       □ 体重
        ↓
     緊急性 ──No──→ 今後の注意点を指導し，後日受診を指示
        │Yes
        ↓
   受診・搬送を指示
```

- -

```
病院内
        ↓
                    患者受け入れ準備
                    □ スタッフへ情報伝達（事務，救急室）
                    □ 入院ベッドの手配（隔離の必要性の有無）
                    □ 救急蘇生用具一式（マスク，バッグ，挿管チューブなど）
                    □ モニター（心拍呼吸モニター，SpO₂モニター）
                    □ 酸素，吸引，輸液セット
                    □ 抗てんかん薬の準備（坐剤，注射薬）
                    □（可能なら）頭部CTの立ち上げ
                    □ 検体検査の準備（血算，生化学，血糖，アンモニア，乳酸，
                      ピルビン酸，アミノ酸分析，尿中有機酸分析，髄液検査，
                      薬物血中濃度，など）→検体保存
        ↓
    患者の全体像
      ↓         ↓
 （手短な）問診  （最低限の）診察
  □ 年齢，体重           □ バイタルサイン
  □ けいれんの発生時刻       （意識レベル，心拍，呼吸，血圧，体温，SpO₂）
  □ けいれんの持続時間    □ けいれんの持続の有無
  □ けいれんの様子      □ 神経学的所見（髄膜刺激症状，頭蓋内圧亢進症状）
  □ 既往歴，内服薬の有無  □ 皮膚所見（外傷の有無など）
                       □ 一般的身体所見（口腔内所見，胸腹部所見）
        ↓
   けいれんが持続している ──No──→ 詳細な問診
        │Yes                     細部までの診察
        ↓
   けいれん重積の治療開始
        ↓
      次ページへ
```

1章 急性期のけいれん，発作疑いの対応・重積の治療

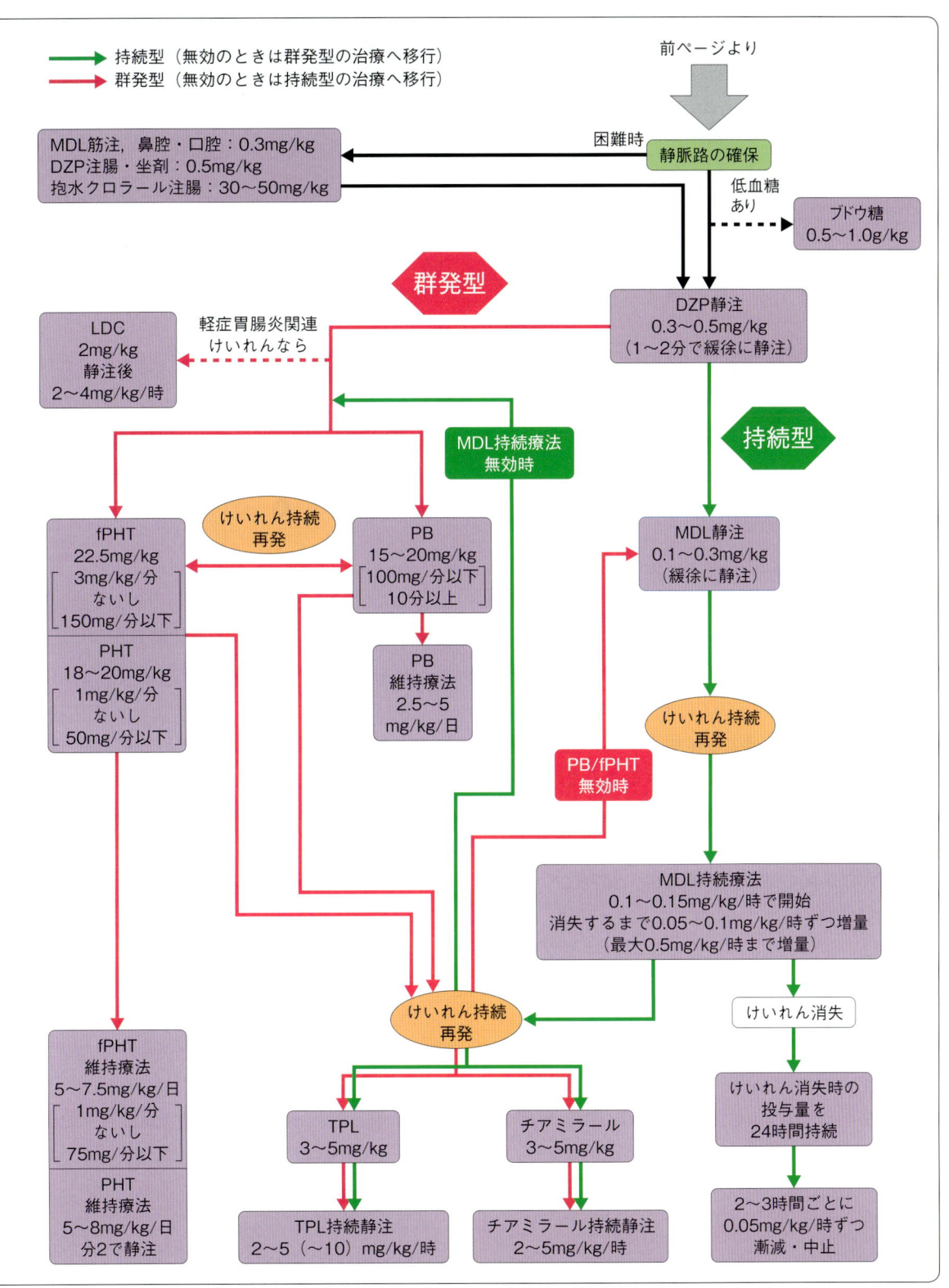

→ 持続型（無効のときは群発型の治療へ移行）
→ 群発型（無効のときは持続型の治療へ移行）

前ページより

静脈路の確保
- 困難時 → MDL筋注，鼻腔・口腔：0.3mg/kg / DZP注腸・坐剤：0.5mg/kg / 抱水クロラール注腸：30～50mg/kg
- 低血糖あり → ブドウ糖 0.5～1.0g/kg

DZP静注 0.3～0.5mg/kg（1～2分で緩徐に静注）

群発型

- 軽症胃腸炎関連けいれんなら → LDC 2mg/kg 静注後 2～4mg/kg/時
- fPHT 22.5mg/kg [3mg/kg/分ないし150mg/分以下]
- PHT 18～20mg/kg [1mg/kg/分ないし50mg/分以下]
- PB 15～20mg/kg [100mg/分以下 10分以上]
- PB 維持療法 2.5～5mg/kg/日

けいれん持続・再発

MDL持続療法無効時

持続型

MDL静注 0.1～0.3mg/kg（緩徐に静注）

けいれん持続・再発

MDL持続療法
0.1～0.15mg/kg/時で開始
消失するまで0.05～0.1mg/kg/時ずつ増量
（最大0.5mg/kg/時まで増量）

- けいれん消失 → けいれん消失時の投与量を24時間持続 → 2～3時間ごとに0.05mg/kg/時ずつ漸減・中止

PB/fPHT無効時

けいれん持続・再発

- fPHT 維持療法 5～7.5mg/kg/日 [1mg/kg/分ないし75mg/分以下]
- PHT 維持療法 5～8mg/kg/日 分2で静注
- TPL 3～5mg/kg → TPL持続静注 2～5（～10）mg/kg/時
- チアミラール 3～5mg/kg → チアミラール持続静注 2～5mg/kg/時

DZP：ジアゼパム，fPHT：ホスフェニトイン，LDC：リドカイン，MDL：ミダゾラム，PB：フェノバルビタール，PHT：フェニトイン，TPL：チオペンタール．

❷ 静注用フェノバルビタール（PB）投与量と血中濃度の関係

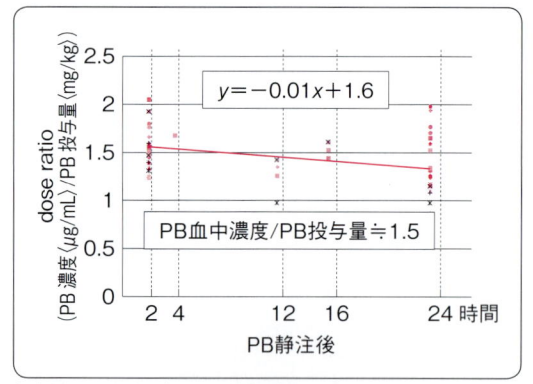

$y = -0.01x + 1.6$

PB血中濃度/PB投与量 ≒ 1.5

投与後24時間以内では，近似式 $y = -0.01x + 1.6$ となった．dose ratio は，静注後24時間では約1.5前後となり，PB血中濃度はPB投与量を1.5倍した数値に達すると予測できた．

❸ 各種静注用抗てんかん薬の特徴の比較

	DZP	MDL	fPHT/PHT	PB	LDC	TPL
速効性	+++	+++	++/+	++	+++	+++
有効性	+++	+++	+++	+++	+++	+++
安全性	++	+++	++	+++	++	+
持続性	+	+++（持続注）	++	++	+++（持続注）	+++（持続注）

DZP：ジアゼパム，fPHT：ホスフェニトイン，LDC：リドカイン，MDL：ミダゾラム，PB：フェノバルビタール，PHT：フェニトイン，TPL：チオペンタール．

の間違いに注意が必要である．

チオペンタール（ラボナール®），チアミラール（イソゾール®）

速効性があり，持続静注が可能であり，持続性も有する．静注用抗けいれん薬のなかで確実性が高いが，呼吸循環抑制が強く，血栓性静脈炎にも注意が必要である．

本剤の減量は，けいれん抑制後48〜72時間から開始し，数日かけて漸減中止する．減量中または減量後にけいれんが再発するような場合には，本剤を再開するか，フェノバルビタール大量療法[8]を考慮してもよいであろう．

抗てんかん薬の速効性，有効性，安全性，持続性（❸）

速効性：ジアゼパム，ミダゾラム，リドカイン，チオペンタールで認められ，フェニトイン，ホスフェニトインやフェノバルビタールは速効性に欠ける．

有効性：すべての薬剤で効果が期待できる．

安全性：ミダゾラム，フェノバルビタールで高いが，ミダゾラム持続静注投与では十分なバイタルサインのモニタリングが必要である．

持続性：ミダゾラム，リドカイン，チオペンタールの持続静注で認められ，フェニトイン，ホスフェニトインやフェノバルビタールの単回投与でも認められる．

抗てんかん薬の選択順序

抗てんかん薬の選択順番について，厚生労働省大澤真木子研究班の作成した小児けいれん重積状態の治療ガイドライン[9]や林の私案[10]が提唱されている．❶のけいれん重積に関するフローチャートは筆者らの私案であり，各医療機関で治療方針を決めてもよいと思われる．

筆者らは，静脈路を確保したら，第1選択薬としてジアゼパムを投与する．ジアゼパムが無効な場合は，けいれんが持続型か群発型かにより薬剤選択を行っている．とくに胃腸炎関連けいれんは群発型を呈することがほとんどであり，リドカインを選択してもよい．はじめに持続型の治療を行ったがけいれんを抑制できない場合は，チオペンタールやチアラミールに移行してもよいし，群発型の治療に移行してもよいであろう．

けいれん重積治療を考える場合，基本的には，❶の段階的治療（まず安全性が高い薬剤から投与し，その効果が認められない場合に順次副作用のリスクなどが高い，より強力な特異的治療に移行する治療戦略）を行う．一方で，層別化治療（各症例の原因疾患や重症度に応じて，はじめから強力な特異的治療法を選択する治療戦略）を行ってもよい．

勤務する医療機関の設備状況，マンパワーなどを考慮し，どちらの治療が実施可能かを決定することが重要である．

Conclusion

❶ けいれんの現場に遭遇した保護者は動揺しており,必ずしも正確な情報を得られるとは限らない.
❷ けいれん重積に対する準備をしっかり行うことで,医療者は落ち着いて対応できる.
❸ 適切かつ迅速な問診・診察を行い,すみやかに治療を開始する.
❹ 静脈路の確保が困難な場合を含め,あらかじめ治療方針を立てておくことが必要である.
❺ 使用する抗てんかん薬の薬理作用を考えて,薬剤選択を行い,確実にけいれんを抑制することが重要である.

■文献

1) Lowenstein DH, et al. It's time to revise the definition of status epilepticus. Epilepsia 1999 ; 40 : 120-2.
2) McIntyre J, et al. Safety and efficacy of buccal midazolam versus rectal diazepam for emergency treatment of seizures in children : a randomized controlled trial. Lancet 2005 ; 366 : 205-10.
3) 菊池健二郎ほか. 小児けいれん重積状態に対する静注用抗てんかん薬の選択と有効性の検討. 日児誌 2012 ; 116 : 687-92.
4) Hayashi K, et al. Efficacy of intravenous midazolam for status epilepticus in children. Pediatr Neurol 2007 ; 36 : 366-72.
5) 菊池健二郎ほか. 小児けいれん重積およびけいれん頻発における静注用phenobarbitalの有効性と安全性. 脳と発達 2010 ; 42 : 304-6.
6) 菊池健二郎ほか. 小児てんかん重積状態および発作群発に対する静注用phenobarbital維持療法の有用性と薬物動態についての検討. てんかん研究 2012 ; 30 : 19-26.
7) Hamano S, et al. Intravenous lidocaine for status epilepticus during childhood. Dev Med Child Neurol 2006 ; 48 : 220-2.
8) Kikuchi K, et al. Effectiveness and safety of non-intravenous high-dose phenobarbital therapy for intractable epilepsy during childhood. Brain Dev 2011 ; 33 : 379-83.
9) 大澤真木子ほか. 小児のけいれん重積状態の診断・治療ガイドライン(案)—よりよい治療法を求めて— 2005.3.27版 version8.2. 厚生労働科学研究費補助金小児疾患臨床研究事業「小児のけいれん重積に対する薬物療法のエビデンスに関する臨床研究研究班」(主任研究者:大澤真木子) 2005. p.1-66.
10) 林 北見. けいれん(てんかん)重積の薬物療法ストラテジー. 小児科臨床 2011 ; 74 : 903-8.

〈菊池健二郎,浜野晋一郎〉

2 てんかん治療の全体像
—治療の開始から経過観察,服薬終了までの概略

"非症候群性てんかん"という考え方

　てんかんにはさまざまな症候群があり，その予後はきわめて多彩である．難治性てんかんの代表であるWest症候群などではACTH療法，ケトン食療法など特殊な治療法が必要となる．しかし，難治性てんかんの頻度はまれで，多くのてんかん診療医にとっては遭遇する機会も継続的に診療する症例も少ない．また，難治性てんかんが集まるてんかん専門施設とは異なり，一般にてんかん診療を担っている多くの施設では，初診時にただちにてんかん症候群を確定できることはまれで，約半数の症例は明確に症候群分類できないまま経過観察することになる．それらの症例の多くは従来の分類の特発性と潜因性を含んでおり，強いていうなら"非症候群性てんかん"ということになるのであろう．最近，この"非症候群性てんかん"に関して，長期的な予後の研究がなされ，小児期であれば半数以上が完全寛解に至ると報告されている[1]．

　本項では臨床的には重要なこの"非症候群性てんかん"を含め，❶に示す薬物療法の反応性

❶ 薬物療法に対する反応性からみたてんかん症候群

薬物療法の反応性		てんかん症候群
反応性良好	薬物療法回避可能	良性乳児てんかん・良性乳児発作 Panayiotopoulos症候群（早発良性小児後頭葉てんかん） 中心側頭棘波を示す良性てんかん（BECTS）
	薬物療法中止可能	（良性）乳児ミオクロニーてんかん[*1] 小児欠神てんかん
	薬物療法中止困難（薬物療法依存）	若年欠神てんかん 非症候群性てんかん（小児期発症）[*2] ミオクロニー欠神てんかん 若年ミオクロニーてんかん 全般強直間代発作のみを示すてんかん
反応性不良（†手術による発作抑制可能症例を含む）		ミオクロニー脱力（失立）発作を伴うてんかん 大田原症候群 早期ミオクロニー症候群 Dravet症候群（乳児重症ミオクロニーてんかん） West症候群 Lennox-Gastaut症候群 症候性焦点性てんかん（構造的/代謝性の病因を有する）† 　海馬硬化症を伴う内側側頭葉てんかん† 　視床下部過誤腫による笑い発作†

[*1] 2010年のILAEの用語と概念の改訂により「良性」が削除されている．
[*2] 国際分類ではこのような症候群名はないが，実際のてんかん診療においては明確に症候群分類ができない症例が半数前後に上るとされ，臨床的に重要な一群である．この群に関しても予後に関する検討[1]がなされているのでこの名称で付記する．

Words of wisdom

てんかん治療の原則

❶ 2回の発作が確認できれば原則として治療を考慮するが，治療開始にはてんかん症候群，家族の希望などを考慮する．
❷ 発作型に応じた薬剤選択：全般発作か焦点性発作か．
❸ 単剤療法
❹ 長期的な見通しを立てるためにはてんかん症候群の診断が重要となる．
❺ 2～3年の発作抑制が目標，その後減量中止の可能性．
❻ 子どもの発達に応じ，保護者中心の治療方針決定から患児中心の治療方針決定へ移行する．

が良好なてんかんを中心に，てんかん治療の全体像を概観する．難治性てんかんとなる症候群に関しては，各項を参照していただきたい．

てんかん治療の原則

Key Points
- 初回発作は"wait and see"
- 面談は自信をもって，診断は過信にならず
- てんかんと患児の多様性を理解

まず，てんかんは多様性に富んだ症候群であることを念頭におき，不治の病のような説明で，決めつけたり断定的な話をしない．同時に，医師の面談内容が揺らぐと長期間診てもらうことに保護者が不安になるため，医師の診療態度の一貫性が重要となる．不確定な予後の話をする際に，相反する対応で困難かもしれないが，"面談は自信をもって，診断は過信にならず"といったスタンスで診療にあたることが望まれる．

中心側頭棘波を示す良性てんかんのように脳波所見は顕著な異常を示すが発作予後は良好なてんかんから，Dravet症候群（乳児重症ミオクロニーてんかん）のように初期には脳波が正常だが，発作は重症で後に知能障害も明らかになってくるてんかん，さらには初期から知能障害も含め重度の大田原症候群まで，発作型，脳波所見，合併症においてんかんという疾患はきわめて広い多様性を有する．

小児欠神てんかんと若年ミオクロニーてんかんは，従来の国際分類では特発性全般てんかんに分類され，予後良好なてんかんとして同等と認識されがちだが薬物療法の面では大きな違いがある．小児欠神てんかんでは適切な薬物療法により数年間発作が抑制でき，約90％の症例で薬物療法を中止できる．若年ミオクロニーてんかんでもほとんどの症例で発作が抑制できる．しかし，若年ミオクロニーてんかんでは薬物療法を中止すると約90％が再発してしまう．同じ特発性全般てんかんでありながら，自動車運転免許の取得，妊娠という"普通に生活"する観点では，両者の予後の差は大きい．だからこそ，保護者と患児に今後の具体的な予後・先行きを示すためには，正確なてんかん症候群診断が一番に必要となる．しかし，初期の段階で正確なてんかん症候群診断ができることは半数にも満たないので，曖昧ななかで保護者・患児とともに共同作業として診断を確定していく姿勢で診療することが重要である．また，てんかんの子どもの多様性を念頭におき，その子どもの生活環境のなかで，ある程度の適切・適当な目標を設定して治療にあたることも経過を通じて重要なことである．

抗てんかん薬の開始（❷）

抗てんかん薬開始のタイミング

理想的な抗てんかん薬の開始時期は，てんかんと診断が確定し，2回以上の発作が確認できたときとなる．初回発作で受診した際，とくにけいれん性発作を保護者が見た場合は，治療開始を2回目の発作まで待つことに不安を訴える．そのようなときには①保護者の不安，②抗てんかん薬が不要な可能性，③発作型として不適合の可能性，④副作用の可能性の4つのバランスで決めることになる（❸）．

初めてけいれん発作を見たとき，保護者は子どもが死んでしまうかもしれないと思うことが多く，再発に対する"不安"は想像に難くない．この不安に対し，2回目の発作を待って抗てんかん薬を開始する理由は以下のとおりである．

まず，初回の無熱性けいれん後2年間，無治療で経過観察した場合に再発する確率は数多くの研究でも50％程度である[2,3]．すなわち，初回発作で投薬を開始することは，約半数の内服"不要"かもしれない症例に内服させ，"副作

❷ てんかん治療の概略―治療開始から終了まで

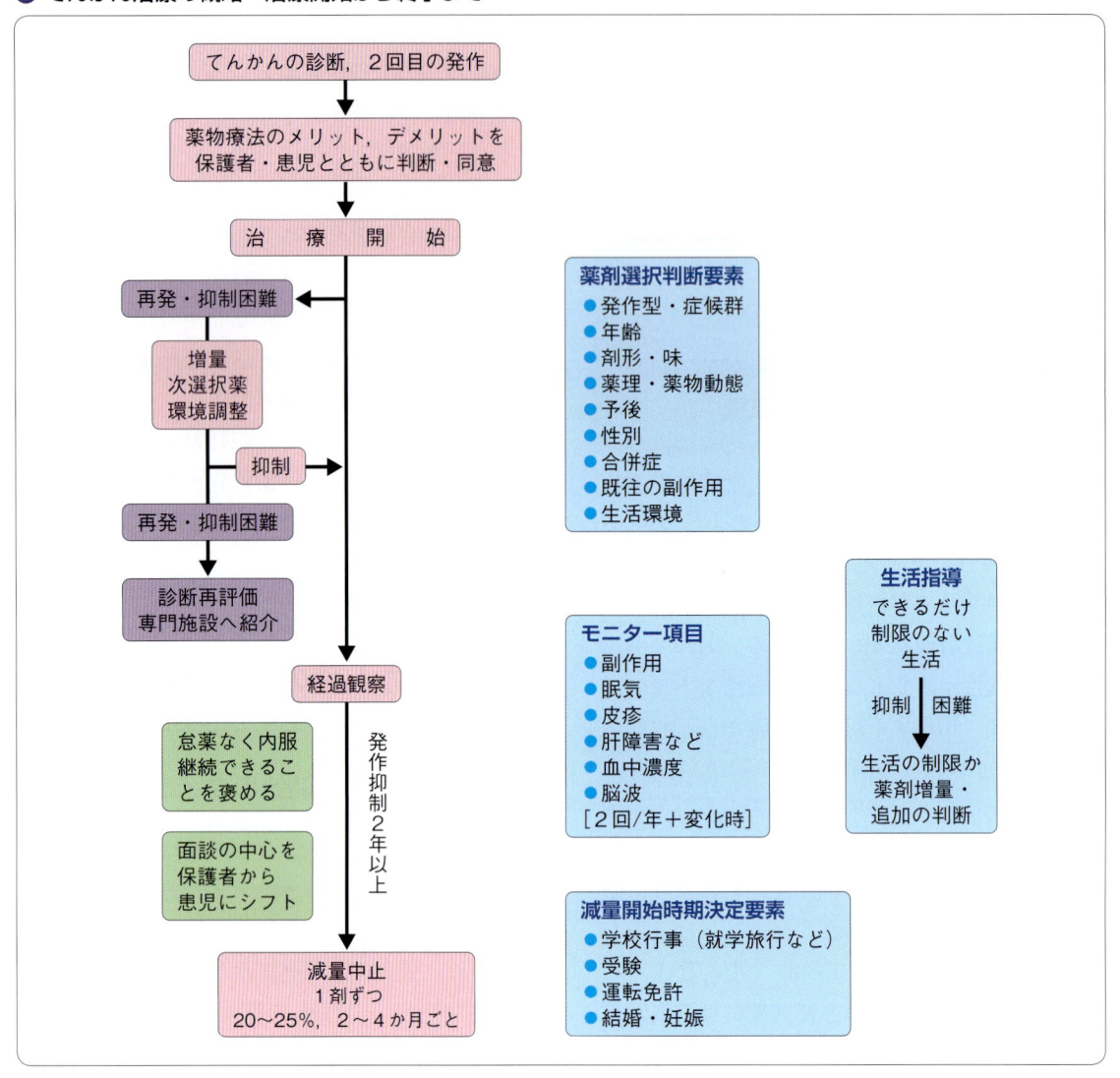

```
てんかんの診断，2回目の発作
        ↓
薬物療法のメリット，デメリットを
保護者・患児とともに判断・同意
        ↓
    治 療 開 始
        ↓
  再発・抑制困難 ←──┐
        ↓          │
     増量           │
    次選択薬         │
    環境調整         │
        ↓          │
       抑制 ───────┘
        ↓
  再発・抑制困難
        ↓
  診断再評価
  専門施設へ紹介
        ↓
    経過観察
        ↓
  怠薬なく内服       発作抑制2年以上
  継続できるこ
  とを褒める
        
  面談の中心を
  保護者から
  患児にシフト
        ↓
    減量中止
    1剤ずつ
  20~25%，2~4か月ごと
```

薬剤選択判断要素
- 発作型・症候群
- 年齢
- 剤形・味
- 薬理・薬物動態
- 予後
- 性別
- 合併症
- 既往の副作用
- 生活環境

モニター項目
- 副作用
- 眠気
- 皮疹
- 肝障害など
- 血中濃度
- 脳波
  [2回/年＋変化時]

減量開始時期決定要素
- 学校行事（就学旅行など）
- 受験
- 運転免許
- 結婚・妊娠

生活指導
できるだけ
制限のない
生活
  抑制｜困難
    ↓
生活の制限か
薬剤増量・
追加の判断

用"のリスクを与えることになる．次に，初めて発作を見た保護者が診断に耐えられる発作観察をしていることはまれで，発作型に応じた適切な抗てんかん薬処方にならず抗てんかん薬選択が"不適合"となるリスクが高いことである．

心理学科の学生に対し，講義中に突然ビデオで全般強直間代発作，失神のビデオを見せた際の観察の正答率は四肢のけいれん部位，頭部偏倚などの点でおおむね半数程度しか正答ではなかった[4]．わが子の発作を初回から正しく観察できることはないと考えてよいだろう．

さらに抗てんかん薬の"副作用"の確率は0ではなく，小児期には発作が増悪する可能性もある（❹）．抗てんかん薬の開始にあたってはこの4つの"ふ"のバランスが重要である．2回目の発作を待つことで，保護者に発作観察の要点を伝え，正確な発作型診断につながる可能性のみならず，症例の自然経過での発作頻度，誘因などを知るチャンスにもつながることとともに，初回から2回目の発作の再発間隔により今後の発作予後の評価に役立つ可能性も重要である[5]．もちろん，症候性病因，脳波の異常がある場合は，再発のリスクは高い[6]ので，4つの"ふ"のバランスの評価では早期の内服開始

を考慮してもよい．なお，症候性病因，脳波の異常とともに，初回が重積発作の場合は保護者の不安も増大し，考慮すべきとの意見もあるが，Shinnar らの研究[6]などでは重積発作は再発の危険因子として有意ではなかった．

てんかんの診断において，全症例で発作時脳波を記録することは不可能であり，はじめからてんかんと"確定"診断できることはない．"てんかんが疑われ"，2回以上の発作があれば，発作間欠時脳波が正常であっても暫定的にてんかんとして治療を開始してもよい．ただし，常にてんかんではない可能性に留意し，てんかんかどうかの診断を確定するつもりで経過観察することが重要である．

2回目以降の発作でも，てんかんという診断が受け入れがたい，副作用の心配が強い，などの理由で抗てんかん薬開始の同意が得られない場合は，患児の生活圏，行動範囲，一人でいる時間などから転倒による外傷，入浴中の事故，交通事故の可能性を考慮し保護者に抗てんかん薬内服の同意を求めていく．もちろん，❶の薬物療法回避可能な群としている良性てんかんなどでは積極的に内服を勧奨する必要はない．

❸ てんかん治療開始時期の決定：4つの"ふ"のバランス

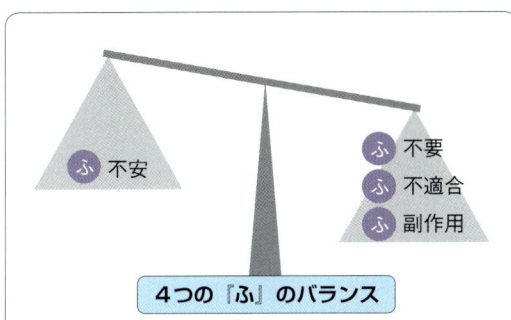

4つの『ふ』のバランス

- **不　安**：内服しないでいることの不安．
- **不　要**：初回発作後2年間に再発を確認できるのは50%程度にすぎず，初回時から内服しても半数はむだかもしれない[2-4]．また，初回発作時に必ずしもてんかんと確定診断できるわけではない．発作の再発間隔を知ることは発作予後を推定するうえで重要[5]．
- **不適合**：初回発作時観察で発作分類に有用な情報を得ることは困難で，発作型に応じた判断ができないかもしれない．
- **副作用**：抗てんかん薬の副作用の確率は0ではない．少なくとも，不要な内服をして副作用が生じるリスクは避けるべき．

■ 抗てんかん薬の選択と開始（❺）

■ 発作型に応じた選択

第一に発作型に応じて抗てんかん薬を選択する．基本的には焦点性発作に対しカルバマゼピン，全般発作に対しバルプロ酸が第1選択にな

❹ 抗てんかん薬による発作増悪

	CBZ	PHT	LTG	GBP	PB	BZPs
欠神発作	+++	+++		+	+ （高用量）	
ミオクローヌス	+++	+++	+	+		
脱力発作	+++	+++		+	+	
Dravet 症候群	++	++	+++			
JME	++	++	+			
LGS/MAE	++	++	+	+		+
BECTS	++		+			
CSWS	+	+				
PME	+	+				

BECTS：中心側頭棘波を示す良性てんかん，BZPs：ベンゾジアゼピン系薬剤，CBZ：カルバマゼピン，CSWS：睡眠時持続性棘徐波を示すてんかん性脳症，GBP：ガバペンチン，JME：若年ミオクロニーてんかん，LGS：Lennox-Gastaut 症候群，LTG：ラモトリギン，MAE：ミオクロニー脱力（失立）発作を伴うてんかん，PB：フェノバルビタール，PHT：フェニトイン，PME：進行性ミオクローヌスてんかん．

❺ 抗てんかん薬選択のアルゴリズム

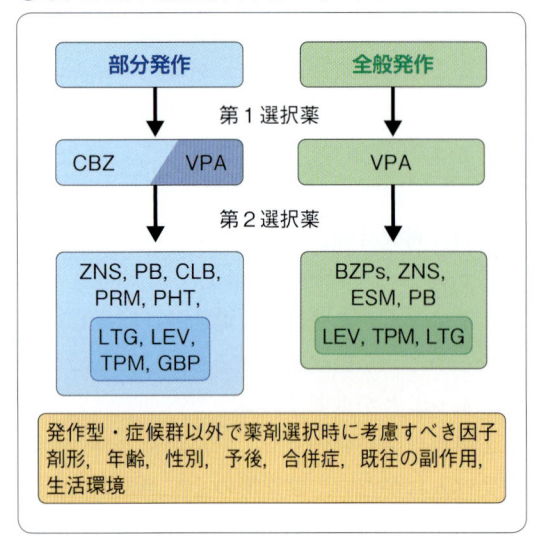

```
部分発作                全般発作
   ↓      第1選択薬      ↓
 CBZ  VPA              VPA
          ↓ 第2選択薬     ↓
 ZNS, PB, CLB,         BZPs, ZNS,
 PRM, PHT,             ESM, PB
 LTG, LEV,             LEV, TPM, LTG
 TPM, GBP
```

発作型・症候群以外で薬剤選択時に考慮すべき因子
剤形，年齢，性別，予後，合併症，既往の副作用，生活環境

最近の新規抗てんかん薬出現をふまえた抗てんかん薬のアルゴリズムを示す．
BZPs：ベンゾジアゼピン系，CBZ：カルバマゼピン，CLB：クロバザム，ESM：エトスクシミド，GBP：ガバペンチン，LEV：レベチラセタム，LTG：ラモトリギン，PB：フェノバルビタール，PHT：フェニトイン，PRM：プリミドン，VPA：バルプロ酸，ZNS：ゾニサミド．

る．この基本原則のもとで，患児の多様性に応じ，剤形，年齢，てんかん症候群，性別，合併症，有効量への到達速度，副作用の既往などを考慮し，最終的に薬剤選択を判断する．たとえば，焦点性発作であっても液剤内服を希望する乳幼児の場合や，中心側頭棘波を示す良性てんかん，Panayiotopoulos症候群などであればバルプロ酸を第1選択としてもよい．まず，用量の最小量で開始し，副作用がなければ増量を考慮する．保護者に対しては，副作用は個人差が大きく，最小量であっても眠気や発疹が出現しうることを伝えておくべきである．最小量で発作がなければそのままで継続し，再発時に増量する．中高生で保護者とともにいる時間が少ないなど，再発に対する不安が強い場合では，副作用に留意しながら血中濃度をモニターし有効域まで増量する．血中濃度がモニターできない場合は至適投与量の中間まで増量する．再発したら副作用がでない範囲で最大投与量まで増量する．

■第1選択で副作用が出現したとき，無効なとき

第1選択薬により副作用が出現した場合，もしくは最大投与量まで増量しても無効であれば，❺下段の第2選択薬群のなかから，てんかん症候群のほか，剤形，年齢，性別，予後，合併症，既往の副作用，生活環境を考慮して薬剤を選択する（❻）．この第2選択薬群に，ここ数年で最下段の新規抗てんかん薬（ガバペンチン，トピラマート，ラモトリギン，レベチラセタム）が加わった．欠神発作では第2選択薬群のなかでエトスクシミドが優位である．副作用の観点で，眠気や認知機能全般に対する影響からフェノバルビタール，プリミドン，ベンゾジアゼピン系薬，女性患者の美容面からフェニトインの優先順位に影響している．成人期における長期的な服用を考えると新規抗てんかん薬は高額という欠点もある．いずれにせよ，現時点では欠神発作以外の発作型において選択順位，新規抗てんかん薬の優位性は確立してない．

第2，第3選択薬に関しては❻のような多彩な因子を考慮し決定する．たとえば合併症に関しては，片頭痛を合併している焦点性てんかんであれば片頭痛に対する効果も考えバルプロ酸，トピラマートの選択順位を上げてもよい．逆に，嚥下障害のある児ではベンゾジアゼピン系薬剤による咽頭分泌物の増加を考慮し，その選択順位を下げてもよい．

英国（470例）のてんかん患者における治療反応性の研究[7]では，第1選択薬で47％の発作が抑制でき，第2，第3選択薬で14％の発作が抑制できた．第3選択までで発作を抑制できない場合，①真の難治性てんかん，②不適切な抗てんかん薬選択，③不適切な診断（てんかん発作型，てんかん症候群に関して，およびてんかんか否か）のいずれかの可能性が高い．第2選択薬群で2剤試行し無効であれば，発作型とてんかん症候群の再評価，てんかんとしての診断の確認をするとともに，必要に応じ専門施設への紹介を考慮するべきである（❷）．

❻ 抗てんかん薬選択にかかわる因子

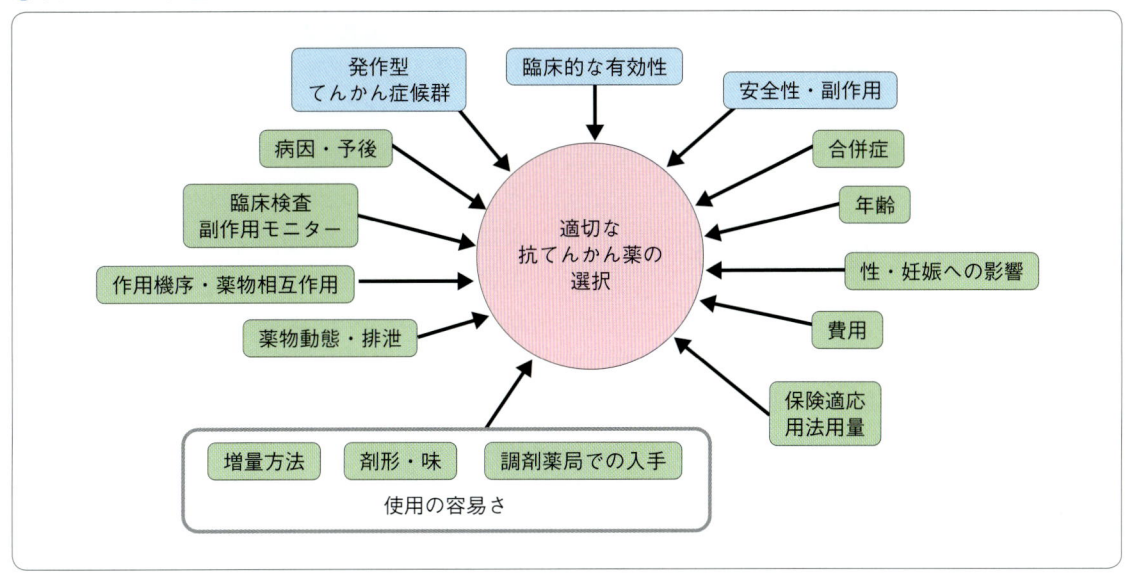

```
            発作型         臨床的な有効性
         てんかん症候群
       病因・予後                        安全性・副作用
                                         合併症
      臨床検査
     副作用モニター      適切な           年齢
                      抗てんかん薬の
   作用機序・薬物相互作用    選択         性・妊娠への影響
       薬物動態・排泄                    費用
                                        保険適応
                                        用法用量
       ┌─────────────────────────────┐
       │ 増量方法  剤形・味  調剤薬局での入手 │
       │          使用の容易さ              │
       └─────────────────────────────┘
```

てんかんの経過観察

■ 副作用のモニター

抗てんかん薬治療において副作用モニターは最も重要なポイントである．個別の副作用は別項に述べられるので，ここでは省略する．共通する副作用として重要なものの一つは体質特異的副反応の薬疹である．他の薬剤に比較し，抗てんかん薬と抗菌薬では薬疹の頻度が高い．すべての抗てんかん薬で薬疹を発症しうるが，そのなかでもとくにフェニトイン，ラモトリギン，ゾニサミド，カルバマゼピン等が比較的薬疹出現の頻度が高い[8]．開始数週間はとくに注意し，用法用量を順守し慎重に増量すべきである．

その他，小児で特異的な副作用としてゾニサミド，トピラマートの発汗低下も留意すべきである．これら2剤の開始時には発汗低下を疑うべき状況と対応方法なども話しておく．

もう一つ重要な副作用は，抗てんかん薬の中枢神経系への作用そのものに基づく，鎮静作用・眠気である．多くは用量依存的副作用であるが，症例によってはきわめて少量でも強い眠気を訴えることがある．とくにベンゾジアゼピン系薬剤，カルバマゼピンの使用に際し注意すべきである．飲酒においても，ごく少量で眠気が出る人，皮膚の紅潮があっても眠気が出にくい人，中枢神経系症状のみ出やすい人，皮膚色も中枢神経系もほとんど変化しない人など，多様性に富む．これは初めて飲酒するまではわからない．抗てんかん薬の開始時も同様である．

また，飲酒によって鎮静される人に対し，顕著な興奮がもたらされる人もいる．これに類似するように，抗てんかん薬により発作が増悪，新規の発作が出現することもある．成人に比し小児ではまれではなく，抗てんかん薬のなかでもNaチャネル作動系の薬剤で頻度が高い（❹）．若年ミオクロニーてんかんで，片側のミオクロニーとしての認識でカルバマゼピンが使用されて発作増悪を招くこともある．初期の発作増悪は，患者－医師の相互信頼関係を不良にする．発作型が不明で，Naチャネル作動系薬剤を使用する場合にはこの点に注意する必要がある．保護者には，薬剤による副作用は0ではないため少量から開始し，安全性を確認しながら発作頻度に応じて有効域まで増量することを理解してもらう．

長期的な副作用としては肝機能障害，骨代謝障害などがあげられる．とくに重複障害児では骨粗鬆症，尿路結石も高頻度にみられる．副作用のモニターとして血液検査，尿検査は脳波，血中濃度モニターと併せて6～12か月間隔程度で定期的に行う．

脳波・内服状況（血中濃度）のモニター

診察時に内服状況の確認を行うとともに，血中濃度をモニターし客観的な内服状況の把握も重要である．安定している経過観察中の検査間隔については明確な根拠はない．おおむね，血中濃度測定と副作用検査目的の血液・尿検査と脳波検査を6～12か月間隔程度で行うことが多い．もちろん，症状の変化があれば随時行う．

生活指導

Key Points
- リスクを受け入れベストの選択を

てんかんでは発作による転倒，受傷，溺水などのリスクを考え，子どもの安全性の確保のために日常生活における制限が必要と考えられている．具体的には，一人での入浴，水泳，火気を使用しての調理などから，成人では自動二輪を含めた運転免許などの制限である．しかし，子どもの安全確保のためといっても，過剰な制限は子どもの自尊心と自立心をむしばみ，健全な発達を阻害しかねない．小児てんかんの治療目標は，発作の抑制のみにとどまらず，自立した成人への健全な発達，もしくは障害のあるなかでQOLを改善し，より自立した生活に導くことである．そのため，できる限り制限を最小限にとどめ，基本的には制限することよりも見守る姿勢が重要である．

日常生活における制限は，子どもの年齢とてんかんの重症度，発作型，症候群，合併症に応じて変化する．そのため，多様なてんかんのすべてに妥当な制限を確定することはできない．絶対的に正しい制限の仕方は存在せず，発作の状況，個々の家庭の教育方針，学校・生活状況に合わせた修正が必要である．"リスクを受け入れベストの選択"といった考えが重要である．

ここでは薬物療法の反応性が良好なてんかんを中心に述べる．とくに制限の必要性が高い時期は，①無治療の初回発作から6か月間，②治療開始から有効性が明確になるまでの期間，③抗てんかん薬の終了直後6か月間である．この期間は発作が起こることを想定した対応をとる．たとえば一人での入浴時は声かけを頻回にする，浴槽には入らずシャワーにする，もしくは介護者と一緒の入浴に限定する．発作の誘因となる睡眠不足，飲酒，光刺激もできる限り避け，発熱など不可避の誘因があるときはより制限を厳重にする．

制限の必要性が高い時期以外では，発作に伴う危険が回避できる"見守る態勢"が確保されていれば制限は必須ではない．予防接種，学校での運動，旅行などのほか，ゲーム，テレビなどのディスプレイ視聴も基本的には制限しないで経過観察することを勧める．保護者の了解が得られれば，教育機関にもてんかんの病名告知とともに，発作時の対応と日常生活の制限の有無などの注意点について話ができることが好ましい．

内服を続けるということ

Key Points
- 皆勤賞を褒める
- 抗てんかん薬は眼鏡と一緒

抗てんかん薬の内服を数年間，毎日欠かさず続けることは大変なことである．子どもにとっては，薬を飲まない他の子どもと自分が異なることを認識させられる瞬間にもなる．数年のなかで，数回飲み忘れても当たり前のことであろう．仮に，飲み忘れ，もしくは"怠薬"によって再発した場合も，保護者が子どもを叱らないよう指導する．怠薬を叱れば，正確な内服状況

がわからなくなることすらある．抗てんかん薬を欠かさず内服できているときは，それを褒めることが必要である．学校でも，欠席せず登校すれば皆勤賞がもらえるのと同様である．子どもが，抗てんかん薬の内服することに疑問をもった場合，抗てんかん薬を眼鏡に喩えるとわかりやすい説明ができる．

近視の人でも眼鏡をかけていれば，"普通"の暮らしができるが，眼鏡がなければ転びやすくなり，運転資格に問題が出て日常生活で困ってしまう．抗てんかん薬はてんかんの人々にとって"普通"の暮らしをするための眼鏡である．ただ，眼鏡は作られて700年以上経ったので"普通"になっているが，かつて中世のヨーロッパでは悪魔の道具ともいわれていた．抗てんかん薬は開発されて，たかだか60年である．その差があるため，抗てんかん薬を内服していることは現時点ではまだ，周囲の人にとって"普通"のことになっていない．

抗てんかん薬の必要性が理解できず，怠薬を繰り返す子どもには，再発に伴う受傷，学校などでの生活の制限，運転免許取得の制限がでるかもしれないことを説明すると内服の動機づけに有効なことがある．また，子ども自身に発作の記憶がなく，日常生活における支障を推測することができないため，怠薬する子どももいる．このような場合では，保護者が撮影した発作の動画を見せ，この状況を子どもの友人も見る可能性があると自覚させるとアドヒアランス（adherence）が改善することもある．

成人期での治療の継続に備えて

小児期発症の非症候群性てんかんの約半数，およびほとんどの若年ミオクロニーてんかん，全般強直間代発作のみを示すてんかんは，成人期も抗てんかん薬の内服が必要となる．学童期に治療開始となり診療時の説明と同意が保護者中心であった場合には，成人期への移行に備え中学生になったら診療の主役を子ども本人に移行する必要がある．思春期は，受験など学校行事も忙しい時期ではあるが，抗てんかん薬の継続・終了などの将来における重要性を理解してもらい，診療方針の決定に子ども自身が積極的にかかわるアドヒアランスの姿勢を認識させる移行期となる．ならびに，子ども自身が睡眠不足などの発作誘発因子を管理する姿勢に導くことも重要である．

抗てんかん薬の終了

抗てんかん薬終了の利益と不利益 ❼

子どもにとって内服しないこと自体が多くの場合で最大の利益になる．付帯する検査，病院受診の頻度減少のほか，副作用としての眠気や認知機能など中枢神経系に対する影響が消失すること，ならびに女性の場合では妊孕性に対する影響が改善し，催奇形性の危険も軽減することが利益になる．

最大の不利益は発作再発と再発時の受傷・事故のリスクである．また，職場で再発した場合，事故を免れても，社会的影響と本人の不利

❼ てんかんの治療方針

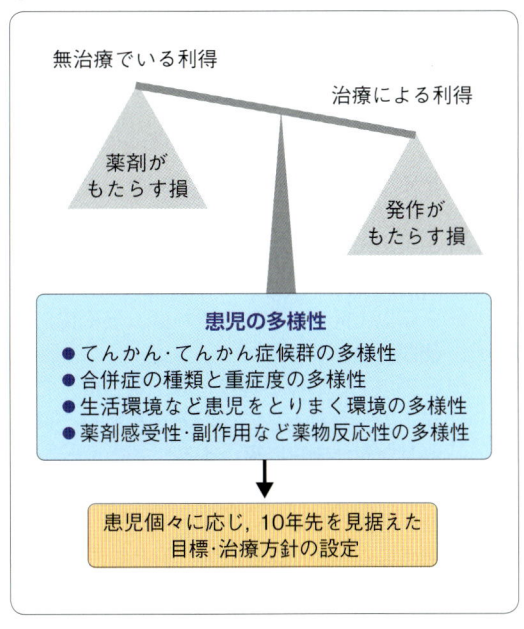

無治療でいる利得 ／ 治療による利得

薬剤がもたらす損 ／ 発作がもたらす損

患児の多様性
- てんかん・てんかん症候群の多様性
- 合併症の種類と重症度の多様性
- 生活環境など患児をとりまく環境の多様性
- 薬剤感受性・副作用など薬物反応性の多様性

↓

患児個々に応じ，10年先を見据えた目標・治療方針の設定

益は学校で再発した場合よりも大きくなる．再発の不利益を軽減するためには，保護的に見守る環境が必要である．しかし，年齢とともに単独行動の時間が増加し，保護的に見守る環境は失われ再発時の不利益が増大する．

内服を継続していても，飲み忘れや，発熱，睡眠不足などの誘因によっては再発する可能性がある．保護者が内服を強固に指導するあまり，反抗期で怠薬することもある．内服継続を希望する保護者の場合にも，この再発リスクを認識してもらう必要がある．ならびに，このような形で再発するのであれば医師と保護者の管理下で安全な時期に，安全な体制で減量を試みることを提案すべきである．減量に伴う再発によって，抗てんかん薬の重要性が再認識され，子ども自身のアドヒアランスが高まることもある．

いずれにせよ，抗てんかん薬終了の利益・不利益，継続の利益・不利益に関して，子どもを中心に保護者と十分に話し合い方針を決定することが重要である．

抗てんかん薬減量・中止の仕方

まず，減量開始時期の設定である．2～3年以上，発作が抑制できれば減量中止を保護者と患児に打診する．その際，医師の立場では再発は10人のうち3人とか，30％などと確率で言えるが，保護者と患児にとっては再発するかしないかのどちらかで，いわばギャンブルのようなものである．抗てんかん薬終了直後6か月は再発することを想定した日常生活の制限が必要になる場合もある．それと同時に受験時期，修学旅行中に再発した場合の子どもの心理的負担を考慮し，その時期に抗てんかん薬終了時期が重ならないよう，減量中止時期を決定する．脳波所見は再発率に関連するが，てんかん症候群によっても異なる．脳波が正常化している場合では再発は少ない．しかし，脳波の正常化を待っていると小児期における減量のタイミングを失する場合があるので，脳波正常化にこだわる必要はない．

抗てんかん薬の減量は1剤ずつ，1～3か月ごとに25～30％程度減量する．多剤併用の場合は，有効性が乏しい可能性が高い薬剤から減量する．

抗てんかん薬終了後に再発する場合，6か月以内に再発例の50％，1年以内に60～90％が再発する[9]．抗てんかん薬終了後，最低2年間は脳波検査を含めて経過観察し，再発時に対応できるよう備える．再発時は，生活環境と社会状況を考慮し，1回のみであれば経過観察でもよいが，2回目には終了時の抗てんかん薬を再開

Conclusion

① 抗てんかん薬を開始するときは，必ずやめるときのことを想定して開始する．
② てんかんと，てんかんの子どもの多様性を念頭におく．
③ 生涯の内服を必要とするてんかん患児もいるが，小児てんかん患者の半数は抗てんかん薬終了が可能．
④ 2年以上発作が抑制できれば，症例に応じて，就職前・運転免許取得前には減量中止を試みる価値が高い．
⑤ 3剤以上で治療が奏効しない場合は，てんかん発作型・てんかん症候群と薬剤選択の再考とともに，てんかんとしての診断を再評価，原因疾患の再精査．セカンドオピニオンの希望があれば躊躇せず専門施設に紹介する．
⑥ 適切な薬剤選択，予後予測のためには正確なてんかん発作型診断，てんかん症候群診断，原因診断が必要となる．
⑦ 最良のてんかん診療には，子どもに応じた薬剤選択，生活指導が重要．

する[10]．投与量に関して，全般強直間代発作のみを示すてんかんや若年ミオクロニーてんかんでは，以前の内服量よりも少量で有効なことがある．女性の場合は妊娠も考慮し少量から再開することが好ましい．

■文献

1) Berg AT, et al. Complete remission in nonsyndromic childhood-onset epilepsy. Ann Neurol 2011；70：566-73.
2) Berg AT, Shinnar S. The risk of seizure recurrence following a first unprovoked seizure：a quantitative review. Neurology 1991；41：965-72.
3) 満留昭久，日本てんかん学会ガイドライン作成委員会．小児てんかんの包括的治療ガイドライン．てんかん研究 2005；23：244-8.
4) Thijs RD, et al. Transient loss of consciousness through the eyes of a witness. Neurology 2008；71：1713-8.
5) Westover MB, et al. Revising the rule of three for inferring seizure freedom. Epilepsia, published online：22 DEC 2011, DOI：10.1111/j.1528-1167.2011.03355.x
6) Shinnar S, et al. The risk of seizure recurrence after a first unprovoked afebrile seizure in childhood：an extended follow-up. Pediatrics 1996；98：216-25.
7) Kwan P, Brodie MJ. Early identification of refractory epilepsy. N Engl J Med 2000；342：314-9.
8) Arif H, et al. Comparison and predictors of rash associated with 15 antiepileptic drugs. Neurology 2007；68：1701-9.
9) 須貝研司，日本てんかん学会ガイドライン作成委員会．小児てんかんの薬物治療終結のガイドライン．てんかん研究 2010；28：40-7.
10) 武井研二ほか．小児の覚醒時大発作てんかんに対する sodium valproate 単剤治療の効果と血中濃度—断薬後の発作再発例での検討．TDM 研究 2001；18：111-2.

〈浜野晋一郎〉

3 小児のてんかんの予後

てんかん症候群の分類と予後

Key Points

- 小児のてんかんの発作予後や知的発達の予後を知る最も確実な方法は，どのてんかん症候群に属するのかを見極めること
- てんかん症候群をはっきり決められない症例では，発症までの発達，神経画像，発作間欠期脳波所見などを総合的に評価し，予後を推察

❶ 予後についての両親の不安

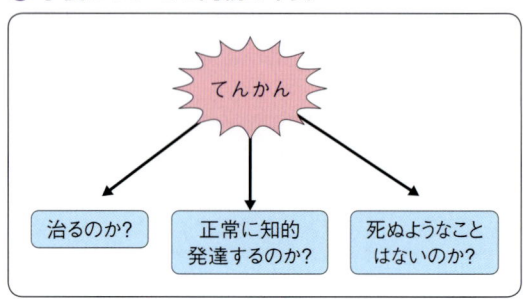

てんかん → 治るのか？／正常に知的発達するのか？／死ぬようなことはないのか？

患児をてんかんと診断し，両親にその病名を告げたとき，両親が最も心配することは，「この子の病気は治るのか」ということと，「将来の知的発達に問題はないのか」ということであろう．また漠然と，「てんかんによって命にかかわる問題は起きないのか」と心配するかもしれない（❶）．本項では，これらの疑問に答えるために必要な知識について解説する．

小児のてんかんの予後を，できるだけ正確に知るためには，その患児のてんかんが，てんかん症候群のどの分類に属するのかを見極めることが最も重要である．たとえば，小児欠神てんかん，若年ミオクロニーてんかん，中心側頭部に棘波を示す良性小児てんかんなど，どのてんかん症候群かがわかれば，その症候群に応じて，発作の予後や知的発達の予後について，よく研究された過去のデータがある．

しかし，実際の臨床の場面では，専門的な外来においても，診断後早期の段階はもちろん，ある程度経過を観察した段階でも，どのてんかん症候群に属するのか，はっきり決めることができない症例も多い．ましてや，てんかん症候群の診断に関して，経験や知識をもたない医師が診療を担当する場合には，てんかん症候群の分類を決めることは，より難しいであろう．これらのてんかん症候群をはっきり決められない症例では，その発作予後や知的発達の予後を正確に予測することは難しい．しかし，この場合でも，てんかん発症までの発達の問題，神経画像の異常の有無，発作間欠期脳波の所見などを総合的に評価し，その予後を推察することは非

Words of wisdom

両親の不安への配慮

❶ 子どもがてんかんと診断された際，両親は予後について，大きな不安をもつ．
❷ 発作予後，知的発達の予後，生命予後のそれぞれについて，できるだけ正確な情報を伝え，両親の不安を取り除くように努める．

常に重要と思われる．

　本項では，小児のてんかん全体における発作予後，知的発達の予後，生命予後について，できるだけ総論的に解説する．なお，特発性てんかんの使用を控え素因性てんかんを使用する動きもあるが，本項では一般に広く使われている特発性てんかんと表記した．

発作予後

Key Points

- 薬物治療によって，小児のてんかん全体のおよそ 64〜82％で，2〜5 年以上の寛解が維持可能
- 小児のてんかん全体で，薬物療法を中止した後の発作の再発率は，およそ 8〜37％
- 薬物中止後，再発までの期間とその割合は，およそ 6 か月以内に 50％，1 年以内に 60〜90％

　てんかんの発作予後を考える際に，2 つの大きなポイントがある．一つは薬物療法への反応性，もう一つは薬物中止後の発作の寛解維持率である．概してこの 2 点は平行し，薬物療法に良い反応を示すものは，薬物中止後の寛解維持率が高いものが多い．しかし，若年ミオクロニーてんかんのように，薬物療法によく反応し，多くの例で寛解が維持できても，薬物中止によって，発作の再発がおよそ 90％と高率にみられるものもあり，注意を要する．

薬物治療による寛解維持率

　小児期に発症したてんかん全体において，主に抗てんかん薬の治療によって，発作のない寛解状態をどのくらい維持できるかについて，いくつかの報告がある．Arts ら[1]は，ドイツで新規にてんかんと診断され，5 年以上の追跡が可能であった小児 453 人において，290 人（64％）で 2 年間の寛解が維持できたと報告している．Berg ら[2]は，米国で新規にてんかんと診断され，2 年以上の追跡が可能であった小児 594 人において，442 人（74％）で 2 年間の寛解が維持できたと報告している．Oka ら[3]は，日本で新規にてんかんと診断され，10〜15 年間の追跡が可能であった小児 730 人において，82％で 3 年間の寛解が維持できたと報告している．Sillanpää ら[4]は，フィンランドで小児期に新規にてんかんと診断され，25 年以上追跡された 176 人において，112 人（64％）で 5 年間の寛解が維持できたと報告している．土屋ら[5]は，日本で小児期に新規にてんかんと診断され，10 年以上追跡が可能であった 956 人において，681 人（71％）で 5 年以上の寛解が維持できたと報告している．これらの報告から，主に薬物治療によって，小児のてんかん全体のおよそ 64〜82％で，2〜5 年以上の寛解が維持できるといえる．

薬物治療中止後の発作再発率

　小児期に発症したてんかん全体において，抗てんかん薬を中止した後の発作の再発率についても，いくつかの報告がある．Sillanpää ら[6]は，フィンランドで小児期に新規にてんかんと診断され，薬物療法が中止できた 90 人において，平均 33 年の追跡期間で，33 人（37％）で発作が再発したと報告している．Ramos-Lizana ら[7]は，スペインで小児期に新規にてんかんと診断され，薬物療法が中止できた 216 人において，薬物中止後 2 年で 23％，5 年で 28％に発作が再発したと報告している．土屋ら[5]は，前述の報告のなかで，薬物療法が中止できた 441 人において 34 人（8％）で発作が再発したと報告している．これらの報告から，小児のてんかん全体で，薬物療法を中止した後の発作の再発率は，およそ 8〜37％といえる．再発例において，薬物中止後，再発までの期間とその割合は，およそ 6 か月以内に 50％，1 年以内に 60〜90％である[8]．

　薬物療法に対する発作の反応性や薬物療法中

止後の発作の再発率に関係する因子として，てんかん症候群が大きな因子になることは前述したが，てんかん症候群をはっきり決められない場合でも，てんかん発症時の発達遅滞，神経画像の異常所見，発作間欠期脳波の高度の異常所見などが参考になる．一般的にこれらの異常がある場合は，異常がない場合に比べ，発作予後が不良と推察される．Bergら[9]は，小児のてんかんのうち，てんかん症候群に該当しない症例294人について，10年以上の長期の追跡を行い，170人（58％）で5年以上の薬物中止と発作消失の寛解状態が得られたと報告している．この報告から，特定のてんかん症候群に該当しない症例でも，小児期発症のてんかんであれば，およそ半数以上で完全寛解が得られることがわかる．

知的発達の予後

Key Points🔑

- 小児てんかんの知的発達の予後は，てんかん症候群や基礎疾患によって大きく異なる
- てんかん症候群をはっきり決められない症例でも，てんかん発症時の発達遅滞，神経画像の異常がなければ，多くは知的発達の予後は良好と推察可能

子どもがてんかんと診断された両親にとって，その子の将来の知的発達の問題は，発作予後と並んで最も大きな心配の一つといえる．発作予後と同様に，知的発達の予後も，てんかん症候群や基礎疾患によって大きく異なる．

West症候群やLennox-Gastaut症候群など，脳の広範囲な構造的異常によって生じるものの多くは知的発達の予後は不良であるのに比べ，中心側頭棘波を示す良性てんかんや小児欠神てんかんなど，脳の構造的異常を伴わないものでは，知的発達の予後は良好といえる．てんかん症候群をはっきり決められない症例についても，てんかん発症時の発達遅滞，神経画像の異常所見などを評価し，これらの異常がなければ，多くは知的発達の予後は良好と推察できる．

しかしながら，最近の詳細な研究によって，従来は良性と考えられていた小児のてんかんでも，学習，注意，行動などの面での問題がありうることもわかってきている．ただし，子どもがてんかんと診断されたときの両親の心配は非常に強いため，必要以上に不安をあおるような，否定的な説明は避けたほうがよいと思われる．脳の広範囲な構造的異常がなく，知的予後に重篤な問題が生じうる特殊なてんかん症候群でなければ，重篤な知的発達障害の心配は乏しく，てんかんのない子どもと同等の知的発達も十分期待できることを，はっきりと告げたほうがよいであろう．

小児のてんかんの知的発達の予後については，実際には，複数の要因が関係する（❷）．基礎疾患や素因は大きな因子であるが，その他にも発作，抗てんかん薬，発作間欠期脳波の高度異常，家庭背景なども関係する因子になりうる．

小児期に発症したてんかん全体における知的

❷ 知的発達に影響する要因

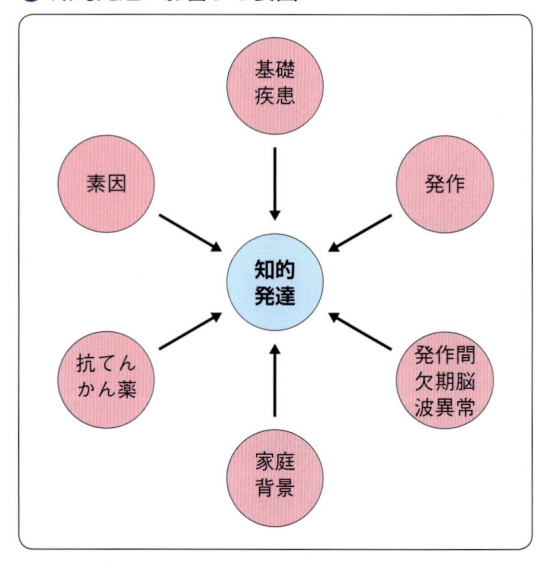

発達の予後について，Bourgeois ら[10]は，小児期に発症したてんかん72人について，発症時から平均4年間，経年的に知能検査を行い，知能指数の変化を評価している．その結果，明らかな知能指数の低下はみられず，てんかんのない同胞と比較しても差がみられなかった．ただし，8人（11%）で10ポイント以上の知能指数の低下がみられたが，これらの症例では薬物濃度が中毒域に達した頻度が高く，発作が難治で，より低い年齢での発症であった．一方，Berg ら[11]は，小児期に発症したてんかんで5年後の追跡が可能であった542人において，315人（58%）が特殊教育を必要とし，特発性および潜因性てんかんに限っても49%と高率であったと報告している．これらの報告による結果の違いは，その対象となったてんかん症候群の背景の違いによるものが大きいと思われる．

小児のてんかんの知的発達については，全体について，総論的に論じることは難しく，今後は個々のてんかん症候群のみならず，新規に発見されつつある責任遺伝子の異常など，素因に基づいた分類ごとに，詳細な検討が進められるであろう．

生命予後

Key Points

- 小児のてんかん全体の死亡率は，一般人口の約3倍である．症候性てんかんではより死亡率が高く，特発性てんかんでは一般人口とほぼ同程度
- てんかん患者の突然死は，sudden unexpected death in epilepsy（SUDEP）とよばれ，不整脈や低換気・低酸素との関連性が示唆されている

小児のてんかんの発作を目撃した両親にとって，「このまま死んでしまうのではないだろうか」という恐怖を感じることも多いと思われる．しかし，実際には発作によって直接的に死に至ることは，きわめてまれである．したがって，このような不安を抱いている両親に対しては，まずその不安を和らげることが重要である．

小児期に発症したてんかん全体の生命予後について，以下の大規模な長期追跡の前向き研究がある．

Sillanpää ら[12]は，フィンランドで小児期にてんかんと診断された245人について，40年の追跡を行い，死亡率と死因について調査した．その結果，死亡率は6.9/1,000人年で，年齢と性別を調整した一般人口の死亡率の約3倍であった．内訳は，症候性てんかんで11.1/1,000人年と高かったが，潜因性てんかんでは2.9/1,000人年，特発性てんかんでは3.5/1,000人年と一般人口との差が乏しかった．死亡原因としては，SUDEPといわれる，てんかん患者の原因不明の突然死が30%，おそらく発作と直接関連した死亡が15%，溺水が10%，肺炎や心血管疾患などてんかん以外の死亡が43%であった（❸）．

Chin ら[13]は，英国で小児期にてんかんと診断された101人について，33歳までの追跡を行い，標準化死亡比は3.1と一般人口の約3倍であったと報告している．内訳は，症候性てんかんでは4.9と高く，特発性てんかんでは1.2と低かった．

❸ 小児てんかんの死因

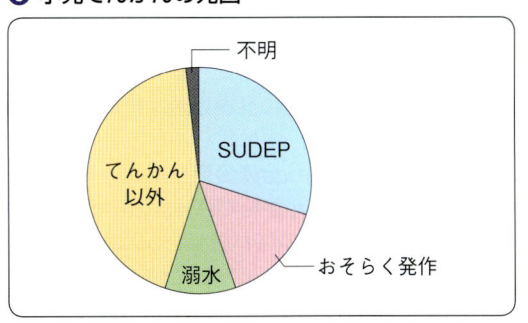

SUDEP：sudden unexpected death in epilepsy
（Sillanpää M, et al. 2010[12] データをグラフ化）

これらの報告から，小児期に発症したてんかん全体の生命予後について，死亡率は一般人口の約3倍で，症候性てんかんではより死亡率が高く，特発性てんかんでは一般人口とほぼ同程度であることがわかる．

主に成人においてであるが，てんかん患者の一部に予期せぬ突然死（SUDEP）がみられることがある．SUDEPのてんかん全体における発生頻度は，報告により 0.9～9.3/1,000 人年とさまざまであるが，小児では成人に比べ非常に頻度が低い．Sillanpääら[12]の報告では，小児の特発性あるいは潜因性てんかんにおいては，14歳未満の小児期のSUDEPは1例もみられなかった．SUDEPの発生のメカニズムについては未解明であるが，てんかん発作そのものよりも，不整脈や低換気・低酸素との関連性が示唆されている．

経過観察の注意

Key Points

- 学校生活における認知・行動面の問題にも注意
- 急激な認知障害が出現した際には，脳波所見の悪化がないか確認
- 発作を止めることばかりではなく，総合的により良い生活を目標に支援

小児のてんかんの予後として，発作予後，知的発達の予後，生命予後以外に，社会適応の問題にも注意が必要であろう．小児の場合，社会適応の実際としては，主に学校生活や友人関係ということになる．小児のてんかんと認知・行動面での問題についても多数の詳細な報告があり，関連性について否定的な報告もあるが，関連性を強く認めたとする報告も多い．学習，記憶，言語，注意，行動などの高次脳機能についても，適宜注意を払いながら経過を観察することが望ましい．

中心側頭部に棘波を示す良性小児てんかんなど，いわゆる良性の経過をたどるてんかんで

Conclusion

1. 小児のてんかんの発作予後や知的発達の予後を知る最も確実な方法は，どのてんかん症候群に属するのかを見極めることである．
2. てんかん症候群をはっきり決められない症例では，発症までの発達，神経画像，発作間欠期脳波所見などを総合的に評価し，予後を推察する．
3. 薬物治療によって，小児のてんかん全体のおよそ64～82%で，2～5年以上の寛解が維持できる．
4. 小児のてんかん全体で，薬物療法を中止した後の発作の再発率は，およそ8～37%である．
5. てんかん発症時の発達遅滞，神経画像の異常がなければ，多くは知的発達の予後は良好と推察できる．
6. 小児のてんかん全体の死亡率は，一般人口の約3倍である．症候性てんかんではより死亡率が高く，特発性てんかんでは一般人口とほぼ同程度である．
7. てんかん患者の突然死は，sudden unexpected death in epilepsy（SUDEP）とよばれる．発生のメカニズムについては未解明であるが，不整脈や低換気・低酸素との関連性が示唆されている．

も，まれに発作間欠期脳波で全般性の棘徐波が連続性に出現することにより，一過性に認知障害がみられることが知られている．この場合は，抗てんかん薬が増悪因子に働いていることもあり，適切な治療をすることで認知機能が改善する．したがって，経過観察中に急な認知障害が出現した場合には，脳波検査で急激な悪化がないことを確認することが重要である．

小児のてんかん診療において，どうしても発作を止めることが主な目的になりやすく，その他の面に対する配慮がおろそかになることがある．薬物の副作用である眠気のために，日常生活が健やかに送れないようでは，本来の治療目的を果たしていない．発作コントロールの目標を少し下げてでも，総合的により良い生活が送れるよう，最大限の支援をすることが重要と思われる．

■文献

1) Arts WF, et al. Course and prognosis of childhood epilepsy：5-year follow-up of the Dutch study of epilepsy in childhood. Brain 2004；127：1774-84.
2) Berg AT, et al. Two-year remission and subsequent relapse in children with newly diagnosed epilepsy. Epilepsia 2001；42：1553-62.
3) Oka E, et al. Clinical course and prognosis of childhood epilepsy. Acta Paediatr Jpn 1989；31：259-66.
4) Sillanpää M, et al. Long-term prognosis of seizures with onset in childhood. N Engl J Med 1998；338：1715-22.
5) 土屋節子ほか．10年以上経過した小児てんかん1007例の予後．脳と発達 1985；17：23-8.
6) Sillanpää M, Schmidt D. Prognosis of seizure recurrence after stopping antiepileptic drugs in seizure-free patients：a long-term population-based study of childhood-onset epilepsy. Epilepsy Behav 2006；8：713-9.
7) Ramos-Lizana J, et al. Recurrence risk after withdrawal of antiepileptic drugs in children with epilepsy：a prospective study. Eur J Paediatr Neurol 2010；14：116-24.
8) 須貝研司ほか．小児てんかんの薬物治療終結のガイドライン．てんかん研究 2010；28：40-7.
9) Berg AT, et al. Complete remission in nonsyndromic childhood-onset epilepsy. Ann Neurol 2011；70：566-73.
10) Bourgeois BF, et al. Intelligence in epilepsy：a prospective study in children. Ann Neurol 1983；14：438-44.
11) Berg AT, et al. Special education needs of children with newly diagnosed epilepsy. Dev Med Child Neurol 2005；47：749-53.
12) Sillanpää M, Shinnar S. Long-term mortality in childhood-onset epilepsy. N Engl J Med 2010；363：2522-9.
13) Chin RF, et al. Outcomes of childhood epilepsy at age 33 years：a population-based birth-cohort study. Epilepsia 2011；52：1513-21.

〔加藤　徹〕

4 熱性けいれんと憤怒けいれん

熱性けいれん

概念，鑑別疾患と検査の概略

熱性けいれんは，「通常38℃以上の発熱に伴って乳幼児期に生ずる発作性疾患（けいれん，非けいれん性発作を含む）で，中枢神経感染症，代謝異常，その他の明らかな発作の原因疾患（異常）のないもの」と定義され，発作の様態により「単純型」と「複雑型」に分類される．複雑型熱性けいれんは，「部分発作」「15分以上の発作」「24時間以内の繰り返す発作」のいずれか1つ以上を認めるもので，単純型はそのいずれも認めないものである．発作症状としてはけいれんが多いが，一点凝視や眼球偏位，動作停止や口部自動症などの非けいれん性発作を起こす場合もある．日本での有病率は約8%であり，欧米に比して高い[1]．通常6か月から5歳までに起こるとされているが，6歳以上でも発熱性疾患罹患時（とくにインフルエンザ）に熱性けいれんが認められることもまれではない（❶）．

診断にあたっては，髄膜炎，急性脳炎・脳症，低血糖症や電解質異常などの代謝異常などを鑑別する必要がある．髄液検査は髄膜刺激症状や大泉門膨隆などが認められた場合には当然施行するが，これらの所見は発症初期の乳幼児には認められないことも多いので注意を要する．時

❶ 熱性けいれんの要注意因子

1. てんかん発症に関する要注意因子
   ①熱性けいれん発症前の明らかな神経学的異常もしくは発達遅滞
   ②非定型発作（部分発作，発作の持続が15〜20分以上，24時間の繰り返しのいずれか1つ以上）
   ③両親・同胞におけるてんかんの家族歴
   7歳までにてんかんを発症する確率は，上記の因子がない場合は1%，1因子のみ陽性の場合は2%，2因子以上陽性の場合は10%である
2. 熱性けいれん再発に関する要注意因子
   ①1歳未満の熱性けいれん発症
   ②両親または片親の熱性けいれんの既往
   いずれも熱性けいれんの再発率は約50%に達する

（福山幸夫ほか．1996[1]）

Words of wisdom

熱性けいれんへの対応

❶ 基本的には良性疾患である．
❷ 鑑別すべき疾患（とくに中枢神経感染症と代謝疾患）の否定が重要である．
❸ けいれんが止まっていれば急性期は無治療で経過をみる（けいれんが持続している場合には，すみやかに止痙する）．
❹ 熱性けいれん時には低張液での不必要な輸液を避ける．
❺ 要注意因子を伴わない初回の熱性けいれんは，無治療で経過をみる．
❻ 再発性もしくは遷延性熱性けいれんの場合には，ガイドラインに準じて予防を行う．
❼ 解熱薬には熱性けいれんの再発予防効果はなく，けいれんを誘発する根拠もない．
❽ 保護者への説明では，再診の必要性を忘れずに告げる．
❾ 無熱性のけいれんが認められた場合には，てんかんを考える．

に患児の負担を考えて髄液検査の施行はためらわれがちになるが，髄膜炎や脳炎などを見逃すと生命予後や後遺症にかかわるため，基本的には疑わしい場合には施行するべきであると筆者は考える．発作後の意識障害遷延（1時間以上），複雑型の該当項目なども髄液検査を考慮する因子となる．

米国のガイドラインによれば，1歳未満児の熱性けいれんではHibワクチンや肺炎球菌ワクチン未施行は髄膜炎の要注意因子とされている[2]．またVPシャントを施行されている児では髄膜刺激症状が顕在化しにくいこともあり，筆者も髄膜炎の診断が遅れた経験がある．髄液検査を施行する場合には頭蓋内圧亢進や頭蓋内占拠性病変への注意が必要であり，疑わしい場合には事前に頭部CT検査を施行することが望ましい．

けいれんが止まっていれば急性期は無治療で経過観察

Key Points 🔑

来院時に発作が止まっていない場合
- ジアゼパム 0.3〜0.5 mg/kg の静注（呼吸抑制に注意！　分割投与）
- ルート確保が困難な場合には，ミダゾラム 0.3 mg/kg 筋注，鼻腔・口腔粘膜投与，もしくは注射用ジアゼパム 0.5 mg/kg 注腸
- 上記でけいれんの抑制が困難な場合
  → 1章 重積の治療（p.138）へ

けいれんがすでに来院時に止まっていれば，とくに抗てんかん薬の投与は行わない．急性脳症などの鑑別のため，意識減損からの回復を観察することが重要だからである．けいれん後の意識障害が遷延する場合には，髄膜炎の精査や急性脳症に対する早期治療（ステロイドパルス療法）も考慮する必要がある．

来院時にけいれんが持続している場合には，ジアゼパム 0.3〜0.5 mg/kg の静注により，けいれんの抑制を試みる．静注時には呼吸抑制に注意しながら，必要量を1/3程度に分割しながら投与を行う．ルート確保が困難な場合には，ミダゾラム 0.3 mg/kg の鼻腔もしくは口腔粘膜投与，筋注を行うことも可能である．ミダゾラムがなければ注射用ジアゼパム 0.5 mg/kg の注腸でもかまわない[3]．ジアゼパム坐薬（ダイアップ®坐薬）は血中濃度の上昇が緩徐であり，緊急のけいれん抑制には不適である．

遷延性けいれん（15〜20分以上）となった場合には，頭蓋内圧亢進の防止としてマンニトール®もしくはグリセオール® 0.5〜1 g/kg×3〜4回/日（1時間で点滴静注）を行う．遷延性発作で脳炎・脳症が否定的な場合には，デキサメタゾン 0.1〜0.15 mg/kg×3〜4回/日静注も考慮する．急性脳症が非常に疑わしければステロイドパルス療法を行う．

熱性けいれん時には低張液での不必要な輸液を避ける

Key Points 🔑

- 熱性けいれん直後の輸液は等張液（生理食塩水やソリタ-T1号輸液®など）を用いて，維持量より少なめ（約70％）で行う

熱性けいれんの患児では，低Na血症を認めることが多い．単純性熱性けいれん患児の検討では，けいれん時には低Na血症が認められ，これが熱性けいれん反復の一因となる可能性がある[4]．抗利尿ホルモン不適切分泌症候群（syndrome of inappropriate secretion of antidiuretic hormone：SIADH）が原因ともいわれており，不必要な輸液は低Na血症を増悪させる可能性がある．救急外来などではルート確保が必要となる場合も多いが，低張液を用いた過剰な輸液は避けるべきである．

要注意因子を伴わない初回の熱性けいれんは，無治療で経過観察

熱性けいれん患児の過半数は生涯を通じて1

回しか熱性けいれんを起こさない．再発率は25〜50％（平均30％台）であり，3回以上の再発率は9％である．よって半数以上の患者は生涯1回の熱性けいれんしか認めないので，要注意因子を伴わない初回熱性けいれんでは，施設によって違いはあるが無治療で経過をみることが基本と考えられる（❶❷）．

■ 再発性・遷延性熱性けいれんには，ガイドラインに準じて予防を行う

遷延性の熱性けいれんが認められた場合，もしくは単純型でも熱性けいれんが再発した場合には，ガイドラインに準じた治療が必要となる（❷）．

発熱時のジアゼパム応急投与により，熱性けいれんの再発は無投薬に比して1/3程度に抑制される．ジアゼパム坐薬0.3〜0.5 mg/kgを，37.5℃以上の発熱に気づいたときと，発熱が続けば8時間後に予防投与する．筆者は，8時間後に解熱しておりジアゼパム坐薬を使用せず，その後の再発熱でけいれんを起こした患児を複数経験したこともあり，たとえば感染症状などが改善していなければ，解熱していても8時間後の予防投与を行うようにしている．

解熱薬の坐薬を併用する場合には，ジアゼパム坐薬とは30分以上間隔をあけて使用する．よく保護者より坐薬投与の順序を聞かれるが，「けいれんと発熱のどちらを抑制したいか」と考えれば，ジアゼパム坐薬を先行させることになる．副作用は軽微ではあるが，眠気やふらつき，また稀だが逆に興奮ぎみになる場合もある．実施期間は2年間，もしくは4〜5歳までを目標にする．筆者は家族とも相談しながら，インフルエンザの流行が落ち着いた時期に終了を試みるようにしており，再発した場合には1年間追加としている．

抗てんかん薬連日持続内服療法では，フェノバルビタール3〜5 mg/kg/日，もしくはバルプロ酸10〜30 mg/kg/日を使用する．副作用を勘案してなるべく少量投与が望ましいが，発作の再発により増量せざるをえない場合もある．実施期間は1〜2年間を目安とする．

■ 解熱薬には熱性けいれんの再発予防効果はなく，けいれんを誘発する根拠もない

解熱薬投与による熱性けいれんの再発予防効果は認められていない．また逆に，解熱薬によるけいれん誘発の根拠もない[5]．解熱薬は高熱による患児の苦痛を緩和するために使用すればよく，乱用は慎むべきであるし，逆に使用制限も不要である．

ジアゼパム坐薬を解熱薬（坐薬）と併用するときには，ジアゼパム坐薬投与後，少なくとも30分以上は間隔をあけることが必要である．これはジアゼパム坐薬に解熱薬（坐薬）を併用すると，ジアゼパムの初期吸収が阻害されるためである．一方，経口の解熱薬を用いるときには同時投与に問題はない．

❷ 熱性けいれん再発の予防法

1. 自然放置が望ましい場合
過去の熱性けいれんが2回以下で，かつすべての要注意因子（❶）が陰性の場合

2. 発熱時ジアゼパム応急投与が望ましい場合
下記3項目のいずれかに該当する場合には，発熱時すみやかにジアゼパム投与を行うことが望ましい 1）15〜20分以上遷延する発作が過去に1回でもあった場合 2）要注意因子中，2項目またはそれ以上が重複陽性で，過去に発作を2回以上経験している場合 3）短期間に発作が頻発する場合（例：半日で2回，半年で3回以上，1年で4回以上）

3. 抗てんかん薬連日持続内服療法が望ましい場合
下記の適応3項目のいずれかに該当する場合には，抗てんかん薬連日内服療法を推奨することが望ましい 1）低熱性（37℃台）発作を2回またはそれ以上起こした場合 2）15〜20分以上の遷延性熱性けいれんの既往があり，かつ発作発現前の発熱に気づかず，ジアゼパム投与のタイミングを失する可能性がある場合 3）15〜20分以上の遷延性熱性けいれんの既往があり，発熱時のジアゼパム応急投与にかかわらず，同じ遷延性熱性けいれんを生じた場合

保護者への説明では，再診の必要性を忘れずに告げる

とくに初回の熱性けいれん患児の保護者は非常に不安な状態であるため，熱性けいれんは基本的には良性の疾患であるなど，熱性けいれんの概略について説明する必要がある．また，発熱や発作を起こしたときの対応なども説明する必要がある．けいれん直後の救急外来などでは，保護者が冷静に説明を聞けない場合も多いので，可能であればリーフレットを用意して説明を行い手渡すことが望ましい．

髄膜炎の初期では，慎重な診察にもかかわらず髄膜炎の徴候が認められないこともあり，また軽度の遷延性意識障害は見逃されやすいため，必ず翌日（夜間であれば翌日の日勤帯）にはかかりつけの小児科や自院を再診するよう説明する．熱性けいれんと診断したものの半日後に全身状態が増悪し，髄膜刺激症状が顕在化した細菌性髄膜炎の幼児例や，Japan Coma Scale（JCS）1～2程度の遷延性意識障害が見逃されていた急性脳症の幼児例を筆者は経験したことがある．

脳波検査や画像検査の必要性についてはPart 1を参照されたい．

無熱性のけいれんが認められた場合には，てんかんを考える

6歳以上でも有熱時のけいれんを反復し，もしくは無熱性の全般性けいれんを合併してくる症候群を「熱性けいれんプラス（febrile seizures plus：FS＋）」という．これに高頻度の無熱性全般けいれんを起こしてくる家族性のてんかんは「全般てんかん熱性けいれんプラス（generalized epilepsy with febrile seizures plus：GEFS＋）」と定義され，熱性けいれんの亜型と考えられている[6]．

FS＋ and absence seizures（欠神発作），FS＋ and myoclonic seizures（ミオクロニー発作）などはGEFS＋のスペクトラムであり，ミオクロニー失立発作てんかん（myoclonic astatic epilepsy：MAE）やDravet症候群（severe myoclonic epilepsy in infancy：SMEI）はこのスペクトラムのなかでの最重症型との考えもある．GEFS＋遺伝子としていくつかのNaチャネルやGABA$_A$受容体の遺伝子変異が報告されているが，患者に既存の遺伝子変異が同定されることはむしろ少なく，主要原因遺伝子の可能性は低い．また，同じ遺伝子型をもつ家族内でも表現型はさまざまである[7]．

GEFS＋の治療について検証した大規模研究はなく，同一家族内であっても各患者の発作型に基づいた薬剤を選択する．熱性けいれんだけであれば熱性けいれんの治療に準じ，無熱時の全般発作が出現してくればバルプロ酸，ラモトリジン，クロバザムなどによる連日持続内服を行う．MAEやSMEIに対する治療は別途の治療方針が必要であり，SMEIの治療は「Dravet症候群」（p.171）で述べられるので割愛する．また，GEFS＋以外にも熱性けいれんの既往をもつことの多い小児期てんかんは複数あり，この場合はおのおのの症候群診断に基づいた治療を行う．

憤怒けいれん

疾患概念，鑑別疾患と検査の概略

憤怒けいれんは，「とくに6か月～1歳ごろの乳幼児が激しく泣いた後，呼気状態のまま呼吸を停止させ，顔色不良，意識喪失，けいれんや全身の脱力などを起こすもの」と定義され，6歳ごろまでには自然治癒する予後良好な疾患である．有病率は報告に幅があるが，0.1～4.6％である．

臨床症状からチアノーゼ型と蒼白型の2つに大別され，約半数はチアノーゼ型であるが，両者の症状を併せ持つ混合型も20％程度存在する[8]．チアノーゼ型は，さまざまな原因により

Words of wisdom

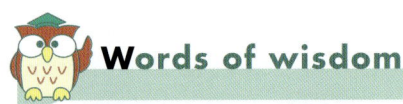

憤怒けいれんへの対応

❶ 乳幼児期早期に発症し，6歳ごろまでには自然治癒する予後良好な疾患である．
❷ けいれん性疾患，無呼吸をきたす中枢性疾患の鑑別が必要な場合もある．
❸ 必ず覚醒時に誘因の直後に誘発され，睡眠時にはみられない．
❹ 鉄欠乏性貧血を有する患児には，鉄剤投与が有効である．

激しく啼泣した後に呼気相で呼吸を止めチアノーゼを呈し，全身の虚脱とけいれんが出現する．蒼白型では，痛みや不満などが原因となり，吸気相で呼吸を止め，急に蒼白となり意識を失う．発作の持続時間は1分以内であることが多く，頻度はさまざまであるが約30％の患者では日に複数回の発作が認められる[8]．

浸透率の低い常染色体優性遺伝と考えられており，約30％の患者で家族歴が認められる．また，家族内に両型の憤怒けいれんの患者がいる場合や，同一患者に両型の発作が認められる場合もある[8,9]．

両型とも年齢や症状が典型的であれば診断は容易であり，鑑別のための検査は基本的には不要である．診断にあたっては，チアノーゼ型ではてんかんなどのけいれん性疾患を，蒼白型では無呼吸や不整脈などを念頭におき鑑別を行う．6か月未満の乳児にも憤怒けいれんが認められる場合もあるが，とくに6か月未満児に無呼吸発作を認めた場合には脳幹部病変（先天奇形や腫瘍など）の鑑別が必要となる．また，憤怒けいれんには必ず誘因があることと，睡眠中に発作は認められないことが，診断には有用である．

鉄欠乏性貧血を有する患児には，鉄剤投与が有効

まずは「幼児期に自然治癒する疾患であり，基本的には治療不要の良性疾患であること」を十分に説明し，保護者の不安感を軽くすることが最も重要である．発作が頻繁に起こると，発作を防止するために患児の要求を盲目的に受け入れるようになり，親子間での情緒不安の悪循環が形成されやすいためである．

基本的には無治療で治癒する疾患ではあるが，鉄欠乏性貧血を伴う場合には鉄剤投与が有効である．鉄欠乏は，貧血と中枢神経系低酸素状態の悪循環を促進させるだけでなく，鉄欠乏自体も小児の易興奮性を増悪させ憤怒けいれんの誘因となりうる．

鉄欠乏性貧血を伴う憤怒けいれん児に対しては，鉄欠乏性貧血の治療に準じて鉄剤（インクレミン®シロップなど）5～6 mg/kg/日の投与を行う．鉄剤投与により約80％の患児で発作の頻度と重症度が改善する．推奨される投与期間の目安は16週間であるが，鉄剤終了の時期および16週以降の有効性についての検討はない[10]．経験的には，治療開始と終了については，通常の鉄欠乏性貧血に対する鉄剤投与の方法に準じてよいと思われる．貧血を伴わない患児でも鉄剤は有効との記載もみられるが，いまだ十分な検討はなされていない．

以前には，フェノバルビタールなどの抗てんかん薬や硫酸アトロピンなどを使用していた時代もあったが，筆者の経験からも結果としてほとんど無効であったと思われ，最終的には患児の成長に伴い自然治癒した印象しかない．

Conclusion

❶ 熱性けいれんおよび憤怒けいれんは乳幼児期に発症する予後良好な疾患である．
❷ 熱性けいれんの診察にあたっては，中枢神経系感染症や脳症などの鑑別が重要である．けいれん直後には低張液での不必要な輸液は避け，治療はガイドラインに準じて行う．
❸ 憤怒けいれんは覚醒時になんらかの誘因の直後に誘発される．鉄欠乏性貧血を伴う場合には鉄剤投与が有効である．

■文献

1) 福山幸夫ほか．熱性けいれんの指導ガイドライン．小児科臨床 1996；49：207-15．
2) Subcommittee on febrile seizures ; American Academy of Pediatrics. Clinical practice guideline — Febrile seizures : Guideline for the Neurodiagnostic Evaluation of the child with a simple febrile seizure. Pediatrics 2011 ; 127 : 389-94.
3) 大澤真木子．けいれん重積の治療．脳と発達 2007；39：185-92．
4) Thoman JE, et al. Do serum sodium levels predict febrile seizure recurrence within 24 hours? Pediatr Neurol 2004 ; 31 : 342-4.
5) Offringa M, et al. Prophylactic drug management for febrile seizures in children. Cochrane database Syst Rev 2012 ; 18 : CD003031.
6) Scheffer IE, et al. Generalized epilepsy with febrile seizures plus : a genetic disorder with heterogeneous clinical phenotypes. Brain 1997 ; 120 : 479-90.
7) Picard F, et al. Recently defined genetic epilepsy syndromes. In : Roger J, et al, editors. Epileptic Syndromes in Infancy, Childhood and Adolescence. Montrouge : John Libbey Eurotext ; 2005. p.519-35.
8) DiMario FJ. Prospective study of children with cyanotic and pallid breath-holding spells. Pediatrics 2011 ; 107 : 265-9.
9) DiMario FJ. Family pedigree analysis of children with severe breath-holding spells. J Pediatr 1997 ; 130 : 647-51.
10) Zehetner AA, et al. Iron supplementation for breath-holding attacks in children. Cochrane database Syst Rev 2010 ; 12 : CD008132.

〈福田光成〉

5　良性乳児発作/てんかん

良性てんかんという考え方

①疾患名に付けられる"良性"とは，一般的な医学用語として治療反応性，非進行性，非悪性と意味されることが多い．

②現在でも使用されている1989年のてんかん症候群分類（国際抗てんかん連盟〈ILAE〉）で良性とされているものは，すべて小児期あるいは新生児期に発症するもので，発作および発達面の予後も良好であると考えられてきた．しかし，その後いくつかの症候群のなかには治療抵抗性あるいは発作消失後も認知発達面での問題を抱える患者が存在することが明らかとなった．そこで，最近になりILAEから良性という用語の使用を避けるという声明が出された[1]．

③われわれ臨床医が患者の保護者に対して良性という用語を用いる場合，過度な期待を与えることにつながりかねないこともあるし，逆に良性な経過が確実な患者の家族に対しては児の将来に対していくばくかの安心を与えることにもなる．いずれにしろ，成長期の患者に対して良性という判断・告知を行うことには，十分な期間と慎重さが求められる．

良性乳児発作（BIS）

概念

良性乳児発作（benign infantile seizures：BIS）は，以前に良性乳児けいれんと称されていたもので，2001年の「てんかん発作とてんかんの診断大要案」（ILAE）[2]で国際分類に初めて収載された際の名称である．疾患概念は，福山[3]による「生理的発達段階に関連し，ある年齢層にのみ発作症状が出現する機能性障害」であり，健康な乳児に起こる予後良好な無熱性発作と考えられている[4]．

1963年以降に福山ら[3,4]が提唱した良性乳児けいれん（benign infantile convulsions：BIC）は，家族性および非家族性（孤発性）を含むものであったが，ILAEの2001年分類案[2]ではBISは家族性と区別して分類されている．その後，Vigevanoら[5]は発症時期と遺伝形式により，BISおよび類縁症候群の再分類を提唱した（❶）．また，福山ら[3,4]はBICの発作症状を左右対称性全身けいれんと報告したが，渡辺ら[6]は発作時脳波記録の詳細な解析により，BICとされるほとんどの症例が焦点性起始であり，複雑部分発作あるいは二次性全般化発作であることを報告した．渡辺らは，これらを総称して良性乳児部分てんかん（benign partial epilepsy in infancy：BPEI）とした．

上記の症候群はそれぞれ大部分で臨床的特徴と予後が共通するため，本項では以下一括してBISとして取り扱う．

診断基準と臨床像

Key Points
- BISは，初期段階では暫定的な診断
- BISの典型的な経過と臨床像を理解する
- 胃腸炎関連けいれんとの合併例は多い

BISの確定診断は，発作および発達の長期的な経過観察がなされたうえで行われるもので，初期段階では「BIS疑い」として扱わざるをえない．てんかん症候群において良性と判断する

❶ 良性乳児発作と類縁症候群

	良性家族性新生児乳児発作（BFNIS）	良性乳児発作（BIS）* 良性家族性乳児発作（BFIS）	良性乳児発作（BIS）* 良性非家族性乳児発作（BNFIS）	睡眠時正中部棘波をもつ良性乳児焦点性てんかん（BIMSE）	胃腸炎関連けいれん（CwG）
遺伝形式	常染色体優性	常染色体優性	孤発性	孤発性	孤発性
発症時期（典型例）	2日〜7か月（3か月以内）	3〜9か月（5〜6か月）		4〜30か月（17か月）	5〜36か月（？）
発作型	二次性全般化を伴う焦点性	二次性全般化を伴う焦点性	焦点性，時に二次性全般化	焦点性	二次性全般化を伴う焦点性
発症形式	群発	群発	群発	まれ	群発
関連する神経徴候	（−）	PKC，片頭痛	（−）	（−）	（−）
発作間欠時脳波	正常	正常	正常	睡眠時正中部棘波	正常
染色体	2	2, 16, 19	（−）		
遺伝子変異（同定されているもの）	SCN2A	SCN2A, PRRT2	PRRT2	（−）	（−）

BFNIS：benign familial neonatal infantile seizures
BIS：benign infantile seizures
BFIS：benign familial infantile seizures
BNFIS：benign non-familial infantile seizures
BIMSE：benign infantile focal epilepsy with midline spikes and waves during sleep
CwG：convulsions with gastroenteritis
*ILAEの2001年分類案[2)]では，BISは非家族性（本表ではBNFIS）と表記されている．

(Specchio N, Vigevano F. 2006[5)])

ためには，鑑別診断と十分な経過観察が必要となる．

❷に，BISを含む良性てんかん症候群の診断アルゴリズムを示す[7)]．

BISの定義として具体的なものでは，奥村ら[8)]によるBPEIの定義があげられる（❸）．奥村らは，BPEI確定例（33例）の臨床像を，以下のようにまとめた．

①発症年齢は中央値5か月（3〜12か月）であり，67%が6か月までに発症していた．
②最終発作時年齢の中央値は8か月（4〜19か月）であり，82%で生後1年以内に発作が消失した．
③両親あるいは同胞にBPEIの家族歴をもつものが多い（52%）が，これはBPEIが家族性の症例（❶BFIS）を含んでいるためと考えられる．
④半数以上の症例で，発作は群発した．発作の持続は1〜2分以内であり，多い場合は1日に10回程度みられることがあるが，重積することはない．
⑤発作症状は，意識減損，眼球偏位，チアノーゼが高率であり，半数以上の症例で発作は二次性全般化した．

また，BPEIのなかで胃腸炎関連けいれん（convulsions with gastroenteritis：CwG）を合併して起こす症例が9%とされ，BPEI（あるいはBIS）患者は胃腸炎罹患時のけいれん親和性が高いものと考えられている．CwGの概要については，「軽症胃腸炎に伴うけいれん」（p.118）を参照されたい．

BISと発作性運動誘発性舞踏アテトーゼ（paroxysmal kinesigenic choreoathetosis：PKC）との合併例も9%とされる．これらは家族性であるBFISの症例であり，PKCの症状に気づかれるのは6〜8歳の時期が多い．

検査所見

BISでは，発作間欠時脳波所見が正常であることが重要である[4)]．ただし，1歳未満でまれに突発性異常波が認められることがあるが，すべて一過性のものでなければならない[8)]．

❷ 良性てんかん症候群の診断アルゴリズム

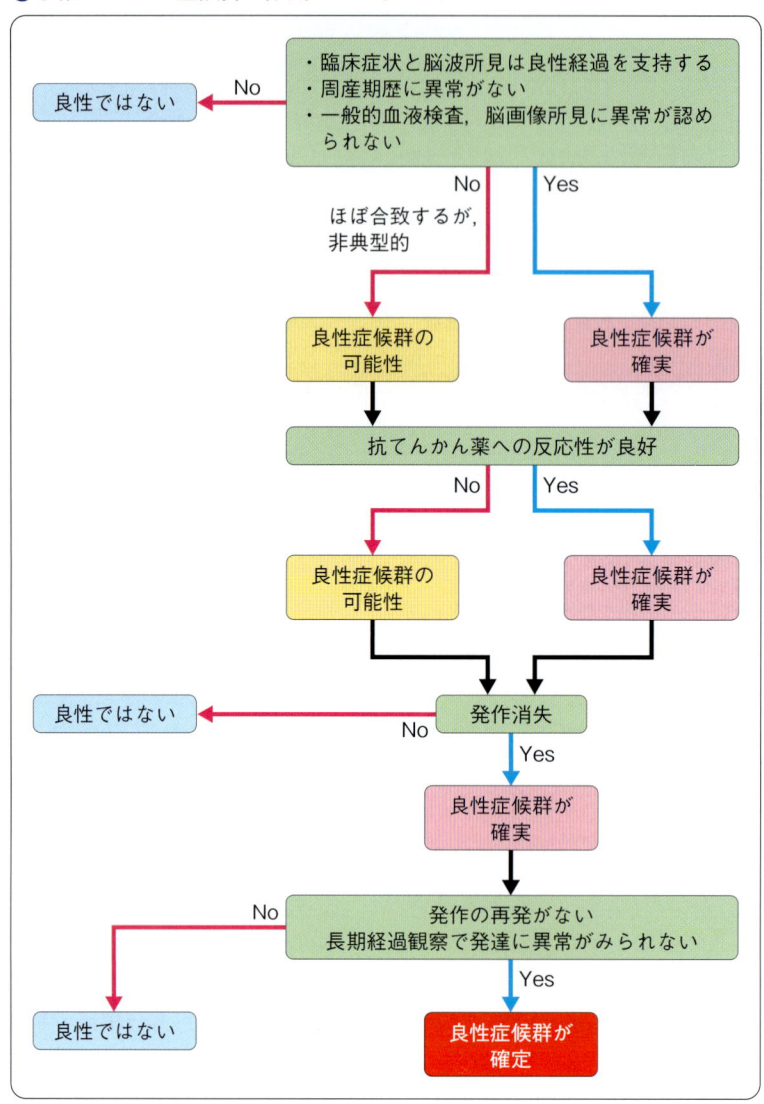

```
                    ・臨床症状と脳波所見は良性経過を支持する
   良性ではない ←No ・周産期歴に異常がない
                    ・一般的血液検査、脳画像所見に異常が認め
                      られない
                         │No            │Yes
                   ほぼ合致するが、
                   非典型的
                         ↓              ↓
                   良性症候群の      良性症候群が
                   可能性            確実
                         ↓              ↓
                   抗てんかん薬への反応性が良好
                         │No            │Yes
                         ↓              ↓
                   良性症候群の      良性症候群が
                   可能性            確実
                         ↓              ↓
   良性ではない ←No  発作消失
                         │Yes
                         ↓
                   良性症候群が
                   確実
                         ↓
   良性ではない ←No  発作の再発がない
                    長期経過観察で発達に異常がみられない
                         │Yes
                         ↓
                   良性症候群が
                   確定
```

❸ 良性乳児部分てんかん（BPEI）の定義

Possible BPEI（疑い例）の定義
①発作型は部分発作または二次性全般化発作 ②12か月未満で発症 ③発作出現前に、明らかな発達遅滞や神経学的異常がない ④初発時の発作間欠期脳波に異常がない ⑤頭部 MRI・CT 所見に異常がない ⑥生後4週以内にけいれんの既往がない
Definite BPEI（確定例）の定義
上記の定義に加えて、以下の基準にすべて該当した場合 ①5歳以降でも精神運動発達が正常 ②2歳以降の発作出現がない

(Okumura A, et al. 2006[8])

BIS では血液一般，髄液検査を行っても異常な所見は認められない．頭部 CT や MRI においても同様で，これらは他疾患との鑑別にのみ用いられる．

鑑別診断と検査（診断に重要なポイント）

なぜ，鑑別を行うべきなのか？　器質的な異常をもたない，良性経過な病型であることを証明するためである．類似する症状あるいは経過

をもつ他疾患を積極的に疑い，それらを除外して初めて診断に至る．

BIS の場合

焦点性てんかんの場合，微細な大脳皮質形成異常を原因にもつことがある．その疑いが晴れずに MRI 検査でも異常が認められない場合に，脳血流シンチグラムが有用なことがある．食前に発作が起きやすい傾向があれば，グルコーストランスポーター1（Glut1）欠損症を疑い，食前に髄液・血液でそれぞれ糖の値を確認する．本疾患の場合，髄液糖は低下し，糖の髄液/血清比は 0.45 以下となる．

CwG の場合

発作が生じた原因として，胃腸炎や脱水といった感染症や全身状態の問題，あるいは急性脳炎・脳症であることとの区別を要する．血液検査では血糖・電解質（とくに血糖）の結果確認を急ぐ．CwG の誘因として頻度が高いロタウイルスやノロウイルスは，急性脳症や重度の脱水性ショックを引き起こすことがある．全身状態の回復までの間はバイタルサインや意識レベルの変動に注意して，これらの疾患の可能性を積極的に否定する必要がある．

発熱がある場合には，熱性けいれんとの区別は第1選択薬の選択に影響する．発作が胃腸炎罹患期間のみのものであるのか，BIS の発作が偶発的に生じたかの区別は，初回に投与した薬剤の反応性と，その後の経過で判断する．症状経過が CwG と判断できるものであれば，髄液検査や頭部 CT 検査は，ともすると過剰である．

治療とその考え方

Key Points
- 初回発作は原則的に無投薬
- カルバマゼピン少量内服投与が治療の第1選択
- 治療期間は長くしない

BIS の治療

初回発作の場合

症例の約半数で発作が1回で終わるため，無投薬で経過観察することが推奨される[9]．

発作を繰り返した場合

治療の第1選択は，カルバマゼピン（CBZ）少量内服投与である．これは，5 mg/kg/日を1日1回とするものである[10]．

発作が起こる期間は短く，患者のおよそ80％が6か月以内に消失しているため，CBZの服薬期間は1年以内としたい．比較対照研究はなされていないが，ほかにバルプロ酸ナトリウムが使用されることもある．

発作が群発した場合（急性期の対応）

CBZ で発作はおさまる場合が多いが，持続する場合にはリドカイン静注が有効である[9]．初回は 2 mg/kg で静注し，その後に持続を必要とする場合は 2 mg/kg/時とする．ジアゼパムやミダゾラムは無効なことが多い．

CwG の治療

発作が初回の場合は，約30％では再発しないことから，無治療経過観察が妥当であると考えられる．発作が群発した場合に，CBZ 少量内服投与を開始する．嘔吐などのために内服投与が困難な場合は，リドカイン静注を行う．

発作の群発はほとんどの例で24時間であるため，治療期間は1日（CBZ では1回のみ）ですむ場合が多い．退院後に家族の不安が強い場合でも，3日間の投与期間で十分である．

Conclusion

❶ てんかん診断における「良性」という用語は慎重に扱う必要がある．
❷「良性乳児けいれん」から「良性乳児発作」へと用語は変化したが，生理的発達段階に関連する年齢依存的な発作という考え方は共通している．
❸ 発作時脳波記録がないと判断困難なものもあるが，大部分の発作型は焦点性発作あるいは二次性全般化発作である．
❹ 治療への反応性の高さが BIS の特徴であり，発作がおさまらない場合は他のタイプのてんかんや病態を疑う必要がある．

治療・診断のコツと落とし穴・注意点

❷のアルゴリズムにもあるように，治療への反応性の良さが BIC や CwG の特徴である．上記のような治療にもかかわらず発作がおさまらない場合には，他のタイプのてんかんや病態を疑い，検査を進める必要がある．

BIS の場合

CBZ などの服薬を中止した後や，3歳以降で発作が再発した場合には，他のてんかんを考慮したほうがよい．

CwG の場合

発作が群発した場合には，治療開始後の反応と意識および全身状態を監視するために入院を勧める．経過が良好な場合には，入院が1泊程度ですむことが少なくない．意識レベルの改善が（たとえ軽度でも）乏しい場合は，全身状態の悪化あるいは急性脳炎・脳症を疑い，すみやかに精査を進める必要がある．

治療手段として，ジアゼパムやミダゾラムは無効である．胃腸炎に伴って発熱した場合に，熱性けいれんの予防としてジアゼパム坐剤が用いられる場合があるが，これも無効である．フェノバルビタール坐剤が有効な例があるので，記憶にとどめておきたい（有効性が低いとする報告が多いが）．

リドカインは抗けいれん薬としては保険適応外であり，心血管系への影響を考慮して，必ず心拍モニターで監視のうえで投与する．

■ 文献

1) Panayiotopoulos CP. The new ILAE report on terminology and concepts for organization of epileptic seizures: a clinitian's critical view and contribution. Epilepsia 2011; 52: 2155-60.
2) Commission of Classification and Terminology of the International League Against Epilepsy. Proposal for revised classification of epilepsies and epileptic syndromes. Epilepsia 1989; 30: 389-99.
3) 福山幸夫. 小児のてんかん境界領域—とくに熱性けいれんおよびいわゆる乳児けいれんについて. 精神医学 1963; 5: 211-22.
4) 坂内優子. 良性乳児けいれん（福山）の臨床的・脳波学的・遺伝学的研究. 東女医大誌 1997; 67: 111-28.
5) Specchio N, Vigevano F. The spectrum of benign infantile seizures. Epilepsy Res 2006; 70S: S156-67.
6) Watanabe K, Okumura A. Benign partial epilepsies in infancy. Brain Dev 2000; 22: 296-300.
7) Chahine LM, Mikati MA. Benign pediatric localization-related epilepsies. Part I. syndromes in infancy. Epileptic Disorder 2006; 8: 169-83.
8) Okumura A, et al. Long-term follow-up of patients with benign partial epilepsy in infancy. Epilepsia 2006; 47: 181-5.
9) Oguni H. Treatment of benign focal epilepsies in children: when and how should be treated? Brain Dev 2001; 33: 207-12.
10) Matsufuji H, et al. Low-dose carbamazepine therapy for benign infantile convulsions. Brain Dev 2005; 27: 554-7.

（田中　学）

6 Dravet症候群

疾患概念

　Dravet症候群は乳児期に発症し難治な経過をたどるまれなてんかん症候群で[1]，発症率は2～4万出生に1人と見積もられている．性差は2：1で男児に多い．てんかんや熱性けいれんの家族歴がしばしば認められる．

　それまで正常発達を遂げていた乳児に，発熱などを契機に，間代要素の顕著なけいれん発作が，全身あるいは身体の一側に出現し発症する．発作は遷延傾向が顕著で，しばしば重積状態（30分以上）に進展し，日に何度も繰り返す発作群発状態を呈することも多い．また，強い発熱過敏性を認め，入浴などで発作が誘発されやすい．発作は高頻度に再発し，幼児期に入ると，焦点性発作，ミオクロニー発作，非定型欠神発作などが出現し，発作間欠期脳波で全般性（多）棘徐波複合が認められるようになる．このように，経過とともに進展する"多発作型"の混在は本症を特徴づける重要な所見であるが，欠神やミオクロニー発作を欠く症例も多い．

　発語や歩行開始は正常なことが多いが，その後，発達が停滞し，2～3語文はしばしば困難で，失調性歩行が出現する．認知機能は5～6歳まで急激に低下し，多動，集中力欠如，易刺激性などの行動異常，小脳失調（歩行障害，振戦），言語・発語障害などが高率に認められ，自閉症の合併も少なくない．

　発作予後は不良で，全身けいれんは成人期にも持続する．他の発作型は学童期以降減少，寛解傾向が認められる．中等度～重度の知的障害を残し，自立歩行困難な例や，側彎や下肢変形などで装具などを要することもある．ただし近年では，治療薬の進歩による恩恵もあるためか，発作や知的予後の良い症例も報告されている．

　本症は1978年に，Lennox-Gastaut症候群とは異なる症例群が存在するとしてDravetにより報告され，その後，乳児重症ミオクロニーてんかん（severe myoclonic epilepsy in infancy：SMEI）と記載された．しかし，欠神やミオクロニー発作，全般性棘徐波複合を認めない大発作を主徴とする小児の難治てんかん（intractable childhood epilepsy with generalized tonic-clonic seizures：ICE-GTC）など，一部の症状を欠く

Words of wisdom

Dravet症候群の診断と治療

❶ 本症の診断は，経過とともに進展する臨床的特徴から総合的に行う．ただし，乳児期の臨床所見から高率に予測が可能である（❷）．
❷ 治療の第1目標は，けいれん発作重積の予防，発作頻度の改善である．
❸ 本症と診断，あるいは疑い濃厚となったら，追加治療として臭化カリウム，トピラマート，レベチラセタムなど，有効性の高い薬剤を積極的に使用する．
❹ ラモトリギン，カルバマゼピンは禁忌である．

症例が多数報告された．これらは辺縁群（borderline SMEI：SMEIB）として区別されたが，他の症状や予後は中核群と共通しており，両群ともに SCN1A 遺伝子異常が高率に認められることから，これらを区別する必要性は乏しく，"ミオクロニーてんかん"という用語も混乱を招くため，現在は総じて Dravet 症候群と呼称している．

診断に重要なポイント

Key Points
● 乳児期より熱性けいれん重積を反復する例では，Dravet 症候群を念頭におく

診断基準は明記されていない．国際抗てんかん連盟により 1989 年のてんかんとてんかん症候群の分類において提示された本症の臨床脳波の特徴をもとに[2]，診断に必須であると考えられる条件を❶に抽出する．

本症の診断は，経過とともに進展する臨床的特徴から総合的になされるものであるが，乳児期の臨床所見から高率に予測が可能である（❷）[3]．とくに発熱や入浴などに伴い遷延するけいれん発作を繰り返す場合は，本症を疑って治療，経過観察する．後述する SCN1A 遺伝子異常の確認は，参考所見として有用である．

症状の特徴，合併症

発熱過敏性，光・図形過敏性

発作の入浴誘発から示唆されるように，体温上昇自体への過敏性は特徴的である．一方，ワクチン接種で発症が早まることが指摘されており，炎症機序の関与も示唆される．しばしば幼児期前半，時に乳児期後期より，瞬目，テレビ視聴，光，縞模様など図形の固視によりミオクロニーなどの発作が誘発される．

全身けいれん，一側性間代発作

全身けいれんは本症の中核発作で，強直-間代，間代，間代-強直-間代，二次性全般化を含む．

初期に出現する一側性間代発作は，しばしば遷延し重積に至る．発作中に罹患側が左右に変化することや（交代性一側性），両側性発作でも臨床・脳波所見ともに左右同期性が悪いことが多い（偽全般発作）．発作は，経過初期には覚醒時に多いが，幼児期後半以降は睡眠中に短い発作で出現するようになり，重積も減少する．

強直発作はまれであるが，成人期などに夜間入眠中に出現することがある．

ミオクローヌス

てんかん性，非てんかん性がある．

❶ 診断に必須な臨床的因子

- 乳児期発症
- 発症までの発達が正常
- 全身あるいは一側性けいれん
- けいれん発作の遷延傾向*，発熱過敏性
- 複数の発作型**
- 発症後に発達が停滞
- 難治である

*しばしば 15 分以上，重積も多い．
**ミオクロニー発作は必須ではない．

❷ 乳児期臨床症状による診断予測

危険因子	点数*
発症月齢が 7 か月未満	2
発作回数 5 回以上	3
一側性けいれん	3
焦点性発作	1
ミオクロニー発作	1
遷延性発作	3
入浴発作	2

*該当項目の合計が 6 点以上で疑い濃厚．
（Hattori J, et al. 2008[3]より抜粋）

てんかん性は，広汎性（多）棘徐波複合に同期して，頭部，体幹，眼瞼，四肢近位筋などを巻き込む瞬時の筋収縮を生ずる．小さいと気づかれないこともあるが，強い発作では前後に転倒したり，ものを放り投げたりする．単発あるいは短い連発で出現するが，何度も繰り返して全身けいれんに進展することも多い．

非てんかん性では分節性ミオクローヌスを呈し，筋収縮に相関した脳波異常は認めない．しばしば年長児にみられ，発作が多い時期に悪化しやすい．

非定型欠神発作

数～10秒程度の意識減損が単独，あるいは頭部・眼瞼などのミオクローヌスを伴って出現する．後者はミオクロニー発作が律動的に連続する状態と同義と考えられる．

焦点性発作

向反や顔面・上下肢の間代を伴う運動発作や，意識減損，顔面蒼白，チアノーゼ，流涎，呼吸変化，口部自動症などを伴う複雑部分発作を呈し，時に二次性全般化する．単一発作中に発作焦点が移動することもある（不安定発作）．

非けいれん性てんかん重積状態（obtundation status）

非けいれん性てんかん重積状態は，幼児期から青年期に出現することがある．非定型欠神発作重積と複雑部分発作重積が報告されている．非定型欠神発作重積では程度の変動する意識障害に，顔面や四肢の小さなミオクローヌス（分節性，散在性）が出現し，脳波では同期性の悪い広汎性の徐波性律動異常に，棘波，鋭波，鋭徐波が不規則に混在する．複雑部分発作重積では意識減損や眼球偏倚が認められ，不規則な徐波や棘徐波が局在性に持続する．

急性脳症

上気道炎などで発熱中にけいれん発作重積が出現し，その後昏睡に陥る[4]．発作重積はしばしば治療抵抗性で，時に数時間以上に及ぶ．発作は頻回に繰り返すわけではないが意識障害が遷延し，しばしば重度の後遺症を残す．死亡例もある．急性期の頭部MRIでは，大脳皮質や基底核，視床などの灰白質，あるいは皮質下白質に拡散低下が出現し，慢性期にしばしば萎縮する．

若年死亡

10～20％の症例に認める[5]．主な原因は発作重積，溺水，感染症などであるが，原因不明の突然死（sudden unexpected death in epilepsy：SUDEP）も多く，その原因解明は今後の課題である．

検査

> **Key Points**
> - *SCN1A*遺伝子異常の確認は診断にはならないが，参考所見として有用
> - 発作時脳波は重積治療時の発作抑制の確認，発作型の確認，本症に特徴的なobtundation statusの診断などに重要

脳波

乳児期の発作間欠期検査では，突発波は認めず，発作後の徐波化などを除き正常のことが多い．その後，てんかん原性の成熟とともに，広汎性（多）棘徐波複合が単発，あるいは短い連発で出現し，棘波などの焦点性異常も出現するようになる．経過早期より，光刺激や，縞模様などの図形固視により，発作性異常波がしばしば臨床発作を伴い誘発される．

発作時検査の詳細はPart 1に譲るが，重積治療時の発作抑制の確認，発作型の確認，obtundation statusの診断など，重要な検査であり積極的に行うべきである．

頭部画像検査

初期には基本的に正常である．発作などによる二次的影響（皮質萎縮，脳室拡大，白質高信号など），散発的に海馬硬化や軽度皮質形成異常などが報告されている[6]．

SCN1A 遺伝子解析

電位依存性ナトリウムチャネル $Na_v1.1$ の α サブユニットをコードする SCN1A 遺伝子の異常が，70％以上の症例に認められる．点変異や染色体微細欠失を含み，熱性けいれんやてんかんの家族歴は高頻度であるが，大半が de novo 変異である．遺伝子異常の確認は，本症の診断に必須ではないが，有力な参考所見となる．ただし，本遺伝子異常の関与する表現型スペクトラムは広く，本症以外にも軽症の遺伝性てんかん熱性けいれんプラスや，種々の難治な全般性あるいは焦点性てんかんなど報告されている．

近年，PCDH19 遺伝子異常と本症の関連が報告されている[7]．SCN1A 異常のない症例では PCDH19 解析を行う価値はある．その他，いくつか遺伝子異常の関与が示唆されているが，今後の検討を要する．

鑑別疾患

熱性けいれん重積：初期に熱性けいれんの診断を受けることは少なくない．乳児期より反復する場合は Dravet 症候群を念頭におく．

Lennox-Gastaut 症候群：乳児期発症例もあり多発作型，発達停滞などは類似するが，主発作型である強直発作は Dravet 症候群では非常にまれである．

女性に発症する PCDH19 関連てんかん：しばしば正常発達を遂げていた乳児に発症し，発熱と強い関連性を示す難治な発作と進行する知的障害など，類似した表現形をもつ．しかし PCDH19 関連てんかんでは，発作群発傾向がより顕著で，遷延・重積発作が少ない，初期から焦点性発作を示す例や強直発作（全般，焦点性含む）も多い，欠神・ミオクロニー発作がきわめてまれ，思春期以降に発作が寛解，運動機能が良好，全般性棘徐波複合がまれであり，これらは鑑別ポイントとなる[8]．

治療

Key Points
- けいれん発作重積は死亡原因にもなりうるため，積極的な治療・予防を

けいれん発作重積の治療

発作は可及的早期に止める．ジアゼパム無効例では，呼吸・循環系副作用に注意し，ミダゾラムやバルビツール酸静注を考慮する．ただし，フェノバルビタールをはじめ高容量のバルビツール酸静注は，著明な脳障害との関連も示唆されており注意する[9]．

予防的治療

発作の完全抑制は困難だが，漫然と多剤併用することは避け，発作型に応じた計画的投薬に努める．乳幼児期のけいれん発作重積は，認知機能への影響のみならず死亡原因にもなるため，その予防，頻度改善は治療の第１目標である．ふろの湯温を下げ（少なくとも40℃以下，できれば38℃前後）長湯を避ける，シャワー浴にするなど生活指導は必須である．

乳児期の初期治療では，まずバルプロ酸を考慮する[10]．有熱時発作の予防にジアゼパム坐剤の効果は乏しい．第２選択としてクロバザムなどベンゾジアゼピンがあげられるが，本症の疑いが濃厚となれば，以下に示す有効性の高い薬剤を早期に試みるべきである．

臭化カリウムはけいれん発作に対する有効性が高く，まず試みてよい．ただし，他の発作型

❸ 予防的治療の選択

全身あるいは半側けいれん	VPA, BZPs (CLB, CZP, NZP), KBr, TPM, LEV, PB, PHT（発作増悪に注意），STP
ミオクロニー発作，分節性ミオクローヌス，非定型欠神発作	VPA, BZPs, ESM, 高容量ピラセタム, TPM, LEV
焦点性発作	CZP, AZM, SLM, ZNS, TPM, LEV
その他考慮する治療	ケトン食療法
避けるべき薬剤	LTG, CBZ

VPA：バルプロ酸，BZPs：ベンゾジアゼピン系薬剤，CLB：クロバザム，CZP：クロナゼパム，NZP：ニトラゼパム，KBr：臭化カリウム，TPM：トピラマート，LEV：レベチラセタム，PB：フェノバルビタール，PHT：フェニトイン，STP：スチリペントール，ESM：エトサクシミド，AZM：アセタゾラミド，SLM：スルチアム，ZNS：ゾニサミド，LTG：ラモトリギン，CBZ：カルバマゼピン

には無効である．新規抗てんかん薬であるトピラマートやレベチラセタムでも高い効果が確認されており，ミオクロニーや焦点性発作などにも有効性が期待できる．ケトン食療法も発作頻度や行動障害に対する有効性が報告されており，選択肢の一つである．さらに，2012年11月末に発売された新薬スチリペントールは，けいれん発作の頻度減少，持続時間短縮に高い有効性が実証されている．併用薬剤の血中濃度上昇に注意が必要であるが，バルプロ酸とクロバザムの併用下で効果不十分な症例に対して追加投与が承認されており，今後は早期の開始を検討すべきであろう．

発作型ごとの選択薬剤と治療法を❸に示す．本症では，副作用や無効・発作増悪などの理由を除き，投薬の中止は困難であろう．

禁忌事項

ラモトリギンとカルバマゼピンは高率に発作増悪を招くため，本症では禁忌と考えられる．診断前に開始した場合でも，疑い濃厚・診断の時点で中止を検討すべきである．

禁忌ではないが，フェニトインもナトリウムチャネル阻害薬であり，発作増悪に注意する．

■ 文献

1) Dravet C, et al. Severe myoclonic epilepsy in infancy. In：Roger J, et al, editors. Epileptic Syndromes in Infancy, Childhood and Adolescence. 4th ed. Montrouge：John Libbey Eurotext；2005. p. 89-113.
2) ILAE. Proposal for revised classification of epilepsies and epileptic syndromes. Commission on Classification and Terminology of the International League Against Epilepsy. Epilepsia 1989；30：389-99.
3) Hattori J, et al. A screening test for the prediction of Dravet syndrome before one year of age. Epilepsia 2008；49：626-33.
4) Okumura A, et al. Acute encephalopathy in children with Dravet syndrome. Epilepsia 2011；53：79-86.
5) Sakauchi M, et al. Retrospective multiinstitutional study of the prevalence of early death in Dravet syndrome. Epilepsia 2011；52：1144-9.
6) Striano P, et al. Brain MRI findings in severe myoclonic epilepsy in infancy and genotype-phenotype correlations. Epilepsia 2007；48：1092-8.
7) Depienne C, et al. Sporadic infantile epileptic encephalopathy caused by mutations in PCDH19 resembles Dravet syndrome but mainly affects females. PLoS genetics 5, doi：10.1371/journal.pgen.1000381 (2009).
8) Chipaux M, et al. Unusual consequences of status epilepticus in Dravet syndrome. Seizure 2010；19：190-4.
9) 日暮憲道ほか．女性に限定されるてんかんと精神遅滞―本邦患者の特徴と PCDH19 遺伝子解析を考慮するポイント．日児誌 2011；115：1513-23.
10) Chiron C, Dulac O. The pharmacologic treatment of Dravet syndrome. Epilepsia 2011；52 Suppl 2：72-7.

（日暮憲道，浜野晋一郎，廣瀬伸一）

7 Panayiotopoulos 症候群

Panayiotopoulos 症候群とは

　Panayiotopoulos 症候群（PS）は，早期ないし中小児期（1〜12歳）に生ずる年齢依存性の良性焦点性発作性疾患であり，自律神経症状優位の長時間に及ぶてんかん発作が特徴的である．脳波は移動性ないし多焦点性で，時に後頭葉優位のてんかん性異常によって特徴づけられる[1]．

　PS は，正常発達の幼児に好発する特発性部分てんかんである．発作は，自律神経症状が特徴的であり，重積発作を起こしやすい．発作回数は5回以内と少なく，12歳までに軽快する，予後良好のてんかん症候群である[2]．

　本症候群は，2001年に新たな幼児型の特発性部分てんかんとして，ILAE 国際てんかん分類案に付け加えられた．その特徴は，上記のように記載されているが，この表現のみでは，どのような疾患かは把握しがたく，実際の臨床現場では混乱を招くこともある．

　本項では，東京女子医科大学小児科での検討[3]も含め，以下に PS の診断に重要な点を列記する．

発症前の特徴

Key Points

- 発達は正常である
- 熱性けいれんの既往や家族歴がある児に多い
- 1〜12歳で発症しうるが，好発年齢は3〜6歳である（75％）
- 性差はない

　PS は特発性部分てんかんに分類される．特発性てんかんとは，素因以外の病因がなく，発作の出現がある程度遺伝的に規定され，年齢依存性の発症と脳波学的特徴を示す場合をいう．PS は，発達正常の幼児に出現する．また，けいれん性疾患の家族歴や熱性けいれんの既往を高率に認める．

　当院の検討では，けいれん性疾患の家族歴・既往歴を，それぞれ約40％に認めた[2]．家族歴や既往歴で素因性が高いほど，PS を発症しても不思議ではないと考えられる．

Words of wisdom

Panayiotopoulos 症候群の特徴

❶ Panayiotopoulos 症候群は，正常発達の幼児にみられる特発性部分てんかんである．
❷ 発作は睡眠時に多く，嘔吐から始まる自律神経発作が主体である．
❸ 全身けいれん，半身けいれんだけでなく，失神様の脱力発作（ictal syncope）を伴う場合もある．
❹ 長時間にわたる発作が多い．
❺ 移動性・多焦点性の特徴的な脳波所見を呈する．
❻ 発作回数が少ないため，初回は発作時のジアゼパム使用のみにとどめる．
❼ 発作，知的予後は良好である．

発作症状

Key Points
- 睡眠時の発作が多い（約2/3）
- 悪心，嘔吐，顔面蒼白など自律神経症状で突然発症する．全身または半身けいれん，失神様脱力発作（ictal syncope）をきたす
- 発作は，10分以上続くことが多く，44%は自律神経発作や二次性全般発作が30分以上続く重積状態となる
- 発作後数時間で神経学的後遺症なく回復する

てんかん発作の際にみられる自律神経症状は，顔面の色調の変化，瞳孔散大，心拍数の変化，流涎や咳嗽，消化器症状，失禁などである．

PSでは必ず発作初期に自律神経発作が現れる．とくに吐き気や嘔吐症状は必須である．よって，問診で，発作開始時に嘔吐があったかどうかを聴取することが重要である．医療機関搬送時，家族はたいてい動転しているか，嘔吐自体が重要だと思っておらず，訴えないこともあるので，積極的な問診が大切である．また，逆に嘔吐の訴えがあった際は，発作のどの時点で嘔吐をしたかを必ず確認する．PSは発作初期に嘔吐をすることが特徴だからである．

自律神経症状に引き続いて起こるictal syncopeはPS特有の症状である[4]．長時間にわたる意識減損と四肢の脱力が続く特異な脱力発作症状で，外見上"失神発作"に非常によく似ている．これも症状の一つなので見逃さないようにする．以上の発作は，睡眠時に起こることが圧倒的に多い．また，長時間にわたる自律神経発作や，けいれん重積症を起こしやすい．それにもかかわらず，数時間経過すれば後遺症なく回復する点も特徴的な症状の一つである．

症例1

発達正常の5歳男児である．5歳2か月，睡眠中に突然嘔吐した．いったん覚醒し，何度も吐くようなそぶりをしているうちに眼球が偏位し，意識が減損した．次第に顔面が左に向反，左上下肢の強直間代けいれんが出現したため救急要請となった．救急車到着時，けいれんは消失していたが意識障害は続いていた．車内で再び眼瞼から始まり全身に広がる強直間代けいれんを認めた．

医療機関受診時，眼球は左に偏位し，左半身のけいれんが続いていた．血液ガスにて著明なアシドーシスを認め，けいれん重積と診断された．ジアゼパム（DZP）静注にて，けいれんは頓挫し入眠した．血液・髄液検査，頭部CTでは異常はなかった．数時間後に覚醒した際は，意識障害の遷延や後遺症はなく，ふだんと同程度の全身状態にまで回復していた．翌日施行した頭部MRIは正常であったが，脳波では多焦点性てんかん性異常を認めた．

検査所見

Key Points
- 特徴的な脳波所見が診断確定の根拠になる．てんかん波（高振幅鋭波，鋭徐波複合）は移動性，多焦点性に出現する．発作間欠期の背景脳波は正常である
- 神経学的異常所見はない
- 頭部CT・MRIなどの画像検査でも異常所見はない

脳波検査は必須である．臨床症状に加え，発作間欠期の多焦点性てんかん性異常が診断を確定する．

多焦点の分布として最も多いパターンは，前頭極部-頭頂・後頭部に同期または独立してみられるてんかん波である．また，脳波を経時的に検討していくと，てんかん波の出現部位は同一患者でも変化する．幼児期早期は，後頭領域に認められることが多いが，幼児期後期には前頭極部や中心・側頭領域から多焦点性に認める

❶ 発作間欠期脳波（症例2）

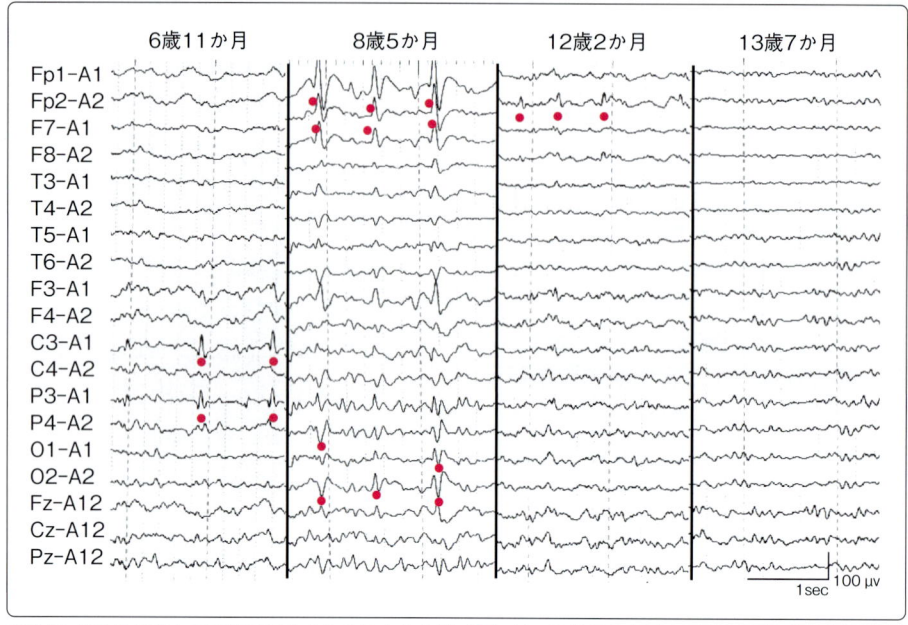

6歳11か月時に中心側頭領域にみられたてんかん波（●）は，8歳5か月時には前頭極部-頭頂後頭領域に移動した．12歳2か月時には前頭極部のみとなり，13歳7か月時には消失した．

ようになる．これらを総合すると，PSの脳波所見は，多焦点性・移動性といえる[5]．

典型的な脳波所見を呈する場合には，長期的には良性であると予測でき，安心して経過観察してよい．一方，長期的に経過観察しても焦点が後頭領域から移動しない場合はまれであり，また脳波異常がない場合は注意が必要である．脳波所見が異なる場合は，PSと決めつけずに慎重に経過観察する．

なお，発作間欠期の背景脳波は，覚醒・睡眠ともに正常である．神経学的所見や頭部画像検査で異常が検出されないことも，診断を裏づける根拠となる．

また，一部の例では幼児期後期から学童中期には非常に活発なてんかん性異常を認め，時に徐波睡眠時に持続性棘徐波を示すてんかん（continuous spike-wave during slow wave sleep：CSWS）に近い状態に陥ることがある．しかし，次第に前頭極部のみに限局し，最終的には消失する．

症例2

発達正常の男児である．4歳時に睡眠中突然繰り返し嘔吐した．次第に眼球偏位し，約30分の意識減損と四肢脱力がみられた．医療機関にて各種検査を施行され，脳波で両側後頭領域のてんかん波が確認された．数時間後にはふだんと変わらない全身状態となった．

5歳時，昼寝中に嘔吐し，その後30分の半側間代けいれんがみられた．抗てんかん薬による治療が開始され，経過は良好であった．脳波では，中心側頭領域にみられていたてんかん波が次第に移動し，前頭極部からも出現し，前頭極部のみとなり，最終的には消失した（❶）．

抗てんかん薬は13歳で中止しているが，発作の再発はない．現在，普通高校1年生である．

鑑別疾患[6]

Key Points
- 感染症（脳炎・脳症，髄膜炎）
- 小児周期性症候群（周期性嘔吐症，片頭痛）
- 消化器疾患（ケトン性低血糖，急性胃腸炎）
- その他のけいれん性疾患，てんかん発作（テオフィリン関連けいれん，内側側頭葉てんかん）
- その他（一部の代謝疾患，動揺病，中毒など）

幼児は，感染症にかかることが多く，よく発熱する．また，けいれん発作が長時間に及んだ場合に発熱することもある．

意識障害やけいれん発作で来院した際に発熱を伴う場合は，有熱時の長時間発作という観点から，熱性けいれん複雑型や脳炎・脳症を否定しなければならない．発熱の有無にかかわらず，嘔吐後に顔面蒼白となり長時間四肢が脱力したという点からは，周期性嘔吐症，（腹性）片頭痛などの小児周期性症候群，嘔吐という点からは消化器疾患を鑑別する必要がある．

嘔吐と遷延するけいれん発作に対しては，テオフィリン関連けいれんや代謝疾患，薬物中毒を鑑別する．

実際の救急医療の場では，ただちに鑑別することが困難であることが多い．その場合，初期対応はけいれん重積のガイドラインに基づいて行い，その後，経過観察しながら診断を確定する．PSの場合，翌日には意識状態や全身状態が驚くほど回復する．

なお，PSは特徴的な臨床発作を呈するため，てんかん症候群のなかでは鑑別に迷うことはあまりない．

特発性部分てんかんの項に並列して記載されることの多い中心・側頭部に棘波をもつ良性小児てんかん（benign childhood epilepsy with centrotemporal spikes：BECTS）は小児てんかんのなかで最も高頻度に認められるが，一般的には発症年齢が学童期であり，数分間の一側顔面の焦点性運動発作を呈する．脳波の波形は類似するが，出現部位は中心・側頭部である．

また，Gastatut型特発性小児後頭葉てんかん（Gastaut type idiopathic childhood onset occipital epilepsy）はまれであり，好発年齢は学童後期，視覚症状が主体であり，てんかん性異常波は後頭葉に限局するため，PSとは異なる．

内側型側頭葉てんかんの発症年齢は学童期から思春期前半だが，幼小児期にもみられる．発作前に前兆があり，悪心や腹痛などの上行性胃部不快感，顔面蒼白や散瞳などの自律神経症状，既視感などの精神症状，不安や恐怖などの感情異常を自覚する．幼小児期でも悪心や胃部不快感を訴えるが，実際嘔吐する頻度は高くない．その後，次第に意識減損し，動作停止，一点凝視，自動症などを伴う．1～2分の複雑部分発作がみられる．発作後しばらくはもうろう状態，健忘，見当識障害を呈し，意識は緩徐に回復する．これらは，PS類似の症状であるが，発作は覚醒時に多く，たいていは嘔吐までには至らず，こみあげるような悪心や腹痛にとどまる自律神経症状であることが多い．

てんかん性異常波は側頭葉に限局するが，頭皮上では検出できないことも多く，蝶形骨誘導や頬部誘導などの特殊誘導を用いてはじめて発作焦点が同定されることもある．熱性けいれん重積の既往を確認すること，頭部画像検査にて側頭葉の器質的異常の有無を確認する必要がある．

治療，予後

Key Points
- 約1/3の例は1回発作を起こすのみである
- 発症から1～2年以内に2～5回発作を起こすのみで12歳までに終了し，成人てんかんには移行しない

- 10〜20%の例で10回以上発作を起こす．
- 大半は抗てんかん薬を必ずしも必要としない
- 時にカルバマゼピンで増悪する

　PSは発作回数が少なく，成人てんかんに移行しない予後良好のてんかんであるとされ，治療は必ずしも必要とされない．以前の研究で，発作回数は15%が1回のみ，50%は平均2〜5回であった．さらに70%は3年以内に軽快した．これらの結果より，初回発作時は無投薬とし，発作を繰り返す場合は抗てんかん薬の内服治療を開始することが推奨される．

　当院では，家族に十分説明したうえで，初回は発作時のジアゼパム（DZP）坐薬使用を指示し，抗てんかん薬は使用せずに経過観察している．2回以上発作を繰り返す例では抗てんかん薬の内服を検討するが，2年程度発作が抑制され，てんかん性脳波異常が活発でなければ，内服薬は漸減中止の方針としている．なお，PSは部分てんかんに分類されるが，カルバマゼピン（CBZ）で脳波や発作が悪化することがある[7]．

　当院で発作回数の多い治療抵抗群26例を検討した結果，バルプロ酸ナトリウム（VPA）やクロバザム（CLB）がより有効であることがわかり，内服治療が必要となった場合は，初期から使用している[8]．最近，CSWSや非典型特発性部分てんかんにレベチラセタム（LEV）が有効との報告もあり[9]，検討する価値があろう．

非典型例

Key Points
- 発作回数が非常に多い群が存在する
- 微細な脳機能障害を合併していることが多い

　PSのなかには，発作が10回以上に及ぶ群が存在する．当院で検討した結果，この群の約半数に発達障害など微細な脳機能障害を認めた[10]．

　PSと診断した際に，すでに行動異常がある児の場合は，発作回数が多く治療抵抗性になることも考慮しながら経過観察する必要がある．また，家族にもその旨をあらかじめ伝え，発作回数が多い場合は抗てんかん薬の多剤併用も検討すべきである．

症例3

　明らかな発達の遅れは指摘されたことはないが，多動の男児である．

　5歳時，睡眠中に嘔吐し，その後，眼球偏位，右上肢から全身に広がるけいれん発作を約40分認めた．近医に緊急入院となり，血液・髄液検査や頭部CTを施行されたが異常はなく，翌日，後遺症なく回復した．後に脳波異常が確認され，当科紹介となった．

　脳波は，前頭極部-後頭部優位の多焦点性，移動性てんかん性異常であり，PSと診断した．初診時に多動がみられたため，施行したWPPSIではFIQ 131，VIQ 136，PIQ 115とIQのアンバランスさを認めた．その後，重積発作を2回，短時間の自律神経発作を11回認めた．8

Conclusion

① Panayiotopoulos症候群は，幼児期にみられる頻度の高いてんかん症候群である．
② 夜間睡眠時に嘔吐を伴う自律神経発作を認め，重積状態に陥りやすい．
③ 救急小児科や一般小児科でも遭遇する機会が多く，過剰検査や治療を避けるためにも本疾患の知識は必要である．

歳時が最終発作であり，12 歳時に抗てんかん薬をすべて中止したが，16 歳の時点で再発はない．なお，9 歳時に Asperger 症候群と診断された．

■ 文献

1) Engel J Jr. A proposed diagnostic scheme for people with epileptic seizures and with epilepsy：report of the ILAE Task Force on Classification and Terminology. Epilepsia 2001；42：796-803.
2) Covanis A, et al. Panayiotopoulos syndrome and Gastaut type idiopathic childhood occipital epilepsy. In：Roger J, et al, editors. Epileptic Syndromes in Infancy, Childhood and Adolescence. 4th ed. Montrouge：John Libbey Eurotext；2005. p.227-53.
3) 平野嘉子ほか．Panayiotopoulos 症候群 106 例の臨床・脳波学的検討．日児誌 2009；113：522-7.
4) Koutroumanidis M, et al. Syncope-like epileptic seizures in Panayiotopoulos syndrome. Neurology 2012；79：463-7.
5) Ohtsu M, et al. EEG in children with early-onset benign occipital seizure susceptibility syndrome：Panayiotopoulos syndrome. Epilepsia 2003；44：435-42.
6) Covanis A. Panayiotopoulos syndrome：a benign childhood autonomic epilepsy frequently imitating encephalitis, syncope, migraine, sleep disorder or gastroenteritis. Pediatrics 2006；118：1237-43.
7) Kikumoto K, et al. EEG and seizure exacerbation induced by carbamazepine in Panayiotopoulos syndrome. Epileptic Disord 2006；8：53-6.
8) Oguni H. Treatment of benign focal epilepsies in children：when and how should be treated？ Brain Dev 2011；33：207-12.
9) Verrotti A, et al. Levetiracetam monotherapy for children and adolescents with benign rolandic seizures. Seizure 2007；16：271-5.
10) Hirano Y, et al. Neurobehavioral abnormalities may correlate with increased seizure burden in children with Panayiotopoulos syndrome. Pediatr Neurol 2009；40：443-4.

〈平野嘉子〉

8 中心・側頭部に棘波をもつ良性小児てんかん（BECTS）

Key Points
- BECTSの発作は，片側顔面の感覚運動症状，口腔咽頭症状，発語停止，流涎を呈し，時に全般化するが，多くは数分以内に止まる
- 脳波では背景活動は正常で，頂点が鈍な高振幅鋭波が中心・側頭部に出現，睡眠で増加し，対側も含め移動し多焦点化

❶ BECTSの定義

臨床的特徴
- 明らかな神経学的異常と知的障害がない
- 遺伝性（素因性）の要素：てんかんの家族歴
- 発症年齢：2〜15歳
- 発作型：部分発作（口腔，顔面から起始）で短時間，時に全般化
- 睡眠中，起床前後に多い（70％）
- 発作頻度は少なく，半数は6回以下
- 思春期までに寛解し，予後良好

脳波所見の特徴
- 正常背景活動
- 焦点性突発性異常波の特徴的な形状（❷）
- 突発性異常波の移動，多焦点化
- 睡眠による突発性異常波の出現頻度増加
- 時に全般性棘徐波が出現
- 思春期までに突発性異常波が消失

疾患概念

中心・側頭部に棘波をもつ良性小児てんかん（benign childhood epilepsy with centrotemporal spikes：BECTS）は，ローランドてんかんともよばれ，中心溝（ローランド溝）周辺にてんかん焦点をもち自然寛解する予後良好な年齢依存性てんかんである（❶）．Heijbelらの報告では，てんかんの発生134/10万に対し，BECTSは21/10万と16％を占めた[1]．その他の報告でも，BECTSは小児てんかんの10〜25％を占め，小児で最も頻度が高い重要なてんかん症候群である．

臨床的特徴

遺伝性，素因

てんかんの家族歴は18〜36％と高率である．発作がない同胞にも高率にcentrotemporal spikes（CTS）が認められ，不完全な浸透率で年齢依存性の表現型を示す常染色体優性遺伝形式が示唆されている[2]．染色体15q14とのリンクも報告されているが，原因遺伝子は同定されていない．

Words of wisdom

BECTSの診断・治療に際して

❶ 初診時からBECTSと"断定"しない．
❷ 睡眠時脳波を必ず施行する．
❸ BECTSと他のてんかん症候群を，CTSの波形のみからは鑑別できない．
❹ BECTSでは薬物療法を行わないことも選択肢の一つである．
❺ 抗てんかん薬の選択順位決定に際し，BECTSではとくに副作用を重視する．
❻ BECTSに軽度の認知機能異常を伴うことがある．

■発症年齢

発症年齢は2～14歳で，ピークは8～9歳にある．15歳までに発作は消失し，その2～3年以内にCTSも消失する．5歳以下の発症では治療抵抗性を示すことがある．

■発作症状

発作は片側顔面の間代で，舌，口唇，口腔内の片側異常知覚を伴う．咽頭筋が巻き込まれ奇異な音を生じ，唾液の分泌過剰と貯留による流涎がみられ，意識は保たれていても発語不能となることがある．多くは数分の単純部分発作で，患児から症状の詳細を聴取できる．経過中に他の発作型が出現した場合は，BECTS関連非定型的症候群とその他のてんかん症候群を疑う．

発作頻度は過半数が6回以下で，それ以上頻発するのは20%にすぎない．70%は睡眠中，とくに覚醒するとき（起床時，起きがけ）に，10～20%は覚醒中，残りは睡眠中と覚醒中ともに発作が起こる．睡眠中の発作は全般化しやすく，5%で発作が重積する．

■脳波所見

背景活動と睡眠の周期的構成は正常である．ローランド領域，中心側頭領域に特徴的な突発性異常波，CTSが出現する（❷a, b）．

CTSの持続時間は80 msec以上で，用語の定義としては鋭波にあたり，頂点は丸みを帯びている．CTSは中心・側頭部で最大陰性を示し，前頭部で最大陽性を示し，水平方向の双極子が想定されている．多くの場合，この鋭波に先行する低振幅陽性波を認め，二相性波形を呈する．さらに，睡眠期には陰性徐波を伴い，三相性を示すことが多い（❷c）．CTSの波形は特徴的であるが，波形のみから他のてんかん症候群を鑑別することはできない．

もう一つの特徴として，睡眠期にCTSの頻度が増加する．睡眠で頻度が増加しない場合はBECTSの診断は懐疑的である．CTSの側性と局在は時期によって変化し，年少児では後方優位のことが多い．

■予後

発作と脳波異常が思春期までに寛解する良性の経過，年齢依存性が大きな特徴である．

BECTSは従来，神経学的異常と知的障害は伴わないとされていた．しかし，最近は知能指数としての全般的評価は正常範囲だが，言語，注意，行動の異常が示唆されている．これらの異常が10～20%，研究によってはより高い確率と報告されている[3]．認知機能に関して，BECTSは完全に"良性"とはいえない．

鑑別疾患

発作型，好発時間帯と特徴的な脳波所見により，多くは容易に診断できる．しかし，患児が症状を表現できない場合は，発作が睡眠中に多いため観察者からの情報が不十分となり，症状が不明確でてんかん症候群の鑑別が困難となる．この場合，脳波所見と長期的な経過観察のうえで判断する．

また，同じ特発性焦点性てんかんのPanayiotopoulos症候群も，発症年齢が3～6歳で，睡眠中に発作が好発し，片側間代，二次性全般化発作に進展することがあるため鑑別にあがる．眼球偏位，嘔吐などの自律神経症状と，脳波焦点が後頭部に顕著な点が鑑別点となる．しかし，後にBECTSを呈するPanayiotopoulos症候群の報告もあり，ともに予後良好であることから，両者を鑑別する治療上の意義は少ない．

まったく異なる疾患か，病態を共有する連続性のある疾患群で表現型と程度が異なるだけなのか，現時点では確定できないが，BECTS関連非定型的症候群を認識していることは，BECTSの経過観察上で重要である．

▍BECTS関連非定型的症候群

■非定型良性部分てんかん

非定型良性部分てんかん（atypical benign partial epilepsy）はBECTSと同様の発作と脳

❷ BECTS の覚醒時脳波，睡眠時脳波

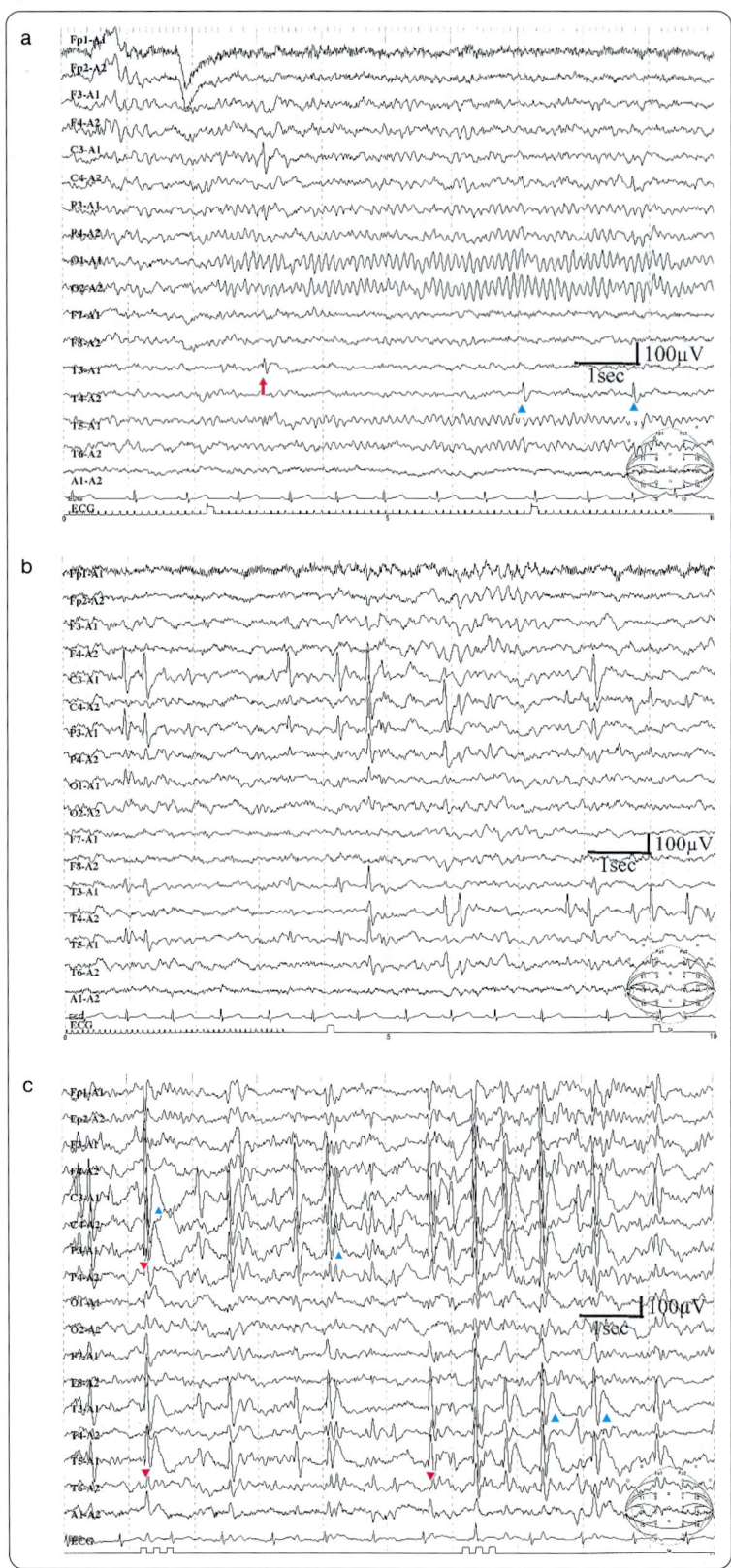

a：覚醒時脳波（7 歳 10 か月，男児）．左中心中側頭部（➡），右中心中側頭部（▶）に，左右独立して鋭波が認められる．
b：睡眠時脳波（a と同一検査時）．睡眠により鋭波の出現頻度が増加．
c：a，b と同一症例の 8 歳 8 か月時の睡眠時脳波．a，b よりも突発性異常波が頻発し，多様性がみられる．高振幅陰性鋭波に低振幅陽性棘波（▼）が先行する二相性，後に徐波（▲）を伴う三相性の波形が認められる．また，鋭波は中心・側頭部において陰性で最も振幅が高く，前頭前頭極では陽性を呈している．

❸ BECTSにおいて抗てんかん薬使用，選択する薬剤を決定する際に考慮すべき因子

抗てんかん薬使用を強く支持する因子	流動的，または課題となる因子	抗てんかん薬使用に否定的な因子
● BECTS関連非定型症候群の発症 ● 覚醒中（活動時）の発作 ● 頻回の部分発作（≧2回/3か月） ● 複数回の全般化（≧2回/1年）	● 患児と保護者の不安軽減 ● 学校生活・宿泊学習時の学校の対応（発作時，内服について） ● 抗てんかん薬による脳波の改善 ● 脳波改善に伴う認知機能の改善 ● 抗てんかん薬による自然寛解到達期間の短縮効果 ● BECTS関連非定型症候群への進展・変容予防，誘発	● 抗てんかん薬による副作用・悪影響（発疹，認知機能低下，発作増悪など） ● 毎日内服をする（させる）負担 ● 内服開始に伴う検査の増加

波異常で発症し，発症数年後に非定型欠神発作，脱力発作，ミオクロニー発作が出現するが，思春期には発作と脳波が改善する．BECTSとしては低年齢発症例に多い．発作と脳波の増悪期に一過性の認知機能異常を呈し，一部で学習面の障害が残る．

■ 睡眠時持続性棘徐波を示すてんかん性脳症

徐波睡眠時の85%以上が全般性棘徐波，睡眠時持続性棘徐波（continuous spike-wave during sleep：CSWS）で占められ，同時期に認知機能異常を呈するてんかん性脳症である．発症前が正常な症例も，器質的病変を有する症例もある．片側間代，全般発作，非定型欠神発作，脱力発作，部分発作を呈し思春期までに発作とCSWSが消失する．

■ Landau-Kleffner症候群

後天性失語（聴覚失認による感覚性失語）と徐波睡眠時の持続性広汎性棘徐波が中核症状である．BECTSと同様の発作と脳波異常で発症する症例もあるが，30%は発作を認めない．

Key Points

- 思春期には自然寛解するため，薬物を投与しない選択肢もある
- 薬物治療では単剤，少量，短期をめざす
- まれに，BECTS関連非定型的症候群への変容・顕在化
- 神経学的異常と知的障害はないとされていたが，一部で軽度の認知機能異常を合併

治療，経過観察

抗てんかん薬による発作抑制効果はあるが，自然寛解までの期間短縮効果，BECTS関連非定型的症候群への変容・進展予防効果はわかっていない．これに対し，認知機能への影響，非定型欠神発作誘発の可能性が示唆されている．そのため自然寛解するBECTSでは，投薬しない選択肢も念頭において❸の因子を考慮し，治療の是非と，治療する場合は抗てんかん薬の種類を決定する．

治療すべき候補としては，まず覚醒中に発作が生じる症例，発作が頻回の症例があげられ，さらに患児と家族の生活において発作の影響が大きい場合にも治療を考慮する（❸）．

各国エキスパートオピニオンの最適薬は，米国（2005年）でオクスカルバゼピンとカルバマゼピン，欧州（2007年）ではバルプロ酸，日本（2010年）ではカルバマゼピンであった．

国際抗てんかん連盟のガイドライン[4]では，エビデンスレベル上位AからFの順位づけで，バルプロ酸とカルバマゼピンがレベルC，スルチアムとガバペンチンがレベルDとされた．しかし，他剤は研究がないだけで標準的抗てんかん薬の有効性は同等ともいわれている[5]．

スルチアムは，二重盲検でBECTSにおける有効性が統計学的に示され[6]，脳波の改善も明らかになった[7]．しかし，記憶，注意，計算への悪影響も示された[8]．これに対し，レベチラセタム[9]，オクスカルバゼピン[10]は，BECTSの認知機能異常を改善する可能性が示唆された．

認知機能への影響は，抗てんかん薬の種類と用量，患児の年齢，発作頻度，CTSなど多彩な要素が関与すると考えられ，しばらく結論は出ないだろう．現時点では，患児にとっての利益と損失を総合的に判断し，もし薬物治療をするならば，できる限り単剤，少量，短期にすることが重要である．

第1選択薬の決定において，発作抑制の観点ではほとんどの薬剤が有効でその差は小さいと考えられるので，有害事象の観点から選択するべきである．治療開始初期の保護者との信頼関係の面では，発作増悪の副作用は臨床的問題が大きい．カルバマゼピンは発作増悪のリスクがあることに注意する．

次に重要な副作用は発疹である．カルバマゼピンは重症発疹の発症でHLA-B*1502，HLA-A*3101に関連すること，ならびにそのHLAアレルの頻度は民族によって差があることがわかっている．HLA-B*1502アレルの頻度は漢民族に多く日本人ではまれであるが，HLA-A*3101アレルの日本人における頻度は0.071〜0.120とまれではない．

発作増悪，発疹のリスクとBECTSにおける抗てんかん薬の必要度・利得を天秤にかけると，日本人ではカルバマゼピンの選択順位は低位でよいかもしれない．また，認知機能への影響からは，ベンゾジアゼピン系薬剤，スルチアムの選択順位は低位となる．

以上から，バルプロ酸，ゾニサミド，レベチラセタムなどが選択順位で上位となる．これに対し，難治例，BECTS関連非定型的症候群への変容例ではスルチアムが最上位で，次いでクロバザム，クロナゼパム，エトスクシミド，ステロイド薬，免疫グロブリン大量療法が選択肢にあがる．

経過観察中は定期的な脳波検査が必要である．全般性棘徐波が出現する場合，非定型的症候群への変容に留意する．

発作の活動性が高い期間は2〜3年だけなので，たとえCTSが残っていても2年以上発作が抑制できたら，積極的に抗てんかん薬を減量中止する．減量時期は修学旅行，受験に配慮する．発作再発に伴う損害が比較的小さい学童期の再発ならば，1回の再発ですぐに治療再開しなくてもよい．

BECTSは発作に関しては良性だが，軽度の認知機能異常を伴うことがある．このことに加え，てんかんであることのstigma（心の傷，烙印）が関連し社会への適応に困難を示す児がいる．てんかんとしては良性で軽症だが，患児にとっては社会的障害をもたらしうることに留意して，治療，経過観察することが望まれる．

Conclusion

❶ BECTSは特徴的な臨床発作と脳波所見を有し，比較的診断容易なてんかん症候群であるが，非定型的症候群への変容があることに留意し，一部の特徴に固執し断定的な診断を行わない．
❷ 思春期には発作が自然寛解するので，抗てんかん薬を使用しないことも選択肢に加える．
❸ 抗てんかん薬を使用する際には，とくに副作用の観点から薬剤を選択し，単剤，少量，短期の治療をめざす．
❹ 一部で軽度の認知機能異常を合併する．
❺ BECTSの発作予後は"良性"であるが，発達の転帰を中心に，その子どもの社会的転帰が"良性"とは限らないことを念頭におき経過観察する必要がある．

■ 文献

1) Heijbel J, et al. Benign epilepsy of children with centrotemporal EEG foci: a study of incidence rate in outpatient care. Epilepsia 1975; 16: 657-64.
2) Dalla Bernardina B, et al. Epilepsy with centrotemporal spikes and related syndromes. In: Roger J, et al, editors. Epileptic Syndromes in Infancy, Childhood and Adolescence. 4th ed. Montrouge: John Libbey Eurotext; 2005.
3) Shields WD, Snead OC 3rd. Benign epilepsy with centrotemporal spikes. Epilepsia 2009; 50 Suppl 8: 10-5.
4) Glauser T, et al. ILAE treatment guidelines: evidence-based analysis of antiepileptic drug efficacy and effectiveness as initial monotherapy for epileptic seizures and syndromes. Epilepsia 2006; 47: 1094-120.
5) Wirrell EC, et al. Idiopathic and benign partial epilepsies of childhood. In: Wyllie E, et al, editors. The Treatment of Epilepsy: Principles and Practice. Philadelphia: Lippincott, Williams & Wilkins; 2006. p. 373-89.
6) Rating D, et al. Sulthiame as monotherapy in children with benign childhood spikes: a 6-month randomized, double-blind, placebo-controlled study. Epilepsia 2000; 41: 1284-8.
7) Bast T, et al. The influence of sulthiame on EEG in children with benign childhood epilepsy with centrotemporal spikes (BECTS). Epilepsia 2003; 44: 215-20.
8) Wirrell E, et al. Deterioration in cognitive function in children with benign epilepsy of childhood with central temporal spikes treated with sulthiame. J Child Neurol 2008; 23: 14-21.
9) Kossoff EH, et al. A pilot study transitioning children onto levetiracetam monotherapy to improve language dysfunction associated with benign rolandic epilepsy. Epilepsy Behav 2007; 11: 514-7.
10) Tzitiridou M, et al. Oxcarbazepine monotherapy in benign childhood epilepsy with centrotemporal spikes: a clinical and cognitive evaluation. Epilepsy Behav 2005; 7: 458-67.

〔浜野晋一郎〕

9 West症候群

疾患概念

West症候群（点頭てんかんともよばれている）は乳児期に発症するてんかん性脳症の代表で，古典的な三徴は，①スパズム（epileptic spasms），②ヒプスアリスミア（hypsarrhythmia），③発達の停滞・退行である[1]．発生頻度は，出生2,000〜4,000人に対し1人，有病率は小児1万人あたり1.5〜2人である[2]．男児の罹患がやや多い[1]．

分類，病因

West症候群は，1989年のてんかん症候群の国際分類では，潜因性あるいは症候性の全般てんかんに分類されている．潜因性は，①明らかな基礎疾患がない，②頭部画像所見（MRI，CT）が正常，③発症前の発達が正常，④他の発作型の合併がない，のすべての条件を満たす症例で，全体の約20％を占める．症候性の病因は多彩で，出生前（代謝疾患，染色体異常，脳奇形，神経皮膚症候群，胎内感染症など）が約半数を占め，周産期（低酸素性虚血性脳症，頭蓋内出血など），出生後（外傷，中枢神経感染症，低酸素性虚血性脳症，脳腫瘍など）がある[2]．

近年，新たな病因として遺伝子異常（ARX，CDKL5，STXBP1遺伝子）も報告されている[1]．

Key Points

- ヒプスアリスミアを認めないWest症候群もある．しかし，2週間あけて記録した2回の覚醒・睡眠時脳波に異常なければ，West症候群は否定
- ヒプスアリスミアは覚醒・睡眠，年齢，病因により影響を受ける

臨床的特徴

スパズム

発症年齢は生後3〜12か月に好発し，2歳を超えて発症することはまれである[1]．

発作はスパズムとよばれる頸部，体幹，四肢の筋肉の短い攣縮（持続0.2〜2秒）で，筋の収縮状態から屈曲型，伸展型，混合型に分類される[1]．混合型が最も多く，典型例では左右対称性に上肢屈曲，下肢伸展，頭部前屈，眼球上転させ，発作直後にしばしば啼泣を伴う．発作が軽い場合には筋収縮は頸部に限局したり，眼

Words of wisdom

West症候群を理解するための3ポイント

① 乳児期に発症するてんかん性脳症であり，発作・発達予後は不良である．
② West症候群の三徴は，①スパズム，②ヒプスアリスミア，③発達の停滞・退行である．
③ ACTH療法が最も有効な治療法である．

❶ ヒプスアリスミア（発作間欠時，睡眠時）

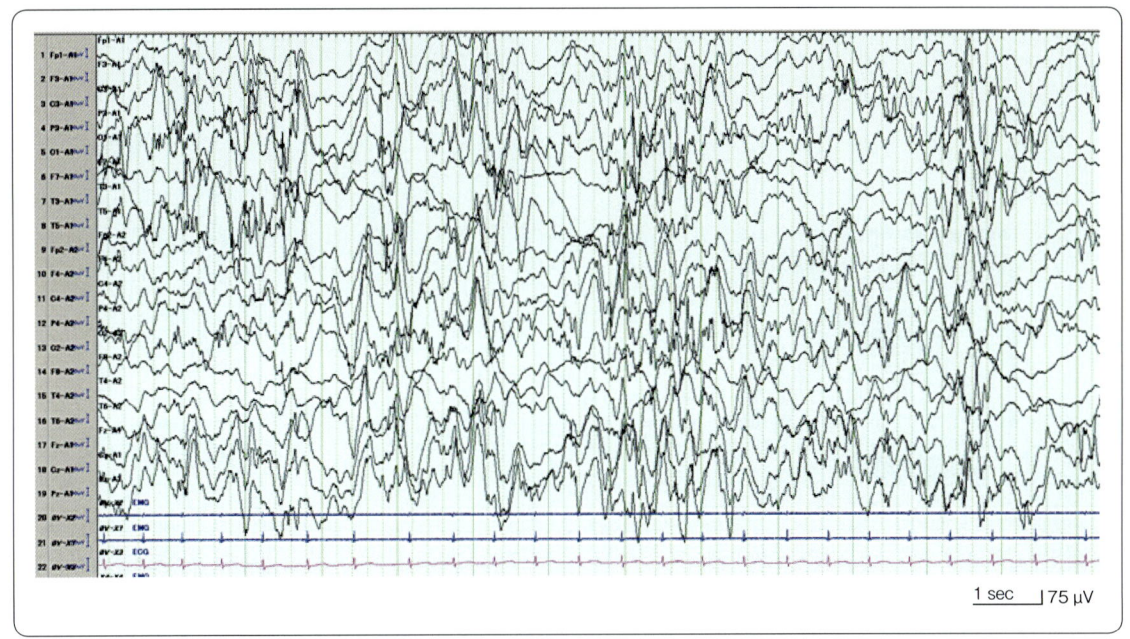

ヒプスアリスミアは「多様な振幅を有する高電位（通常は200μV以上）の徐波が同時性を欠如して無秩序で持続性に出現し，棘波，鋭波が多焦点性に混じる」混沌とした外観を呈する．

球上転だけの場合もある．

スパズムは単発のこともあるが，通常は短い（5～30秒）間隔で20～40回（時に100回以上）ほど群発する（シリーズ形成）．発作は主に入眠時，覚醒直後に起こりやすく，1日1～10シリーズ以上認める．

脳波

West症候群の診断には脳波検査は必須であり，長時間（2～4時間以上）行い，睡眠と覚醒の両方を記録することが望ましい[2]．可能なら入院として，24時間ビデオ脳波同時記録を行い，発作時脳波も捕捉する．

発作間欠期脳波

West症候群は発作間欠期にヒプスアリスミア（ヒプスは"山のような，高い"，アリスミアは"無律動"という意味）という特有の脳波異常（❶）を示す．しかし，すべての症例においてヒプスアリスミアを認めるわけではない．

ヒプスアリスミアは覚醒時には持続性にみられるが，睡眠により変化する．non-REM睡眠ではヒプスアリスミアは電位が高まり，棘波が増加し，基礎律動をはさんで周期的に出現する．一方，REM睡眠では棘波は減少し，ヒプスアリスミアは抑制される．また，ヒプスアリスミアは年齢とともに変化し，幼児期に近づくと徐波や棘波の左右の同期性を認めるようになる．症候性では器質的な病変部位を反映して非定型的ヒプスアリスミア（焦点性要素が強い，左右非対称性など）を示すことがある．

発作時脳波

発作が始まればヒプスアリスミアは消退する．個々のスパズムに対応して多様な脳波変化（速波，高振幅徐波，鋭波徐波複合，電位の減衰，これらの組み合わせ）が出現する[1]．しかし，スパズムに対応する脳波変化がはっきりしない症例もある．

発作時の筋電図も診断に有用である．一般にスパズムに対応してダイヤモンド型の筋電図を示し，ミオクロニー発作，強直発作と区別される（❷）．発作時には座らせることにより，臥位ではわかりにくい頭部の前屈を観察すること

❷ 発作時記録（脳波と筋電図）

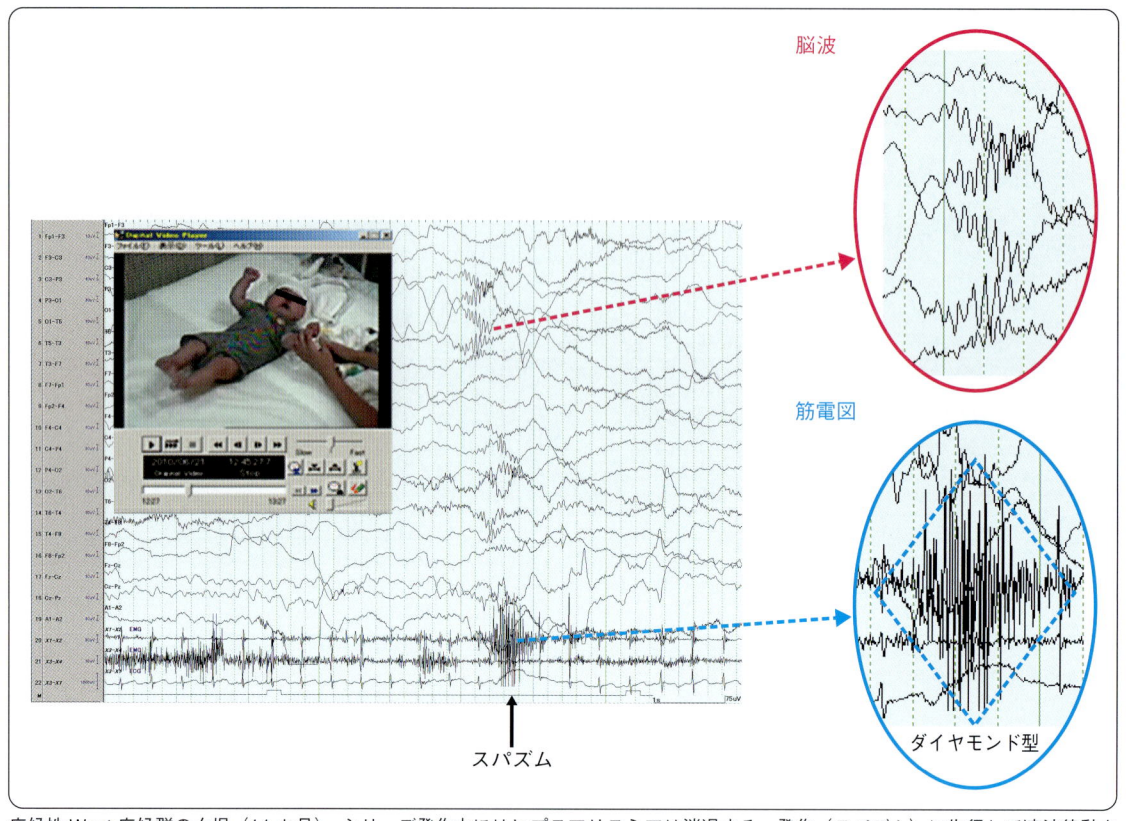

脳波

筋電図

ダイヤモンド型

症候性West症候群の女児（11か月）．シリーズ発作中にはヒプスアリスミアは消退する．発作（スパズム）に先行して速波律動を両側頭頂部〜後頭部〜後側頭部に認める．筋電図（上腕筋）はダイヤモンド型（◆）を呈している．

ができる．

発達の停滞・退行

発症前の発達が正常であった場合でも，発症後は大多数の症例で発達の停滞・退行がみられる．運動面の退行以外に不機嫌で笑わない，周囲に関心を示さないなどの行動面の変化も認める．一部には発症後も緩徐ながら発達していく症例も存在する．

基礎疾患検索のための検査

West症候群の診断が確定されたら，基礎疾患の検索のため頭部MRI・CT，眼底検査，血液検査（一般血液検査，アミノ酸分析，乳酸・ピルビン酸，染色体検査），尿中有機酸分析を行う．症例によっては髄液検査，SPECT，MRS，FDG-PET検査も考慮する．乳児期には皮質形成異常は画像上わかりにくいことがあり，疑われれば髄鞘化が完成する2〜3歳以後に頭部MRIを再検する．

診断，鑑別診断

スパズム，ヒプスアリスミア，発達の停滞・退行の三徴がそろえば診断は容易である．脳波でヒプスアリスミアのない症例でも，なんらかの脳波異常（焦点性棘波，多焦点性棘波など）は認める．発作間欠時の脳波記録でてんかん性放電を認めないときは2週間後に脳波の再検査を行う．2週間あけて記録した2回の覚醒・睡眠時脳波に異常がなければ，West症候群は否

❸ ACTH療法

従来の福山方式
ACTH 1回量 0.025 mg/kg
連日（0〜2週）→ 隔日（2〜4週）→ 6週間で漸減・中止 週2回（4〜6週）→ 週1回（6〜8週）

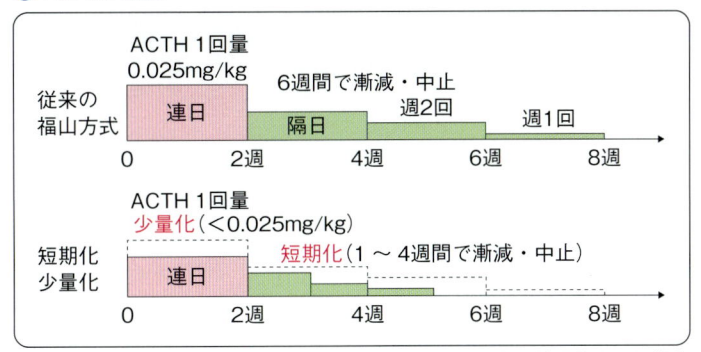

短期化少量化
ACTH 1回量 少量化（<0.025 mg/kg）
連日（0〜2週）→ 短期化（1〜4週間で漸減・中止）

日本では従来の福山方式に比べて，ACTH 投与量の少量化，治療期間の短期化が各施設で試みられている．

定される[1]．

臨床的にシリーズ形成のスパズムがあり，脳波が正常であれば benign myoclonus of early infancy（非てんかん性疾患）が最も考えられる．そのほかの鑑別診断として，早期ミオクロニー脳症，サプレッションバーストを伴う早期乳児てんかん性脳症（大田原症候群），periodic spasms，(benign) myoclonic epilepsy in infancy，驚愕病などがある．

Key Points 🔑
- 潜因性では早期に ACTH 療法を行うことで予後改善が期待される
- 正常発達は約 10％のみ

治療

治療の実際

国際的にも統一された治療プロトコールはなく，各国の医療状況により第1選択薬は異なる．日本では抗てんかん薬，ビタミン B_6 大量療法のいずれか 1〜2 剤をまず試みて，無効例に対して ACTH 療法を行う施設が多い[3]．日本てんかん学会の「ウエスト症候群の診断・治療ガイドライン」では「潜因性症例は発症から 1ヵ月以内に ACTH 療法を行うことが望ましい」と推奨している[4]．筆者の施設（大阪府立母子保健総合医療センター）ではゾニサミドが第1選択薬で，この間に基礎疾患検索を行い，無効例に対して早期に ACTH 療法を行っている．

治療の目標として，発作の抑制以外に脳波の改善（症候性ではヒプスアリスミアの消失，潜因性では正常化）にも努める[2]．

ACTH療法（❸）

ACTH 療法が最も有効性の高い治療法で，発作消失率は約 60〜80％である[5,6]．日本では，合成型 ACTH 製剤（注意：コートロシン Z® 注であり，下垂体負荷検査用のコートロシン® 注と間違わないこと！）が使用されている．

従来，日本では，福山方式とよばれるプロトコール（ACTH 1 回量 0.025 mg/kg で連日× 2 週間→隔日× 2 週間→週2回× 2 週間→週1回× 2 週間）に基づき治療が行われていた．現在，有効性を維持しながら副作用を軽減するために，各施設でできる限り ACTH 投与量の少量化，治療期間の短縮化が試みられているが，最適な投与量，投与期間についての十分なエビデンスはない[5,6]．日本では ACTH の投与量は 1 回量 0.0125 mg/kg を用いている施設が最も多く，投与期間は連日 2 週間投与し 1〜4 週間以内に漸減中止する方法が一般的である[3]．筋肉注射部位としては，乳児期では大腿前面外側に注射することが勧められている．

副作用として頻度が多いのは不機嫌，体重増

❹ West 症候群の治療

薬剤	商品名	初期量（〜最大量）	注意すべき副作用	発作消失率（%）[4,8]
バルプロ酸（VPA）	デパケン ハイセレニン	15 mg/kg/日（〜40〜50 mg/kg/日） 分 2〜3 10 mg/kg/日ずつ増量*	肝障害，高アンモニア血症，血小板減少	15〜50
ゾニサミド（ZNS）	エクセグラン	3〜4 mg/kg/日（〜10〜12 mg/kg/日） 分 2 3〜4 mg/kg/日ずつ増量*	発汗障害，腎結石	20〜33
クロナゼパム（CZP）	リボトリール ランドセン	0.01〜0.025 mg/kg/日（〜0.15 mg/kg/日） 分 2 0.01〜0.025 mg/kg/日ずつ増量*	分泌物の増加，ねむけ，筋緊張低下	12〜26
ニトラゼパム（NZP）	ベンザリン ネルボン	0.1 mg/kg/日（〜0.5 mg/kg/日） 分 2 0.1 mg/kg/日ずつ増量*	分泌物の増加，ねむけ，筋緊張低下	25〜54
クロバザム（CLB）	マイスタン	0.1〜0.2 mg/kg/日（〜1.0 mg/kg/日） 分 2 0.1〜0.2 mg/kg/日ずつ増量*	分泌物の増加，ねむけ，筋緊張低下	報告なし
TRH 療法[10]	ヒルトニン（保険適用なし）	1 回量 0.05 mg/kg 筋注（ただし，1 回目は静注） 2 週間連日→1 週間中断→2 週間連日	高血圧，嘔気・嘔吐，発熱，尿量の減少，不随意運動	31〜54
ガンマグロブリン療法[11]	免疫グロブリン製剤（保険適用なし）	100〜400 mg/kg/日 連日（1〜3 日） 効果あれば 2〜3 週ごとに 4〜10 回繰り返す	ショック，発疹，無菌性髄膜炎	21〜63

*入院中であれば副作用に注意しながら VPA，ZNS は 4〜5 日ごとに，CZP，NZP，CLB は 3〜5 日ごとに増量する．

加である．そのほかに感染，脳退縮（硬膜下水腫・血腫が続発），消化管出血，肝障害，高血圧，尿糖陽性，電解質異常（とくに低 K 血症），不整脈・徐脈，肥大性心筋症などには注意する[1]．副作用の点から，ACTH 療法は全身状態の悪い症例，発症時から著明な脳萎縮を認める症例では使用が難しい．また，結節性硬化症では ACTH 療法中に心臓内の横紋筋腫が増大した症例が報告されており，慎重に適応判断を行う[2]．

■ ビタミン B_6 大量療法

日本では，活性型ビタミン B_6 であるピリドキサールリン酸エステル水和物（アデロキザール®散）が用いられる．1 日量として 20〜30 mg/kg から開始し，発作が消失しなければ 3〜5 日ごとに 10 mg/kg ずつ最大量（40〜50 mg/kg）まで漸増する．増量に伴い 1 回内服量を少なくし，副作用軽減のため 1 日量を 4 回以上に分ける必要がある．副作用としては，胃腸障害（嘔気，嘔吐，下痢，食欲不振）と肝機能障害がある．いずれの症状も程度は軽く，減量・中止により回復する．

発作消失率は高くない（約 10%）が，短期間（1〜2 週間）で効果判定ができる利点がある．

■ 従来の抗てんかん薬（❹）

一般にバルプロ酸，ゾニサミド，クロナゼパム，ニトラゼパム，クロバザムが用いられる[4,7]．ビタミン B_6 とバルプロ酸の併用療法やバルプロ酸大量療法（血中濃度を 150 μg/mL 前後まで上げる）を試みている施設もある[3]．海外からスルチアムの有効性も報告されている[6]．

■ 新規抗てんかん薬

ビガバトリン（日本では 2012 年時点で未承認），トピラマートが West 症候群の治療に試みられ，その有効性が報告されている[4,5]．ビガバトリンは ACTH 療法に次ぐ高い有効性を示し，とくに結節性硬化症には著効する[6]．しかし，視野狭窄の副作用が報告され，ビガバトリンの投与方法に関しては短期間投与が勧められている．視野狭窄の原因として，タウリン欠乏との関連が注目されている[8]．

Conclusion

❶ West症候群では国際的にも統一された治療プロトコールはない.
❷ ACTH療法は少量化・短期化の傾向にあるが，最適な投与量，投与期間についての十分なエビデンスはない.

■ その他の治療法

TRH療法，ガンマグロブリン大量療法，ケトン食療法（「ケトン食の実際とその他の代替療法」(p.230)）の有効性も報告されている[4]．近年，高用量のステロイド内服（プレドニゾロン40～60 mg/日）がACTH療法と同等の発作消失効果があることが報告されている[6]．また，難治に経過し頭部MRIで明らかに限局した病変が存在する症例では，脳外科手術も検討される[1]．

■ 治療の終結

小児てんかんの薬物治療終結のガイドライン（日本てんかん学会）では，West症候群の断薬は通常の断薬開始基準（3年以上の発作の抑制，かつ2年間脳波にてんかん放電がない）より慎重（断薬開始を遅く，断薬速度を遅く）に行うことが勧められている[9]．しかし，筆者の施設では，ACTH療法で発作抑制後に無治療で発作が再発しない症例を経験する．West症候群の治療の終結に関する報告は少なく，今後の検討が待たれる．

経過，予後

■ 発作の再発

初期治療でスパズムがいったん消失しても，発作の再発率は高い（ACTH療法で再発率20～50％）[5]．再発時の発作型はスパズム，部分発作が多い．Lennox-Gastaut症候群への変容は15～20％と報告されているが，近年，減少傾向にある．

■ 長期予後

生命予後については，死亡率は10～20％で，死亡原因は主に基礎疾患，感染による[1]．発達予後は約10％の症例のみ正常である[1]．大多数の症例では神経学的障害（精神遅滞，運動麻痺，広汎性発達障害）を合併する．また，50～60％の症例では難治性のてんかん発作が残存している[1]．

予後良好の因子として，①潜因性，②早期診断・早期治療（とくに潜因性），③発症前の発達が正常，④頭部画像が正常，⑤他の発作型の合併がない，⑥発作の再発がない，などが報告されている[5]．

■ 文献

1) Dulac O, Tuxhorn I. Infantile spasms and West syndrome. In : Roger J, et al, editors. Epileptic Syndromes in Infancy, Childhood and Adolescence. 4th ed. Montrouge : John Libbey & Eurotext ; 2005. p.53-72.
2) Pellock JM, et al. Infantile spasms : A U.S. consensus report. Epilepsia 2010 ; 51 : 2175-89.
3) Tsuji T, et al. Current treatment of West syndrome in Japan. J Child Neurol 2007 ; 22 : 560-4.
4) 伊藤正利ほか（日本てんかん学会ガイドライン作成委員会報告）．ウエスト症候群の診断・治療ガイドライン．てんかん研究 2006 ; 24 : 68-73.
5) Mackay MT, et al. Practice parameter : medical treatment of infantile spasms : report of the American Academy of Neurology and the Child Neurology Society. Neurology 2004 ; 62 : 1668-81.
6) Go CY, et al. Evidence-based guideline update : medical treatment of infantile spasms : report of the Guideline Development Subcommittee of the American Academy of Neurology and the Practice Committee of the Child Neurology Society. Neurology 2012 ; 78 : 1974-80.
7) Shields WD. West's syndrome. J Child Neurol

2002 ; 17 : S76-9.
8) Jammoul F, et al. Taurine deficiency is a cause of vigabatrin-induced retinal phototoxicity. Ann Neurol 2009 ; 65 : 98-107.
9) 須貝研司ほか（日本てんかん学会ガイドライン作成委員会）．小児てんかんの薬物治療終結のガイドライン．てんかん研究 2010 ; 28 : 40-7.
10) Takeuchi Y, et al. Thyrotropin-releasing hormone : role in the treatment of West syndrome and related epileptic encephalopathies. Brain Dev 2001 ; 23 : 662-7.
11) Geva-Dayan K, et al. Immunoglobulin treatment for severe childhood epilepsy. Pediatr Neurol 2012 ; 46 : 375-81.

〈鈴木保宏〉

10 Lennox-Gastaut 症候群

疾患概念

　Lennox-Gastaut 症候群は，短い強直発作を主体とする複数の発作型を有し，精神運動発達遅滞を呈する難治性てんかんであり，脳波で緩徐性棘徐波複合（slow spike and wave complex）と速波律動（fast rhythm, rapid rhythm）を特徴とする．発症年齢は1〜10歳であり，ピークは3〜5歳である．近年，典型例は少ない．

発作症状

強直発作

　強直発作は Lennox-Gastaut 症候群に必須の発作型である．頭部と体幹を前屈し，上肢は半屈曲・挙上，下肢は伸展位をとる（軸性強直発作）．顔面はこわばり，とくに下口唇が"へ"の字になる．発作時には顔面の紅潮を伴うことが多い．発作は短く数秒程度のことが多い．持続が長くなると小刻みに震える．ミオクロニー発作やスパズムに類似するような素早い強直発作の場合もある．強直発作は両側対称性であることが多いが，左右差を認める場合もある．立位で強直発作が生じると，体位によって前や後ろに倒れる．座位では，頭部を前屈してテーブルに頭を打ちつける．
　強直発作は，毎日頻繁に起こる．覚醒中にも起こるが睡眠中に多い．

脱力発作

　脱力発作は急激な筋トーヌスの低下をきたす発作であり，全身性の場合には激しく倒れる（操り人形の紐を切った状態）．頸部に限局する場合には，頭部前屈のみで倒れない．

非定型欠神発作

非定型欠神発作は意識減損を呈する発作である．小児欠神てんかんにみられる定型欠神発作とは以下の点で異なる．
- 発作の始まりと終わりが明瞭でない→発作と気づきにくい．
- ある程度意識が保たれることがある→単純な活動は続けられる．
- 持続時間が長い場合が多い（10秒以上）．
- 筋トーヌスが低下して，ゆっくり体が傾いて倒れることがある．流涎を認めることがある．

ミオクロニー発作

　ミオクロニー発作は全身を一瞬ピクッとさせる発作である．強直発作に先行して認めることがある．ミオクロニー発作後の脱力で急激に転倒することがある．

Words of wisdom

Lennox-Gastaut 症候群の診断，治療，支援のポイント

① 診断のポイント：強直発作と脳波の緩徐性棘徐波複合・速波律動が特徴である．
② 治療のポイント：生活レベルを下げている発作型を治療ターゲットとする．
③ drop attack には脳梁離断術が有効である．
④ 包括的支援：福祉や行政，教育との連携が必須である．

❶ 緩徐性棘徐波複合（覚醒脳波）

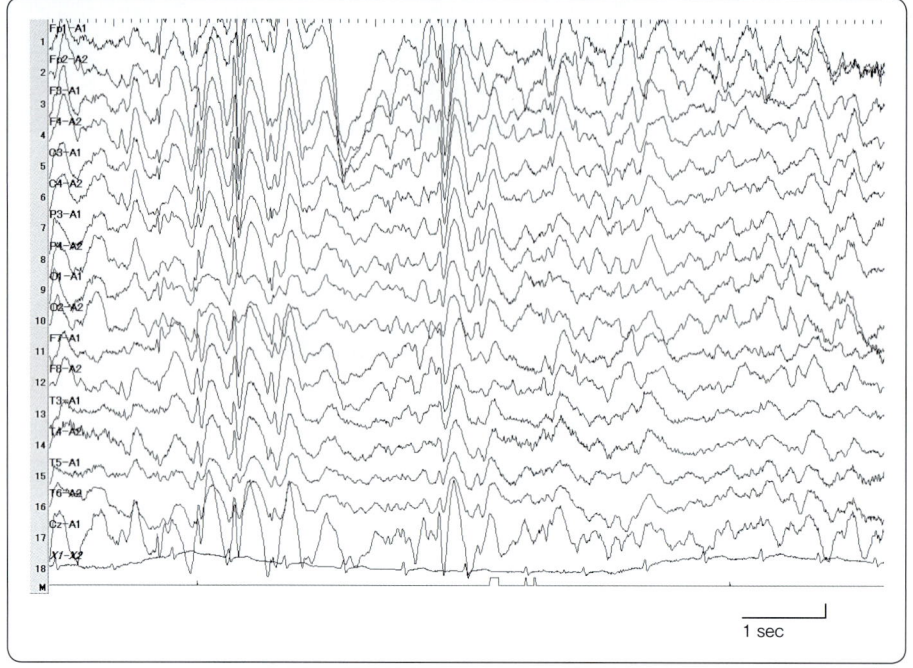

2〜2.5 Hz 緩徐性棘徐波複合を前頭部優位にびまん性に認める.

Key Points🗝

drop attack（転倒発作）
- Lennox-Gastaut 症候群では急激に転倒して外傷をきたす発作が起こりやすく，drop attack といわれる
- drop attack には，脱力発作やミオクロニー発作後の脱力，急激な強直発作などの発作型があり，その判断には発作のビデオ脳波同時記録によりなされる
- 発作型によって選択薬剤が異なる
- drop attack には脳梁離断術が有効であり，薬剤抵抗性の場合には早めに専門医に相談すべき

てんかん重積状態

Lennox-Gastaut 症候群の小児期はてんかん重積状態をきたしやすく，しかも反復しやすい．非けいれん性てんかん重積が多い．

患者は，種々の程度の意識混濁が続き，その期間に，ミオクロニー発作や強直発作が断続的にみられる．この状態が数時間から数日続く．食事や歩行はできることが多い．患者の活気がない，能力の低下，歩行のふらつきなどが続く場合には，非けいれん性てんかん重積を疑って脳波で確認すべきである（緩徐性棘徐波群発や徐波群発を認める）．強直発作が頻発するけいれん性てんかん重積もみられる．このような重積発作は，抗てんかん薬を増量・追加したときや環境が変化したときに起こりやすい．

精神運動発達遅滞

精神運動発達遅滞は，周産期脳障害や精神遅滞などの既存の脳障害がある症例に発症することが多い．点頭てんかんなどの他のてんかん症候群から移行する場合もある．このような例の知的障害は重い．背景疾患は多彩である．時に発症時の精神運動発達が正常の場合があり，他のてんかん症候群との鑑別がとくに重要である．発病後は発達の緩徐化が生じ，知能指数・発達指数は徐々に低下することが多い．多動や自閉性を認めることも多い．発作頻発時には精神運動発達の退行を認めるが，発作が減少すると元の状態に戻る．

❷ 緩徐性棘徐波複合（睡眠脳波）

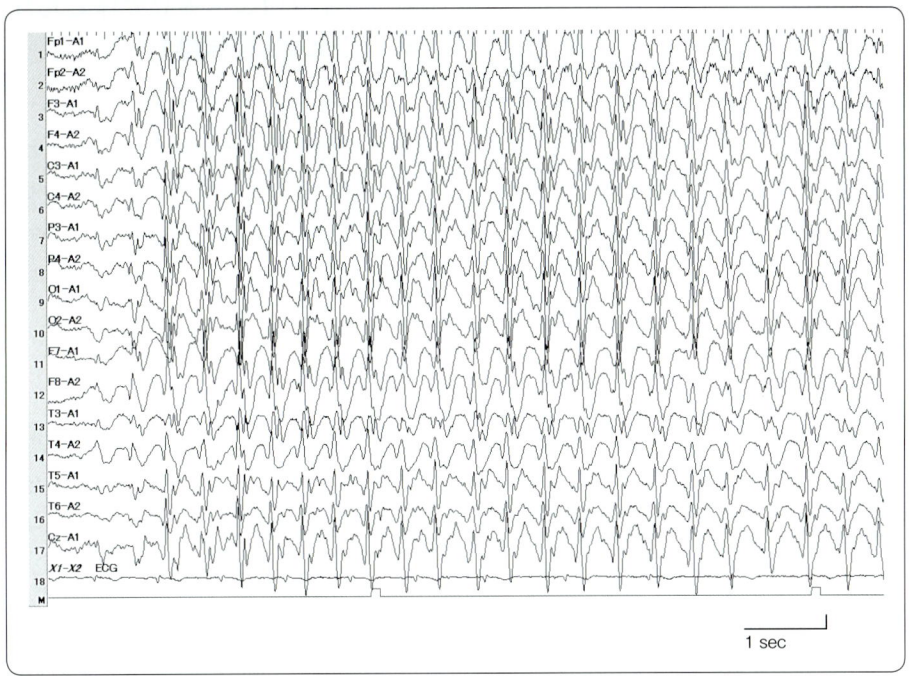

2～2.5 Hz 緩徐性棘徐波複合群発を認める．

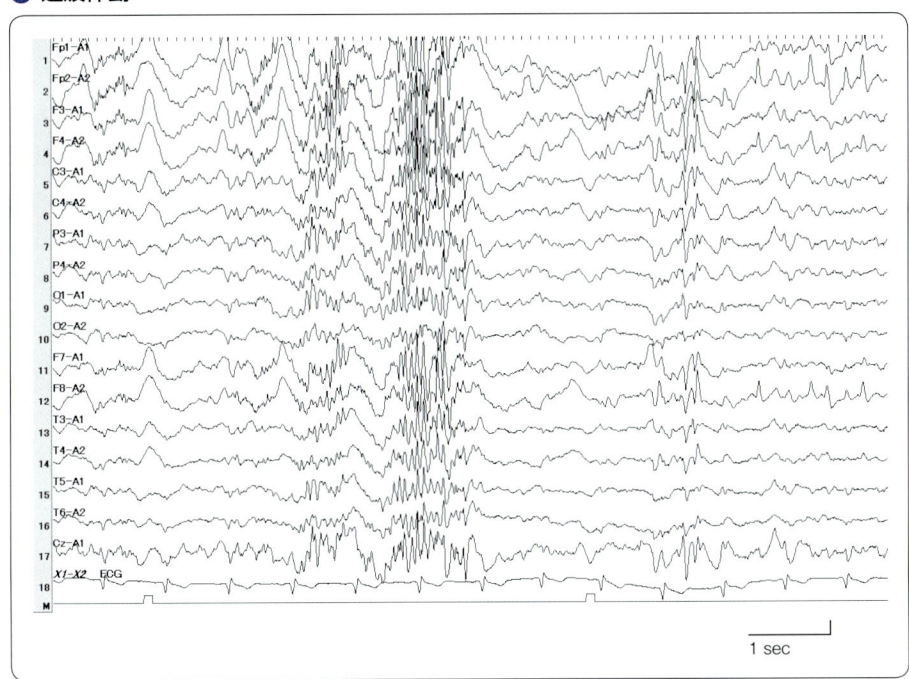

❸ 速波律動

全般性速波律動を認める．右前頭極部（Fp2）に焦点性異常も認める．

発作間欠期脳波

脳波の基礎律動は徐波化していることが多い．緩徐性棘徐波複合は，1.5～2.5 Hz で前頭部優位にびまん性に認める．単発のこともあるが，数秒～数十秒にわたって群発することが多い（❶）．緩徐性棘徐波複合は覚醒でも睡眠でも認めるが，睡眠中は群発しやすい（❷）．睡眠時には，特徴的な 10～12 Hz の全般性速波律動を認める（❸）．焦点性あるいは多焦点性棘波を同時に認めることもある（❸）．

鑑別疾患

典型例の診断は容易である．注意点は，速波律動は疾患特異性が高いが，緩徐性棘徐波複合は Lennox-Gastaut 症候群以外の症候性てんかんにもしばしば認める点である．

非定型良性部分てんかん

非定型良性部分てんかんは，中心・側頭部に棘波を示す良性小児てんかんの類縁疾患である．Sylvius 発作（口・顔面けいれん）以外に，脱力発作や非定型欠神発作など複数の発作が，日単位で頻発する時期がある．この時期には，多動などの行動上の問題が目立つ．脳波は，二次性両側同期による広汎性棘徐波複合を呈する．中心・側頭部に棘波を示す良性小児てんかん（BECTS）では，まれに薬剤（とくにカルバマゼピン）の影響で発作が増悪し，二次性全般発作として脱力発作や非定型欠神発作などが誘発されることがある．びまん性の緩徐性棘徐波複合（二次性両側同期）を呈する．

鑑別点は，Lennox-Gastaut 症候群と異なり，軸性強直発作はなく脳波で速波律動を認めない．覚醒脳波ではローランド発射を認める．

ミオクロニー失立発作てんかん（Doose 症候群）

ミオクロニー失立発作てんかんのなかに強直発作を伴う難治例がある．ミオクロニー発作・ミオクロニー失立発作と非定型欠神発作も頻発し，脳波で緩徐性棘徐波複合を呈する．強直発作が主体ではなく，速波律動も認めない点が鑑別点である．

その他

前頭葉てんかんの難治例で，二次性全般発作として脱力発作や非定型欠神発作などを認めることがある．脳波でびまん性の緩徐性棘徐波複合（二次性両側同期）を呈する．

治療[1-3]

Lennox-Gastaut 症候群はきわめて難治であり，薬剤により発作が完全にコントロールされることはまれである．発作は多彩であり頻発する，危険な発作・生活に支障をきたす発作が多い，重積発作を起こしやすい，薬物治療以外に脳梁離断術や迷走神経刺激などの外科治療や食事療法などの治療選択肢が多い，などの理由から，Lennox-Gastaut 症候群の治療はてんかん専門医あるいは小児神経専門医が行うべきである．しかし，近くに専門医がいない場合には，専門医と相談しながら治療を行う．

薬物治療

強直発作をはじめすべての発作型に有効性があるバルプロ酸に，ベンゾジアゼピンやラモトリギン，トピラメートの併用が中心となる．それぞれ副作用が出ない範囲で最大投与量（耐用上限）まで増量しながら効果判定する．

ベンゾジアゼピンのなかでは，クロバザムはクロナゼパムやニトラゼパムに比べ，ねむけが少なく使いやすい．ベンゾジアゼピンは，投与

初期や増量後に効果があっても耐性を生じることがある．過量投与にならないようにすべきである．効果不十分な強直発作には，ゾニサミドやフェニトイン，フェノバルビタールが有効な場合がある．カルバマゼピンは強直発作に有効な場合があるが，非定型欠神発作や非けいれん性てんかん重積を誘発する危険性があるので使用しないほうがよい．非定型欠神発作にはエトスクシミドが有効である．

■ 脳梁離断術

Lennox-Gastaut 症候群で最も危険な drop attack に対して，脳梁離断術の有効性が報告されている．最近の報告によると，脳梁離断術によって 80％以上 drop attack が減少する症例は 61〜85％と高率であった．

■ 迷走神経刺激

迷走神経刺激は，どのタイプの発作にも一定の効果があり，小児にも適応がある．Lennox-Gastaut 症候群での有効率（発作減少率＞50％）は 21〜83％と報告されている．

■ ケトン食療法

高脂肪・炭水化物制限を行うケトン食療法はすべての発作型に有効性が確認されており，Lennox-Gastaut 症候群に対しても有効である．しかし，米やパンをまったく食べられないため，通常の食事を経験した幼児・小児がケトン食療法を継続することは容易ではない．

■ 治療の落とし穴・注意点

発作型が多彩であるために，多剤併用とならざるをえない．発作型ごとに生活への影響度・危険度を評価することが大切である．
薬物治療の目的は，危険な発作や生活に支障のある発作を軽減して生活レベルを上げることにある．発作総数のみを指標に治療効果判定すべきでない．多剤併用では，薬の副作用が出やすい．薬の調整中に発作が増えた場合には，薬による増悪の可能性を常に意識しておく必要がある．ベンゾジアゼピンは，睡眠中の強直発作を増悪させることがある．

重積発作に対して，ジアゼパムとミダゾラムが第 1 選択薬であるが，Lennox-Gastaut 症候群の場合には有効性が低く，反復投与で逆に発作が増悪することがある．

医療・福祉・教育的支援

Key Points

- Lennox-Gastaut 症候群の患者は，難治性てんかんに加え知能障害や運動障害，行動の問題などを併せ持っている．したがって包括的なケアが必要
- 医療と行政，福祉，教育の緊密な連携が必要
- 医療ソーシャルワーカーの役割が重要

Lennox-Gastaut 症候群は，小児慢性特定疾患の対象になっている（相談窓口は保健所）．医療費および保護帽などの日常生活用具の補助が受けられる．知的障害がある場合には療育手帳，運動障害がある場合には身体障害者手帳，てんかんには精神障害者保健福祉手帳が交付される（相談窓口は市町村の福祉担当課）．これらの手帳により，児童デイサービスやヘルパー利用などの福祉サービスが受けられる．学校や保育所・幼稚園でも発作が起こるために，密に連携をとる必要がある．

経過，予後

発作予後も知的予後も不良例が多い．予後良好因子は，発症年齢が高い，頭部画像に異常がない，脳波で焦点性異常を認める，などがあげられる．発作は増減を繰り返しながら存続することが多いので，根気よく発作に対応する．

Conclusion

1. 短い強直発作，脳波で緩徐性棘徐波複合と速波律動，精神運動発達遅滞を特徴とする．
2. 複数の発作型を有することが多い．
3. 発作は毎日頻繁に起こる．
4. 治療抵抗性であり，発作抑制は困難である．
5. 重積発作を起こしやすい．
6. 生活レベルを上げることを目標に治療する．
7. drop attack（転倒発作）には，脳梁離断術が有効である．

■文献

1) Amanda F, et al. Update on the Management of Lennox-Gastaut Syndrome. Pediatr Neurol 2012；47：153-61.
2) Ferrie CD, Patel A. Treatment of Lennox-Gastaut Syndrome (LGS). Eur J Paediatr Neurol 2009；13：493-504.
3) 太田原俊輔ほか．ラモトリギンの難治性てんかんに対する単盲検比較試験―ゾニサミドを対照とした小児第Ⅲ相比較試験．てんかん研究 2008；25：425-40.
4) Beaumanoir A, Blume W. Lennox-Gastaut 症候群．Roger J, et al, editors. 井上有史監訳．てんかん症候群―乳幼児・小児・青年期のてんかん学（原著第4版）．東京：中山書店；2007. p.123-45.

（前垣義弘）

11 特発性全般てんかん
—CAE, JAE, JME, EGMA

疾患概念

Key Points

- 特発性全般てんかんは遺伝素因のあるてんかん症候群である．小児欠神てんかん，若年欠神てんかん，若年ミオクロニーてんかん，覚醒時大発作てんかんは，互いに発作型が重なり合うてんかん症候群である

国際抗てんかん連盟（ILAE）が1989年に掲載したてんかん症候群の分類では，特発性全般てんかん（idiopathic generalized epilepsies：IGE）は，遺伝的素因が推定され，年齢に関連して発症するてんかん症候群である．その発作型は3種類で，欠神発作，両側性ミオクロニー発作および全般性強直間代発作（generalized tonic-clonic seizure：GTC）のいずれか，あるいはその組み合わせである[1]．

IGEは神経学的な異常所見や明らかな病因を欠き，発作間欠期の脳波では正常の基礎活動を有し，棘波，多棘波および棘徐波複合の全般性発射を認める．これらは過呼吸，光刺激，睡眠によってしばしば賦活される．また2010年のILAEの用語の改訂では，特発性という言葉に代わって，素因性（genetic）てんかんという分類が提唱されている．

IGEを発症順にあげると，幼児期より学童期にかけては小児欠神てんかん（childhood absence epilepsy：CAE），思春期から青年期に発症するてんかん症候群は若年欠神てんかん（juvenile absence epilepsy：JAE），若年ミオクロニーてんかん（juvenile myoclonic epilepsy：JME）と覚醒時大発作てんかん（epilepsy with grand mal on awakening：EGMA）となるが，それぞれが重なり合う発作型をもつ近縁の疾患群である（❶）．

IGEは多因子遺伝形式と考えられているが，近年は分子遺伝学の進歩により，てんかん症候群の単一遺伝子変異の報告がみられるようになった．CAE，JAE，JME，EGMAの候補遺伝子の報告はいくつかあり，また，てんかんの病態としてchannelopathyとしての研究もさかんである[2]．

IGEは小児期に発症することが多く，非症候性で薬剤反応性が良いという特徴がある．しかし思春期以降に発症した例では成人してからの再発も多く，決しててんかん発作予後は良好と

Words of wisdom

鑑別，治療上の注意点

❶ てんかん発作かそれ以外かを鑑別することが，まずは重要である．
❷ 欠神発作以外の特発性全般てんかんでは，脳波は正常なことがある．
❸ 全般てんかんに対してカルバマゼピンを用いれば発作が増悪することがあるので注意が必要である．
❹ 特発性全般てんかんの第1選択薬はバルプロ酸であるが，妊娠可能年齢の女性への投与には注意が必要である．

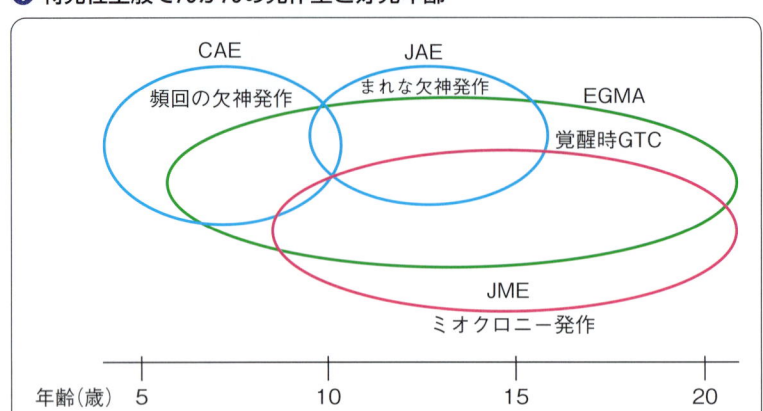

❶ 特発性全般てんかんの発作型と好発年齢

[図：CAE（頻回の欠神発作）、JAE（まれな欠神発作）、EGMA（覚醒時GTC）、JME（ミオクロニー発作）の好発年齢を示すベン図。年齢（歳）5, 10, 15, 20]

CAE：小児欠神てんかん，JAE：若年欠神てんかん，JME：若年ミオクロニーてんかん，EGMA：覚醒時大発作てんかん，GTC：全般性強直間代発作．

はいえない．一般小児科医が接することが多いと思われるこれらのてんかん症候群を鑑別して，長期的な予後を視野に入れて治療することが重要である．

鑑別疾患と検査（診断に重要なポイント）

IGE に限らず意識障害やけいれんを主訴とする患者においては，てんかんとそれ以外の疾患を鑑別することが最も重要である．起立性調節障害による意識消失，ヒステリー，器質疾患や代謝異常による急性けいれんを念頭において，それらを病歴と血液検査，脳波や画像検査で鑑別する．また，明らかな複数回の発作エピソードを確認してんかんと診断した場合も，焦点性発作か全般発作かを鑑別することが大切である．

発作症状の詳細な確認は必須であるが，初回の発作エピソードでは発作を十分に観察できていないことがほとんどで，焦点性発作から二次性全般化した GTC かどうかは判断が困難である．よって，次の発作時に備え，観察のポイントを伝えておくことが必要である．具体的には，意識の消失や回復の様子，発作の持続時間，また発作の左右差（眼球偏位の方向，強直している四肢の形）が，焦点性発作か全般発作であるかを判断する一助になる．発作の起こる時間帯，睡眠中に生じたか，光刺激で発作を生じたか，なども確認する．また，治療前の欠神発作は過呼吸により発作を容易に誘発できる．

家族歴の確認も大切で，てんかんの有無とその発作型も可能な範囲で聴取する．また GTC で医療機関を初めて受診したとしても，欠神発作やミオクロニー発作の有無を病歴聴取しなければならないし，治療開始後もこれらの発作の有無を確認する必要がある．

治療

原則として，特発性全般てんかんの治療の第1選択薬は，どの発作型でもバルプロ酸（VPA）である．ただし，妊娠可能年齢の女性には催奇形性の観点から VPA 投与には注意が必要で，徐放剤で単剤投与とし 1,000 mg/日または血中濃度が 70 μg/mL を超えないようにし，葉酸の補充が必要である．

IGE における診断と治療のポイントを各てんかん症候群別に述べる．

❷ 小児欠神てんかん定型欠神発作時の脳波

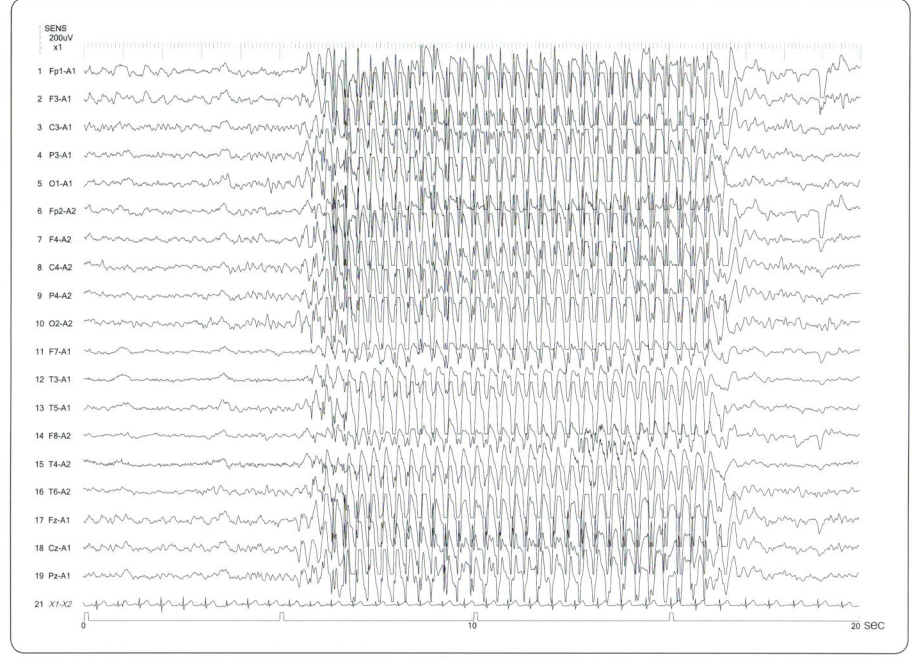

意識消失と一致して3Hzの全般性棘徐波複合の律動的な群発を呈する．

小児欠神てんかん（CAE）と若年欠神てんかん（JAE）

CAE

CAEの発症は4～7歳がピークで，女児にやや多い．定型欠神発作は突然意識消失し，何事もなかったかのように回復する．前兆は感じず行為は途絶し，時に眼瞼がぴくついたり眼球が上転する場合があるが，一般には脱力して倒れることはない．数秒から長くても20秒までの短い発作で，発作頻度は多く，1日に10回以上の発作を認める．脳波は発作時あるいは発作間欠時に3Hzの全般性棘徐波複合の律動的な群発を呈し，その始まりと終わりは明瞭である（❷）．

治療はVPAが第1選択薬で，約80％の患者で欠神発作は消失する．VPAで発作消失しない場合はエトスクシミド（ESM）を選択する．一般的には発作予後は良く，投薬後数年で断薬できるが，思春期にGTCで再発することもある．

JAE

JAEの発症は10～17歳で，10歳前後は小児欠神てんかんとの重なりがある．JAEでは性差はなく約10％でてんかんの家族歴を認める．CAEに比べ意識減損の程度が軽く，反応性が保たれることがある．発作頻度はCAEより少なくて1日に数回程度である．ミオクロニー発作を15～20％で合併し，またCAEと異なりGTCを80％と高率に合併する．両発作型は一般には欠神発作の発症より数年遅れるとされる[3]．脳波はCAE同様，発作時あるいは発作間欠時に3～4Hzの全般性棘徐波複合の群発を呈し，過呼吸で誘発される．CAEよりやや速い周波数で，不規則で律動性に欠ける．

鑑別は複雑部分発作であるが，欠神発作は始まりと終わりが明瞭で前兆がなく，脳波所見と合わせて診断する．

JAEもCAE同様に第1選択薬はVPAである．発作抑制が困難であればESMやクロナゼパム（CZP）投与も有効である．比較的容易に発作は消失し，80％以上で発作がコントロール

される．ただし，JAEでミオクローヌス発作やGTCを合併した症例では，とくに再発が多く，断薬は慎重に判断する．

若年ミオクロニーてんかん（JME）

10歳代にミオクロニー発作で発症し，てんかんの家族歴は17～49％と高率に認める．

発作の中核はミオクロニー発作である．主として両側性の上肢の筋の素早い攣縮であるが，左右非対称な場合や下肢にも生ずることがある．単発から数発の発作で，一瞬で物を放り投げてしまったり膝をついたりする大きな発作もあるが，意識は障害されない．早朝覚醒後1～2時間と夕方の疲れているときに多く起きる．睡眠不足や多量のカフェイン，飲酒や光刺激でも発作は誘発される．計算や書字によって出現しやすくなることも特徴的である．

患者の90％以上に経過中にGTCを伴い，発作は早朝覚醒後1～2時間に多くEGMAとオーバーラップする．欠神発作は10～30％で合併するが，JAEと同様に発作頻度は少ない．

脳波では背景活動は正常で，発作間欠時には前頭中心部優位の全般性多棘徐波ないしは棘徐波の群発を浅睡眠時に多く認める．約1/3に局在性の脳波異常を伴うこともあるが，主体は全般性異常波である．ミオクロニー発作時は全般性多棘徐波複合や10～16 Hzの多棘波が出現する．光過敏性がみられる頻度は高く，約30％で認める[4]．

鑑別には進行性ミオクローヌスてんかんがあり，なかでもUnverricht-Lundborg病は発症からの進行が緩やかで，JMEとの鑑別が重要である．

治療はVPAが有効で，80％以上で発作は抑制される．フェノバルビタール（PB），プリミドン（PRM），クロナゼパム（CZP），ラモトリギン（LTG）も，ミオクローヌス発作には有効である．発作は抑制されやすいが，抗てんかん薬を減量中止すると発作の再発は90％以上とされ，断薬が難しいてんかん症候群である．長期継続治療が必要なため，女性ではVPAの投与には注意が必要である．妊娠可能年齢の女性にはVPAの減量やCZPへの変更を考慮するが，欧米ではLTGの単剤投与が推奨されている．

また，JMEの患者では発達は正常であるが，性格は外向的で奔放で，病識が少なく怠薬が多い傾向がある．患者本人の受診を促し，再発予防のために睡眠不足を避けるように生活指導することが大切である．

覚醒時大発作てんかん（EGMA）

特発性全般てんかんのなかでは発症年齢が高く，思春期後半の発症が多いが6～22歳までの発症があり，年齢の幅は広い．JAEやJMEと重なることがある疾患群である．1回のみのGTCで受診しても欠神発作やミオクロニー発作がすでにあれば治療適応になる．また，遺伝的素因が関与し，12.5％にてんかんの家族歴を認める．

発作は，前兆なく突然に意識消失し，数分以内のGTCで覚醒後2時間以内とされるが，多くは覚醒後30分以内に出現する．夕方のほっとした状態や余暇時間にも出現しやすい．発作の頻度は少なく，月単位から年単位である．発作後は眠ってしまうことがあり，その後に嘔気や頭痛をしばしば訴える．発作の誘発因子としては，他のIGEと同様に睡眠不足，光刺激，疲れなどがある．発作間欠時の脳波では全般性の棘徐波または多棘徐波複合が出現する．

治療はVPAが第1選択で，90％以上で発作が消失する．VPAが無効な場合はPBやPRM，CZPが使われる．ただ，断薬によって発作が再発する率は高い．発症年齢が9歳以上の者では断薬後に約40％に再発がみられ，必ずしも発作予後は良いとはいえず，成人しても抗てんかん薬が必要となる例が多い．欧米の報告ではトピラマート（TPM），LTG，レベチラセタム（LEV）の投与が有効であるとされている[5]．

EGMAに対する断薬の時期については一定

の見解はないが，5年以上発作がない例では，本人および家族に再発の危険性を十分に説明して断薬を考慮する．

治療，診断の落とし穴，注意点

脳波はてんかんの診断には有用ではあるが，欠神発作を有する IGE 以外においては，発作間欠時脳波では全般性棘徐波が出現せず，正常所見のことが多い．脳波が正常であるという理由でてんかんを否定することはできない．また，焦点性発作か全般発作かの判断は治療薬の選択や予後の説明に重要であるが，全般てんかんに対してカルバマゼピン（CBZ）を用いれば全般発作は増悪することがあるので注意が必要である．

思春期以降では患者は一人で就寝していることが多く，家族が発作を目撃できていない可能性がある．患者本人に起床時の頭痛，嘔吐や失禁の有無を直接確認することが必要である．

また思春期や青年期に発症するてんかん症候群では，発作自体で困らなければ患者本人の病識が乏しくなることがある．IGE では覚醒時に発作が起こる可能性を十分に説明し，外傷の危険性を認識してもらうことが重要である．欠神発作でも意識消失によりけがをするおそれがあることや，発作により集中力が継続できないことを説明することが，治療継続の意識づけにつながる．脳波の異常突発波を患者に示して説明することも必要である．また，服薬状況を確認して，怠薬がないことを褒める指導も大切である．

それぞれのてんかん症候群の予後を念頭において，発作の抑制のみならず学校生活や社会生活を考慮して，長期的な見地に立って包括的に診療しなければならない．青年期以降に生じる就職や運転免許取得や妊娠といった課題に関してもよく説明し，精神的な面も含めた適切なサポートをすることが大切である．

Conclusion

❶ 特発性全般てんかんは治療反応性は良いが，小児欠神てんかん以外は断薬による再発も多く，薬剤依存性てんかんといえる．
❷ 学校生活や社会的な配慮を加えて，長期予後を見据えた包括的な診療が重要である．

■ 文献

1) Commission on Classification and Terminology of the International League Against Epilepsy. Proposal for revised classification of epilepsies and epileptic syndromes. Epilepsia 1989 ; 30 : 389-99.
2) Gardiner M, et al. Genetics of idiopathic generalized epilepsies. Epilepsia 2005 ; 46 Suppl 9 : 15-20.
3) Obeid T, et al. Clinical and genetic aspects of juvenile absence epilepsy. J Neurol 1994 ; 241 : 487-91.
4) Wolf P, Goosses R. Relation of photosensitivity to epileptic syndromes. J Neurol Neurosurg Psychiatry 1986 ; 49 : 1386-91.
5) Beydoun A, D'Souza J. Treatment of idiopathic generalized epilepsy : a review of the evidence. Expert Opin Pharmacother 2012 ; 13 : 1283-98.

〈沖永剛志〉

12 症候性焦点性てんかん
—側頭葉てんかんを中心に

疾患概念

定義

　症候性焦点性てんかんとは，なんらかの器質的な病因により，脳の局所を発作焦点としててんかん発作をきたすてんかん群である．

　1989年のてんかん症候群分類では「症候性局在関連性てんかん」として，側頭葉てんかん，前頭葉てんかん，頭頂葉てんかん，後頭葉てんかん，小児の慢性進行性持続性部分てんかん，特異な発作誘発様態をもつてんかんに分類されていたが[1]，2010年の改訂では「症候性焦点性てんかん」という名称になり，「構造的／代謝性の原因に起因するてんかん」とまとめられている[2]．症候性焦点性てんかんのなかで，海馬硬化を伴う内側側頭葉てんかん（mesial temporal lobe epilepsy with hippocampal sclerosis：MTLE with HS），Rasmussen症候群，視床下部過誤腫による笑い発作の3つは，「明確な特定症候群」として臨床上明確な特徴をもつ症候群に位置づけられる[2]．

　MTLE with HSは，側頭葉内側構造，海馬，海馬傍回，扁桃体などを発作起始として，頭部画像や病理で海馬硬化を有する症候群としてとらえられている．臨床的には，熱性けいれんやけいれん重積の既往があり，10歳までに発症し，抗てんかん薬治療で一時的寛解があるが，その後難治になり，薬物治療ではコントロールできないことが多く，頭部画像で海馬硬化所見がみられる，といったほぼ均一の臨床症状や経過をとる特徴がある[3]．

　症候性が疑われ器質病変があると推定されるが，現在の診断法では特定できない場合，1989年分類では「潜因性」という用語が使用されていたが[1]，2010年の新分類では「原因不明」に変更された[2]．また，「特発性」という用語の代わりに「素因性」という用語を使用することが推奨されている．小児の焦点性てんかんでは潜因性としか診断できない例が頻度としては最も多く，実際のてんかん診療では潜因性を併用しているのが現状である．

診断，発作型

　症候性焦点性てんかんでは，診察医が発作を診ることはまれであり，発作症候の問診と発作間欠期脳波，頭部画像所見で診断することが多

Words of wisdom

症候性焦点性てんかんの治療・診断のコツと落とし穴・注意点

❶ 抗てんかん薬治療は対症療法である．
❷ 初診時に「発作が3年なければ薬をやめられる」と安易に言うことは避けるべきである．
❸ 中学生以降に発作がみられた場合は，薬物治療の終結時期に注意が必要となる．
❹ 潜因性の場合，特発性焦点性てんかんなどの特発性てんかんを確実に鑑別する．
❺ 若年ミオクロニーてんかんでは，発作型が焦点発作に類似し，脳波も左右差がある場合がある．

い，構造的・代謝性の原因に起因するてんかんには❶のようなものがある[2]．

症候性焦点性てんかんは，現時点でも，発作症状や検査所見からてんかん原性部位が特定できれば，側頭葉てんかんや前頭葉てんかんといった1989年症候群分類の診断名も使用される．発作症状と器質病変部位を併せて総合的に診断する．

最初に起こる臨床発作症状が一側大脳半球の特定の皮質領域の発作症状（要素部分発作）を示す場合は，発作症状が発作起始部位を特定するのに役立つが，小児では発作症状に特異性を欠く場合や急速に全般化することが多く，要素性を示さない（気づかない）ことが多い．また，小児のてんかん発作で，全身けいれんと思えるものでも，多くは焦点発作の二次性全般化発作である．脳葉別のそれぞれの症候性焦点性てんかんにより，みられる発作症状や出現頻度，発作持続などの特徴に相違がある（❷）．

前頭葉てんかんは，1989年の国際分類では7つの発作型に分けられているが，てんかん症状発現領域が必ずしもてんかん初発域とは限らず，一般臨床では，焦点性運動発作，非対称性強直発作（補足運動野発作），複雑運動発作に分ける程度が実用的である[4]．てんかん発作が焦点性で，特定の皮質領域の発作症候がはっきりせず画像異常も検出できない場合，潜因性焦点性てんかんの診断になる．

MTLE with HS は，発作が覚醒中に出現すると，典型的には上腹部不快感や恐怖感，既視感（déjà vu）などの前兆があり，その後，運動停止，凝視，運動自動症（上肢をまさぐるような動き，など）や口部自動症（口をもぐもぐさせる，など）がみられる．焦点側と反対側の上肢のジストニー肢位がみられることが多く，てんかん焦点の側方性を決めるのに有用であ

❶ 構造的・代謝性の原因に帰するてんかん

- 皮質形成異常（片側巨脳症，異所性灰白質など）
- 神経皮膚症候群（結節性硬化症複合体，Sturge-Weber症候群など）
- 腫瘍
- 感染
- 外傷
- 血管腫
- 周産期障害
- 脳卒中
- その他

（Berg AT. et al. 2010[2] より抜粋）

❷ 症候性焦点性てんかんの脳葉別分類と主な特徴

てんかん症候群	主な発作型や自動症	前兆	特徴
側頭葉てんかん（内側型）	動作停止，凝視 口部自動症 運動自動症 二次性全般化	上腹部不快感 恐怖感 既視感	対側上肢のジストニー肢位 発作後のもうろう状態が長い
側頭葉てんかん（外側型）	口部自動症 二次性全般化	既視感 言語障害 聴覚症状 視覚症状 眩暈	対側上肢のジストニー肢位 急速に全般化
前頭葉てんかん	焦点性運動発作 非対称性強直発作 複雑運動発作（過運動発作） 向反発作	恐怖 嗅覚性幻覚	発作頻度が多く，時に群発 夜間に多い 発作が短く回復が早い ヒステリーと間違える
頭頂葉てんかん	感覚発作 失行症 二次性全般化		発作が広がるとJackson型けいれん
後頭葉てんかん	視覚発作 眼球偏位，眼瞼攣縮 二次性全般化		閃光，錯覚，幻視などの陽性症状と暗点，暗視，半盲などの陰性症状

る．発作後のもうろう状態も比較的長く，二次性全般化して全身けいれんになることもある[3]．年少児の場合は典型的な症状を示さず恐怖感のみや怖がって親に抱きついてくるだけの場合などもある．外側型の側頭葉てんかんの場合はMTLE with HSとは異なり，それぞれの新皮質の症状をきたすことが多い．前兆としての上腹部不快感は少なく，既視感，言語障害や聴覚症状（最初に耳鳴りなど），視覚症状が初期症状で，それが側頭葉内側構造へ進展したり急速に二次性全般化したりする．

Rasmussen症候群は，頻回の焦点発作，緩徐進行性の片麻痺，知的退行をきたし，自己免疫学的機序が病因として推察されている．

視床下部過誤腫は，胎生期の異常により生じる先天奇形の一つで，笑い発作だけでなく，その他のてんかん発作も現れる．

鑑別診断，検査

Key Points
- 頭部MRI検査は必須
- 海馬硬化や萎縮に注意

鑑別診断

頭部画像検査で器質病変がある場合，画像診断は症候性焦点性てんかんの診断のための大きな手がかりになる．画像所見の質的診断とともに，画像異常の部位が，患児のてんかん発作の原因となるかどうかを発作型から検討し，脳波検査やその他の検査と併せて診断する．

必要な検査

検査としては脳波検査，頭部画像検査が必須であり，必要に応じて（または専門施設では）SPECT，PET，脳磁図検査などを追加する．

脳波検査で，発作間欠期にてんかん性の棘波・棘徐波がみられた場合は，発作性のエピソードがてんかん発作である大きな根拠になる．てんかんでも脳波異常がみられない場合もあり，脳波が正常であることがてんかんの否定にはならない．焦点性てんかんでは，覚醒から睡眠にわたって記録するほうが異常波の検出度は高く，初回正常でも期間をあけて繰り返し検査する．てんかん性棘波や棘徐波結合が一定の焦点部位に恒常的に局在する場合，焦点性てんかんとしての局在診断に役立つが，頭皮上脳波記録は，必ずしも正確な部位を示すわけでもない．また，棘波が同側の他の部位にも出現したり対側に拡延したりする場合が少なからずみられる[5]．病期が進むと一見，全般性の脳波異常にみえるほど高度な異常に変化する場合もあり，注意が必要である．発作時脳波が捕捉できれば診断の信頼性は高いが，一般診療で発作時脳波がとれることはまれである．てんかん発作が難治で発作頻度も週1回以上であれば，専門施設に発作時脳波検査を依頼することを考慮してもよい．

頭部画像検査としてのMRI検査は，症候性焦点性てんかんを疑う場合はほぼ必須である．通常のT1強調画像，T2強調画像に加えて，FLAIR法による撮像も加える．脳形成障害，限局性皮質形成異常，結節性硬化症，良性腫瘍，血管腫，外傷や血管障害による限局性の脳軟化巣などの器質病変の有無に注意する[6]．結節性硬化症や良性腫瘍などの診断で石灰化の有無をみる場合はCTも加える．笑い発作がみられる場合は，視床下部過誤腫の有無を検討する．冠状断MRIが最も有用である．小さな視床下部過誤腫は通常のスライスでは写らないこともあり，乳頭体付近をみるシークエンスを追加する．

内側型側頭葉てんかんの診断に用いる国際10-20法による頭皮脳波では，棘波は側頭葉ではなくF7あるいはF8にみられることが多い．前側頭部電極T1/T2（外耳孔と外眼角間を結ぶ線上の後ろ1/3の点から1cm上方）は側頭葉内側や下面のてんかん性放電を反映しやす

❸ 側頭葉てんかんのMRI所見

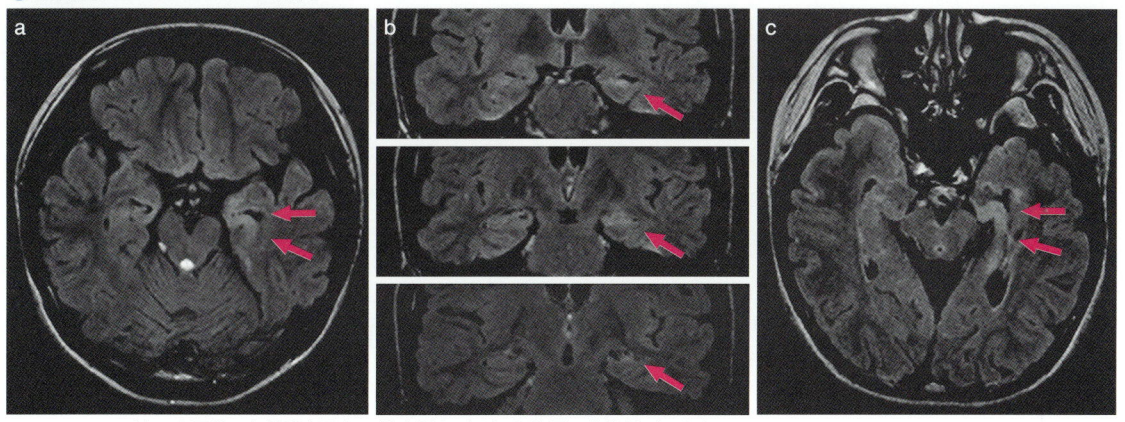

a：MRI FLAIR法．水平断．左側脳室下角の軽度開大（➡）と海馬の高信号がみられる．
b：MRI FLAIR法．thin slice冠状断．右に比べて左海馬の萎縮と硬化像がみられる（➡）．
c：MRI FLAIR法．海馬長軸に沿った水平断．左海馬の萎縮と硬化像がわかる（➡）．

く，側頭葉てんかん疑いの場合に追加することもある．ルーチンのMRI水平断では，海馬硬化を疑う所見として，側脳室下角の開大や左右差に注目する（❸a）．FLAIR法の冠状断（❸b）や，海馬長軸に沿った水平断（❸c）では，海馬萎縮や硬化所見がみられる．発作間欠時のSPECT検査では，一側の前側頭葉や海馬付近の灌流低下がみられる．

治療

Key Points 🔑

- 症候性てんかんの第1選択薬はカルバマゼピン，次にゾニサミド，クロバザム，プリミドン，新規抗てんかん薬
- 海馬硬化を伴う内側側頭葉てんかんや限局性の器質病変がある場合は手術適応を検討

　症候性焦点性てんかんの薬物療法は，第1選択薬としてカルバマゼピンが使用されることが多い[7]．通常5 mg/kg/日で開始し10～20 mg/kg/日程度まで増量するが，眠気が出る場合は少量より使用する．薬疹の副作用が多いので注意する．器質病変がある場合はゾニサミド，クロバザム，プリミドンのほうが有効なことがあり，第1選択薬として使用する場合や，カルバマゼピン無効例の第2選択薬として使用する．単剤療法が基本であるが，単剤療法を2～3種類行っても奏功しない場合は併用療法も検討する．保険適応上クロバザムは従来薬への併用投与である．フェニトインは，歯肉増生，多毛の副作用の面や，血中濃度のコントロールが難しいことで小児の第1選択薬としては使用しにくいが，難治な焦点性てんかん例に有効である場合も多く，難治例に使用される．焦点性てんかん例でも脳波所見で棘徐波結合が多いときなどはバルプロ酸を使用する場合もある．

　近年発売された新規抗てんかん薬に，ガバペンチン，トピラマート，ラモトリギン，レベチラセタムがあり，それぞれ従来薬への併用療法として症候性焦点性てんかんに有効であるが，従来薬より効果がとくに勝っているわけではないとの報告もある[8]．このなかではトピラマート，レベチラセタム，ラモトリギンの有効例の報告が多い．ただし，個々の患者にどの薬が有効かは投与してみないとわからない場合が多い．従来薬も効果が高く，また新規抗てんかん薬には薬価が高価なものもあり，現時点では従来薬で効果が不十分な場合に併用してみるのが一般的であると思われ，バランス良く使用する

のがよい．ラモトリギンは，併用薬により用法・用量が異なることに注意し，また重症薬疹の副作用があり，その予防のために添付文書通りに少量より緩徐に増量する必要がある．トピラマートでは食欲不振や精神症状，レベチラセタムでも精神症状の副作用に注意する．難治例ではどの抗てんかん薬でも発作が悪化する場合もあり注意が必要である．

MTLE with HS と診断した場合は，薬物療法でのコントロールは難しいが手術成績はきわめて良好であるので，発作の抑制されない患者では早めに手術適応を検討する[3]．また，頭部画像所見で限局性の器質病変が検出された場合も，一度は手術適応を検討したほうがよい．手術適応となる小児てんかんとして，皮質形成異常，結節性硬化症，多小脳回，hemispheric syndrome，Sturge-Weber 症候群，Laudau-Kleffner 症候群，dysembryoplastic neuro-epithelial tumor（DNT）などの腫瘍性病変，血管障害などがあげられている[9]．

日本てんかん学会のガイドラインでは，2～3種類の適剤の単剤もしくは併用療法で治療して発作が2年以上抑制できない場合は，てんかん外科の適応を検討することを推奨している[6]．実際には，抗てんかん薬を新規薬を含め3～5剤程度試しても抑制できない場合は，外科治療が可能な専門施設にコンサルトするのが現実的である（6章「てんかん外科をいつ考慮すべきか？」p.236 参照）．一方で，脳炎脳症後や頭蓋内出血後の広範な病変をもつ焦点性てんかん，一側半球の広範な病変をもつ症例などでは，皮質切除術の手術成績は劣る．近年では，開頭術が無効な難治例に迷走神経刺激術も保険適用された．

Rasmussen 症候群は，抗てんかん薬治療に加えて，ガンマグロブリン療法，ステロイド薬，免疫抑制薬などが使用される．機能的半球離断術も考慮される．視床下部過誤腫による笑い発作も薬物治療には抵抗性で，外科的なアプローチを必要とする．

薬物治療でてんかん発作が2～3年抑制できた場合は，抗てんかん薬の減量・中止を試みてもよいが，特発性焦点性てんかんと違い，症候性の場合は薬物を中止できないことも多い．抗てんかん薬による治療は対症療法であり，てんかん原性自体を消失させるというエビデンスがないことは念頭におくべきである．

治療・診断のコツと落とし穴，注意点

診断のコツ

頭部画像検査で器質病変がある場合，感染，外傷，周産期障害，脳卒中などは，臨床病歴が参考になる．神経皮膚症候群は診察所見が重要である．限局性皮質形成異常や良性腫瘍，DNT などの限局性病変は画像所見での鑑別が難しい場合があり，必要に応じて専門医や神経放射線医にコンサルトする．

焦点性てんかんでは，潜因性の場合，特発性焦点性てんかんなどの特発性てんかんを確実に鑑別する．初発年齢に応じて，次のようなてんかん症候群を鑑別として考えるとよい．

1歳未満の乳児：焦点発作や全身けいれんを診た場合，まず，良性乳児てんかんを疑う．Dravet 症候群は有熱時けいれんや入浴に関連する発作が多いのが特徴で，発作時間も長い．遊走焦点発作を伴うてんかんは焦点発作をきたすまれなてんかん症候群であり，発作頻度がきわめて高く，発作時脳波が容易に記録でき，かつきわめて難治である．

幼児期～学童期：まず中心側頭部棘波を示すてんかん（benign epilepsy with centro-temporal spikes：BECTS）と早発良性小児後頭葉てんかん症候群（Panayiotopoulos 症候群），遅発型小児後頭葉てんかん（Gastaut 型）を鑑別する．BECTS や Panayiotopoulos 症候群の脳波所見は特徴的であるので覚えておく必要がある．全身けいれんをきたす場合は，ミオクロニ

Conclusion

1. 症候性焦点性てんかんとは，なんらかの器質的な病因により脳の局所を発作焦点としててんかん発作をきたすてんかん群である．
2. 薬物治療の第1選択薬はカルバマゼピンで，次にゾニサミド，クロバザム，プリミドン，新規抗てんかん薬などを試す．
3. 海馬硬化を伴う内側側頭葉てんかんは臨床上明確な特徴をもつ症候群で薬物抵抗性の患者では外科治療が有効である．
4. 限局性の器質病変があり薬物治療で抵抗性の場合，手術適応を検討する．
5. 内科治療や外科治療で発作が抑制できない場合もあり，抑制できても抗てんかん薬が終了できない場合も多い．

一脱力発作てんかんとの異同を考える．

中学生以上：若年ミオクロニーてんかん（juvenile myoclonic epilepsy：JME）や若年欠神てんかんなどの特発性てんかんを鑑別として考える．JMEは，ミオクロニーが片側性に出たり発作型が部分発作に類似する場合があり，脳波所見も必ずしも全般性で左右対称ではなく，局在的な棘徐波結合がみられる場合もある[10]．

治療の落とし穴・注意点

現在の小児てんかん治療では，薬物療法で3年間発作が抑制されると減量や中止を考えるのが一般的であるが，症候性てんかんが疑われる場合，初診時に「3年間発作がなかった場合，薬は中止できます」と安易に言ってはいけない．症候性焦点性てんかんでは，服薬中止により再発率も高い．とくに器質病変があって外科的に切除できない場合は，服薬中止ができるのは例外的であると思ったほうがよい．

また，中学生以降でてんかん発作がある場合は，運転免許取得などのため3年の抑制期間後に減量する機会がない場合もあり，患児の進路や生活環境などにも注意する必要がある．

■文献

1) Commission on Classification and Terminology of the International League Against Epilepsy：Proposal for revised classification of epilepsies and epileptic syndromes. Epilepsia 1989；30：389-99.
2) Berg AT, et al. Revised terminology and concepts for organization of seizures and epilepsies：Report of the ILAE Commission on Classification and Terminology, 2005-2009. Epilepsia 2010；51：676-85.
3) 渡辺英寿，日本てんかん学会ガイドライン作成委員会．内側側頭葉てんかんの診断と手術適応に関するガイドライン．てんかん研究 2010；27：412-6.
4) Kellinghaus C, Lüders HO. Frontal lobe epilepsy. Epileptic Disord 2004；6：223-39.
5) Jiang YJ, et al. Extent of EEG epileptiform pattern distribution in "focal" cortical dysplasia. J Clin Neurophysiol 2010；27：309-11.
6) 三原忠紘，日本てんかん学会ガイドライン作成委員会．てんかん外科の適応に関する指針．てんかん研究 2008；26：114-8.
7) Wheless JW, et al. Treatment of pediatric epilepsy：European expert opinion, 2007. Epileptic Disord 2007；9：353-412.
8) Beghi E. Efficacy and tolerability of the new antiepileptic drugs：comparison and two recent guidelines. Lancet Neurol 2004；3：618-21.
9) Cross JH, et al. Proposed criteria for referral and evaluation of children for epilepsy surgery：recommendations of the subcommission for pediatric epilepsy surgery. Epilepsia 2006；47：952-9.
10) Usui N, et al. Focal semiologic and electro-encephalographic features in patients with juvenile myoclonic epilepsy. Epilepsia 2005；46：1668-76.

〈遠山　潤〉

13 重症心身障害児のてんかん治療で留意すべき点

　重症児医療において，呼吸障害や嚥下障害に対するマネジメントは標準化されており，多くの場合は基礎疾患によらずに障害や合併症のレベルによって，経管栄養や気管切開などの対応が決められる．しかし，てんかんに関しては，一律に「重症心身障害児のてんかん」でくくるのではなく，個々の基礎疾患や発作型・病態に合わせた治療選択が必要になることも少なくない．

原疾患によるてんかんの特徴

■ 進行性ミオクローヌスてんかん（PME）

　進行性ミオクローヌスてんかん（progressive myoclonus epilepsy：PME）は，歯状核赤核淡蒼球Luys体萎縮症（dentatorubro-pallidoluysian atrophy：DRPLA），神経セロイドリポフスチノーシス，Gaucher病，赤色ぼろ線維を伴うミオクローヌスてんかん症候群（myoclonus epilepsy associated with regged-red fibers：MERRF）などの代謝変性疾患で，小児期にミオクローヌスを伴うてんかんや発達退行により発症する疾患群の総称である．

　てんかん発症後，初期はバルプロ酸（VPA）やクロナゼパム（CZP）で発作は抑制されるが，やがて再燃し，ゾニサミド（ZNS）やピラセタムが有効である．さらに，ラモトリギン（LTG）やレベチラセタム（LEV）の効果も報告されている（ただし，LTGの副作用としてmyoclonic statusの報告がある）．しかし，これらの投薬下にも思春期〜成人期にけいれん重積を反復するようになる．筆者らは，この重積発作がミダゾラムやバルビツール系薬剤の静注で頓挫できない場合の，フェニトイン静注の有効性について報告している[1]．

■ 脳奇形に伴うてんかん[2]

　脳奇形におけるてんかんの難治性の原因として，①抑制性ニューロンの減少（focal cortical dysplasia，外性器異常を伴うX連鎖性滑脳症〈X-linked lissencephaly with abnormal genitalia：XLAG〉，滑脳症などの病理標本で報告されている），②細胞膜の特性の変化（Kチャネル特性の変化など），③グルタミン酸ニューロンから多小脳回の周囲の皮質への過剰な投射，などが知られている．また，脳奇形は特定のてんかん症候群を呈しやすい傾向がある．滑脳症やAicardi症候群はWest症候群を呈

Words of wisdom

重症心身障害児への薬剤選択の原則

❶ 発作型や基礎疾患に合わせた抗てんかん薬の使用が，重症児においても原則である．
❷ 難治例では発作の程度とQOLのバランス（抗てんかん薬の副作用）を考え，児にとって最善の状態を考慮した薬剤選択を心がける．

するが，滑脳症にはACTH療法が有効なことが少なくないのに対して，Aicardi症候群にはしばしば効果が乏しい．両側シルビウス裂周囲多小脳回（congenital bilateral perisylvian polymicrogyria：CBPP）や皮質下帯状異所性灰白質（subcortical band heterotopia：SBH）では経過中に非定型欠神発作や脱力発作を伴い，Lennox-Gastaut症候群様の状態に至りやすい（ただし，CBPPやSBHは歩行可能で知的障害も軽度のことが多く，重症児のてんかんの範疇からはやや外れる）．脳室周囲結節状異所性灰白質（periventricular nodular heterotopia：PNH）では側頭葉てんかん様の発作が目立つ．また，多葉性の多小脳回ではelectrical status epilepticus during slow sleep（ESES）を呈することがある．

発作型に合わせて抗てんかん薬が選択されるが，難治性の発作がきわめて頻回な場合，限局性皮質形成異常（focal cortical dysplasia：FCD）のほかにAicardi症候群，CBPP，SBHなどはてんかん外科の対象となる．

急性脳症後遺症におけるてんかん

けいれん重積型急性脳症（acute encephalopathy with biphasic seizures and late reduced diffusion：AESD）や急性壊死性脳症（acute necrotizing encephalopathy：ANE），片側けいれん片麻痺てんかん症候群（hemiconvulsion-hemiplegia epilepsy〈HHE〉症候群）などの後遺症としてのてんかんは，多くの場合，急性期から潜伏期をおいて2～12か月後に出現し，難治性のことが多い．主な発作型として，単発の頭部前屈，スパズム，短い強直発作や，頭部前屈→強直，ミオクローヌス→強直，スパズム→強直などの二相性の発作型のことが多い．

フェノバルビタール（PB），ZNS，ベンゾジアゼピン（CZP，クロバザム〈CLB〉，クロラゼプ酸〈CLZ〉など），VPAなどが部分的には奏効する．

奇形症候群，染色体異常

Angelman症候群に特徴的なふるえ発作は皮質性ミオクローヌスがその本態だとされており，ピラセタムなどミオクローヌスに対する薬剤が奏効する．4p-症候群ではカルバマゼピン（CBZ）やZNSが部分的に有効だった自験例もあるが，有熱時のけいれん重積が時に致死的とされ，臭化カリウム（KBr）が予防に有効との報告もある．

発作型と治療

重症児の難治性てんかんは，類型化すると①（二次性）強直発作，②脱力（転倒）発作，③ESESを含む脳波異常の著明な増悪への対応，に分けられるだろう．現在のところ筆者は，①に対してはPB，ZNS，KBr，LTG，VPAを，②に対してはアセタゾラミド（AZA）やベンゾジアゼピン，③に対してはVPA，CZP，DZPやLEV，エトスクシミド（ESM）を主な選択薬として考えている．②③が治療抵抗性で児のQOLがあまりに低下している場合，脳梁離断についても考慮する．

その他に，スパズムは点頭てんかんで知られる発作型だが，ヒプスアリスミアを伴わない種々の原因疾患による症候性てんかんに伴いうる．難治性のことが多く，発作自体のリスク（転倒による外傷や重積による脳障害）が少ないと判断できれば，ある程度の治療効果までで妥協せざるをえないことも多い．自験例からは，ACTH以外にはPB（血中濃度30～40μg/mL台）は試みる価値があると考えている．

重症児では，感覚刺激により誘発される反射てんかんも少なくない．驚愕てんかんは，①前頭葉外側，②前頭葉・頭頂葉内側，③聴覚野の病変での報告例があるが，聴覚刺激でのてんかん発作誘発のほかに，急に与えられた視覚（人が視界を横切る），触覚刺激（触られる，つま

ずく）による誘発も併存している場合がある．治療薬選択としてはCLB，LTG，CBZ，(PHT)の併用が勧められる．プロプラノロールが驚愕てんかんに有効との古い報告もある．反射てんかんとしてほかには，食事時にてんかん発作が起こりやすい場合がある．夕食時に必ず発作が出現する児で，食事の1時間前のニトラゼパム（NZP）の定時内服が有効だった例を筆者は経験している．

重症児のてんかんに限らないが，CBZがミオクローヌスや欠神発作を増悪させる点に注意する．

特有の問題点

Key Points
- 重症児の難治性てんかんは発作頻度が高いので，発作時脳波記録を試みるとよい
- 発作時脳波は，偽発作の鑑別にも有用（筋電図が入りやすいので，双極誘導で）

けいれん重積治療

重症児では，感染症の際に発熱が不明瞭なことがまれならずある．発熱を伴わないけいれん重積の際に採血すると，必ずCRPが高値を示す症例もある．重積の誘因としての感染症の存在を見逃さない注意が必要である．また，重積を頓挫させるための抗てんかん薬静注により呼吸抑制が生じる場合がある．けいれん重積時に気管挿管・呼吸管理を要し，これを契機に以後抜管できなくなり，気管切開に至ったDRPLA症例も筆者は経験している．なお，DRPLAを含め，けいれん重積による脳障害のため，重積を機に障害が進行する症例も少なくない．

てんかん性脳症・退行

ESESは，てんかんの経過中に睡眠時脳波の大部分を全般性の棘徐波が占めるようになり，覚醒時にも反応性・活動性や知的機能の低下を伴う状態である（❶）．特発性てんかんの経過中にも生じうるが，脳奇形・脳梗塞などの器質的病変による症候性てんかんでもESESをきたしうる[3]．

偽発作の診断

重症児での筋緊張の急激な一過性の亢進（発作性ジストニア）は，時にてんかん発作と見分けにくい場合がある．また，中枢性呼吸障害がてんかん発作と誤認される場合がある．中枢性呼吸障害の例としては，Rett症候群における過呼吸・無呼吸のエピソードや，まれに脳幹障害を有する児でみられる，吸った息を吐けずに吸気位で呼吸が停止しチアノーゼや全身の緊張を呈しうる持続性吸気（apneusis）[4]などがあげられる．逆に，てんかん発作としての無呼吸が複雑部分発作の症状としてみられる場合もある点に注意が必要である．これらの鑑別については発作時脳波・ポリグラフ記録が有効である．

抗てんかん薬の副作用

Key Points
- その人の生活に最善なのはどういう状態か
- どこまで副作用を減らせるか

多くの抗てんかん薬に伴うねむけのほか，ベンゾジアゼピンによる流涎や気道分泌物の増加，PBによる筋緊張低下，まれにZNSによる精神症状などが問題となる．とくに気道分泌物の増加は，もともと存在する呼吸障害を増悪させ，感染時に肺炎・気管支炎をきたしやすくする．たとえば，リボトリール®を減量した結果，発作の回数が1日に5回から10回に増え，発作の持続時間が2〜3秒から10秒程度に増えたけれども呼吸苦が軽減し活気がでてきた，などの経過はよく目にする．患児のQOLを考えながら，治療効果と副作用を秤にかけてどの状

❶ ESES

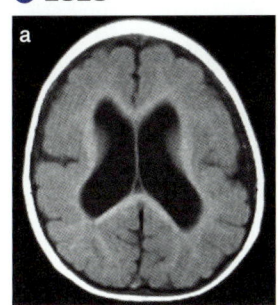

a：両側前頭葉・頭頂葉に広がる多小脳回．
b：8か月時点頭てんかん発症時の脳波．同期性の悪い後頭部優位の高振幅徐波に重複した多棘波がみられる．
c：4歳で脱力発作発症時，全般性に同期した棘徐波の群発を呈する（発作間欠期睡眠時脳波）．

(Saito Y, et al. 2009[2])

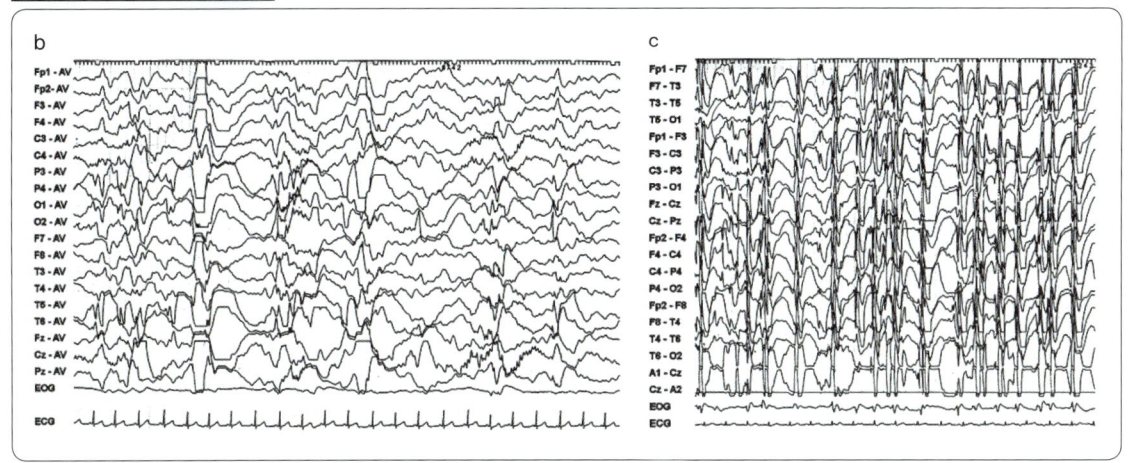

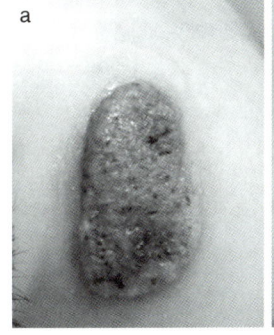

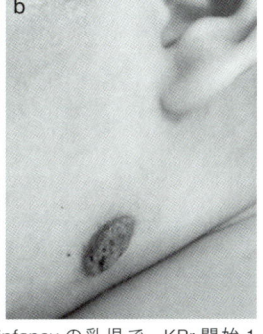

❷ 結節性臭素疹

migrating partial seizures in infancy の乳児で，KBr 開始1か月後に，経鼻栄養チューブ固定部の頬（a）や接触部の顎（b）に隆起性の臭素疹が出現した[5]．ほかにも脳波電極固定部や点滴刺入部など，機械的刺激の加わる箇所に出現する特徴を有した．

態が最善かを見定める必要がある．

　KBr による臭素疹は，思春期例でみられやすい痤瘡と別に，結節性臭素疹（❷）を呈することがあり，この場合，中止を余儀なくされる．

　一方，発作が日に数十回〜数百回という重症児で，発作の随伴症状として流涎を伴う場合がある．薬剤による気道分泌物の増加と，発作による増加が混在している場合も念頭におく必要がある．なお，非けいれん性てんかん重積をねむけと間違えて抗てんかん薬を減量しないよう，「眠くない時間帯の活気はどうでしょうか？」などの問診により，詳細を確認する注意が必要である．

　抗てんかん薬以外の薬剤については，リスペリドンによるてんかん発作の増加，カルバペネム系抗菌薬静注時の血中 VPA の著明な低下などに注意を要する．基礎疾患との関係での抗てんかん薬選択の注意点としては，脂質代謝異常における VPA 使用のリスク以外には特記事項はない．

尿路結石

　重症児ではとくに年長例で尿路結石の合併が多いが，長期臥床のほかに抗てんかん薬の副作用もその原因である．とくに尿中 Ca 排泄を増加させる ZNS，その他に TPM や AZA も尿路

❸ 右尿管膀胱移行部狭窄に起因する，乳児重症型先天性ミオパチーにおける尿路結石

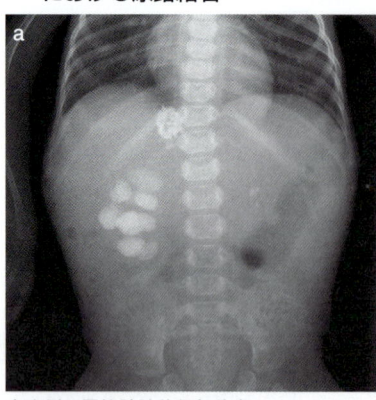

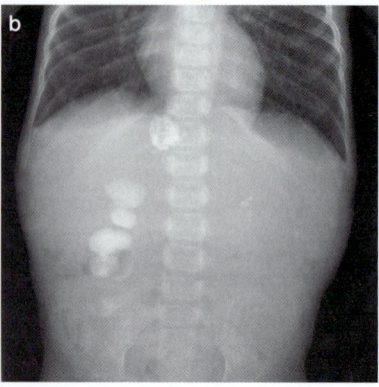

本症例は尿管膀胱移行部狭窄によるもので，抗てんかん薬によるものではない．ダイクロトライド® 1 mg/kg/日開始 2 か月後（b）には，結石影の減少がみられた（石灰の一部はまだミルク状だったと推測された）．

Conclusion

❶ 治療薬の選択は，発作型（強直発作，スパズム，脱力発作）と基礎疾患（進行性ミオクローヌスてんかん，脳奇形，急性脳症後遺症，奇形症候群など）に基づいて，症例ごとに個別に考える．生活の質を損なう重度の難治性てんかんは重症児であっても，てんかん外科の対象となることがある．
❷ 経過中に活気や知的活動の低下がみられた場合，基礎疾患に伴う退行の可能性，脳波異常の増悪による可能性，抗てんかん薬の副作用による可能性をいずれも念頭におく．
❸ けいれん重積の治療において，感染症の存在を見逃さないこと，また治療による呼吸抑制を起こしやすい症例に注意が必要である．
❹ 筋緊張亢進や呼吸障害をてんかん発作と見誤らないようにする．
❺ 眠気や気道分泌物増加，尿路結石などの副作用が出現しやすく，発作抑制と QOL とのバランスを考慮する．

結石を生じうる．

結石が生じたため ZNS を中止しようとしても，てんかん発作の増悪のためなかなかやめられないという場合もたびたび経験するが，尿路結石は長期的には腎機能に影響し，重症児ではとくに生命予後にかかわることもあるため，できる限り原因の抗てんかん薬の中止を試みるべきである．一方で姑息的には，サイアザイド系利尿薬のダイクロトライド®の 1 mg/kg/日程度の比較的少量使用により，尿中 Ca 排泄を減少させることもできる（❸）（ただし，ダイクロトライド®の使用による血中 Na 値の低下に注意が必要である）[6]．

VPA の副作用により Fanconi 症候群をきたしうるが，この際も尿中 Ca 排泄が増加し骨密度低下にも至る．

■文献

1) Miyahara A, et al. Reassessment of phenytoin for treatment of progressive myoclonus epilepsy at late stages complicated with status epilepticus. Epilepsy Res 2009；84：201-9.
2) Saito Y, et al. Treatment of epilepsy in severely disabled children with bilateral brain malformations. J Neurol Sci 2009；277：37-49.
3) Caraballo R, et al. A particular type of epilepsy in

children with congenital hemiparesis associated with unilateral polymicrogyria. Epilepsia 1999 ; 40 : 865-71.
4) Saito Y, et al. Apneustic breathing in children with brainstem damage due to hypoxic-ischemic encephalopathy. Dev Med Child Neurol 1999 ; 41 : 560-7.
5) Nabatame S, et al. Bromoderma in a patient with migrating partial seizures in infancy. Epilepsy Res 2010 ; 91 : 283-8.
6) Ikeda C, et al. Effect of hydrochlorothiazide on urolithiasis and bone metabolism in severely disabled individuals : a preliminary study. Brain Dev 2011 ; 33 : 400-5.

〔斎藤義朗〕

14 抗てんかん薬の特徴と選択において留意すべき点

抗てんかん薬選択の基本

Key Points🔑
- まず第一に，発作型とてんかん症候群に基づいた薬剤選択に努める
- 症例による臨床的多様性に加えて，薬剤のエビデンスが十分ではないため抗てんかん薬の選択順位には多様性が残る
- 多様性をふまえて，発作型とてんかん症候群以外に，患者側因子と薬剤側因子を考慮
- 第2選択薬以降の薬剤選択では作用機序を重視
- できる限り単剤治療，少量投与

❶に抗てんかん薬の薬用量，副作用と薬物動態を示す[1,2]．これらの抗てんかん薬のなかから，❷に示すように，発作型とてんかん症候群に基づいて有効性が高いと推定されているものを順に選択する[3-5]．

発作型のみから抗てんかん薬の選択を考えると，第1選択薬としては一般に，
①焦点性発作ならカルバマゼピン
②全般発作ならバルプロ酸
という選択が広く受け入れられている．

臨床現場では，初診時に発作型の断定が困難な場合もまれではない．このような場合，幅広い作用機序と有効な発作スペクトラム，小児期の発作増悪リスクの回避，豊富な剤形と急速な反応性（❶❷ならびにPart 2の2章❹ p.147参照）から，
③発作型が断定困難ならバルプロ酸
の選択が安全であろう．

❷では，第1選択薬として提示しているものが複数ある．このことは，臨床的な多様性などから，エビデンスに基づいて唯一絶対的な抗てんかん薬が決定できていないことを示している．同時に，合併症，性別，年齢などの患者側因子と，さまざまな薬剤側因子とを考慮して薬剤を選択できる医師の裁量が大きいことを意味している．すなわち，発作型分類と症候群分類のみならず，病因とてんかん症候群から推定される予後，患者側因子である合併症，性別，年齢，ならびに薬剤側因子の作用機序，副作用，効果発現時期にかかわる薬物動態・増量速度，剤形・味，用法用量，保険適用と薬価，薬物相互作用も考慮して抗てんかん薬の選択順位を決める必要性がある（Part 2の2章❻ p.149参照）．

内服を数年間以上，長期に継続しなければならないのに，味や剤形のために保護者が患児を無理矢理おさえつけて内服させるようでは継続的な治療は困難である．てんかん治療の導入である第1選択薬の選択では，味と剤形も含め内服を容易に継続できるよう配慮すべきである．

抗てんかん薬治療の原則は，単剤治療で，投与量も必要最低限にとどめることである．開始量から徐々に増量し，発作が消失するまで最大投与量を目標に，副作用がなければ増量する．発疹などの急性特異的副作用の場合は即時中止が必要となるが，ねむけなどの用量依存性の副作用の場合は増量停止，またはいったん減量し，その後再び増量することで継続できる場合もある．投与量は最少であることが望まれるが，長期投与では時に内服を忘れてしまうことがある．内服のコンプライアンスを考慮して，ある

程度の安全域で投与量を決定する必要がある．

第1選択薬により発作を抑制できない場合には，第2選択薬を開始し漸増する．第1選択薬がまったく無効だった場合は，第2選択薬開始後まもなく第1選択薬を減量中止してよい．第1選択薬により軽度改善している場合，第2選択薬の有効性と安全性を確認したうえで，第1選択薬を減量することが望ましい．減量幅は25％以下で，増量間隔と同等～2倍の間隔で減量する．

第2選択薬を決める際には，薬剤選択において考慮すべき因子のなかでとくに作用機序を重視する（❸）[2,6,7]．第1選択薬で無効であった薬剤とは異なる作用機序の薬剤，もしくはより幅広い作用機序の薬剤を優先する．

第2選択薬によっても完全な抑制が得られないときには，多剤併用になる可能性も想定して第3選択薬を追加する．同時に，コンプライアンスの評価，発作型とてんかん症候群の再評価を行い，専門施設への紹介を考慮する．

発作型とてんかん症候群の適切な診断により，約半数は第1選択薬で発作が抑制できる．残りの半数はさらに複数の薬剤を試みる必要があり，一部は外科治療の適応となる．約1/4は難治てんかんであり，完全な発作抑制は困難である．

病因，合併症，発作型などから難治てんかんの可能性が高い場合は，初期より多剤併用になることを想定して薬剤を選択する．結果的に多剤併用となるのではなく，相乗効果，相加効果を望める多剤併用療法，すなわち合理的多剤併用療法[8-10]をめざすことが今後は期待される．合理的多剤併用療法は，作用機序の異なる相補的な組み合わせが中心となるほか，薬物動態的に効果が増強する組み合わせ，副作用を軽減できる組み合わせも考慮される．

動物実験でアイソボログラム（isobologram）を利用し，相乗・相加効果の評価が試みられ，ラモトリギン＋バルプロ酸，ラモトリギン＋ガバペンチン，トピラマート＋カルバマゼピン，トピラマート＋ラモトリギン，レベチラセタム＋トピラマートなどの併用が提案されている[8]．

後方視的な臨床検討でも，Naチャネル作動薬とGABA作動薬の組み合わせなど，動物実験と同様の組み合わせが推奨されており，それらを❹にまとめる[8-10]．なお，これらのデータは海外からの報告のみで，欧米で使用頻度が高い薬剤が中心になっている．欧米での使用頻度が少ないゾニサミド，古い世代の薬剤は検討されていないことに留意して解釈する必要がある．

薬剤の組み合わせのみならず，比率によっても相乗効果が異なることが明らかにされている．たとえば薬剤Aと薬剤Bの比率が1：3のときは相乗効果を示すが，1：1のときや，3：1のときは有効性が低下する場合があることが示されている．すなわち，抗てんかん薬の組み合わせに加え，その比率によっても有効性が大きく変化することがある．

ただし，異なる比率における相乗効果の評価が，すべての薬剤の組み合わせで行われているわけではない．さらに，動物実験の結果をヒトに等価なものとして，ただちに臨床的に活用できるわけではないので，これらの結果の解釈は慎重に行わなければならない．少なくとも，多剤併用にするということは，このような相乗効果を含んだ複雑さをもたらし，治療効果の評価を困難にする場合があることに留意すべきである．

選択におけるその他の重要因子

患者側因子

抗てんかん薬選択に重要な患者側因子としては，合併症，性別，年齢があげられる．

合併症

まず，合併症として重症心身障害児を例に述べる．重症心身障害児では，ベンゾジアゼピン系薬剤とフェノバルビタールにより咽頭・気道分泌物の増加，ねむけ，嚥下障害の増悪が生じる可能性をふまえ，その使用と増量速度に注意

❶ 抗てんかん薬の薬用量，副作用，薬物動態

一般名（略語）	主な商品名	剤形	開始量*（成人量）	増量*（成人量）	維持量*（成人量）	有効血中濃度（μg/mL）	主な副作用
バルプロ酸（VPA）	デパケン バレリン ハイセレニン デパケンR	細粒，錠，シロップ（甘いが独特の芳香），徐放剤の錠，顆粒	10〜20mg/kg（200mg）	5〜10mg/kg/3〜7日（200〜400mg/3〜7日）	10〜50mg/kg（400〜2000mg）	30〜125	高 NH_3 血症，肝障害（尿素回路異常，重症肝障害では禁忌），ミトコンドリア病では注意して使用．急性膵炎，Fanconi症候群，カルニチン欠乏，催奇形性，肥満，脱毛，振戦，夜尿
ゾニサミド（ZNS）	エクセグラン	散，錠	2〜4mg/kg（100mg）	2〜4mg/kg/週（100mg/週）	4〜12mg/kg（200〜600mg）	10〜40	発汗減少，幻聴・精神症状，腎・尿路結石，ねむけ，食欲低下，胃腸障害
トピラマート（TPM）	トピナ	錠（錠剤の粉砕は苦みがかなり強いが，溶解が緩徐なため，すぐに嚥下すれば苦みを感じにくい）	0.5〜1mg/kg（25mg）	1〜2mg/kg/週（25〜50mg/週）	3〜10mg/kg†（200〜600mg）	3〜20	発汗減少，腎・尿路結石，認知機能低下，緑内障，ねむけ，体重減少，胃腸障害，代謝性アシドーシス，催奇形
アセタゾラミド（AZM）	ダイアモックス	末，錠，注射製剤	10〜15mg/kg（250mg）	10〜15mg/kg/週（250mg/週）	10〜30mg/kg（250〜750mg）	8〜40	ねむけ，多尿，夜尿，代謝性アシドーシス，尿路結石，ショック，再生不良性貧血，無顆粒球症．PB，PHTとの併用でくる病，骨軟化が生じやすい
スルチアム（SLM）	オスポロット	錠	3〜6mg/kg（100mg）	3〜6mg/kg/週（100mg/週）	5〜15mg/kg（200〜600mg）	1.5〜20	ねむけ，食欲不振，知覚異常，過呼吸，尿路結石
エトスクシミド（ESM）	エピレオプチマル ザロンチン	散，シロップ（シロップの味は独特な苦みが強い）	10〜15mg/kg（250mg）	10〜15mg/kg/週（250mg/週）	10〜30mg（450〜1000mg）	40〜100	発疹，皮膚粘膜眼症候群，再生不良性貧血，SLE様症状，胃腸障害
レベチラセタム（LEV）	イーケプラ	錠（錠剤の粉砕は苦みが強く溶解が速いため，経口内服時は単シロップ併用がよい．アイスクリームやヨーグルトではかえって苦みが増強）	5〜20mg/kg（1000mg）	10〜20mg/kg/3〜14日（1000mg/3〜14日）	20〜60mg/kg（1000〜3000mg/kg）	8〜46	ねむけ，ふらつき，易刺激性・興奮などの精神症状
ラモトリギン‡§（LTG）	ラミクタール	錠（口内崩壊錠）	0.15mg/kg‡（25mg）	0.3〔初回増量は0.15〕‡mg/kg/2週（25〜50〔初回増量は25〕mg/2週）	1〜3〔5〕‡mg/kg（100〜200mg）	1〜15	皮膚粘膜眼症候群，過敏症症候群，発疹，発作増悪，骨髄抑制，肝機能障害，無菌性髄膜炎，ねむけ
			0.6mg/kg§（50mg）	1.2〔初回増量は0.6〕§mg/kg/2週（100〔初回増量は50〕mg/2週）	5〜15§mg/kg（200〜400mg）		
カルバマゼピン（CBZ）	テグレトール テレスミン	細粒，錠	2〜5mg/kg（100〜200mg）	2〜5mg/kg/1〜2週（100〜200mg/1〜2週）	5〜25mg/kg（200〜1200mg）	3〜12*	皮膚粘膜眼症候群，過敏症症候群，再生不良性貧血，白血球減少，発作増悪，ねむけ，失調，複視，興奮，不整脈，低Na血症
フェニトイン（PHT）	アレビアチン ホストイン	散，錠，注射製剤	3〜8mg/kg〔5歳以上は下限値で開始〕（100〜200mg）	1〜2mg/kg/1〜2週（50〜100mg/1〜2週）	5〜10mg/kg（200〜300mg）	5〜20	発疹，眼振，小脳失調，小脳萎縮，発作増悪，催奇形性，多毛，歯肉増殖，肝機能障害

その他	ピーク到達時間 成人/小児 または 成人値のみ(hr)	生物学的半減期 成人/小児 または 成人値のみ(hr)	定常状態到達日数 成人/小児 または 成人値のみ(日)	タンパク結合率(%)	代謝・排泄	本剤追加時に影響が大きい抗てんかん薬 (↑濃度上昇, ↓濃度低下)
片頭痛の予防効果と気分安定効果あり 幅広い有効性と豊富な剤形 膨大な臨床経験 徐放剤では1日1回内服可能 母乳移行は少ない	1〜3 (徐放剤:6〜12/3〜8)	6〜20/6〜15 (徐放剤:10〜16)	2〜3 (徐放剤:5〜7)	80〜95	肝	↑:エポキシカルバマゼピン, LTG, PB, ESM, PRM, CBZ, PHT ↓:ZNS, CLB, TPM
L-ドーパ作用の増強,PKCに有効 幅広い有効性 グレープフルーツで濃度上昇	2〜6/1〜3	24〜60/16〜36	14〜17	45〜50	肝>腎	↑:PHT
片頭痛の予防効果あり 幅広い有効性 相互作用として他剤の影響は受けるが,他剤への影響は少ない	1〜4	12〜30/6〜15	3〜8	13〜17	腎>肝	↑:PHT
月経関連発作に有効	2〜4	10〜48	2〜7	90〜95	腎	↑:CBZ ↓:CLB
	1〜5	2〜12	2〜5	20〜45	腎	↑:PHT, PRM, PB
豊富な使用経験,安価	3〜7/1〜4	40〜60/20〜40	3〜12	≦10	肝>腎	↑:PHT ↓:VPA
副作用の精神症状がビタミンB₆で改善することあり 月経関連発作に有効 早い増量が可能 初期に一過性に発作が増加することがある 酵素誘導,相互作用なし	0.5〜1	6〜8	2〜3	10	腎>肝	
双極性障害に有効 精神活動への悪影響が少ない 緩徐な増量が必須	1〜4	60〜70 ‡ 45〜65 ‡ 10〜20 § 7〜15 §	2〜15	50〜55	肝	↓:VPA
反復投与で薬物代謝酵素の自己誘導¶が生じる(2〜4週以後) 重症発疹と一部HLAとの関連が報告# PKCに有効,気分安定効果あり グレープフルーツで濃度上昇 膨大なエビデンスの集積,安価 代謝物のエポキシカルバマゼピンも薬理活性を有する	4〜12/3〜6	10〜26/8〜20¶	3〜6	65〜85	肝	↑:デスメチルクロバザム, PHT ↓:VPA, TPM, LTG, ZNS, ESM, CLB, CZP, PRM, PHT, TPM
投与量-血中濃度曲線が直線性でなく,濃度が急激に上昇 PKCに有効 膨大な臨床経験の蓄積,安価 静注薬で急速増量し,有効性の評価後に内服移行が可能 1日1回内服可能	2〜12/2〜6	6〜70/2〜30	5〜28	80〜95	肝	↑:デスメチルクロバザム ↓:VPA, TPM, LTG, CBZ, ZNS, CLB, ESM

❶ 抗てんかん薬の薬用量，副作用，薬物動態（つづき）

一般名 （略語）	主な商品名	剤形	開始量* （成人量）	増量* （成人量）	維持量* （成人量）	有効血 中濃度 （μg/mL）	主な副作用
ガバペンチン （GBP）	ガバペン	錠，シロップ（シロップの味は個性が強い．経口では錠剤粉砕のほうが内服しやすい子がいる）	5〜10mg/kg （300〜600mg）	10mg/kg/3〜7日（300〜600mg/3〜7日）	10〜50mg （600〜2400mg）	2〜20	ねむけ，眩暈，複視，頭痛，Lennox-Gastaut症候群で発作増悪
フェノバルビタール （PB）	フェノバールワコビタールノーベルバール	散，錠，エリキシル（内用液剤：散よりは甘いが苦みが残る），坐剤，注射製剤	1〜4mg/kg [5歳以上は下限値で開始] （30〜60mg）	1〜2mg/kg/2〜4週 [5歳以上は下限値で増量] （30mg/kg/4週）	2〜6mg/kg （30〜200mg）	10〜35	皮膚粘膜眼症候群，過敏症症候群，ねむけ，多動，興奮，過鎮静，認知機能低下，咽頭・気道分泌物増加，肝機能障害，催奇形，急性間欠性ポルフィリン症で禁忌
プリミドン （PRM）	プリミドン	細粒，錠	3〜6mg/kg （125〜250mg）	3〜6mg/kg/2〜4週 （250mg/2〜4週）	10〜25mg/kg （250〜1500mg）	4〜12*	発疹，肝機能障害，ねむけ，眩暈，小脳失調，興奮
クロナゼパム （CZP）	ランドセンリボトリール	細粒，錠	0.01〜0.02mg/kg （0.5〜1mg）	0.01〜0.02mg/kg/2〜4週 （0.5〜1mg/2〜4週）	0.02〜0.2mg/kg （1〜6mg）	0.01〜0.08	呼吸抑制，ねむけ，咽頭・気道分泌物増加，筋緊張低下，多動，興奮，精神活動低下
クロバザム （CLB）	マイスタン	細粒，錠	0.1〜0.2mg/kg （5〜10mg）	0.1〜0.2mg/kg/2〜4週 （5〜10mg/2〜4週）	0.2〜1.0mg/kg （10〜40mg）	0.05〜0.4**	呼吸抑制，ねむけ，咽頭・気道分泌物増加，筋緊張低下，肥満，多動，興奮，精神活動低下
ニトラゼパム （NZP）	ベンザリンネルボン	細粒，錠	0.05〜0.1mg/kg （5mg）	0.1〜0.2mg/kg/2〜4週 （5mg/2〜4週）	0.1〜0.5mg/kg （5〜15mg）	0.02〜0.2	呼吸抑制，ねむけ，咽頭・気道分泌物増加，筋緊張低下，多動，興奮，精神活動低下
ジアゼパム （DZP）	セルシンホリゾンダイアップ	細粒，錠，シロップ，坐剤，注射製剤	0.1〜0.2mg/kg （2〜5mg）	0.1〜0.2mg/kg/2〜4週 （2〜5mg/2〜4週）	0.2〜0.7mg/kg （2〜15mg）	0.02〜0.5*	呼吸抑制，ねむけ，咽頭・気道分泌物増加，筋緊張低下，多動，興奮，精神活動低下
クロラゼプ酸 （CLZ）	（メンドン®）	カプセル	0.5mg/kg （5〜10mg）	0.5mg/kg/2〜4週 （5〜10mg/2〜4週）	0.5〜6mg/kg （7.5〜30mg）	0.5〜1.9	ねむけ，筋緊張低下，多動，興奮，精神活動低下
臭化カリウム （KBr）	臭化カリウム	末	20〜30mg/kg（1000〜1500mg）	20〜30mg/kg/2〜4週（500〜1000mg/2〜4週）	30〜80mg/kg（1500〜3000mg）	750〜1250	過敏症，消化器症状，精神活動低下，咽頭・気道分泌物増加，痤瘡

CYP：チトクロームP450，PKC：発作性動作誘発性舞踏病アテトーゼ．
色文字部の副作用はとくに注意．

注意*：成人量の上限を超えないこと．また，提示してある開始量と増量は内服の外来対応におけるものであり，入院対応における副作用の発生を見込んだ急速な増量，たとえばPB大量療法などは考慮していない．
†：一部，West症候群などにおける治療では25mg/kgを上限として注意深く増量することもある．
‡，§：グルクロン酸抱合の誘導薬剤（PB，PRM，PHT，CBZ）は併用しVPAを併用しない場合は下段§，それ以外の併用時（すなわちVPA＋α併用，もしくはZNS，ESM，TPM，LEVなどPB，PRM，PHT，CBZ以外の併用薬のみの併用時）は上段‡．
‡：VPA併用時，もしくはグルクロン酸抱合誘導薬剤のPB，PRM，PHT，CBZ以外の薬剤との併用時．維持量における（ ）内数字はVPAとグルクロン酸抱合誘導薬剤の両者併用時の上限．
¶：単回投与後の未変化体の血中半減期は約36時間であるが，反復投与した場合には薬物代謝酵素の自己誘導が起こるため16〜24時間となり，さらに他の酵素誘導を起こす抗てんかん薬と併用した場合には9〜10時間に短縮する．
#：日本人ではHLA-A*3101保有者，漢民族を祖先にもつ患者を対象とした研究ではHLA-B*1502保有者においてCBZによる重症薬疹発症例の頻度が高いと報告されている．

その他	ピーク到達時間 成人/小児 または成人値のみ (hr)	生物学的半減期 成人/小児 または成人値のみ (hr)	定常状態到達日数 成人/小児 または成人値のみ (日)	タンパク結合率 (%)	代謝・排泄	本剤追加時に影響が大きい抗てんかん薬 (↑濃度上昇, ↓濃度低下)
片頭痛の予防効果あり 神経障害性疼痛と不安に有効 酵素誘導，相互作用なし 早い増量が可能	2〜4	4〜7	2	≦3	腎	
中止時には離脱発作に注意し緩徐に減量 膨大な臨床経験の蓄積，安価 静注薬で急速増量し，有効性の評価後に内服移行が可能 豊富な剤形 1日1回内服可能	1〜6	75〜126/ 7〜188	10〜28	40〜60	肝＞腎	↑：デスメチルクロバザム ↓：VPA, LTG, CBZ, ZNS, TPM, CLB, CZP, ESM
代謝後も薬理活性を有するフェノバルビタールとフェニルエチルマロンアミドになる 中止時には離脱発作に注意し緩徐に減量	1〜5	5〜15	2〜7	0〜30	肝＞腎	↑：PB, デスメチルクロバザム, エポキシカルバマゼピン ↓：VPA, LTG, CLB, CZP, TPM, ZNS, CBZ
重症筋無力症，急性狭隅角緑内障では禁忌 中止時には離脱発作に注意し緩徐に減量 豊富な使用経験，安価	1〜4	15〜60/ 20〜140	4〜10	80〜90	肝	↑：PRM, PHT ↓：CBZ, PHT
重症筋無力症，急性狭隅角緑内障では禁忌 中止時には離脱発作に注意し緩徐に減量 豊富な使用経験，安価 代謝物のデスメチルクロバザムも薬理活性を有し，CYP2C19の変異アレルを有する場合に異常高値を呈するためCLB濃度は低値でもねむけなどの副作用が出やすい	1〜4	10〜30	4〜10	80〜90	肝	↑：PHT, VPA, PB, PRM, CBZ
重症筋無力症，急性狭隅角緑内障，高度呼吸機能低下患者では禁忌 中止時には離脱発作に注意し緩徐に減量 豊富な使用経験，安価	1〜4	17〜48	6〜8	85〜95	肝	↑：VPA
重症筋無力症，急性狭隅角緑内障では禁忌 中止時には離脱発作に注意し緩徐に減量 豊富な使用経験，安価 抗不安作用，筋弛緩作用を有する	0.25〜2	8〜60	3〜10	90〜96	肝	
重症筋無力症，急性狭隅角緑内障では禁忌 中止時には離脱発作に注意し緩徐に減量 適応外使用，向精神薬として長期処方制限あり（14日まで） 抗不安作用，筋弛緩作用を有する	0.5〜2	40〜80	6〜12	90〜98	腎＞肝	
中止時には離脱発作に注意し緩徐に減量	—	≧288	35〜50	—	腎	

＊：活性のある代謝産物（カルバマゼピンではエポキシカルバマゼピン，プリミドンではフェノバルビタールとフェニルエチルマロニド，ジアゼパムではノルダゼパムとテマゼパム，クロバザムではデスメチルクロバザム）がある場合，測定している血中濃度が薬効と副作用を反映しない可能性に留意する．

＊＊：メンドン®はてんかん，けいれんとしては適応外使用となる．このほか，ゾニサミド，ガバペン®でもそれぞれ，トレリーフ®，レグナイト®というてんかんの適応が承認されていない販売名の医薬品が存在する．

❷ 発作型，てんかん症候群に応じた薬剤選択

	主な発作型とてんかん症候群		第1選択薬候補*	第2選択薬候補	そのほか候補となる薬剤	増悪の可能性がある薬剤
発作型	全般発作	強直間代発作	VPA, ZNS, LTG, TPM	LEV, CLB, CBZ	AZM, CZP, PB, PRM, PHT	
		ミオクロニー発作	VPA, LEV, CZP	CLB, TPM, LTG	NZP, DZP, ZNS, AZM	CBZ, GBP
		強直発作	VPA, CLB, LTG	CZP, LEV, TPM	AZM, PB, PRM, PHT, CLZ	CBZ
		脱力発作	VPA, CLB	CZP, LTG, LEV, TPM	AZM, PB, PRM	CBZ, PHT
		欠神発作	VPA, ESM, LTG	CLB, CZP, TPM, AZM	ZNS	CBZ, GBP
	焦点性発作		CBZ, ZNS, VPA	TPM, LTG, LEV, CLB, GBP	PHT, PB, PRM, SLM, CLZ, CZP, AZM, KBr	
主な小児期のてんかん症候群	West症候群		ACTH, VPA	VitB6, ZNS, TPM, CZP, CLB	NZP, プレドニン, IVIG	
	Dravet症候群		VPA, TPM, LEV	PB, KBr, CLB, CZP, ESM	ZNS	CBZ, LTG, PHT
	良性乳児発作（良性乳児けいれん）		CBZ, VPA	PB		
	早発良性小児後頭葉てんかん（Panayiotopoulos症候群）		VPA, CBZ	ZNS, CZP, LEV, TPM		
	中心側頭棘波を示す良性てんかん（BECTS）		VPA, SLM, CBZ, LEV	CZP, LEV, LTG	TPM, ZNS	
	潜因性・症候性焦点性てんかん		CBZ, VPA, ZNS	LEV, TPM, LTG, CLB, GBP	PHT, PB, PRM, ZNS, AZM, CZP	
	Lennox-Gastaut症候群		VPA, LTG, TPM	CLB, CZP, ESM, LEV	NZP, PB, PRM	
	小児欠神てんかん		VPA, ESM, LTG	LEV, TPM	AZM, CLB, CZP, ZNS	CBZ, PHT
	若年ミオクロニーてんかん		VPA, LTG, LEV	CLB, CZP, TPM	AZM, ZNS	CBZ, PHT
	全般強直間代発作を主徴とするてんかん		VPA, LTG, TPM	LEV, ZNS, CBZ, CLB, CZP	AZM, PB, PRM, PHT	
	睡眠時持続性棘徐波（CSWS）を示すてんかん性脳症		CLB, CZP, ESM, LEV, ACTH, プレドニン, IVIG	LTG, VPA, TPM, SLM	NZP, DZP	CBZ
	Landau-Kleffner症候群		プレドニン, ACTH, IVIG, LTG, VPA	LEV, TPM, SLM, ESM, CZP, CLB	NZP, DZP	CBZ, PHT, PB

IVIG：免疫グロブリン静注療法．
*第1選択薬にあげている薬剤の一部は日本の保険適応症としては付加的使用のみで，単剤投与が認められていない薬剤がある．そのため，実際の使用ではその時点の適応症を十分に確認する必要がある．

する．筋弛緩薬の併用でさらに悪化する．反対に，筋弛緩薬が未使用の症例では，抗てんかん作用と筋弛緩作用の両者を期待して，ベンゾジアゼピンを積極的に用いる場合もある．

その他，重症心身障害児では，ゾニサミド，トピラマート，アセタゾラミド，フェニトインの選択に際し尿路結石，骨粗鬆症にも留意する．多動ではフェノバルビタール，ベンゾジアゼピン系薬剤，精神障害においてはゾニサミド，トピラマートの使用に注意する．

合併症にも有効であるという点では，片頭痛合併例ではバルプロ酸，トピラマート，ガバペ

❸ 抗てんかん薬の作用機序

薬剤	興奮性機構の阻害として作用する部位						抑制性機構の増強として作用する部位		
	Na⁺チャネル	Ca²⁺チャネル T型	Ca²⁺チャネル 非T型	K⁺チャネル	グルタミン酸	SV2A	GABA	炭酸脱水酵素阻害	シナプス後膜
臭化カリウム（KBr）							++		+++
ベンゾジアゼピン（BZPs）*	+		±				+++		
フェノバルビタール（PB）	++		+		+		+++		
プリミドン（PRM）	++		+		+		+++		
バルプロ酸（VPA）	++	++	+	+	++		++		
トピラマート（TPM）	++		+	+	++		++	+	
ゾニサミド（ZNS）	++	++	+		++		+	+	
アセタゾラミド（AZM）							+	+++	
スルチアム（SLM）	++							+	
レベチラセタム（LEV）			+		+	+++	+		
ラモトリギン（LTG）	+++		++		++				
カルバマゼピン（CBZ）	+++		±		±		±		
フェニトイン（PHT）	+++		++		±		±		
ガバペンチン（GBP）			+++		+		++		
エトスクシミド（ESM）		+++							

+++：抗てんかん作用としての主要な作用，++：治療域において臨床的に有効な可能性がある作用，+：通常の治療域以上で発現する可能性がある作用，±：実験では報告があるが臨床的有効性は懐疑的．
*クロナゼパム（CZP），クロバザム（CLB），クロラゼプ酸（CLZ），ジアゼパム（DZP），ニトラゼパム（NZP）を含む．
SV2A：シナプス小胞タンパク2A

❹ 実験などから相乗効果・相加効果が推定されている抗てんかん薬の組み合わせ

	VPA	ZNS	TPM	AZM	SLM	ESM	LEV	LTG	CBZ	PHT	GBP	PB	PRM	BZPs*
VPA				○		○	○	○	○	○				
ZNS														
TPM							○	○	○			○		
AZM	○													
SLM														
ESM	○													
LEV	○		○					○						
LTG	○		○				○				○			
CBZ	○		○								○			
PHT	○											○	○	
GBP								○	○					
PB			○							○				
PRM														
BZPs*										○				

○：有益な相乗効果・相加効果が推定されている組み合わせ．
*クロナゼパム（CZP），クロバザム（CLB），クロラゼプ酸（CLZ），ジアゼパム（DZP），ニトラゼパム（NZP）を含む．
注：本表の元になるデータはすべて海外のもので，欧米において使用頻度が高い薬剤を中心とする研究結果のみであるため，日本以外で使用頻度の少ないゾニサミド（ZNS），旧世代の抗てんかん薬などに関しては研究そのものがなされていないことに留意する必要がある．

ンチンの選択が便利である．小児ではまれだが，双極性障害ではラモトリギン，カルバマゼピン，バルプロ酸，不安障害ではベンゾジアゼピン，ガバペンチンが適している．また，肥満に対してはバルプロ酸，クロバザムは避けることが好ましく，トピラマートは基礎代謝を上げ，肥満の軽減に有効なことがある．

性別，年齢

性別と年齢に関しては，妊娠と自動車運転免許の観点から重要となる．

バルプロ酸は，その添付文章情報で，催奇形性から妊婦または妊娠している可能性のある女性には原則禁忌（とくに必要がある場合は慎重に投与）とされている．小児欠神てんかんでは，ほとんどが小児期に抗てんかん薬の内服を終了できるので，バルプロ酸の使用は問題ない．しかし，生涯にわたり内服が必要な若年ミオクロニーてんかんでは大きな問題となる．妊娠中に発作が起きて転倒すれば妊娠の継続に支障がでる可能性もあるので，有効性も重要である．バルプロ酸で奇形発現の可能性が少ないとされる 1,000 mg/日以下の治療か，有効性がバルプロ酸と同等で単剤治療できる他の薬剤を試みるか，どちらかの選択を判断しなければならない．

自動車運転免許の取得においては，単純部分発作，睡眠中の発作の場合を除き，最低 2 年以上発作が抑制されている必要性がある．そのため，16 歳以降の再発は免許取得において大きな問題となる．運転免許の取得が就職にも関係することがあるため，中学生以降の治療開始においても，妊娠，運転免許，そして就労まで考えて抗てんかん薬の選択をする必要がある．

上述の観点から，年齢は抗てんかん薬選択の重要な因子であるが，年齢はさらに開始量，投与量にも大きく影響する．薬物クリアランスの発達変化から，学童・思春期には体重比で乳幼児期よりも少量で十分となる．学童期以降に治療開始する場合は❶の最少量から開始するべきである．経過観察においても，学童期以降には体重に応じた増量は不要なことが多い．若年ミオクロニーてんかんなどの特発性全般てんかんにおいて，思春期以降ではバルプロ酸 400～800 mg/日で十分抑制できる症例が多い．

医療費助成制度により乳幼児～学童の医療費は免除になっている．一部の市町村では，子育て支援としてその年齢適応が拡大され，中学卒業まで無料の自治体もある．この医療費助成がはずれる年齢で医療費の負担が顕著となる．

従来の抗てんかん薬の多くは，平均的投与量なら薬価は 1 日 100 円以下ですむが，新規抗てんかん薬では 1 日 1,000 円以上となることもある．小児期の医療費助成制度からはずれるときに，自立支援医療費制度などの支援制度を利用していないと高額の医療費負担により，治療の継続性に影響する場合もある．医師は薬価を認識するとともに，支援制度の利用状況を確認しておく必要がある．

■ 薬剤側因子

薬剤側因子としては，作用機序とともに重要な因子は副作用である．

副作用

薬疹の既往がある症例では，フェニトイン，カルバマゼピン，ラモトリギン，ゾニサミドの選択順位を下げることが好ましい．発疹などの特異体質的副作用を完全に防ぐことは不可能である．特異体質的副作用は，まれだがありうることと，その発症を想定し緩徐に増量するため効果発現まで期間を要することと，発疹発症時の対応，そしてそのリスクを超えても治療が必要であることを納得してもらうことが重要である．その他，咽頭・気道分泌物増加や多動のように症例の合併症を増悪する副作用に留意し，薬剤を選択する．

発症直後より連日発作がある場合は，急速に増量できて早期に治療濃度に到達するバルプロ酸，レベチラセタム，カルバマゼピン，トピラマート，ガバペンチンが有利である．ただし，急速な増量はねむけを伴うことも念頭におく．また，フェノバルビタール，フェニトインでは

❺ 抗てんかん薬により影響を受ける薬剤（抗てんかん薬以外）

抗てんかん薬	影響を受ける薬剤	
	血中濃度が増加する薬剤	血中濃度が低下する薬剤
バルプロ酸	ワルファリン 三環系抗うつ薬	
トピラマート	リチウム	三環系抗うつ薬 リスペリドン 経口血糖降下薬 ジギタリス 経口避妊薬
アセタゾラミド	ジギタリス	
カルバマゼピン	MAO阻害薬	テオフィリン 副腎ステロイド シクロスポリン タクロリムス ワルファリン カルシウム拮抗薬 ハロペリドール リスペリドン 三環系抗うつ薬 選択的セロトニン再取り込み阻害薬 ジギタリス アセトアミノフェン アゾール系抗真菌薬 経口避妊薬
フェノバルビタール プリミドン	抗ヒスタミン薬 メチルフェニデート フェノチアジン MAO阻害薬 三環系抗うつ薬	テオフィリン 副腎ステロイド シクロスポリン タクロリムス ワルファリン カルシウム拮抗薬 三環系抗うつ薬 選択的セロトニン再取り込み阻害薬 経口避妊薬
フェニトイン	ワルファリン	副腎皮質ステロイド シクロスポリン カルシウム拮抗薬 メキシレチン 選択的セロトニン再取り込み阻害薬 甲状腺ホルモン インスリン 経口血糖降下薬 アゾール系抗真菌薬 経口避妊薬
ベンゾジアゼピン	フェノチアジン MAO阻害薬	

静注薬により急速に濃度を上げて有効性を評価した後，内服薬に移行することができる．

相互作用

多剤併用療法となる場合は，抗てんかん薬間の相互作用にも留意する必要がある．既存の薬剤の濃度の増減のほかに，薬理学的活性を有する代謝産物の濃度が変化する場合もあるため，相互作用がある薬剤の併用に際しては慎重に増量する（❶）．また，既存の合併症に対する精神神経作動薬や免疫抑制薬などの併用薬が，抗てんかん薬により影響を受けることがあるので，抗てんかん薬開始時に確認する（❺）．

抗てんかん薬処方時の留意点

Key Points 🔑

- 長期の内服を無理なく継続できるように，少ない内服回数，子どもに応じた剤形
- 成長に合わせ，早めに錠剤へ切り替え
- 抗てんかん薬の選択における医師の裁量は大きく，薬剤選択の多様性のなかで患者に応じた処方をする

薬剤側因子としてあげた，剤形と味，用法用量などを含め，処方時の留意点について述べる．

長期内服を継続するためには，保護者の副作用の不安と内服時の負担を軽減することが重要である．できる限り単剤治療とし，仮に併用療法になっても，できる限り少量投与にすることが重要である．さらに，患児にとっては味と剤形も重要な要素である（❶）．医師も味見してみることを勧める．

半減期などの薬物動態の計測値からは，ガバペンチン，カルバマゼピン，ならびに徐放剤でないバルプロ酸などは分3投与が推奨されることもある．しかし，通常の保育園・幼稚園，小学校で昼食時に内服することは困難で，結果的に怠薬となり，社会的にも患児の不利益を招くことがある．

分3投与は内服のコンプライアンス低下につながりやすく，分2以下の内服にして，できる限り患児の生活に適合させる．初期の導入時を除けば，半減期が短い薬剤でも分2の投与で十分対応できることが多い．

また，分2の内服で夕方などの特定の時刻に再発するようであれば，①全体の増量，②分2のままで不均等内服（朝＞夕の不均等内服にする場合は，昼前後のねむけが問題になる可能性大），③朝，下校時，寝る前として分3内服，もしくは，④長時間の半減期の薬剤に変更，を提案し，その症例に応じた対応を試していく．ただし，養育者が交替することが多い養育環境では内服過誤が生じやすいので，②の不均等内服の実施は注意が必要である．

散剤・細粒，液剤では，内服時にこぼして量が不正確になることが多い．小学校入学後には錠剤への切り替えを勧める．林間学校，修学旅行がある高学年までには変更を完了することが好ましい．患児が錠剤の内服に抵抗感をもつ場合は，市販のサプリメントなどを用いて保護者とともに錠剤の内服を試すと円滑にできることが多い．

筆者らの施設では，錠剤の実物をボードに貼り，患児に見せて内服可能か判断してもらっている．マイスタン®（5 mg錠），スルチアム（50 mg錠），フェノバルビタール（30 mg錠），クロナゼパム（0.5 mg錠），トピラマート

Conclusion

❶ 発作型とてんかん症候群に基づいた薬剤選択を行う．
❷ 症例の多様性に応じた薬剤選択順位を決定するうえで考慮すべき因子
　患者側因子：合併症，性別，年齢
　薬剤側因子：作用機序，副作用，効果発現時期にかかわる薬物動態・増量速度，剤形・味，用法用量，保険適用と薬価，薬物相互作用
❸ 第2選択薬以降の薬剤選択では，作用機序を重視する．
❹ できる限り単剤治療，少量投与とする．
❺ 無理なく内服を継続できるように，少ない内服回数，子どもに応じた剤形を選択する．
❻ 抗てんかん薬の選択における医師の裁量は大きく，生涯の内服につながるため責任も重くなる．

（25 mg錠）などは直径5〜8 mm程度と小さい錠剤なので，5歳すぎには内服可能となる児が多い．

薬剤が無効であれば，医師にとっては薬剤変更が容易である．しかし，薬剤が有効な場合には，いったん開始された薬剤の変更は困難である．

若年ミオクロニーてんかんの女性において，治療開始時にリスクの説明なくバルプロ酸が開始された場合，有効ではあるがその後に催奇形性などのことを知り怠薬しがちとなるなど，患児が不安と不満を抱えながらも内服を継続していることがある．男性でも，フェニトインによる多毛と歯肉増殖の悩みを抱えながらも，高校卒業時には運転免許を取りたいため薬剤変更が行えず，そのまま抗てんかん薬を継続せざるをえないことがある．

抗てんかん薬の選択には絶対的な正解はなく，多様性があるなかで，医師の裁量により自由に選択できるとともに，患児の一生に関与するという点で大きな責任も有している．てんかん症候群を診断し，その症候群の長期予後と抗てんかん薬による治療継続期間を推測したうえで抗てんかん薬の選択を行うことが重要である．そのためにも，正確な発作型診断と正確なてんかん症候群診断が最も重要である．

■文献

1) 日本TDM学会 TDMガイドライン策定委員会・抗てんかん薬ワーキンググループ（委員長：猪爪信夫）．抗てんかん薬のTDMガイドライン（案）．Draft version 1.2, 2012. http://jstdm.umin.jp/about/osirase_public2012_4.pdf
2) Neels HM, et al. Therapeutic drug monitoring of old and newer anti-epileptic drugs. Clin Chem Lab Med 2004；42：1228-55.
3) Wheless JW, et al. Treatment of pediatric epilepsy：expert opinion, 2005. J Child Neurol 2005；20：S1-56.
4) Wheless JW, et al. Treatment of pediatric epilepsy：European expert opinion, 2007. Epileptic Disord 2007；9：353-412.
5) Raspall-Chaure M, et al. The medical management of the epilepsies in children：conceptual and practical considerations. Lancet Neurol 2008；7：57-69.
6) Deckers CL, et al. Selection of antiepileptic drug polytherapy based on mechanisms of action：the evidence reviewed. Epilepsia 2000；41：1364-74.
7) White HS, et al. Mechanisms of action of antiepileptic drugs. Int Rev Neurobiol 2007；81：85-110.
8) Czuczwar SJ, et al. Pharmacodynamic interactions between antiepileptic drugs：preclinical data based on isobolography. Expert Opin Drug Metab Toxicol 2009；5：131-6.
9) Stephen LJ, Brodie MJ. Seizure freedom with more than one antiepileptic drug. Seizure 2002；11：349-51.
10) Frenchi JA, Faught E. Rational polytherapy. Epilepsia 2009；50（S8）：63-8.

〈浜野晋一郎〉

15 ケトン食の実際とその他の代替療法

てんかん治療の主役は抗てんかん薬で，新薬が続々と導入されつつある昨今はなおさらである．てんかん外科の進歩も著しく，根治的手術に加え，発作軽減目的の緩和的手術や迷走神経刺激療法も普及しつつある．抗てんかん薬や手術によらない第三のてんかん治療もさまざまな方法が考案され[1]，治療選択に関する患者と医師の迷いは募るばかりである．

本項では，ケトン食療法を中心に紹介する．適応外使用に関する記述も一部あるが，奨励しているわけではない．

食事療法

ケトン食とは[2,3]

断食によるてんかん発作改善効果が高ケトン血症（ケトーシス）にあると考えたWilderらが，高脂肪・低炭水化物食によるケトン食を考案し，1921年に有効性を報告した．臭化物とフェノバルビタールしか使えない時代にあっては画期的治療であった．

やがてバルプロ酸，カルバマゼピンなどの内服薬が治療の主流となると，ケトン食は世界的にあまり使用されなくなったが，米国と韓国で20年前からケトン食が小児を中心に再評価さ

Words of wisdom

ケトン食の原則

① 家族と栄養士が治療の主役！
② 医師の役目は，適応判断と有効性・副作用の評価と対応である．ケトン食禁忌の疾患やケトン食リスク要因を徹底評価する．
③ さまざまな新ケトン食があるので，患児が続けられそうな方法を選択する（学童以上は修正アトキンス食や低炭水化物指数食など）．
④ 尿路結石予防のため，アセタゾラミド，ゾニサミド，トピラマート服用はできるだけ避ける．
⑤ （ドライ）シロップの代わりに散剤，細粒，錠剤粉砕を使用し，乳糖禁とする．
⑥ 原則として入院で導入し，十分な副作用監視を行う．
⑦ 副作用が許せば，効果なくとも3か月は継続する．
⑧ 在宅で尿ケトン紙を用いてケトーシス継続の確認を行う．
⑨ 外来で血中ケトン体と血液一般生化学を定期検査する．
⑩ 腎結石，心機能，血中カルニチン・微量元素など年1～2回検査する．
⑪ 必要に応じて消化管作動薬，カルニチン，クエン酸，ビタミン，微量元素などを投与する．
⑫ 発作増悪がみられたら，尿・血液ケトン体低下の有無を確認し，尿・血液のケトン体低下があれば予期せぬ糖摂取の有無を調査する．
⑬ 有効例では抗てんかん薬減量も選択肢である．
⑭ 2年間継続後にケトン食減量中止も選択肢である．

❶ 古典的ケトン食から修正アトキンス食まで

	北米食	修正アトキンス食	緩和ケトン食	古典的ケトン食
総カロリー	制限なし	制限なし	制限なし	75%
水分	制限なし	制限なし	制限なし	80%
ケトン指数	0.2	1〜2 相当	3	4
食事中の各栄養成分の目安	脂肪25%／炭水化物60%／タンパク質15%	炭水化物10%／脂肪60%／タンパク質30%	タンパク質15%／炭水化物5%／脂肪80%	

れるようになった．全身けいれんや欠神発作を繰り返し，失調，知的障害など多彩な神経症状を呈するグルコーストランスポーター1異常症（glucose transporter 1 deficiency syndrome：Glut-1DS）の診断例が増加し，ケトン食が著効するのを目の当たりにしたことが，日本でのケトン食再評価に追い風となった．

古典的ケトン食

古典的ケトン食はケトン食の原型であり，ケトーシスを早く強く出現させるため，数日間の絶食で開始する．飢餓・脱水傾向にするため総カロリーと水分摂取を75〜80%に制限し，小麦，米，糖分を極力排除し，食用油や卵などを多く摂取する高脂肪・低炭水化物食により（❶），脂肪分解によるケトーシスをつくりだす．

ケトン産生傾向の指標として，食事中の炭水化物（食物線維を除く），タンパク質，脂肪の重量から計算するケトン指数（❷）が4になるような食事を摂取する．砂糖の代わりに種々の人工甘味料が使用可能である．ケトーシスは尿ケトン2+以上，血中ケトン体のβヒドロキシ酪酸4,000 μmol/L以上を目標とし，ケトン比，総カロリー，水分摂取量を調節する．ケトン指数3の特殊ミルク（ケトンフォーミュラ）は，ミルクとして飲むのに加えて，各種料理にも利用できる．

❷ ケトン指数の計算式

脂　肪　　　　F：ケトンをつくりやすい（向ケトン）
タンパク質　　P：中間
炭水化物　　　C：ケトンを消しやすい（反ケトン）
（除：食物繊維）

各成分のグラム数を栄養成分表と重量から求める

Woodyatt計算式 $= \dfrac{0.9F+0.46P}{C+0.1F+0.58P}$

簡易計算式 $= \dfrac{F}{C+P}$

2／$F=60$／$P=30$／$C=10$／のとき／1.5

3.6／$F=80$／$P=15$／$C=5$／のとき／4

新ケトン食

古典的ケトン食は食材の偏りと副作用により継続困難なことが多く，有効性を維持しながら継続性を高めた新ケトン食が開発された．

MCT（middle chain triglyceride：中鎖脂肪酸）ケトン食は，ケトン体を生成しやすいMCTを多く摂取しケトン比を下げられるが下痢を生じやすい．導入時に絶食しない緩徐導入により低血糖のリスクを軽減できる．

肥満治療に開発されたアトキンス食は，炭水化物摂取量を10〜20 g/日に制限するだけの食事療法で，てんかん治療目的に脂肪摂取を増加させた修正アトキンス食（❶）は肉や魚などのタンパク質制限が緩和され，成人てんかんにも現実的な方法である[4]．

血糖上昇の少ない炭水化物の摂取制限を緩和する低炭水化物指数食（low glycemic index diet：LGID）は，食材選択肢がさらに増える[5]．

新ケトン食により副作用が軽減され継続性が高まるが，有効性については検証中である．

ケトン食の作用機序と有効性

Key Points🗝

ケトン食の適応
- 数種類以上の抗てんかん薬に対して難治なてんかん（発作型やてんかん症候群は問わない）
- 切除・離断などのてんかん外科治療の適応がない
- ケトン食禁忌の疾患を有していない
- 長期にケトン食を継続可能な家庭環境と家族の熱意

作用機序は未解明だが，グルコース代替燃料，GABA 増強に加え，シナプス小胞へのグルタミン酸取り込み抑制や，けいれん抑制系のアデノシン A_1 受容体賦活，血糖低下傾向によるインスリン分泌低下などが注目されている[2,3]．作用機序解明により通常の食事を続けながら同等の効果が得られる特異的薬剤の開発が期待される．

ケトン食有効例の 90％は開始 1 か月以内になんらかの効果を認め，効果がなくとも副作用が許せば 3 か月継続が推奨される[6]．有効例では抗てんかん薬の減量中止が可能な場合もある．2 年間継続後にケトン食の漸減中止も選択可能で，6 か月以上発作消失例のケトン食中止後の発作再発率は 20％と，抗てんかん薬中止と大きな差異はない．

点頭てんかんにおけるケトン食の有効性は，前方視的無作為割り付け試験により確認された[7]．Lennox-Gastaut 症候群に対する前方視的無作為割り付け二重盲検試験は試験デザインの問題もあり，両群に効果を認め有意差はなかった[7]．

あらゆるてんかん発作，てんかん類型に有効性を期待でき，全例研究で 50％の患者で発作

❸ ケトン食の有効性が報告されているてんかん症候群・疾患

有効性が高いとされるてんかん症候群
- 点頭てんかん（West 症候群，infantile spasms）
- ミオクロニー失立発作てんかん（Doose 症候群）
- 乳児重症ミオクロニーてんかん（Dravet 症候群）

有効性が高いとされる疾患
- グルコーストランスポーター1 異常症（Glut-1DS）
- ピルビン酸デヒドロゲナーゼ（PDH）欠損症
- 結節性硬化症
- Angelman 症候群
- Rett 症候群

有効例の報告がある疾患
- Alpers 病
- 呼吸鎖異常のミトコンドリア病
- 非ケトン性高グリシン血症
- 糖原病 Ⅲ・Ⅴ・Ⅶ型
- Lafora 病

（今井克美．2012[2] より改変）

❹ ケトン食が禁忌・適応外となる疾患

絶対的	・カルニチン欠損症（primary） ・カルニチンパルミトイルトランスフェラーゼ（CPT）Ⅰ・Ⅱ欠損症 ・カルニチントランスロカーゼ欠損症 ・脂肪酸 β 酸化障害 　中鎖アシルデヒドロゲナーゼ欠損症（MCAD） 　長鎖アシルデヒドロゲナーゼ欠損症（LCAD） 　短鎖アシルデヒドロゲナーゼ欠損症（SCAD） 　長鎖 3-ヒドロキシアシル CoA 欠損症 　中鎖 3-ヒドロキシアシル CoA 欠損症 ・ピルビン酸カルボキシラーゼ欠損症 ・ポルフィリア
相対的	・外科治療対象

（今井克美．2012[2] より改変）

が 50％以下になる報告が多い．有効性が比較的高いてんかん，疾患は❸のとおりである．有効例では認知，行動，睡眠障害などの改善を伴う場合がある．

Glut-1DS では，ケトン食によっててんかん発作消失に加え運動・認知の改善も期待でき，早期診断・早期ケトン食導入が重要である．

実施のコツと落とし穴・注意点

服用薬のうち，糖を多量に含むシロップ，ドライシロップは散剤や細粒もしくは錠剤粉砕に変更し，乳糖禁と明記する．

多量の脂肪負荷により脂肪酸とアセチル CoA を生成するので，❹に示す各疾患が禁忌

となり[6]，必要に応じタンデムマススクリーニングやアシルカルニチン分析を行う．低栄養状態や中等度以上の胃食道逆流症，嚥下障害もケトン食を避ける．尿路結石予防のためゾニサミド，トピラマート，アセタゾラミドは可能なら避ける．てんかん外科対象例は外科治療が優先されるが，外科治療による機能障害のリスクが高い場合はケトン食を先に試す選択肢もある．

ケトン食導入後の数週間は低血糖とアシドーシスへの配慮と対応が必要で，一時的に糖分投与や点滴が必要な場合がある．通常は入院で導入し，家族がケトン食を理解・習熟できるように努める．ケトン食導入後に抗てんかん薬血中濃度低下に伴う発作増悪も時に経験され，必要に応じ用量調節が必要な場合がある．長期的には，便秘や下痢，発育不良，骨粗鬆症，尿路結石，セレンなどの微量元素欠乏，カルニチン欠乏の可能性があり，消化管作動薬，カルシウム製剤，クエン酸，L-カルニチン，各種ビタミンなどを必要に応じ投与する（❺）[2,3,6]．

実際にてんかんの食事療法を始めるには，さまざまなノウハウが必要で，経験ある施設での導入が勧められるが，NPO法人ケトン食普及会（http://www2.ocn.ne.jp/~ketodiet/）がインターネットでさまざまな情報を発信しており，個別相談にも応じてくれることは大きな力となる．

ACTH，ステロイド治療

点頭てんかんなどスパズムを有するてんかんでは，ACTH療法の有効率が高い（4章「West症候群」〈p.188〉参照）．Rasmussen症候群は自己免疫脳炎と考えられ，ステロイドパルス療法やタクロリムスなどの免疫抑制療法により外科治療の回避や保留が可能な場合がある．CSWS（continuous spike waves during sleep）を伴うてんかん，Landau-Kleffner症候群（LKS）などのCSWSスペクトラムはACTHやステロイドパルス療法が，脳炎後てんかんはステロイドパルス療法が奏功することがある．

TRH療法

酒石酸タルチレリンの筋肉内もしくは静脈内投与によるWest症候群やLennox-Gastaut症候群の有効例が報告されている[8]．0.5～1mg/日もしくは50μg/kg/日で1～4週連日投与の

❺ ケトン食中にみられうる副作用と定期検査

	頻度の高い副作用	その他の副作用	定期検査・評価
代謝	低血糖 アシドーシス 高脂血症	高尿酸血症 低Na・低Mg血症 ビタミン・微量元素欠乏	血液生化学 電解質，血液ガス 微量元素，カルニチン分画
消化器	吐気，嘔吐 便秘，下痢	胃食道逆流悪化 急性膵炎，低タンパク血症	胃食道逆流精査 胸・腹部X線，血液生化学
腎泌尿器	腎結石	Fanconi症候群	尿検査，腹部超音波・CT
神経	活動性低下	基底核変性，昏睡混迷 視神経萎縮	脳波，神経画像評価 眼科受診
循環器		心筋症，QT延長症候群	心電図，胸部X線
血液		貧血，白血球減少，紫斑	血算
骨		骨粗鬆症	骨密度・DEXA
免疫		易感染性	免疫機能
その他	発育不良，体重減少		成長曲線，血液ガス

青文字はまれなもの．

（今井克美．2012[2] より改変）

報告が多い．有効率はACTHよりかなり劣るが臨床的副作用がほとんどないため，重篤な合併症，易感染性，重篤な脳病変のためにACTH療法を施行できない場合にも施行可能である．有効率が低いためか最近の報告はあまりなく，コントロール研究などのエビデンスはない．有効性を高めるため，さまざまな誘導体が開発中である．

ガンマグロブリン療法

West症候群のほかに，Lennox-Gastuat症候群，大田原症候群，症候性焦点性てんかん，脳炎後てんかん，Rasmussen症候群などで有効例が報告されている．投与製剤と投与方法は報告によりさまざまで，20～50％で発作消失もしくは著明減少の報告もあるが，小児難治性てんかんを対象とした2つのランダム化プラセボコントロール研究では有効性は確認されなかった[9]．Rasmussen症候群では有効性のエビデンスを軽度認める．

無菌性髄膜炎やまれに起きるショックのほかには重篤な副作用はないが，血液製剤であるので，家族・保護者への十分な説明と同意が必要である．

原因疾患の治療

てんかんの原因が明らかな場合には，症状としてのてんかん発作の治療よりも，原因疾患の治療が有効かつ優先される場合がある．

種々の検査によりてんかん焦点である可能性が高い限局性大脳皮質形成異常は早期手術が推奨される．まれではあるが，新生児仮死や特異的MRI病変のない乳幼児発症てんかんでは，先天代謝異常の可能性も念頭においた鑑別診断が必要である．スクリーニング検査が施行される一部の疾患を除き，先天代謝異常の早期診断は難しく，てんかん発作で発症した場合は原因不明のてんかんとして治療開始されることが多い．

ビタミンB_6依存症，セリン合成障害，ビオチニダーゼ欠損症，中枢性葉酸欠乏，Glut-1DSには，それぞれビタミンB_6，セリン，ビオチン，フォリン酸，ケトン食が有効で，早期治療開始が必要である[10]．ミトコンドリア脳筋症のMELASは持続性部分てんかんを呈することも多いが，アルギニン点滴が有効である．これらの疾患は狙いを定めて特別な検査をしないと診断のつかないことが多く，可能性がある場合には専門医療機関への早期紹介が望ましい．

Conclusion

❶ 必ずしも「てんかんの治療＝抗てんかん薬」ではなく，原因疾患に対する特異的治療が必要であったり，抗てんかん薬以外の治療を早期に考慮すべき場合がある．
❷ 数種類以上の抗てんかん薬で効果不十分な場合はケトン食も選択肢で，てんかん症候群，背景疾患を選んで使うとより効果的であるが，しばしば継続が困難で副作用や禁忌もあるので注意が必要である．
❸ ACTH療法やステロイドパルス療法は点頭てんかん以外にも，Rasmussen症候群などの自己免疫性脳炎，脳炎後てんかん，CSWSなどで有効な場合がある
❹ 数種類の抗てんかん薬に治療抵抗性の場合は，上記に対応できる専門医療機関に相談，紹介することが望ましい．

■ 文献

1) Devinsky O, et al, editors. Complementary and alternative therapies for epilepsies. New York：Demos；2005.
2) 今井克美. 小児てんかんに対するケトン食療法. 高橋幸利編. 小児てんかん診療マニュアル. 改訂第2版増補版. 東京：診断と治療社；2012. p.138-44.
3) Kossoff EH, et al. Ketogenic diets. 5th ed. New York：Demos；2011.
4) Chen W, Kossoff EH. Long-term follow-up of children treated with the modified atkins diet. J Child Neurol 2012；27：754-8.
5) Pfeifer HH, et al. Low glycemic index treatment：implementation and new insights into efficacy. Epilepsia 2008；49（S8）：42-5.
6) Kossoff EH, et al. Optimal clinical management of children receiving the ketogenic diet：recommendations of the International Ketogenic Diet Study Group. Epilepsia 2009；50：304-17.
7) Levy RG, et al. Ketogenic diet and other dietary treatments for epilepsy. Cochrane Database Syst Rev 2012；14；3：CD001903.
8) Takeuchi Y, et al. Thyrotropin-releasing hormone：role in the treatment of West syndrome and related epileptic encephalopathies. Brain Dev 2001；23：662-7.
9) Kivity S, et al. Evidence for the Use of Intravenous Immunoglobulins：a review of the literature. Clin Rev Allergy Immunol 2010；38：201-69.
10) Rahman S, et al. Inborn errors of metabolism causein epilepsy. Dev Med Child Neurol 2012 Sep 24. doi：10.1111/j.1469-8749.2012.04406.x.［Epub ahead of print］

〈今井克美〉

16 てんかん外科をいつ考慮すべきか？

小児科医とてんかん外科

　難治てんかんに対する治療選択肢の一つとして，てんかん外科は欧米諸国で広く認知されている．欧米の多くのてんかんセンターにおいて外科治療が行われており，てんかん専門医の研修プログラムでは，てんかん外科についての知識の習得も研修目標に含まれている．

　日本でも，てんかん外科を専門とする脳神経外科医の多大な努力により，その技術はめざましい進展を呈し，てんかん外科は次第に認知されてきている．しかし，てんかん外科の専門医を患者がいきなり受診することは通常ないため，てんかんのプライマリ診療を担当する小児科医であっても，専門医への橋渡しを行える最低限の知識は必要である．

　本項では，てんかん外科を考慮すべき時期，精査で行われる検査，焦点性てんかんの外科適応の判断，全般てんかんの外科適応の判断，小児科医が知っておくべき外科治療法について概説する．

てんかん外科は早い段階で考慮する

Key Points

- 抗てんかん薬2剤が無効の場合，てんかん外科も視野に入れつつ精査開始
- 新しい薬を理由に精査を先延ばしにしない
- 手術適応がないと判明すれば，他の治療法を模索

　てんかん外科を考慮すべき時期は，案外早い．適切と考えられる十分量の抗てんかん薬を2剤試みて発作抑制に至らない場合，難治てんかんである可能性は高い[1]．たとえ発作が減少したとしても，発作抑制に至らなければ治療の成功とはみなされない[1]．この段階で精査を開始するが，これには大きな3つの目的がある．①てんかんの正確な診断の再確認，②てんかんの基礎疾患の検索，③てんかん外科の候補となるか否かの判定，である．もちろん，これらは別々に語られるべきものではなく，表裏一体である．

　てんかん外科を早めに考える理由は大きく3つある．

Words of wisdom

てんかん外科を念頭においた精査の原則

❶ 抗てんかん薬2剤で発作が抑制できない場合は精査を考慮する．
❷ 精査目的は，てんかんの診断の再確認，基礎疾患の検索，てんかん外科適応の判定である．
❸ 精査と並行して3剤目以降の抗てんかん薬を試みてよい．
❹ 発作時脳波と高画質MRIが精査の第一歩，自施設で精査困難であれば専門施設へ紹介する．
❺ 焦点切除術の適応であれば，発達レベルを高く保つため早期手術を考慮する．
❻ 焦点切除術の適応でなければ，脳梁離断術や迷走神経刺激療法，ケトン食療法を考慮する．
❼ これらの代替治療の適応でない場合，最終手段として薬物療法を継続する．

① 適切な症例であれば，てんかん外科のほうが薬物療法を漫然と継続するよりも効果が勝る．
② 難治てんかんの場合，罹病期間が長いほど知能・発達指数（IQ・DQ）は低下し，手術後も大多数の患者において大きな回復がみられない．
③ 手術時の年齢が低いほど，脳の可塑性が高いため術後のリハビリによる機能回復がより期待される．

主に思春期以降の新規発症のてんかん患者を対象とした研究では，2剤の抗てんかん薬で発作抑制に至らない場合，3剤目以降の抗てんかん薬で発作が長期に抑制される可能性は5%に満たない[2]．これは，最近数年間で新規発売された抗てんかん薬でも同様である．より幼い小児でも，3剤目以降の抗てんかん薬による発作抑制率は10%未満であるという報告がなされている[3]．3剤目以降による発作抑制はまれではないが，再発は多いとする報告もある[4]．一方，手術適応があれば，てんかん外科による発作抑制率は35～80%であり，薬物治療を漫然と継続するよりも効果が高い[5]．

てんかんの発症時期が早いほど，てんかん発症から手術までの罹病期間が長いほど，手術時点でのIQ・DQが低くなるという報告がある[6]．一方，手術前後におけるIQ・DQを比較した場合，大多数において大きな変化がみられないことが報告されている[6,7]．これは半球離断術を行った患者でも同様である[8]．つまり，術後の最終的なIQ・DQを決定する主要な因子は術前のIQ・DQである．したがって，患者の最終的なIQ・DQを高く保つには，手術の適応症例を早い段階で探し出し，IQ・DQが落ちてしまう前に早期手術を考えるのが理にかなっている．

大切なのは，やや過剰診断ぎみでもよいので外科治療の可能性を考え，早く精査を始めることである．外科を考慮するといっても，決して身構える必要はなく，診断の再確認と基礎疾患の検索も兼ねたものと考えていただきたい．精査と同時に新たな抗てんかん薬を試みるのは一向にかまわないが，新たな薬剤を試みるのを理由に精査の開始を遅らせるべきではない．精査の結果，手術適応でないと判明すれば，または適応があっても患者が手術を希望しなければ，別の治療法を考えることになる．薬物療法のみに頼り，他の治療選択肢を先送りすることだけは避けるべきである．

難治てんかんでの精査内容

Key Points

- 精査の第一歩は発作時脳波と頭部MRI
- 発作時脳波はビデオや筋電図の同時記録が有用
- MRIはてんかんに特化した撮影条件が大切

精査のフローチャートを❶に示す．発作時脳波と頭部MRIが最初の重要な検査である．基礎疾患検索のため，各種代謝検査，染色体・遺伝子検査なども考える．外科を念頭においたさらに進んだ検査としては，PET，SPECT，脳磁図，神経心理検査などがある．精査を自施設で行うことが困難であれば，専門施設への紹介を考える．

てんかんの正確な診断のためには，発作時脳波の記録が有用である．てんかんは発作性疾患であるため，発作の情報が最も重要である．しかし，通常の脳波記録で発作が記録されることはまれである．発作間欠時の脳波異常は，あくまでてんかんの「影」を見ているにすぎない．

発作時脳波を記録することにより，発作と考えていた症状が真のてんかん発作か否か，真の発作であればどこから起こっているのかなどの情報を得ることができる．ビデオ脳波同時記録が行えれば発作症状をより正確に把握することができ，焦点の位置推定に有用である．ビデオ脳波同時記録が困難であっても，最低でも両側三角筋の筋電図を同時記録しておけば，発作型

❶ 難治てんかんにおける精査の流れ

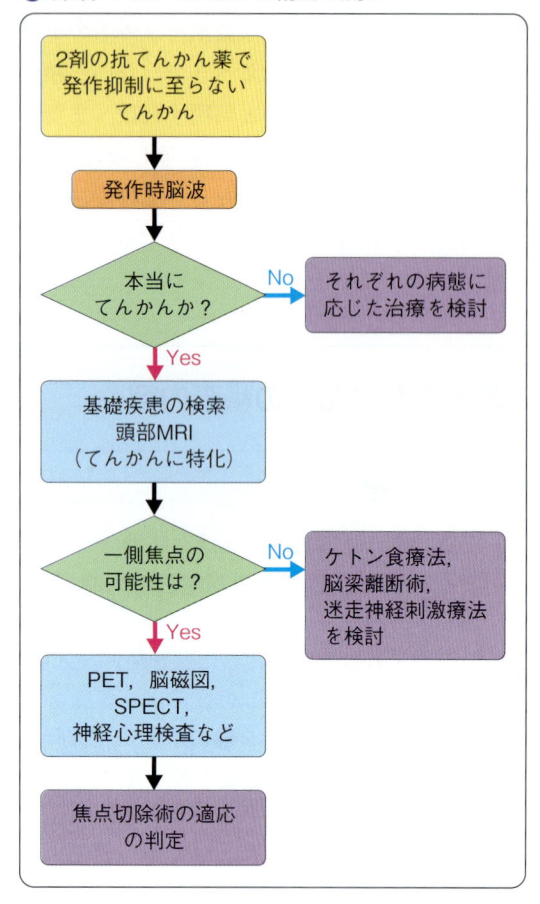

```
┌─────────────────┐
│ 2剤の抗てんかん薬で │
│   発作抑制に至らない │
│     てんかん     │
└────────┬────────┘
         ↓
┌─────────────────┐
│    発作時脳波     │
└────────┬────────┘
         ↓
    ◇本当に◇    No   ┌─────────────┐
    ◇てんかんか?◇ ──→ │それぞれの病態に │
         │Yes        │応じた治療を検討 │
         ↓           └─────────────┘
┌─────────────────┐
│  基礎疾患の検索   │
│    頭部MRI      │
│ (てんかんに特化) │
└────────┬────────┘
         ↓
    ◇一側焦点の◇  No  ┌─────────────┐
    ◇可能性は?◇ ───→ │ ケトン食療法,  │
         │Yes       │ 脳梁離断術,   │
         ↓          │ 迷走神経刺激療法 │
┌─────────────────┐ │  を検討      │
│ PET, 脳磁図,    │ └─────────────┘
│ SPECT,         │
│ 神経心理検査など │
└────────┬────────┘
         ↓
┌─────────────────┐
│ 焦点切除術の適応  │
│     の判定       │
└─────────────────┘
```

を鑑別するための有用な手がかりが得られる．

　頭部MRIは，てんかんに特化した撮影条件を用いる必要がある．ルーチン撮影のみでは，てんかんの原因となる病変の半数以上が見逃されるという報告がある[9]．難治てんかんの原因の一つである海馬硬化は，海馬長軸に垂直な薄いスライス厚の冠状断で最も明瞭に描出される．小児の難治てんかんでは限局性皮質異形成（focal cortical dysplasia：FCD）が少なからず認められるが，些細なFCDを検出するには，種々の撮影シークエンス（T1強調，FLAIR，T2強調画像など）による3D撮影（スライス厚1mm程度，スライス間隙なし）が必要である．1.5テスラMRIでもT1強調3D画像（MPRAGE，SPGRなど）は可能であるが，高画質のFLAIR 3D画像などを得るには3テスラMRI

が必要になる．

焦点性てんかんの外科適応の判断

　発作症状と脳波所見より焦点性てんかんが疑われ，かつ薬物治療に対して難治な場合，まず発作時脳波検査を行う．発作症状と発作時脳波の詳細な検討のため，デジタル脳波計による長時間ビデオ脳波記録が望ましい．自施設で発作時脳波の記録が行えない場合は，専門施設への紹介を考える．

　発作時脳波は最低でも発作3回分は記録し，発作の起始側の一貫性を検討する．たとえ焦点性発作であっても，発作の起始側が一貫しなければ焦点切除は困難であり，ケトン食療法や迷走神経刺激療法が治療の選択肢となる．ただし，内側側頭葉てんかんの場合は，真の発作起始部での活動は見えておらず，脳波上の変化は側頭葉内側構造から近傍のかなり広い皮質に発作活動が波及したものを反映している．そのため，発作活動の広がり方により側性が一貫しないように見える場合があるので注意する．

　頭部MRIでは，発作症状と脳波所見より焦点の位置をある程度絞って病変を検索することにより，病変の検出率を向上できる．病変が見つかれば焦点切除適応の可能性が高くなるので，その場合は専門施設への紹介をお願いしたい．この場合，病変の局在と発作症状，脳波所見が合致するかどうか十分な検討が必要である．たとえ1.5テスラMRIで正常と判定されても臨床所見が明らかに局在性焦点を示唆する場合，焦点切除術を行える可能性はある．この場合には，3テスラMRI，その他の画像検査（PET，SPECT），脳磁図などが必要になるので，専門施設へ紹介していただきたい．

　神経心理検査では，IQ・DQの評価が第一歩である．IQ・DQが低下傾向であれば，精査や手術を急ぐ必要がある．知能検査の下位検査項目の解析や，前頭葉機能検査，記銘力検査など

を幅広く行うことにより，てんかん焦点の位置を推定する手がかりが得られる場合があるが，これらは専門施設に依頼してよいと思われる．

上述の検査結果を総合し，直接焦点切除術に向かうのか，または頭蓋内脳波記録を経てから焦点切除を行うのかを決定することになる．

全般てんかんの外科適応の判断

焦点性てんかんにおける焦点切除術では発作の完全抑制を期待できるが，全般てんかんにおける手術では発作の緩和が主な目的になる．ただし，発作が抑制される例も一部存在する．

焦点性てんかんと同様に，まず発作時脳波検査により発作型を確認することが重要である．脳波変化が一見全般性または両側性であっても，わずかな時間差で一側半球からの活動が一貫して先行している場合がある（二次性両側同期）．この場合は焦点性てんかんと考えられるので，前項を参照されたい．

転倒する発作では，強直発作，ミオクロニー発作，脱力発作，てんかん性スパズムを鑑別する必要があり，これはてんかんの正確な診断のためにも大切である．筋電図の同時記録が鑑別の助けになるので，最低でも両側三角筋の筋電図を記録しておきたい[10]．

強直発作では，筋電図活動の持続は数秒以上で長く，脳波で広汎性速波活動を認める．ミオクロニー発作では，筋電図活動は100〜200 msec以下で短く，脳波で全般性多棘徐波を認める．てんかん性スパズムでは，筋電図活動は通常1〜2 sec以下の中間的な長さで，典型的には菱形をなし，脳波で広汎性大徐波に速波が重畳した波形を示す[10]．脱力発作では，全般性てんかん発射に対応して筋電図活動の一時的な消失がみられる．

転倒する発作でとくに脱力発作の場合，脳梁離断術のよい適応になるが，その他の発作型でも脳梁離断が有効な可能性はある．脳梁離断後にそれまでは見えなかった一側焦点が明らかになる事例があり，その場合には焦点切除術が追加で行えることがある．脳梁離断術以外の選択肢としては，ケトン食療法や迷走神経刺激療法があげられる．

小児科医が知っておくべき外科治療法

てんかん外科には，てんかん発作の完全抑制をめざすものと，発作の緩和をめざすものの2種類がある．てんかん発作の完全抑制をめざす手術では，基本的にてんかん焦点となっている部位の切除や離断を行う．発作の緩和をめざす手術としては，脳梁離断術と迷走神経刺激療法があげられる．

■ てんかん発作の完全抑制

海馬や扁桃体といった側頭葉内側構造が焦点である内側側頭葉てんかんでは，選択的海馬扁桃体切除術が行われる．てんかん焦点が広めで側頭葉外側皮質の切除も必要な場合には，古典的な前部側頭葉切除術が行われる場合もある．

内側側頭葉てんかん以外の新皮質てんかんにおける基本的な手術法は皮質切除術である．切除範囲は患者ごとに異なるため，慎重に手術戦略を立てる必要がある．切除範囲は脳回，複数の脳回，脳葉，複数の脳葉など多様である．前頭葉や側頭葉の前部，後頭葉の後部では部分的な脳葉切除が行われることも多い．

てんかん焦点となる病変が一側半球に広汎に存在する場合（片側巨脳症など）は，半球離断術の適応になる．また，病変が一側半球の比較的後方に限局する場合（後頭葉，および頭頂葉や側頭葉の後部）には，後方1/4離断術の適応になる．

■ てんかん発作の緩和

脳梁離断術は，上述のてんかん焦点を切除・離断する手術適応のない場合に考慮される．転

倒する発作，とくに脱力発作がよい適応である．離断には，一期的な全離断と，前半部離断を行った後に必要に応じて後半部離断を行う二期的離断がある．全離断による脳梁離断症候群は10歳以上で出現しうるとされており，乳幼児では一期的全離断が選択されることが多い．

　迷走神経刺激療法も発作の完全抑制をめざす手術の適応がない場合に考慮される．小型の迷走神経刺激装置が左前胸部〜腋窩に植え込まれ，刺激用のリードが皮下を通して左頸部の迷走神経につながれる．あらかじめ設定された刺激条件（たとえば，30秒間刺激し5分間休憩というサイクル）により，刺激が四六時中繰り返し行われる．当初は違和感や嗄声などの訴えがみられる場合があるが，経過とともに軽減することが多い．迷走神経刺激装置の刺激パラメータの調整は，認定された資格を有する医師のみが行うことができる．脳梁離断術で発作が抑制されない場合に，迷走神経刺激術が追加で行われる事例もある．

Conclusion

❶ 適切と考えられる十分量の抗てんかん薬2剤が無効の場合，診断の再確認，基礎疾患の検索，てんかん外科適応の判定のため，精査を開始する．
❷ 薬物療法のみに頼り他の治療選択肢を先送りにしてはならない．
❸ 精査として，まず発作時脳波とてんかんに特化した高画質MRIを行う．
❹ 自施設で精査が困難な場合，てんかん外科適応の詳細な検討を行いたい場合は，専門施設へ紹介する．
❺ 焦点切除術の適応であれば，知能・発達指数をなるべく高く保つため早期手術を考慮する．
❻ てんかん外科，迷走神経刺激療法，ケトン療法の適応でない場合，最終手段として薬物療法を継続する．

■文献

1) Kwan P, et al. Definition of drug resistant epilepsy：consensus proposal by the ad hoc Task Force of the ILAE Commission on Therapeutic Strategies. Epilepsia 2010；51：1069-77.
2) Kwan P, Brodie MJ. Early identification of refractory epilepsy. N Engl J Med 2000；342：314-9.
3) Arts WF, et al. Course and prognosis of childhood epilepsy：5-year follow-up of the Dutch study of epilepsy in childhood. Brain 2004；127：1774-84.
4) Berg AT, et al. Remission of epilepsy after two drug failures in children：a prospective study. Ann Neurol 2009；65：510-9.
5) Spencer S, Huh L. Outcomes of epilepsy surgery in adults and children. Lancet Neurol 2008；7：525-37.
6) D'Argenzio L, et al. Cognitive outcome after extratemporal epilepsy surgery in childhood. Epilepsia 2011；52：1966-72.
7) Battaglia D, et al. Cognitive assessment in epilepsy surgery of children. Childs Nerv Syst 2006；22：744-59.
8) Pulsifer MB, et al. The cognitive outcome of hemispherectomy in 71 children. Epilepsia 2004；45：243-54.
9) Von Oertzen J, et al. Standard magnetic resonance imaging is inadequate for patients with refractory focal epilepsy. J Neurol Neurosurg Psychiatry 2002；73：643-7.
10) Fusco L, Vigevano F. Ictal clinical electroencephalographic findings of spasms in West syndrome. Epilepsia 1993；34：671-8.

〈秋山倫之〉

17 予防接種，感冒時・他疾患罹患時，受診時の対応

小児期は脳が発達・成熟する時期であるため，てんかんの病態も成人期とは異なり，患者各人の発達状況に応じた対策が必要である．また，乳幼児期を経て，保育園・幼稚園や学校社会へと生活環境が変化していき，さまざまな局面で個別にQOLを考慮した指導や支援が必要となる場合が多い．本項では，「てんかんとともに暮らす」生活指導のうち，予防接種，感冒など他疾患罹患時などの留意点について概説する．

てんかんをもつ小児に対する予防接種

Key Points
- 当該予防接種の意義・必要性と予想される副反応を説明し，同意を得る
- 当日の病状と体調が良ければ，すべてのワクチンを接種して差し支えない

1994年の予防接種法の改正により，けいれん性疾患既往児においても「1年以内のけいれんは禁忌」から「接種要注意者」という扱いに変更され，主治医の医学的判断により予防接種が可能となった．以下，患児を伝染性疾患から防御し，良好な日常生活を送るための予防接種指針について言及する．

予防接種の基本的事項

まず当該ワクチンの意義・必要性を説明し，保護者の同意を得ること，次に，そのワクチンの予想される副反応の説明と発熱および万一の発作対策を十分指導しておくことの2点が基本である．

接種間隔

生ワクチン接種後は最短28日目から，不活化ワクチン接種後は最短7日目から次のワクチン接種が可能である．最近は多種多数の予防接種が一定時期に集中するため，同時接種を含む効率的ワクチン接種計画の工夫が必要である．

副反応

けいれんをもつ小児では，発熱による発作の誘発や発作回数の一時的増加が最も懸念されて

Words of wisdom

てんかんをもつ小児に対する予防接種基本指針

❶ 予防接種の意義・必要性および予想される副反応の説明とその処置や発作の対応策などを事前に十分指導し，同意を得ておく．
❷ 患児のてんかん・てんかん症候群の理解と病状の把握を行う．発作状況が安定し，当日の体調が良ければすべてのワクチンは接種可能である．
❸ ACTH療法後は免疫抑制状態のため，当該ワクチンによる疾病罹患と抗体獲得不全に留意する．予防接種開始時期はおおむね6か月を目安とするが，ACTH治療量や用法によりその時期は変更可能である．
❹ 接種後の発熱・発作対策と，万一の際に受診可能な医療機関との連携をとっておく．

❶a 定期予防接種の発熱率とその他の副反応

予防接種	発熱率（a：37.5～38.4℃, b≧38.5℃），出現時期など	その他の副反応
DPT	a：1.0～2.3%（0～2日） b：0.9～1.9%（0～2日）	局所反応　初回 11.1%（～7日） 　　　　　追加 38.6%（～7日）
経口生ポリオ	a：1.3～1.7%（～3日） b：1.6～2.0%（～3日）	下痢 3.8～4.6%（2日） ポリオワクチン関連麻痺（VAPP）0.8/100万接種 （2000～2009年の10年間で9人）
MR	Ⅰ期　a：6.7%, b：12%（7～10日） Ⅱ期　a：2.9%, b：3.9%（7～10日）	発疹　Ⅰ期 5%，Ⅱ期 1.2% 熱性けいれん　Ⅰ期 0.3%，Ⅱ期 0%
日本脳炎	従来型　1.6%（～2日） 乾燥細胞培養型日本脳炎ワクチンのデータなし	従来型　局所反応 11%　ADEM ごくまれ 乾燥細胞培養型日本脳炎ワクチンのデータなし
BCG	記載なし	局所反応　皮膚びらん 1.6%，リンパ節腫大 0.7%， 化膿性リンパ節炎 0.02%

（予防接種ガイドライン 2012年改訂版[1]を参考に作表）

❶b 子宮頸がん等ワクチン接種緊急事業の発熱率とその他の副反応

予防接種	発熱率（%）	その他の副反応
子宮頸がん	軽熱 5～6	局所反応　疼痛（83～99%），発赤（32～88%），腫脹（28～79%） 接種後失神（血管迷走神経反射）にも注意
Hib（ヒブ）*	1.6～4.4	局所反応　発赤（42.4～45.9%），腫脹硬結（10～23%），疼痛（2.5～9.1%） 不機嫌（8.5～23%）
肺炎球菌*	18.6～24.9	局所反応　紅斑（71～81.7%），腫脹硬結（64.5～79%），疼痛（7.5～16.9%）， 易刺激性（11.2～20.4%）

*DPTとHibや肺炎球菌ワクチンとの同時接種を行う場合は，それぞれ単独接種が可能であることを示したうえで，必要性を医師が判断し，保護者の同意を得て接種する．

（予防接種ガイドライン 2012年改訂版[2]を参考に作表）

きたが，最近ではワクチンそのものの改良に加え，有熱時の間欠的な抗けいれん薬の使用が普及・浸透してきたため，むしろ積極的に予防接種が行われている．

個別のワクチン発熱率と発現時期を従来の定期予防接種（❶a）[1]と最近の子宮頸がん等ワクチン接種緊急促進事業における3種のワクチン（❶b）[2]に分けて示すが，なかでも麻疹含有ワクチンの発熱率が最も高く，臨床的には重要である．

予防接種の基本方針

Key Points

- 難治てんかん患者でも，発作状況が安定し，当日の体調が良ければ主治医（接種医）の判断で，すべてのワクチンが接種可能
- 発熱などの副反応や発作が増悪した場合の対応策を事前に十分指導
- ACTH療法後は免疫抑制状態のため，当該ワクチンによる疾病罹患と抗体獲得不全に注意

予防接種のメリット・デメリットバランスを個別に判断し，ワクチンの意義と必要性，予想される副反応などの説明と同意に加え，発熱や万一の発作対応策を十分に指導しておけば，基本的にすべての予防接種を施行して差し支えない．❷に日本小児神経学会推薦基準を示す[2]．

コントロール良好なてんかんあるいは非けいれん発作に終始するてんかん

「幼児期から学童期に発症する特発性全般および焦点性（部分）てんかんの大半がこの範疇

❷ てんかんをもつ小児への予防接種基準（日本小児神経学会推薦基準）

1. コントロールが良好なてんかんをもつ小児では最終発作から2～3か月程度経過し，体調が安定していれば現行のすべてのワクチンを接種してさしつかえない．
また乳幼児期の無熱性けいれんで観察期間が短い場合でも，良性乳児けいれんや軽症胃腸炎に伴うけいれんに属すものは上記基準に準じて接種してよい．
2. 1.以外のてんかんをもつ小児においてもその発作状況がよく確認されており，病状と体調が安定していれば主治医（接種医）が適切と判断した時期にすべての予防接種をしてさしつかえない．
3. 発熱によってけいれん発作が誘発されやすいてんかん患児（重症ミオクロニーてんかんなど）では，発熱が生じた場合の発作予防策と万一発作時の対策（自宅での抗けいれん剤の使用法，救急病院との連携や重積症時の治療内容など）を指導しておく（注1）．
4. ACTH療法後の予防接種は6か月以上あけて接種する．下記（注2）を参照．
5. 免疫グロブリン大量療法後（総投与量が約1～2g/kg）の生ワクチン（麻疹，風疹，水痘，おたふくかぜなど）は6か月以上，それ以下の量では3か月以上あけて接種する．
ただし，接種効果に影響がないその他のワクチン（ポリオ，BCG，DPT，インフルエンザなど）はその限りでない．
6. なお，いずれの場合も事前に保護者への十分な説明と同意が必要である．

（注1）とくに麻疹含有ワクチン接種後2週間程度は発熱に注意し，早めに対処する．
また家庭での発作予防と治療のためのジアゼパム製剤などの適切な用法・用量を個別に十分検討しておくこと（同剤の注腸使用もあるが，適応外使用のため保護者に同意を得ておく必要がある）．
発作のコントロール不良の患者では入院管理下でのワクチン接種も考慮する．
（注2）ACTH後の免疫抑制状態における生ワクチン接種による罹患と抗体獲得不全のリスクはACTH投与量，投与方法で差があるので主治医（接種医）の判断でこの期間は変更可能である．

（予防接種ガイドライン2012年度版[2]）

に入る．非けいれん発作が持続するものは欠神発作や一部の複雑部分発作が該当する」．

■ **基本指針**

当日の体調が安定していれば現行のすべてのワクチンを接種可能である．

難治なけいれん発作をもつてんかんおよびてんかん症候群

「脳器質性障害を伴う症候性全般てんかん・焦点性てんかんや未決定てんかんが該当する．てんかん症候群ではWest症候群，Lennox-Gastaut症候群，乳児重症ミオクロニーてんかん（SMEIまたはDravet症候群[注1]）など」．

■ **基本指針**

患者の発作状況がよく把握され，病状と体調が安定していれば主治医（接種医）が適切と判断した時期[注2]にすべてのワクチンが接種可能である．

注1）予防接種後の発作増加率は7.2%で，とくに麻疹含有ワクチンで高率（31.3%）に発熱時の発作増加がみられたが，すべて一過性で，その後の経過には影響がなかった．一方，麻疹を含む種々の伝染性疾患に自然罹患することにより60%以上で発作増悪や全身状態の悪化がみられ，本病型においても積極的にワクチン接種が勧奨されると報告している[3]．

注2）難治発作をもつてんかんでは接種までの観察期間を一律に策定することは困難であるが，参考として専門医へのアンケート結果を示す[4]．

- 発作が日・週単位：約1か月，発作が月単位：1～3か月程度あける．
- 発作重積症後は日・週単位：1～3か月，月単位：3～6か月程度あける．
- 新規診断例は3～6か月程度観察する．ただし，症例ごとに発作状況や当該ワクチンの必要性を考慮し，より早期の接種も可能である．

ACTH療法後の予防接種

West症候群や一部の難治てんかんでは，内服の抗てんかん薬以外にACTH療法が実施されているが，施行後の免疫動態やワクチン開始時期に関する検討は少ない．ここでは永井らの報告をもとに，現時点の接種基本方針[5]を示す．

■ **ACTH療法後の免疫動態**

治療後はCD4リンパ球の低下，CD4/CD8比の低下を中心とした細胞性免疫機能の低下が

示唆され，多くの症例では終了後 6 か月ごろに CD4 リンパ球が正常域に，CD4/CD8 比 ≧ 1.0 に回復する．したがって，実際的には CD4 が年齢別正常域に，CD8 が 1.0 以上に回復していることを確認して予防接種を行うことが望ましい．ただ，当該ワクチンの抗体獲得状況については個別の検討が必要である．

■ 基本指針

ACTH 療法後は細胞性免疫抑制状態にあるため，ワクチン接種による疾患罹患と抗体獲得不全に対する配慮が必要である．治療後の予防接種開始時期は約 6 か月を目安とするが，ACTH 投与量・投与法により差があるため[注3]，主治医（接種医）の判断で個別にこの期間は変更可能である．

注3）近年の少量 ACTH 療法後の後方的検討では，終了後 3〜6 か月の間に細胞性免疫は正常域に達し，MR ワクチン接種後抗体産生も良好であったとの報告がある[6]．

予防接種後の発作対応策

■ 発熱時の発作予防

発熱により発作が増悪しやすいてんかん（Dravet 症候群など）や既往にその傾向がみられる場合は，接種後発熱の前兆（≧ 37.5℃ を目安）に気づいた時点でジアゼパム（DZP）坐剤を使用する．初回投与の 8 時間後も発熱が持続（≧ 38℃ を目安）する場合は 2 回目の DZP 坐剤を投与する．通常，この 2 回で 24 時間奏効する．

■ 発作対策のコツ

患者の抗てんかん薬の内服量が適量か，コンプライアンスが良好かどうか確認し，あらかじめ DZP 坐剤の至適投与量を個別に設定しておく．

■ 救急病院との連携

地域性なども考慮し，すみやかに受診と処置ができるよう，事前に近隣の対応可能な救急病院とも連携しておくことが望ましい．

感冒・他疾患罹患時と他科受診時の留意点

Key Points

- 感染症による原病への影響と，他科治療薬と抗てんかん薬との相互作用に注意
- 身体抑制下の歯科治療を避けるため，幼児期から定期歯科検診による予防が重要

治療中の小児がてんかん以外の疾患にかかり他院や他科を受診し，抗てんかん薬以外の内服をする場合は，受診先医療機関に患児の病状や現在の処方内容を正しく伝えておき，配慮を求めておく必要がある．これは，感冒などの感染症罹患時にはそれまで軽快していた原病の発作が再び出現したり，増悪することがしばしばみられることと，他疾患の治療薬のなかには抗てんかん薬への相互作用により血中動態が変わり，発作が増悪したり，状態が変化しうるためである．とくに抗てんかん薬は肝臓で CYP 系による代謝を受ける薬剤が多く，その代謝系に影響する治療薬剤を併用したり，影響のある食品やサプリメントを過剰に摂取すると問題となる．❸に影響のある薬剤・食品をあげ，血中動態の変化や病態を示す[7,8]．

一方，歯科などの他科治療の際においても，一部の発達障害を伴う症候性てんかん児以外は，一般小児の場合と変わらない．とくに歯科診療では，緊急処置を要する場合や特殊な状況を除き，身体抑制や薬物使用を避けるため，事前にさまざまな対応上の工夫や調整が行われている[9]．

❸ 抗てんかん薬や治療経過に影響を及ぼす可能性のある薬剤と食品・サプリメントなど

併用薬	影響を受ける抗てんかん薬・拮抗作用	血中濃度と病態
抗菌薬 　マクロライド系 　ST合剤（バクタ®） 　カルバペネム系	 CBZ, VPA, ZNS, TPM など PHT VPA	 濃度上昇 濃度上昇 濃度著明に低下
抗ヒスタミン薬 抗アレルギー薬	中枢性ヒスタミン1拮抗作用による （総合感冒薬，ケトチフェンなど）	けいれん閾値低下
テオフィリン製剤	ベンゾジアゼピン拮抗作用が推測される* （乳幼児のテオフィリン製剤使用中の患児に生じたけいれん発作）	けいれんが遷延化し，治療抵抗性となる．けいれん重積型脳症発症要因の一つ
メチルフェニデート（リタリン®）	PB	濃度上昇
シメチジン，オメプラゾール	CBZ, PHT, ZNS など	濃度上昇
その他 　グレープフルーツジュース 　西洋オトギリソウ含有食品	 CBZ, ZNS など PB, PHT, CBZ, TPM など	 濃度上昇 濃度低下

CBZ：カルバマゼピン，VPA：バルプロ酸，ZNS：ゾニサミド，TPM：トピラマート，PHT：フェニトイン，PB：フェノバルビタール．
*吉川秀人．2008[7]から引用．
（宮嶋智子．2008[8]など参考に作表）

■ 文献

1) 予防接種ガイドライン等検討委員会．予防接種ガイドライン2012年改訂版．第10章，第11章．東京：予防接種リサーチセンター；2012. p.57-66.
2) 予防接種ガイドライン等検討委員会．予防接種ガイドライン2012年改訂版．参考2．東京：予防接種リサーチセンター；2012. p.82-5.
3) 田辺卓也，粟屋 豊ほか．乳児重症ミオクロニーてんかん（SMEI）症例のワクチン接種状況調査．脳と発達 2004；36：318-23.
4) 伊予田邦昭．予防接種．岡 明編．小児科臨床ピクシス3．小児てんかんの最新医療．東京：中山書店；2008. p.196-9.
5) 粟屋 豊，伊予田邦昭ほか編．神経疾患をもつ小児に対する予防接種ガイドブック．東京：診断と治療社；2007. p.30-1.
6) 伊予田邦昭．West症候群における少量ACTH治療後の麻疹・風疹混合ワクチン接種時期と有効性ならびに安全性の検討．予防接種ハイリスク者の免疫状況と安全かつ有効な接種方法の研究（主任研究者：永井利三郎）．22年度総括・分担研究報告書．東京：予防接種リサーチセンター．2011年4月．p.7-12.
7) 吉川秀人．急性重積型脳症の治療—theophylline関連けいれんを中心に．脳と発達 2008；40：150-4.
8) 宮嶋智子．風邪薬などの併用．岡 明編，小児科臨床ピクシス3．小児てんかんの最新医療．東京：中山書店；2008. p.200-1.
9) 福岡 理，岡本真美．障害児の歯科治療．小児内科 2011；43：1365-70.

（伊予田邦昭）

18 保育園・幼稚園・学校生活を快適に過ごすための留意点

発作のリスクと日常生活

　てんかんでは，発作による転倒，溺水などの事故のリスクがあるため，安全確保のために日常生活の制限を要する場合がある．しかしながら，過剰な制限は子どもの自尊心や自立心をむしばみ，健全な発達を阻害するおそれがある．

　てんかんをもつ子どもたちが，より快適に保育園・幼稚園や学校生活を過ごすためには，できる限り制限を最小限にとどめる必要がある．また，てんかん発作の発作型や発作頻度はさまざまであり，それに伴うリスクの大きさも多様である．したがって，保育園・幼稚園や学校生活における指導にあたっては，子どもの年齢，てんかんの重症度，発作型，症候群，合併症，発作や治療の状況に応じて，個別にリスクを判断し対応していくことが重要である．

　たとえば，ローランドてんかんの場合は，睡眠に関係したときしか発作は起こらないため，うたた寝をしない限り通常の学校生活場面で発作を起こすことは考えにくいので，原則として制限の必要はない．ただし，修学旅行などで宿泊する場合は，学校側にも発作のリスクや発作時の対応についての情報を与えておくのが望ましい．発達障害を合併症としてもつ子どもに対しては，てんかん発作のリスクに加えて，その子の特性についてよく理解した細かい対応・指導が望まれる．

　てんかんをもつ子どもの活動の制限については，絶対的に正しい制限の仕方は存在せず，個々の家庭の教育方針，園や学校側の状況などを考慮したうえで，ある程度のリスクを受け入れながら判断していくことが重要である．

　保育園・幼稚園や学校に病名を告知すべきかどうかは，発作が抑制されているかどうかにより異なり，最終的には家族の判断にゆだねられるが，発作が起こる可能性が少しでもあったり薬の副作用が出現する可能性がある場合などは，ぜひ告知するよう勧めるほうがよい．保育園・幼稚園や学校生活で不必要な制限がある場合や対応が不十分な場合は，主治医からの意見書を持参させたり，家族と同席で直接説明する機会を設けたりする必要がある．

集団生活としての対応

　てんかん発作時のリスクを最小限にするには，指導者が子どもの保育・教育場面で生じう

Words of wisdom

保育園・幼稚園・学校生活での指導の原則

❶ 個々の子どもの状況を十分に把握し，個別にリスクを判断する．
❷ リスクをある程度受け入れて，できるだけ制限の少ない最善の選択を考える．
❸ 家族と保育園・幼稚園や学校との連携がうまくいくように支援する．
❹ てんかん発作型に応じた発作時の対応を指示する．
❺ 患児が特別視されないように配慮する．

る発作症状を正しく理解し，発作による受傷のリスクをあらかじめ想定しておくことが大切である．そのためには，家族や医師がその子どもに起こりうる発作症状や治療状況，発作の対応法をできるだけ具体的に指導者に伝えておく必要がある．たとえば，同じ全般発作でも，脱力や失立発作は強直発作に比べ急激に倒れやすいため受傷のリスクがより大きく，欠神発作の場合は立位の状態で起こっても通常倒れることはない．脱力発作の頻度が高く危険が大きい場合は，保護帽などの着用が推奨される．

指導場面での発作時のリスクに対しては，てんかんをもつ子どもの発作症状や発作頻度と園や学校での活動内容との危険度を分類した「生活指導表」(❶)[1] を活用するとよい．

発作型別の発作時の対応

いわゆる大発作（全身性強直〈間代〉発作，二次性全般化発作）の場合は，一般的な対応法（❷）のように，誤嚥を防ぐような姿勢をとらせて数分間見守り，止まる気配がなければ早めに救急車をよび，医療機関に連絡するよう指導する．複雑部分発作などで顔色が悪くチアノーゼを呈するような状態の場合も同様の対応でよい．しかしながら，意識がないものの呼吸や心拍に影響のないような発作の場合は，あわてず保健室などで休ませて回復するまで見守るのみでよい場合もある．この場合も，長く続くときは主治医と連絡をとり指示を受けるべきである．短い発作であっても数分から数十分間隔などでみられるときは，連絡をして指示を受けたほうがよい．

発作時の頓用として，ジアゼパムなどの坐薬の挿入指示をあらかじめ行うこともあるが，それ自体で重積発作を止めるには吸収を考えても15分以上はかかるため，長い発作の場合は効果を待たずに救急車を要請するように指導したほうがよい．

大きな発作の後は，しばしば頭痛や吐き気がみられるため家族に連絡して保健室で休ませ，場合によっては早退させ医療機関への受診を勧める．怠薬がなかったか確認し，飲み忘れがあった場合は早めに内服させる．短い発作で回復が早い場合は，通常の生活にすみやかに戻してよい．

他の子どもたちがてんかんの発作症状を目撃することで動揺したり，その子どもを特別視したりしないように配慮することも必要である．家族の了解が得られれば，クラスメートや遊び仲間など周囲の子どもたちの発達段階に応じてわかりやすく疾患の説明をするとよい．

運動・体育の対応

適度な運動は発作に悪影響を与えたり発作を誘発したりすることは通常ない．

幼児ではブランコやジャングルジム，学齢期では鉄棒や水泳，格闘技など，活動中に万が一発作が起こると受傷のリスクが高い運動については，子どもの発作の状況によっては制限を要する場合もある．持久走など激しい運動で発作が誘発されやすい子どももいるため，発作型や病歴によっては注意が必要である．水泳については，てんかん発作の抑制状況や指導者や家族の参加，見守りの状況などをふまえて判断すべきである．実際は，水泳中の発作よりもプールサイドでの発作が多い傾向にあるといわれる．

てんかんをもつ子どもの監視を重視するあまり，ほかの子と違う色の帽子をかぶらせるなどの措置は子どもへの影響を考えると好ましくない．部活動に関しては，発作の抑制状況に加え，指導者の見守りの状況をふまえて判断する必要がある．

抗てんかん薬のうち，ゾニサミドやトピラマートを内服中の子どもは発汗の低下のため熱がこもりやすく，暑い時期には熱中症のリスクが高くなるため配慮を要する．

❶ てんかん児の生活指導表

診断名：＿＿＿＿　氏名：＿＿＿＿＿　　年　月　日生　医療機関：＿＿＿＿　医師：＿＿＿＿印　　　　　年　月　日

幼稚園／学校生活規則面からの区分		危険度	学校での運動（体育，休み時間，部活動など）				体育実技以外の教科	学校行事，その他の部活動
			低い（臥位，座位）	普通（立位，歩行）	高い（走る，跳ぶなど）	非常に高い（泳ぐ，高所など）		
	幼児		座っての学習 砂遊び 童歌遊び	簡単な体操 リズム体操 行進 ボールの投げっこ 跳びっこ マット遊び 手押し車	リレー遊び かけっこ 円形ドッジボール 玉当て 滑り台 シーソー	プールの中での水遊び 低鉄棒遊び 登り棒，木登り ジャングルジム ブランコ	大きな機械，危険な薬品，火器，刃物などを使う学習は，非情に高い危険に準ずる．給食で熱いものを運搬中，食事中は，高い危険に準ずる．	1. 児童生徒会活動　A, Bは可*, C, Dは可 2. 給食当番，清掃　Aは禁*, Bは可*, C, Dは可 3. 朝会やその他の集会　Aは可*, B, C, Dは可 4. 運動会，体育祭，球技大会，水泳大会（記録会）左記に準ず 5. 遠足，見学，移動教室　Aは禁*, Bは可*, C, Dは可 6. 林間学校，修学旅行　A, Bは禁*, Cは可*, Dは可 7. 臨海学校　A, B, Cは禁*, Dは可* 8. 野外活動（水泳，登山など），部活動の合宿などの参加については，特に医師との協議が必要 9. その他の注意を要する活動階段はA, Bは禁* 入浴はA, B, Cは禁* 注意：スポーツテスト（注）は内容により危険度を判定する
	小学校 1・2・3・4年		座っての学習 腕立て伏せ	簡単な体操 リズム体操 行進 持久走（マラソン） 縄跳び	短距離走 幅跳び 高跳び 跳箱遊び マット運動 ラインサッカー スポーツテスト(注)	水泳 鉄棒 自転車 相撲遊び		
	小学校 5・6年 中学校 高校		座っての学習	簡単な体操 ダンス 遅いランニング 持久走（マラソン） 行進 縄跳び ハイキング テニス バドミントン 卓球	短距離走 リレー 障害走 走り幅跳び 走り高跳び 器械体操 野球 ソフトボール ドッジボール ハンドボール バスケットボール バレーボール サッカー 弓道 剣道 スポーツテスト(注)	水泳（特に潜水） 登山 自転車 柔道 レスリング 相撲 ボクシング ラグビー アメリカンフットボール スキー アイスホッケー スケート ローラースケート		
A	個人		可	可*	禁*	禁*	その他： 1. 予防接種 2〜3カ月経過が良ければ，原則的にはすべての接種可能．ただし，担当医と相談する． 2. 現在の処方（　年　月　日）	
	集団		可*	禁*	禁*	禁		
B	個人		可	可	可*	禁*		
	集団		可	可*	禁*	禁		
C	個人		可	可	可	禁*		
	集団		可	可	可*	禁		
D	個人		可	可	可	可		
	集団		可	可	可	可		

指導区分：
可　：制限なし
可*：気をつけて監視
禁*：家族の強い希望があれば，厳重な監視のもとでのみ可
禁　：禁止

個人と集団の区別：
個人：1対1で付き添ってする
集団：4人以上の学級で一緒にする

指導区分決定のめやす：

代表的発作症状	倒れる発作	意識混濁し，動作が調節できない（例：動き回る）	意識清明で，身体を支えきれる
主な発作型	強直間代発作 二次性全般発作	欠神発作 複雑部分発作	単純部分発作
指導区分			
A	1回/日以上	対象外	対象外
B	1回/日〜1回/月	1回/日以上	対象外
C	1回/月〜1回/2年	1回/日〜1回/月	1回/月以上
D	2年以上発作なし	1カ月以上発作なし	1カ月以上発作なし

その他の配慮事項：
1) てんかん重積
2) 発作の誘因
　過呼吸，音，光，驚き，興奮
3) 発作の時刻
　睡眠時，起床直後
4) 運動障害の程度
　独歩，伝い歩き，立ち上がる，這う，寝返る，臥位

利用上の注意：
この生活指導表はてんかん児が安全にすべての活動に参加することを考えて，そのために最低限配慮すべき目安を示したものである．実際にはてんかん児の発作の実態，具体的な活動内容，監視や介助の態勢などの生活場面を考慮して，関係者と十分に情報交換をして，一人ひとりの子どもに合わせて，担当医が修正・加筆して，随時実状に合ったものにして使用される．

（長尾秀夫．2007[1]）

❷ てんかん発作（いわゆる大発作）のときの対応について

- 恐れず，あわてず，安全第一に考えて静かにそっとしておく．押さえつけても発作を止めることはできない．静かに寝かせて，呼吸が楽になるように衣服をゆるめる．発作中は顔色が悪くなるが，通常は完全に呼吸停止することはなく，数分以内に回復し始める．肩枕を入れたりして気道を確保するのもよい．周りの危険なものは取り除く
- 硬いものを歯の間に無理に入れてはいけない．吐き気があるとき，唾液が多いときには顔を横に向ける
- 発作が終わり意識を回復するまで必ず誰かが側にいること．目覚めたときにとくに訴えがなく，麻痺もないことを確認したら，授業に復帰させることは可能であろう．しかし，うつろで眠そうな場合はそのまま休ませてよい
- 発作が起きたらすぐに時計を見ること．発作後のもうろう状態や睡眠は発作持続時間に入れない
- 発作の様子を十分に観察し（とくに顔色，目の位置，手足の動きや左右差，体温など），できるだけ家庭，医師に報告する

以下の状態のときはただちに医師に連絡する

- 発作が5〜10分以上続き止まる様子がない．または，発作自体は短くても何回も繰り返すとき
- 意識がなかなか戻らない．発作後も顔色が悪いときなど

遠足，修学旅行

　遠足，修学旅行への参加もできる限り認めるべきである．参加に際しては，期間中の薬の内服管理・確認をどうするか，発作が起こった場合の対応法などについて出発前に十分確認しておく必要がある．できれば，発作時の対応法や内服薬の種類と量を記載した文書を持参させる．

　集団での行動の際には，友人の前での内服がためらわれたり，夜間遅くまで騒いで睡眠が十分とれず発作が誘発されたりすることもあるため，患者本人にもしっかり指導しておく必要がある．

発熱時の対応

　発熱時は，原則として他の子どもたちと同様の対応でかまわないが，発作誘発のリスクは高くなることがあるため注意が必要である．過去に発熱で発作が誘発されていたり，発熱時に長い発作の既往がある場合などでは，予防的にジアゼパム坐薬が使われることがある．

Conclusion

❶ 子どもの発作状況を考慮し，生活の制限は最小限にとどめる．
❷ 発作型に応じた発作時の対応を具体的に指示しておくとよい．
❸ 家族と保育園・幼稚園，学校との連携の支援に努める．

■文献
1) 長尾秀夫．てんかんを持つ子どもの生活支援と看護．小児看護 2007；30：178-85．

（松尾宗明）

19 成人期を迎えるにあたって留意すべき点

ライフ・イベントで相談を受けたとき

　幼児期発症の良性の経過をとるてんかんの多くは，小学校卒業のころには治癒していく．一方，発症年齢が10歳代の場合，発作がコントロールされ抗てんかん薬の減量・中止に至る前に，進学，就職，結婚，妊娠といった問題につきあたることがある．

　地方では，交通機関の不備により通学・通勤の移動手段に二輪車を含めた自家用車が必要となることが多い．免許が取得できないかもしれないという理由から，都市部の大学・企業を志望する人もいる．単身生活では不規則な睡眠や服薬が発作につながることもあり，とくに独りでの入浴は禁止すべきである．浴室での溺水は起こりうることで，シャワー浴が基本である．

　発作が落ち着いていれば就職は可能であるが，環境が大きく変わりストレスや仕事内容により睡眠障害や服薬コンプライアンス低下をきたすことがある．就職にあたり病名の自己申告はするべきかと相談を受けることもある．

　結婚，妊娠，出産については，順序が変わり結婚が最後になることもまれではなくなっている．中学生のときから妊娠する前に具体的に解決すべきことを話しておくことが必要である．「運転免許，就職，妊娠，出産，授乳は可能ですか？」と，抗てんかん薬服用中の患者本人やその家族から相談されたらどう提案したらよいか考えてみたい．患者には，日本てんかん協会のホームページ（www.jea-net.jp/useful/index.html）の「お役立ちテキストダウンロード」から「てんかん相談 Q&A 支援のためのアセスメントマニュアル」[1]を推奨する．

自動車運転免許はとれますか？

Key Points
- 一定の条件を満たせば運転免許はとれる
- 道路交通法の運用基準で決まる
- 取得の可否を判断する医師の診断が必要

　2002年に道路交通法改正により，一定の条件（❶）[2]を満たすてんかんをもつ人は自動車

Words of wisdom

成人期を迎えるてんかん患児の疑問に答える

❶ バイクや自動車の免許を取れますか？ ➡ Yes！　ただし，医師の診断が必要となります．
❷ 就職できるでしょうか？ ➡ Yes！　ただし，発作内容に応じて職種を選ぶ必要があります．てんかんの包括的分類基準を利用すると，重症度別に検討しやすくなります．
❸ 結婚できますか？ ➡ Yes！　ただし，パートナーに病気のことを理解してもらうことが何より大切です．
❹ 赤ちゃんは大丈夫？ ➡ Yes！　その前に，催奇形性がある薬剤に注意し，妊娠中も規則正しい服用が必要となります．

❶ 道路交通法（一定の病気に係る免許可能である運用基準）

施行令
てんかん（発作が再発するおそれのないもの，発作が再発しても意識障害および運動障害がもたらされないもの，ならびに発作が睡眠中に限り再発するもの）
運用基準
以下のいずれかの場合には免許取得は可能である 1. 発作が過去5年以内に起こったことがなく，医師が「今後，発作が起こるおそれがない」旨の診断を行った場合 2. 発作が過去2年以内に起こったことがなく，医師が「今後，X年程度であれば，発作が起こるおそれがない」旨の診断を行った場合　＊X年後に臨時適正検査を行う 3. 医師が，1年間の経過観察の後「発作が意識障害および運動障害を伴わない単純部分発作に限られ，今後，症状の悪化のおそれがない」旨の診断を行った場合 4. 医師が，2年間の経過観察の後「発作が睡眠中に限って起こり，今後，症状の悪化のおそれがない」旨の診断を行った場合

日本てんかん学会の指針：中型免許（8t限定を除く），大型免許および旅客運送にかかわる第二種免許の適正はない（投薬なしで5年間発作がなく，今後も再発の危険がない場合を除く）．

❷ てんかんをもつ人の運転で生じた事故

年	場所	年齢（歳）	性	事故内容	判決
1999	兵庫県三木市	56	女性	歩道の児童3名をはね死傷	無罪
2002	滋賀県栗東市	23	男性	対向車線で正面衝突し男性死亡	無罪
2002	道路交通法改正によりてんかんをもつ人が免許取得可能となる				
2004	長野県長野市	40	男性	5台に追突し1人死亡6人重傷	懲役4年
2008	神奈川県横浜市	44	男性	歩道の中学生死亡，男性重傷	懲役2年8か月
2010	三重県四日市市	48	男性	追突し踏切に押し出された2名死亡	懲役2年10か月
2011	栃木県鹿沼市	26	男性	クレーン車にはねられた小学生6名死亡	懲役7年
2011	島根県松江市	22	女性	歩道の2名死傷	懲役2年
2011	広島県福山市	38	男性	歩道の小学生4人重軽傷	実刑
2011	愛知県岩倉市	79	男性	追突2回し39歳母と9歳子死亡	不起訴
2011	鹿児島県姶良市	38	男性	追突し1人死亡4人受傷	実刑
2012	京都市東山区	30	男性	暴走し7人死亡12人受傷	捜査中
2012	千葉県柏市	38	男性	物損，免許証不正取得	逮捕

運転免許取得が可能となった．地方では移動手段としての車は必須であり，就職の条件にもなり，免許取得の可否は重要な点である．それ以前は法律的に取得制限がかかっていたが，この法改正によりてんかん患者は大きな恩恵を受けた．しかし，数年前からてんかんをもつ人の運転による痛ましい人身事故が多数報道されている（❷）．それまでは無罪であった事故でも，法改正の後には実刑判決がほとんどであり，運転免許が取得可能になった代わりに，てんかんのコントロールについての責任を問われることにもなっている．

このような事故報告から，本人，親，医師が漠然と免許は取れない，または取らせてはいけないと考える場合が増していると思われる．そこで，主治医は道路交通法（❶）を正しく理解し，正確な情報を本人や親に伝えることが重要である．そのうえで，医師は患者の診療状況から取得可能かどうかを診断する．

免許交付の最終判断は各都道府県の公安委員会が行うものであるが，その根拠は主治医にかかっているので責任は重い．大型自動車運転や旅客運送にかかわるすべての運転の適正はない（投薬なしで5年間発作がなく，今後も再発の

❸ てんかんの包括的分類基準

第1群	5年以上発作がなく，重複障害（身体，知能，精神医学的）はないか，軽度で十分な職業能力をもつ人
第2群	3年以上発作がなく，重複障害を考慮しても十分な職業能力をもつ人
第3群	発作消失3年未満で，発作による危険性や重複障害を考慮しても職業能力をもつ人
第4群	発作頻度が月5～6回以上であるか，発作回数はそれ以下であっても発作自体に危険を伴う場合で，重複障害を考慮に入れても保護就労なら可能な人
第5群	発作頻度が週数回以上か，あるいは頻度は少なくても危険な発作であるか，重複障害を有し，自立生活が困難で軽度から中等度の他人の介護を要する人
第6群	発作頻度が日に数回以上か，あるいは発作頻度が少なくても重複障害のため，全日常生活が他人の介護を要する人

(八木和一，1991[3])

危険がない場合を除く）（❶）（日本てんかん学会2001年判定指針）．この点は進路に影響するので明言しておくべきである．

就職できますか？

Key Points
- てんかん発作が消失している第1群～第3群では就職可能
- 高所での作業や深夜勤務を避けるなど発作内容に応じて職種を選ぶ
- 個々人の職業能力による

発作の有無にかかわらず可能である．就業の目安をてんかん発作頻度と合併障害から分類した，てんかんの包括的分類基準（❸）[3]が提唱されている．分類の第1群，第2群，第3群は，てんかん発作が消失しており職業能力をもつので就職可能である．一方，第4群，第5群は，発作があり一定の介助が必要であるので，主治医は医療ケースワーカー，社会福祉士と相談して就労を検討する．第6群は，発作頻度が多いかまたは全日常生活が介護を要するので就労は困難である．このいずれに該当するのか当てはめれば提言しやすくなる．

職種が公務員などの安定した時間内勤務，安全な業務の場合は発作が起きにくく，このような職種に就くには教育が重要になる．工場や高所での作業は危険であり，医療やサービス業などの不規則な深夜労働などでは睡眠不足により発作が生じやすい．とくに若年性ミオクロニーてんかんの場合は服薬で発作のコントロールは可能であり免許も取得できるが，睡眠不足は発作を誘発するので職種は選ぶ必要がある．

発作がなく合併する障害をもたない場合は就労が可能といえる．この場合，病名を告知するかどうかという問題がある．告知しない場合の診療は，①会社の健康保険を使わず自費診療，②会社の健康保険に入らず国民健康保険に加入する，のいずれかを選ぶことになる（てんかん相談Q＆Aの就労-6[1]）．

発作が起こりうる場合や合併障害がある場合は，告知により採用されない確率が高くなるが，採用されればサポートが期待できる．障害者手帳を取得することで障害者枠の求人をハローワークで探すことが可能となる．

結婚できますか？

Key Points
- 結婚に際しては，パートナーへの病気の告知が大切
- 妊娠中も規則正しい服薬が必要
- 服用薬剤に注意すれば出産できる

結婚は可能である．ただし，パートナーに自

❹ てんかんをもつ妊娠可能年齢の女性に対する治療ガイドライン

妊娠前	・妊娠前カウンセリング：てんかんの重篤度，生活技能の能力から妊娠出産が現実的か否か討議し，その判断は本人と家族に委ねる ・妊娠前の発作抑制：単剤治療を試みる．奇形発現頻度の高い以下の薬剤では用量の減量を試みる．バルプロ酸（VPA）は徐放剤で血中濃度 70 µg/mL 以下で 1,000 mg/日以下，カルバマゼピン（CBZ）400 mg/日以下，フェニトイン（PHT）200 mg/日以下，プリミドン（PRM）400 mg/日以下が望ましい．トリメタジオン（TMD）は使用しない 多剤治療で避ける組み合わせは，PHT+フェノバルビタール（PB），CBZ+PB，VPA+CBZ ・葉酸補充を非妊娠時 0.4 mg/日，妊娠時 0.6 mg/日，授乳期 0.5 mg/日服用する
妊娠中	・定期的通院，胎児モニター，抗てんかん薬・葉酸濃度測定を行う．抗てんかん薬血中濃度は低下しても，ただちに増量すべきではない．また葉酸は PB，PHT，PRM により吸収阻害されるので補充が必要である ・抗てんかん薬増量は規則的服薬者の発作が悪化したときのみに行う ・VPA，CBZ 服用では，二分脊椎や無脳症の除外に血清 AFT 測定（妊娠 16 週），超音波（妊娠 18 週）を行う ・全般性強直間代発作の場合，胎児の低酸素や切迫流産・切迫早産に注意する
産褥期	・通常分娩が可能 ・分娩前後の不規則服薬によるけいれん発作の増悪に注意する ・出産時に，児にビタミンK投与し，新生児出血を予防する ・授乳は可能．抗てんかん薬は母乳に移行するが，半減期の長いベンゾジアゼピン（BDZ），PRM，PB の場合は，児が傾眠，低緊張，哺乳力低下などの症状があれば授乳を控える ・産後に母体の抗てんかん薬血中濃度が上昇することがある ・母親の睡眠不足を避けるために家族の協力を求める
産後	・小児科専門医，小児神経専門医による心身の発達を定期的に受ける ・ハンディキャップをもつ子ども，発達の遅れをもつ子どもに対する指導を行う

身のことも子どものことも含め，病気のことを告げるべきである．発作がないからと黙っておくと，どんなことでも相談し合えなくなり，自身を追い込むことになる．発作が起こりうるのであれば，どのように回避できるのか話し合っておいたほうがよい．そうすれば，出産・育児に際しては，パートナーおよび親族の協力が得られる．不安のままにしておかず，実際にどんなことが起こるのか主治医と面談して，2人がてんかんと具体的にどう向き合うか共通の理解をすることが必要である．

経口避妊薬は，服用する抗てんかん薬（カルバマゼピン，フェノバルビタール，フェニトイン）によっては肝臓での分解が促進され，その効果が弱まるので避妊に失敗する可能性がある．また，経口避妊薬の服用でバルプロ酸やラモトリギンの血中濃度が低下するので，発作を引き起こす可能性がある．

就労と同じく，結婚により生活環境が変わり，睡眠不足や疲れでけいれん閾値は低下するので注意が必要である．

妊娠できますか？

妊娠の前に，てんかん発作の頻度と本人の生活技能についての自立度を考慮して，家族と話し合うことが望ましい．発作頻度が低ければ，それだけリスクも減る．抗てんかん薬の種類や服薬数については留意すべきである．葉酸補充の時期についての説明をしておく（❹）[4,5]．

妊娠による発作頻度は，約 80% は不変であり，20% は増加し，数% は減少するといわれている．頻度が増すのは，ホルモンの変化，つわり・体内水分の増加などに伴う血中濃度低下，さらに副作用を懸念して自己減量・自己断薬による．したがって，妊娠してもたとえ分娩中であっても，規則正しい服薬が必要である．基本的には，妊娠しても発作頻度や脳波などの悪化がなければ，血中濃度のわずかの低下は無視しうる．逆に，妊娠中のけいれん発作は切迫流早産や胎盤早期剥離，胎児仮死につながりかねず，母子ともにリスクを負う可能性がある．さ

らに，妊娠初期のけいれん発作は循環障害から胎児奇形を引き起こす可能性もある．

健康な赤ちゃんが産まれますか？

抗てんかん薬で奇形は増すのか？　一般に2倍に高くなる．しかし，その頻度は非服用で2～4％，抗てんかん薬服用で4～8％となる．つまり，90％以上は正常な児ということになる．抗てんかん薬の服用数が多いほど奇形発生は多いことがわかっている．

どの抗けいれん薬が奇形を起こしやすいか？バルプロ酸による催奇形性が際立って高い．女性の若年性ミオクロニーてんかんの第1選択薬は，バルプロ酸ではなくラモトリギンになっているのもこのためである．バルプロ酸をすでに服用中で変更不可能であれば，血中濃度を低く70 μg/mL以下に維持し，葉酸吸収阻害による低下を回避するため，葉酸を製剤として補充する．葉酸は細胞分裂の際の補酵素として働き，その欠乏は神経管欠損（二分脊椎）を引き起こす要因となる．神経管は胎生4週で閉鎖するので，妊娠がわかってからの補充は意味をなさない．

母乳は大丈夫ですか？

基本的に大丈夫である．とくに免疫学的利点から新生児期の母乳は積極的に行う（❹）．抗てんかん薬の母乳への移行率はゾニサミド93％，エトスクシミド78％，カルバマゼピン64％，フェノバルビタール35％，フェニトイン19％，バルプロ酸4％と格差があるが，実際は支障がないとされる．半減期が長いフェノバルビタールやベンゾジアゼピンでは傾眠，筋緊張低下，哺乳力低下などがあれば母乳を控えさせる．

Conclusion

　子どもはやがて成人し巣立っていくものなのに，親も主治医もそのことを忘れがちである．運転免許取得も結婚も就労も遠からず避けられない事項であるから，はじめからその話題を本人に提供することが大事である．患児と親に対しては脳波や血液検査の説明を行う．しかし筆者らは中学・高校生以上の患児には直接以下のような話をする．
- 「運転免許？　OKだよ！　でもね，まだ発作が止まったばかりだから順調にいってあとX年はかかるね．頑張って飲んでね」
- 「若年性ミオクロニーてんかんは睡眠不足が発作を誘発するから，合っている職業は勤務時間の決まった公務員かな，勉強しないとね」
- 「師長にはなれないかもしれないけど，外来勤務だけなら看護師になれた人もいるよ．まず大学に受からないとね」
- 「彼氏ができたらちゃんと病気のことを話さないとね．勝手に妊娠したらこんなに心配だよ．結婚する前に先生のとこにちゃんと連れておいで」
- 「葉酸値が低いから肉ばっかりじゃなくてもっと野菜食べなきゃ」

　自分の近い将来のことなので，とても真剣に聞いている．免許が取れると聞いて，服薬態度ががらりと変わってきちんと飲むようになった患児もいる．このような患児本人への指導は，患児が成人てんかん専門医の患者へ移行する前に，小児科医が果たすべき課題であり，責務でもある．

■文献

1）日本てんかん協会ホームページ（www.jea-net.jp/useful/index.html）
2）松浦雅人．てんかんと運転（医師の立場から）．Epilepsy 2012；6：19-26.
3）八木和一．医学的リハビリテーション．秋元波留夫，山内俊夫編．てんかん学の進歩2．東京：岩崎学術出版社；1991. p.341-55.
4）兼子　直ほか．てんかんを持つ妊娠可能年齢の女性に対する治療ガイドライン．てんかん研究 2007；25：27-31.
5）兼子　直編著．てんかん教室．改訂第3版．東京：新興医学出版社；2012. p.221-5.

（大府正治，松岡剛司，比屋根真彦）

20 てんかん児の認知，精神症状の合併症とその対応

合併症の原因と分類

てんかん治療にかかわる医療者は，ともすればてんかん発作の軽減のみに焦点を当て，てんかん治療を突き進めていきがちである．治療中に明らかになってくる認知障害や行動の異常は，患者の学校や日常生活，職場に重大な支障となりかねない．学校では学習面の困難さや家庭では身辺自立への障害になるなど，患児にとっては見過ごすことはできない大きな問題である．

Bergは，新規にてんかんと診断された小児を約10年間，前方視的に追跡研究している．認知機能が正常であったものは全体の73.6％であり，明らかな知的障害は21.3％にみられた．認知機能に影響を与える因子として，5歳未満のてんかん発症，症候性病因の有無，てんかん性脳症の有無，重積の有無（群発），直近の抗てんかん薬治療の状況（多剤併用）をあげている[1]．

本項では，てんかんに伴う認知障害，行動の問題を以下の4つに分けて整理してみた．①背景疾患に起因するもの，②てんかんそのものに起因するもの，③抗てんかん薬に起因するもの，④環境因子，心因性によるものである．

①は，先天性の脳形成異常などの脳形態異常による認知障害，または脳炎脳症，頭部外傷などの後遺症としての認知障害，すなわち脳自体の損傷の状況によってんかんとともに認知障害が生じる．この場合の認知障害は直接てんかんに由来しているわけではなく，てんかんを引き起こした原因と同じ脳の障害が認知障害の原因になっている．近年，後天的な脳障害だけでなく，先天的な脳の機能障害，発達障害に伴うてんかん，および認知障害が注目されている．

②は，徐波睡眠期持続性棘徐波を伴うてんかん（epilepsy with continuous spikes and waves during slow sleep：CSWS），最近では小児欠神てんかん（childhood absence epilepsy：CAE），中心・側頭部に棘波を伴う良性小児てんかん

Words of wisdom

原因別分類による対応

❶ 背景疾患に起因するもの：脳形成異常などの脳の形態異常，脳炎脳症，頭部外傷の後遺症に加え，最近では先天的な脳の機能障害，発達障害（AD/HD，自閉症スペクトラム障害，学習障害）への関心が高くなっている．児の特性を見極め，特性に合わせた育児を行うように指導していく．
❷ てんかんそのものに起因するもの：CSWS，Landau-Kleffner症候群ではてんかんが直接，認知機能や行動に影響を及ぼす．小児欠神てんかん，BECTSにおいても一部でその可能性が示唆されている．てんかん症候群分類に基づいて診断し，早期から適切なてんかん治療を行っていく．
❸ 抗てんかん薬に起因するもの：抗てんかん薬による影響は避けがたい．悪影響が著しい場合は，多剤・大量から単剤・新規薬への変更を考慮する．
❹ 環境因子，心因性によるもの：心因性非てんかん発作に代表される偽発作を忘れてはならない．心因性非てんかん発作の30％で真の発作を合併している．適応能力の低さ，自尊心の低さが誘因となることがあり，周囲の援助が欠かせない．

(benign childhood epilepsy with centrotemporal spikes：BECTS）でいわれているように，てんかんが直接，知能低下や認知障害を引き起こしている．

③は，認知機能に影響を与える薬剤によるもので，精神症状や問題行動が出現した場合，減量・中止の候補として考えるべき薬剤となる．

④は，心因性非てんかん発作に代表される偽発作である．真の発作との合併症例も少なくない．

背景疾患による認知障害

近年，社会的に注目されている発達障害とてんかんとの関連性について解説する．発達障害とは，発達の過程で明らかになる行動やコミュニケーション，社会適応の障害であり，先天的な脳の機能障害に基づく（発達障害者支援法）．脳の器質的もしくは機能的異常が背景にあるため，てんかんおよび脳波異常の合併が多い．

注意欠陥/多動性障害（AD/HD）

てんかん児において不注意，多動性・衝動性などの行動異常を呈する児の頻度は14～48％といわれ，一般人口に比して高率である．また，注意欠陥/多動性障害（attention-deficit/hyperactivity disorder：AD/HD）児では，中心・側頭部に突発波を呈することが多い．てんかんを合併したAD/HDでは抗けいれん作用に加え，気分安定作用を有するカルバマゼピン（CBZ），バルプロ酸（VPA）を投与すると多動・衝動性も安定することもある．

自閉症スペクトラム障害（ASD）

自閉症スペクトラム障害（autism spectrum disorder：ASD）はことば・コミュニケーションの障害，社会性の障害，想像力の障害に基づく行動の問題を三徴（いわゆる「ウィングの三つ組」）とする症候群である．この「三つ組」を説明するためにさまざまな神経心理病態が提唱されてきた．

Dawsonらは，ASDの臨床的な症状の単位として6つの表現型（Ⅰ帰属性，社会的報酬，Ⅱ陳述記憶，Ⅲ顔貌処理，相貌認知，Ⅳ動作模倣，Ⅴ言語，音韻処理，Ⅵ実行機能，計画性と柔軟性）と，それに関連する9脳領域（①前頭前野内側面，②扁桃体，③海馬，④紡錘状回，⑤上側頭溝，⑥ブローカ野，⑦頭頂葉下部，⑧側頭頭頂部，⑨前頭前野）をあげた．そしてASDの症状は6つの表現型の組み合わせで形成される．すなわち9脳領域の機能障害でASD症状が出現することを提唱している[2]．

ASDにてんかんと脳波異常が高頻度（約10～約70％）に合併することは知られている．川崎は，経時的に脳波を検討して，てんかんを発症していないASD児も年齢とともに突発異常波が前頭部に局在化していくことから，ASDに特徴的な所見としてparoxysm at F（PaF）とよび，MEGを用いた検討で前頭葉内側，帯状回前部を起源とすることを明らかにしている[3]．

学習障害（LD）

学習障害（learning disability, learning disorders：LD）は，①読字障害，②算数障害，③書字表出障害，④特定不能の学習障害に分類される（DSM-Ⅳ-TR）．てんかん児ではIQが比較的高いにもかかわらず，読字，書字，算数などの学業成績が悪いことが少なくない．小児期発症のてんかんのうち，正常知能の場合は半数強に，境界知能の場合は2/3にLDが合併する，もしくはLDを示唆する神経心理学的異常を認め，教育上の問題と神経心理学的異常に関連性があるといわれる．また，てんかん焦点との関連では，優位半球にてんかん焦点がある場合に読み，書き，計算に障害がある頻度は75％であり，非優位側の場合では10％未満であった[4]．すなわち，優位半球でのてんかん発症でLDの頻度が高かった．

背景疾患による認知障害への対応

てんかんの治療よりも背景疾患への対応が優先される．発達障害をはじめ背景疾患そのものの治癒は見込めないが，適切な対応で合併症の軽減は可能である．合併症に対し感覚統合療法，協調運動訓練などの作業療法，言語療法などが実施されることが多いが，児の特性に適った育児の工夫が第一義である．親のこう育てたいという思いは，あるいは集団の既定方針は児の特性に必ずしも噛み合うものではない．そのズレが合併症として困難さを深刻化させている．まずは個々の療育よりも児の特性を見極め，特性に合わせた育児を行うように指導していく．

てんかんによる認知障害

てんかん焦点に伴う認知障害

一般的に，左半球にてんかん焦点があると言語学習，言語記憶の障害が生じ，右半球にあると視空間認知，注意，感情の調節などの障害が生じる．さらに内側型側頭葉てんかんでは言語学習面の障害に加え，被害・迫害・関連妄想，幻聴の精神症状と記銘・記憶力の低下がみられる．また，明らかな臨床発作を認めないが頻回の突発異常波のある患者に認知障害，とくに短期記憶，言語面で異常を認めることがある．突発異常波は，全般性であっても局在性であっても，認知障害の程度は突発異常波の量と相関するともいわれる．

てんかんそのものによる認知障害

CSWS：焦点性発作波が数か月から数年で他領域に広がり，ノンレム睡眠期に棘徐波，鋭徐波がほぼ連続してみられるようになる．このころに知能低下，集中力低下，多動・衝動性，固執などが出現し，日常生活が阻害される．運動性失語様の表出言語の低下もみられる．

Landau-Kleffner症候群（LKS）：てんかん発作で初発する場合と，言語の減少から失語へ進行してコミュニケーションの障害，認知の障害，学習の問題，こだわりなどの行動の問題で発症する場合（autistic epileptiform regression）がある．脳波は睡眠時の全般性棘徐波複合を示す例ではCSWSとの異同が問題になる．

BECTS：脳波異常に伴って短期記憶テストの成績が低下し，脳波異常がないときと比べて学習障害，ことばの遅れ，注意力障害がみられる．とくに，右半球または両側性にてんかん波があると視空間認知，注意が低下するという．Kanemuraらの治療抵抗性のBECTS男児を対象とした脳容量計測の研究では，患児には表出および認知と行動問題があり，発作が消失し言語表出が改善した後も認知と行動に問題が残った．神経心理面の障害がないBECTS児や健常児と比較すると，前頭葉および前頭前野の脳容量は発作消失後も減少したままで回復しなかった[5]．

CAE：小児期発症てんかんの10～20%を占める代表的なてんかんである．近年，注意障害と実行機能障害はCAEの中核障害であり，発作消失後も機能障害が持続することがわかってきた．D'Agatiらは，IQを一致させた健常者を対照に，VPAで発作が消失し過呼吸負荷で脳波異常が誘発されず，発作間欠期にも脳波異常を認めないCAE児の実行機能について検討した．CAE群では課題遂行時間，音韻と流暢性，注意の持続と分割注意時間が健常者に比べて悪かったことから，早期からの適切な治療の必要性を示した[6]．

てんかんによる認知障害への対応

従来はてんかん重積発作を，あるいはけいれん群発を軽減することが一義的と考えられていたが，近年は日々の発作を減少させることの重要性がいわれている．したがって，てんかん症候群分類に基づいて診断し，早期から適切なて

❶ 抗てんかん薬と認知，行動への影響

抗てんかん薬	認知，行動への影響
フェノバルビタール（PB）	IQ・学習低下，多動・興奮，注意力低下，眠気
フェニトイン（PHT）	集中力・記憶障害，情報処理・学習低下，眼振・失調
カルバマゼピン（CBZ）	眠気，興奮，記憶障害，複視・失調，音感障害
バルプロ酸（VPA）	高用量で迷路，聴・視覚統合に影響，振戦
ゾニサミド（ZNS）	幻覚，精神症状，不随意運動
クロナゼパム（CZP）	眠気，多動・興奮
クロバザム（CLB）	眠気，複視，PIQ，記憶が用量依存性に影響
ガバペンチン（GBP）*	多動・興奮，過敏性，攻撃性（知的障害児），眩暈・複視
トピラマート（TPM）*	情緒不安定，注意障害，記憶障害，倦怠
ラモトリギン（LTG）*	攻撃性（2.5％），興奮，感情高揚，チック
レベチラセタム（LEV）*	眠気，情緒不安，不安，多動，攻撃性

*新規抗てんかん薬．
IQ：intelligence quotient，PIQ：performance IQ．

んかん治療を行うことで認知障害の重症化を未然に防いでいく．さらに，認知行動療法などにより認知障害の軽減をめざす．

抗てんかん薬による認知障害

ほとんどすべての抗てんかん薬は，認知機能および行動になんらかの影響を及ぼす[7]（❶）．

従来の抗てんかん薬

Aldenkampの総説を紹介する[8]．
① 認知障害といわれてきた症状の多くは行動，動作，言語にみられる「緩慢さ」である．
② 多剤，多量の抗てんかん薬は認知機能に悪影響を及ぼす可能性が高く，その減量，減薬は認知機能を改善させる．
③ フェノバルビタール（PB）はフェニトイン（PHT）やCBZ，VPAに比べて認知に対して悪影響が比較的強い．
④ PBは他の薬剤に比較して記憶に悪影響を及ぼし，長期の使用は知的発達に障害を残す危険がある．
⑤ PHTの影響は比較的軽い．注意力散漫，精神活動の緩慢さはCBZ，VPAなどと大きな差異はない．一方でPHTは最も認知機能に及ぼす影響が大きく，とくに集中力，精神運動機能，記憶・情報処理および運動速度など，他の抗てんかん薬と比較して広範な機能にわたって血中濃度依存性に影響し，小児において読書能力や学業に影響を及ぼすという意見もある．
⑥ CBZは代謝，排泄が速く血中濃度が変動しやすく，血中濃度が高いほど認知への影響が大きい．
⑦ VPAは他剤（CBZやPHT）と同程度に軽度の運動緩慢さがみられた．しかしCBZとは異なり用量依存性はなかった．

新規抗てんかん薬

新規抗てんかん薬は2006年に発売されたガバペンチン（GBP）に始まり，2007年にトピラマート（TPM）が，2008年にラモトリギン（LTG）が，2010年にレベチラセタム（LEV）が発売され，日本のてんかん治療は新時代に入った．これにより，これまで難治性といわれていたてんかんの30～40％に発作軽減効果が期待できるようになった．副作用についても従来の抗てんかん薬とは異なって，TPMを除き認知機能よりも感情・気分に影響を及ぼすことが

ある点が注目される．また，うつ症状を呈することもまれにあるといわれる．

GBP：プラセボを用いた二重盲検による研究では，認知機能，倦怠感，不安，気分，不快には差がなく，高濃度で倦怠感が強くなったものの，認知機能および記憶力には問題はなかった．

TPM：新規抗てんかん薬のなかでも認知機能や気分に影響を及ぼす場合が多い．プラセボおよび VPA との二重盲検による研究では，VPA に比較して記銘力，言語の面に悪い影響を及ぼしていた．

LTG：認知機能にほとんど影響を及ぼさない．むしろ感情を高揚させ，単純反応時間を短縮させる働きがある．知的障害のある患者では活動性が向上した．また，自閉症状のある患者では行動異常が軽減することもある．

LEV：とくに認知機能に悪影響は少ないといわれる．健康ボランティアを対象とした二重盲検による CBZ との内服交差研究で，注意，記憶，認知機能などすべての検査項目ならびに神経心理テストで CBZ と比較して悪影響が少なかった[9]．また，約40%に攻撃性など精神・行動面での問題が発生したが，20～25%ではむしろ認知・行動面に改善がみられたという．Cramer らは，プラセボを用いた QOL 評価（QOLIE-31）を行い，LEV 群で「発作に対する不安」「全体の QOL」「認知機能」について有意に改善し，長期的にも効果が持続していた．LEV は発作抑制だけでなく QOL に対しても効果がみられた[10]．

抗てんかん薬による認知障害の対応

抗てんかん薬を見直し，多剤併用からできるだけ単剤に，または認知機能に影響の少ない抗てんかん薬に変更していく．抗てんかん薬，向精神薬を含め，内服薬の足し算でなく引き算を優先して薬を整理していく．認知行動面への影響が少ないといわれる新規抗てんかん薬へ変更していく．てんかん治療に際してんかん発作の軽減にばかり目を奪われることなく，患児，家族の生活の全体像，QOL を高めていくことを忘れてはならない．

環境因子，心因性によるもの

心因性非てんかん発作（psychogenic nonepileptic seizures：PNES）を忘れてはならない．てんかんセンターに紹介される患者の20%，あるいはそれ以上が PNES ともいわれている．

出現は思春期に多いが，4～5歳においてもみられ女子に多い．てんかん患者に合併する頻度も少なくなく，PNES の約30%にてんかん（真の発作）を合併していた．とくに発達障害をもつてんかん児の場合には，PNES に注意する必要がある．幼児期には，多動・衝動性，反抗挑戦性，行為障害など外在化した行動の問題と，頭痛，腹痛，胸痛，嘔吐，疲労，めまいなどの内在化症状が同時に生じてくる．内在化症状は抑うつの早期徴候でもある．

PNES と真の発作の鑑別は困難な場合が少なくない．PNES は周囲に人がいる状況で起こり，発作型は奇異で多彩で，全身発作でも転倒によるけがなどはなく，発作後の意識混濁もない．多くの場合，発作の状況を病歴から鑑別を行うが，目撃者・家族からの情報は往々にして不正確である．しばしばビデオ脳波モニタリングによる確認が必要となる．

PNES は児の心理面の評価が必要であり，家族・学校・社会などの環境への適応力の低さや，学力・信頼感に基づく自尊心の低さ，周囲の無理解が誘因となることがある．周囲が児を援助する姿勢が大事である．

Conclusion

認知，精神症状の合併症への対応

❶ てんかんの治療に際して，てんかんの発作症状の軽減だけでなく，付随して発生する認知・行動の問題と精神症状などの合併症がてんかん児，ならびに家族の QOL に影響を及ぼしている．

❷ 問題となっている症状が，①背景疾患に起因するものか，②てんかんそのものに起因するものか，③抗てんかん薬に起因するものか，④環境因子，心因性によるものかを分析する．①に関しては，背景疾患への対応を適切に行う．②に関しては，問題の症状を再度吟味し，てんかんの発作症状でなければ認知行動療法などを行う．③に関しては，抗てんかん薬を見直し，多剤併用からできるだけ単剤に，または認知機能に影響の少ない抗てんかん薬（主に新規薬）に変更していく．抗てんかん薬，向精神薬を含め，内服薬の足し算でなく引き算を優先して薬を整理していく．④に関しては，児の心理面を評価し，周囲が児を援助する姿勢を示すことである．

❸ てんかん治療に際し，てんかん発作の軽減にばかり目を奪われることなく，患児，家族の生活の全体像，QOL を高めていくことを忘れてはならない．

■文献

1) Berg AT, et al. Global cognitive function in children with epilepsy: a community-based study. Epilepsia 2008; 49: 608-14.
2) Dawson G, et al. Defining the broader phenotype of autism: genetic, brain, and behavioral perspectives. Dev Psychopathol 2002; 14: 581-611.
3) 川崎葉子. 広汎性発達障害の病態神経生理. 臨床神経生理学 2006; 34: 142-51.
4) Butterbaugh G, et al. Lateralization of temporal lobe epilepsy and learning disabilities, as defined by disability-related civil rights law. Epilepsia 2004; 45: 963-70.
5) Kanemura H, Aihara M. Growth disturbance of frontal lobe in BCECTS presenting with frontal dysfunction. Brain Dev 2009; 31: 771-4.
6) D'Agati E, et al. Attention and executive functions profile in childhood absence epilepsy. Brain Dev 2012; 34: 812-7.
7) Loring DW, Meador KJ. Cognitive side effects of antiepileptic drugs in children. Neurology 2004; 62: 872-7.
8) Aldenkamp AP. Antiepileptic drug treatment and epileptic seizure: effect on cognitive function. In: Trimble MSB, editor. The Neuropsychiatry of Epilepsy. New York: Cambridge Univ Press; 2002. p.256-67.
9) Meador KJ, et al. Neuropsychological and neurophysiologic effects of carbamazepine and levetiracetam. Neurology 2007; 69: 2076-84.
10) Cramer JA, et al. Maintenance of improvement in health-related quality of life during long-term treatment with levetiracetam. Epilepsy Behav 2003; 4: 118-23.

〈南谷幹之〉

索 引

和文索引

あ

アーチファクト	45, 46
アイソボログラム	219
アセタゾラミド（AZM）	220
アセチルコリン受容体	95
安全性	142
アンモニア	101

い

イオマゼニル（IMZ）	76
イオンチャネル遺伝子	95
息止め発作	131
胃食道逆流	130, 132
異所性灰白質	68, 213
——の MRI	69
位相	35, 37
一相性	37
胃腸炎関連けいれん（CwG）	167, 118
（⇨軽症胃腸炎に伴うけいれん）	
一点凝視	160
遺伝カウンセリング	93
遺伝形式	91
遺伝子解析	89, 94
遺伝子診断	92
遺伝性難治性てんかん	26
医療費助成制度	226

う

ウィスコンシンカード分類検査	110
ウィングの三つ組	257
ウェクスラー系知能検査	106
運動	247
運動自動症	207

え

鋭徐波	37
鋭波	37
エクソーム解析	99
エトスクシミド（ESM）	199, 203, 220
遠城寺式乳幼児分析的発達検査	107
遠足	249

お

大田原症候群	191
オクスカルバゼピン	185

か

絵画語彙発達検査	109
外側型側頭葉てんかん	207
海馬硬化を伴う内側側頭葉てんかん	206
——の MRI	66
開閉眼	40
海綿状血管奇形	73
学習障害	257
核種の半減期	83
覚醒後過同期	39
覚醒時大発作てんかん	201, 204
覚醒時脳波	37
過呼吸	40
家族計画	93
カタプレキシー	131
過鎮静	139
学校生活	246
活動	35
滑脳症	26, 55, 212
ガバペンチン（GBP）	222
カリウムチャネル	95
カルシウムチャネル	95
カルバマゼピン（CBZ）	185, 205, 209, 218, 220, 257
——少量投与	123, 169
眼球運動	45
眼球偏位	160
眼瞼ミオクロニーを伴う欠神発作	17
緩徐性棘徐波複合の脳波所見	196, 197
乾燥濾紙血	104
間代発作	15, 17
感冒	244
ガンマグロブリン療法	210, 234

き

機会性けいれん	56
機会てんかん発作	3
既視感（デジャヴ）	207
基準電極	34
偽全般発作	172
偽発作	214
救急蘇生用具一式	140
急性壊死性脳症（ANE）	213
急性期けいれん来院までの準備	137
急性症候性発作	2, 6
急性脳症後遺症てんかん	213
旧分類（ILAE）	20
驚愕てんかん	214
強直間代発作	15, 16, 224
強直姿勢（tonic posturing）を伴う焦点性発作	55
強直発作	15, 17, 195, 224
——の発作時脳波	52
棘徐波	37
極性	35
棘波	37
筋電図	45

く

クロナゼパム（CZP）	192, 203, 204, 222
クロバザム（CLB）	192, 209, 222
クロラゼプ酸（CLZ）	222
群発型けいれん	141

け

経口避妊薬服用時の抗てんかん薬	253
軽症胃腸炎に伴うけいれん（CwG）	118
——の発作時脳波	57
——の MRI	121
頸動脈洞過敏症候群	128
けいれん重積	136
——の治療の流れ	140
けいれん重積型急性脳症	213
けいれん初期診断時の代謝検査	101
けいれん親和性	13
血液ガス	101
血管迷走神経反射	128
結婚	252
欠神発作	8, 15, 17, 201, 224
眼瞼ミオクロニーを伴う——	17
結節性硬化症の MRI	69
結節性臭素疹	215
血中濃度モニター	150
血糖	101
ケトアシドーシス	103
ケトン指数の計算式	231
ケトン食	199, 230
ケトン体	103
原因不明発作	17
限局性皮質異形成（FCD）	213, 238
——の MRI	67
言語検査	109
言語理解指標	108
検体保存	137

こ

抗 NMDA 受容体脳炎	73
高アンモニア血症	104
構造的／代謝性てんかん	22
抗てんかん薬	**220**

——開始のタイミング	145
——減量	152
——に影響のある薬剤と食品・サプリメント	245
——2剤無効	236
——により影響を受ける併用薬	227
——による奇形	254
——による認知障害	259
——による発作増悪	147
——のPETへの影響	85
——の組み合わせ	225
——の血中濃度	10
——の作用機序	225
——の終了	151
——の選択	**218**
——の副作用	214, 220
——の母乳移行率	254
——の薬用量，薬物動態	220
後天性失語	185
後頭葉てんかん	207
高ナトリウム血症	102
厚脳回のMRI	70
広汎性	37
広汎性発達障害	30
口部自動症	160, 207
興奮性シナプス後電位	59
興奮毒性	9
抗利尿ホルモン不適切分泌症候群（SIADH）	102, 161
国民健康保険	252
骨粗鬆症	150
古典的ケトン食	231
孤発性皮質結節のMRI	68
コミュニケーションの障害	258
語流暢性検査	111
コンプライアンス	228

さ

催奇形性	151, 202, 226
三相性	37

し

ジアゼパム（DZP）	139, 174, 180, 222, 244
ジアゼパム坐薬	162, 247, 249
解熱薬坐薬との併用	162
ジアゼパム注腸	139
視覚認知検査	109
歯科診療	244
磁気シールドルーム	60
自己断薬	253
歯状核赤核淡蒼球 Luys 体萎縮症（DRPLA）	212

視床下部過誤腫による笑い発作	206, 208, 210
視床下部過誤腫のMRI	72
持続型けいれん	141
持続性	142
持続性吸気	214
持続性部分てんかんのMEG所見	62
耳朶電極の活性化	46
シックデイ	104
失語	258
実行機能検査	110
失神	128
失神様脱力発作	177
自動車運転免許	226, 250
シトリン欠損症	104
歯肉増殖	229
自費診療	252
自閉症	25
てんかん症候群	31
自閉症スペクトラム障害	30, 257
若年欠神てんかん（JAE）	201, 203
若年ミオクロニーてんかん（JME）	9, 145, 151, 155, 201, 204, 224
シャワー浴	250
臭化カリウム（KBr）	213, 222
修学旅行	249
周期性嘔吐症	179
周期性変動	37
重症心身障害児のてんかん治療	**212**
重症薬疹	210
就職	252
修正アトキンス食	231
重積	9
10-20法	36
周波数	35, 37
上衣腫	29
状況関連発作	6
状況失神	128
症候性焦点性てんかん	**206**
——のIMZ-SPECT	80
症候性てんかん	25, 29
症候性非誘発発作	6
常染色体優性遺伝形式	91
常染色体劣性遺伝形式	91
焦点性（局在性）	37, 36
焦点性てんかん	208
——の外科適応	238
——の発作時脳血流SPECT	79
焦点（性）発作	9, 14, 15, 17, 54, 218, 224
強直姿勢（tonic postuning）を伴う——	55
——の記載法	16

——の発作時脳波	54
常同運動	129
情動脱力発作	131
小児欠神てんかん	145, 201, 203, 224
——定型欠神発作時の脳波所見	203
小児交互性片麻痺（AHC）	130
小児てんかんの予後	**154**
小児慢性特定疾患	199
静脈路確保	138
徐波	35
徐波化	39
徐波睡眠時持続棘徐波（CSWS）を呈するてんかん	31
処理速度指標	108
シリーズ形成	189
自律神経発作	177
心因性非てんかん（性）発作（PNES）	126, 260
新規抗てんかん薬	148, 209, 226
——による認知障害	259
神経心理学的検査	**106**
神経節膠腫のMRI	71
神経セロイドリポフスチノーシス	26, 212
神経調節性失神	128
神経皮膚症候群	26
新ケトン食	231
進行性ミオクローヌスてんかん	27, 212
新生児発作	55
——の発作時脳波	56
心電図	45
浸透率	90
真の発作	260
新版K式発達検査2001	107
振幅	35, 37

す

髄液検査	114
髄鞘化	190
髄膜刺激症状	138
睡眠時持続性棘徐波（CSWS）	31, 185, 224, 234
——を示すてんかん性脳症	224
睡眠時正中部棘波をもつ良性乳児焦点性てんかん（BIMSE）	167
睡眠時発作	177
睡眠時遊行症	131
睡眠随伴症	131
睡眠脳波	37
睡眠不足	252
スチリペントール	175
ステロイド療法	210, 233
ステロイド内服高用量	193
ステロイドパルス療法	161

ストループ検査	110
スパズム	188
──の発作時脳波	53
スペクトラム	90
スルチアム（SLM）	220

せ

精神運動発達遅滞	25, 196
成人期の留意点	**250**
精神年齢（MA）	108
生命予後	157
赤色ぼろ線維を伴うミオクローヌスてんかん症候群（MERRF）	212
接種要注意者	241
潜因性・症候性焦点性てんかん	224
遷延性けいれん	161
潜在発作	56
全身けいれん	9
選択的海馬扁桃体切除術	239
前兆	138
前頭葉機能検査	110
前頭葉てんかん	207
全般性	37
全般性強直間代発作	201
全般てんかん熱性けいれんプラス（GEFS＋）	95, 163
全般てんかんの外科適応	239
全般発作	14, 15, 16, 50, 218

そ

素因性	19, 22
素因性てんかん	201
早期乳児てんかん性脳症	52
早期ミオクロニー脳症	26
双極導出法	34, 35
相性	35, 37
蒼白性憤怒けいれん	164
側頭葉てんかん	206, 207
──の IMZ-SPECT	81
──の MRI	66, 209
速波	35
──律動の脳波所見	197
速効性	142
ゾニサミド（ZNS）	191, 192, 209, 220

た

体育への対応	247
第1選択薬	148
胎児奇形	254
代謝疾患	**101**
代謝性アシドーシス	103
体性感覚誘発磁場反応	62
第2選択薬	148
大発作	9
怠薬	150
ダイヤモンド型の筋電図	189, 190
代理による Münchhausen 症候群	132
多棘徐波	37
多棘波	37
多剤併用	256
──の副作用	199
多焦点性	36, 37
多小脳回	70, 210, 213
──の MRI	70
多相性	37
脱力発作	15, 17, 195, 224
──の発作時脳波	52
田中ビネー知能検査V	108
多毛	229
単極導出法	34, 35
単剤治療	218
探査電極	34
単純型熱性けいれん	112, 160
単純部分発作	14, 15
タンデムマス分析	104
単発てんかん発作	3

ち

チアノーゼ型憤怒けいれん	163
チアミラール	142
チオペンタール	142
知覚推理指標	108
ちく搦	131
チック	129
知的発達の予後	156
知能検査	107
チャネル遺伝子	94
注意欠如（陥）多動性障害（ADHD）	31, 257
中心・側頭部に棘波をもつ良性小児てんかん（BECTS）	179, **182**, 224
中枢性塩喪失症候群	102
超伝導干渉素子	59
治療抵抗性てんかん発作重積	10
鎮静作用・眠気	149

て

低カルシウム血症	102
定型欠神	8
定型欠神発作	17
──の発作時脳波	50
低血糖	102
低炭水化物指数食	232
低ナトリウム血症	102
テオフィリン関連けいれん	179
溺水	246
テタニー	129, 130
鉄欠乏	113
鉄欠乏性貧血	164
電位変化	35
てんかん活動の伝播様式	63
てんかん関連疾患	5
てんかん外科	**236**
てんかん原性腫瘍	70
てんかん原性焦点	81
てんかん原性病変	65
てんかん児の生活指導表	248
てんかん児の認知障害	**256**
てんかん重積状態	196
てんかん症候群	**19**
──に応じた薬剤選択	224
──の年齢別鑑別	210
──の分類	**19**
──の薬物療法に対する反応性	144
てんかん焦点に伴う認知障害	258
てんかん診断における「良性」	170
てんかん性異常脳波	4
てんかん性失語	31
てんかん性スパズム	17
てんかん性脳症	24, 26
退行	214
てんかん性放電	3, 36, 37
てんかん治療の原則	145
てんかんと鑑別すべき疾患・症候	**125**
てんかんの責任遺伝子	99
てんかんの定義	2
てんかんの包括的分類基準	252
てんかんの発作型	**14**, 18
てんかん発作	2, 19
──重積	9
──との鑑別ポイント	126
──の対応	249
てんかんをもつ妊娠可能年齢の女性の治療ガイドライン	253
てんかんをもつ人の運転による事故	251
電極の配置	35
転倒	246
点頭てんかん（⇨ West 症候群）	31, 188, 232
転倒発作	196, 239

と

頭蓋頂鋭波	37
頭蓋内圧亢進症状	138
頭蓋癒合障害	75
等価電流双極子	61
動作停止	160
動静脈奇形	72
頭頂葉てんかん	207
──の MEG	62
頭部外傷後てんかん	28
道路交通法	251

特定症候群	19	熱中症	247	──の発作時脳波	51
特定症状群	22	ネットワークの異常	2, 3	非定型良性部分てんかん	183, 198
特発性	19	**の**		非てんかん性イベント	125
特発性全般てんかん	**201**	脳炎後てんかん	234	ヒプスアリスミア	53, 188, 189
──の発作型と好発年齢	202	脳奇形	26	非誘発発作	6
特発性てんかん	6, 25, 29, 89, 155	──に伴うてんかん	212	表層神経膠腫	70
特発性部分てんかん	176	脳磁図	**59**	**ふ**	
突然変異	89, 91	──計測コイル	60	不安定発作	173
突発性脳波異常	5	脳室周囲白質軟化症（PVL）	27	フェニトイン（PHT）	139, 220
トピラマート（TPM）	192, 198, 204, 209, 220	脳波	**34, 48**	フェノバルビタール（PB）	139, 204, 222
トレイルメイキング検査	110	脳波の形態	35	──大量療法	10
な		背景脳波	37	賦活法	40
内側型側頭葉てんかん	179, 207	脳波・臨床症候群	19, 22	複雑型熱性けいれん	112, 160
──のMEG	63	脳梁離断術	199, 239	複雑部分発作	14, 15, 173
──のPET	85	ノロウイルス	121	副作用のモニター	149
ナイダス	72	**は**		不随意運動	129
泣き入りひきつけ	131	胚芽異形成性神経上皮腫瘍（DNT）	28	部分発作	14, 15
ナトリウムチャネル	95	──のMRI	72	プリミドン（PRM）	204, 209, 222
──機能異常	119	ハイカットフィルタ	49	フルマゼニル（FMZ）	87
波	35	バイタルサイン	140	フロスティッグ視知覚発達検査	109
ナルコレプシー	131	吐き気	177	プロプラノロール	214
難治性てんかん	195, 238	破局	24	憤怒けいれん	131, **163**
難治頻回部分発作重積型急性脳炎（AERRPS）	28	波形	37	噴霧用デバイス	138
		発汗低下	149	分類不能発作	14
に		発語不能	183	**へ**	
二相性	37	発達検査	106	ヘルペス脳炎	73
ニトラゼパム（NZP）	192, 222	発達指数（DQ）	107	辺縁系脳炎	73
二分脊椎	254	発達障害	30, 257	片側巨脳症	26
乳酸性アシドーシス	103	発達年齢（DA）	107	──のMRI	68
乳児自慰	132	発達の停滞・退行	190	片側けいれん片麻痺てんかん（HHE）症候群	213
乳児重症ミオクロニーてんかん（SMEI）（⇒ Dravet症候群）	26, 171, 232	発熱	249		
		発熱過敏性	172	ベンゾジアゼピン	198
入眠期過同期	39	バルビツール	174	ベントン視覚記銘検査	109, 109
ニューロンの興奮性の異常	2, 3	バルプロ酸（VPA）	185, 192, 198, 202, 218, 220, 257	片麻痺性片頭痛	130
尿路結石	150, 215			**ほ**	
妊娠	253	**ひ**		保育園生活	246
妊孕性	151	ビガバトリン	192	抱水クロラール注腸	139
ね		光刺激	41	紡錘波	39
熱性けいれん	10, 89, **112**, 160	光・図形過敏性	172	乏（希）突起膠腫	71
再発の予防法	162	光突発反応	41	保護帽	247
──児への解熱薬	116	非けいれん性てんかん重積	173, 196	ポジトロン（陽電子）	83
受診時ジアゼパム坐薬の投与	115	皮質形成異常	85, 87	ホスフェニトイン	139
受診時の問診事項	113	──のFDG-PET，AMT-PET	87	補正カルシウム濃度	102
入院の判断	116	──のPET	85	発作	2
──の焦点性発作	12	皮質切除術	239	──予後	155
──の低ナトリウム血症	161	皮質リボン	68	発作型に応じた抗てんかん薬選択	147, 224
──の年齢	11	非症候群性てんかん	144		
──の発作時脳波	57	非対称性ダイアモンド型	53	発作間隔	4
熱性けいれん重積	172	ビタミンB₆大量療法	191, 192	発作間欠期脳波	34
熱性けいれんプラス（FS+）	163	非定型欠神	9	発作時脳波	48
		非定型欠神発作	17, 195	発作時ビデオ脳波同時記録	48

発作性運動誘発性ジスキネジー	129
発作性運動誘発性舞踏アテトーゼ	167, 222
発作性強直性上方視	129, 130
発作性ジスキネジー	129
母乳	254
ポリグラフ	49

ま

マイクロアレイ染色体検査	89, 96

み

ミオクローヌス	173
ミオクロニー強直発作	17
ミオクロニー欠神発作	17
ミオクロニー失立発作てんかん（⇨ Doose 症候群）	198, 232
ミオクロニー脱力発作	17
ミオクロニー発作	15, 17, 195, 204, 224
——の発作時脳波	51
右ねじの法則	59
ミダゾラム	139, 174
ミダゾラム筋注	138
ミトコンドリア障害	104
ミトコンドリア病	27
身震い発作	130, 132

め

迷走神経刺激	199
迷走神経刺激療法	239, 240
メチルフェニデート	32
免疫抑制薬	210

も

毛様細胞性星細胞腫	71
モニター	140
モンタージュ	35

や

夜驚症	131
薬疹	149, 226
薬物治療による寛解維持率	155
薬物療法の反応性	144

ゆ

有効性	142
誘発発作	6

よ

葉酸補充	253
幼稚園生活	246
予後	154, 157
知的発達——	156
予後予測	92
予防接種	116, 241, 243
——後の発作対応策	244

ら

ラモトリギン（LTG）	198, 204, 209, 220

り

リスペリドン	32
律動	35
リドカイン	139
リフィルタリング	49
リモンタージュ	49
瘤波	37
良性家族性新生児乳児発作（BFNIS）	167
良性家族性乳児発作（BFIS）	167
良性新生児睡眠時ミオクローヌス（BNSM）	131
良性てんかん	166
良性てんかん症候群	168
良性乳児部分てんかん（BPEI）	166
——の定義	168
良性乳児発作（BIS）	166, 167, 224
良性乳児発作／てんかん	166
良性脳波異常	11
良性非家族性乳児発作（BNFIS）	167
良性ローランドてんかん	4
両側シルビウス裂周囲多小脳回	213
両側性ミオクロニー発作	201
両側前頭頭頂葉優位多小脳回症	70

れ

レイ–オスターリース複雑図形	110
レベチラセタム（LEV）	204, 209, 220
連続遂行検査	111

ろ

ローカットフィルタ	50
ローランド棘波	4
ローランドてんかん	11, 182, 246
ロタウイルス	121

わ

ワーキングメモリー指標（WMI）	108

数字・ギリシャ文字・欧文索引

数字・ギリシャ文字

4つの"ふ"のバランス	147
4p- 症候群	213
10-20 法	36
14 & 6 Hz positive spikes	43
2010 てんかん発作およびてんかんを体系化するための用語改訂の ILAE 提案	21, 23
α 波	35, 37
α–メチル–トリプトファン（AMT）	86
β 波	35, 37
δ 波	35, 37
θ 波	35, 37

A

ACTH（adreno-corticotropin hormone）療法	191, 233
——後の予防接種	243
acute encephalitis with refractory, repetitive partial seizures（AERRPS）	28
acute encephalopathy with biphasic seizures and late reduced diffusion（AESD）	213
acute necrotizing encephalopathy（ANE）	213
ADHD（attention-deficit/hyperactivity disorder）	31, 257
ADH 分泌異常症候群	102, 161
Aicardi 症候群	26, 212, 213
alternating hemiplegia of childhood（AHC）	130
AMT-PET	87
Angelman 症候群	27, 213
apneusis	214
Asperger 症候群	181
atypical benign partial epilepsy	183
autism spectrum disorder（ASD）	257
autistic epileptiform regression	258

B

BE（base excess）	103
benign childhood epilepsy with centrotemporal spikes（BECTS）	179, 182, 258
——関連非定型的症候群	183
——の覚醒時脳波，睡眠時脳波	184
benign familial infantile seizures（BFIS）	167
benign familial neonatal infantile seizures（BFNIS）	167

benign infantile focal epilepsy with midline spikes and waves during sleep (BIMSE) 167
benign infantile seizures (BIS) 166, 167
benign myoclonus of early infancy 191
benign neonatal sleep myoclonus (BNSM) 131
benign non-familial infantile seizures (BNFIS) 167
benign partial epilepsy in infancy (BPEI) 166
Benton Visual Retention Test 109
bilateral frontoparietal polymicrogyria (BFPP) 70
borderline SMEI (SMEIB) 172
BQSS (Boston Qualitative Scoring System for the Rey-Osterrieth Complex Figure) 110
breath holding spell 131
build up 40, 41

C

centrotemporal spikes (CTS) 182
channelopathy 201
childhood absence epilepsy (CAE) 201, 203
congenital bilateral perisylvian polymicrogyria (CBPP) 213
Continuous Performance Test (CPT) 111
continuous spike-wave during sleep (CSWS) 31, 185, 224, 234
——の発作間欠期脳血流 SPECT 80
convulsion with mild gastroenteritis (CwG) 167, **118**
cortical ribbon 68
cortical tremor 27
CSWS (cerebral salt wasting syndrome) 102

D

dentatorubro-pallidoluysian atrophy (DRPLA) 212
developmental age (DA) 107
developmental quotient (DQ) 107
Doose 症候群 198, 232
dose ratio 142
Dravet 症候群 90, 113, **171**, 224, 232
drop attack 196, 199
dynamic statistical parametric mapping (dSPM) 64
dysembryoplastic neuroepithelial tumor (DNT) 28, 210

E

early myoclonic encephalopathy (EME) 26
electrical status epilepticus during sleep (ESES) 27, 213
epilepsy proper 5
epilepsy with continuous spike waves during slow wave sleep (CSWS) 31
epilepsy with grand mal on awakening (EGMA) 201, 204
equivalent current dipole (ECD) 61
excessive spindles 44, 46
excitatory postsynaptic potential (EPSP) 59

F

Fanconi 症候群 216
fast STIR (short tau inversion recovery) 法 66
FDG-PET 84
febrile seizures plus (FS+) 163
FISH (fluorescence *in situ* hybridization) 法 96
FLAIR (fluid attenuated inversion recovery) 66
FMZ-PET 87
focal cortical dysplasia (FCD) 26, 213, 238
frontal intermittent rhythmic delta activity (FIRDA) 42

G

G バンド法 96
GABA 受容体 95
Gastatut 型特発性小児後頭葉てんかん 179
Gaucher 病 212
GEFS+ (generalized epilepsy with febrile seizure plus) 113
　　　GEFS+遺伝子 163
　　　GEFS+スペクトラム 163
generalized convulsion 9
generalized tonic-clonic seizure (GTC) 201
Glut1 欠損症 27, 103

H

hemiconvulsion-hemiplegia epilepsy syndrome (HHE) 213
hemispheric syndrome 210
hump 37
hypnagogic hypersynchrony 39

I

ictal syncope 177
idiopathic generalized epilepsies (IGE) 201
^{123}I-IMP 77
Illinois Test of Psycholinguistic Abilities 109
IMZ-SPECT 80
International League Against Epilepsy (ILAE) によるてんかんの定義 2
intractable childhood epilepsy with generalized tonic-clonic seizures (ICE-GTC) 171
IQ (intelligence quotient) 108
isobologram 219
ITPA 言語学習能力診断検査 109

J

Jackson 型けいれん 207
Jeavons 症候群 17
jitteriness 131
Josephson 結合 60
juvenile absence epilepsy (JAE) 201, 203
juvenile myoclonic epilepsy (JME) 9, 145, 151, 155, 201, 204, 224

K

K complex 38, 39

L

Landau-Kleffner 症候群 31, 185, 210, 224, 258
——の PET 86
learning disability, learning disorders (LD) 257
Lennox-Gastaut 症候群 52, **195**, 224
low glycemic index diet (LGID) 232

M

magnetoencephalography (MEG) 59
Meissner 効果 60
Menkes 病 27
mental age (MA) 108
mesial temporal lobe epilepsy with hippocampal sclerosis (MTLE with HS) 206
migrating partial seizures in infancy 26
MLPA (multiplex ligation-dependent probe amplification) 法 96
MP-RAGE (magnetization prepared rapid acquisition with gradient echo) 66

MRI	65	
MTLE with HS	207	
myoclonus epilepsy associated with regged-red fibers (MERRF)	212	

N

NICCD (neonatal intrahepatic cholestasis caused by citrin deficiency) 105
non-epileptic twilight state with convulsive manifestations (NETC) 113, 127

O

obtundation status 173
OMIM による乳幼児てんかん脳症 93

P

Panayiotopoulos 症候群 9, **176**, 224
parasomnia 131
paroxysm at F (PaF) 257
paroxysmal kinesigenic choreoathetosis (PKC) 167
paroxysmal kinesigenic dyskinesia (PKD) 129
PCDH19 関連てんかん 174
PCR-direct sequence 法 97
Perceptual Reasoning Index (PRI) 108
periventricular leucomalacia (PVL) 27
periventricular nodular heterotopia (PNH) 213
PET (positron emission tomography) 76, 83
　しくみ 84
　賦活検査 87
Picture Vocabulary Test (PVT-R) 109
positive occipital sharp transients of sleep (POSTS) 43
post-arousal hypersynchrony 39
processing speed index (PSI) 108
progressive myoclonic epilepsy (PME) 27
progressive myoclonus epilepsy (PME) 212
PRRT2 遺伝子 90
pseudo petit mal discharge 43, 44

psychogenic non-epileptic seizure (PNES) 126, 260
psychomotor variant (rhythmic temporal theta burst of drowsiness) 43, 44

Q

QT 延長症候群 128

R

radially oriented white matter band 68
Rasmussen 症候群 206, 208, 234
Rasmussen 脳炎 74
re-build up 41
REM 期 39
Rett 症候群 26, 214
　——バリアント 93
Rey-Osterrieth Complex Figure Test (ROCF) 110

S

Sandifer 症候群 132
Sanger 法 94
SCN1A 遺伝子 90, 92, 174
severe myoclonic epilepsy in infancy (SMEI) 26, 171
shuddering attack 132
SIADH (syndrome of inappropriate secretion of antidiuretic hormone) 102, 161
signal voids 72
sleep spindles 39
slow posterior waves of youth 42
slow wave complex 53
somatosensory evoked field (SEF) 62
SPECT (single photon emission computed tomography) 76
SPGR (spoiled gradient recalled acquisition in the steady state) 66
spike and wave phantom 43
SPM (statistical parametric mapping) 86
status epilepticus 9
Stroop Test 110
Sturge-Weber 症候群 210
　——の MRI 73
subclinical discharge (SCD) 64

subclinical seizure 56, 115
subcortical band heterotopia (SBH) 213
subtraction ictal SPECT coregistered to MRI (SISCOM) 76
sudden unexpected death in epilepsy (SUDEP) 157
superficial gliomas 70
Sylvius 発作 198

T

^{99m}Tc-ECD 77
^{99m}Tc-HMPAO 79
Todd 麻痺 113, 138
tonic upward gaze 129
Trail Making Test 110
transmantle sign 67
TRH (thyroid releasing hormone) 療法 233
Trousseau 徴候 129, 130

U

Unverricht-Lundborg 病 204

V

verbal comprehension index (VCI) 108
vertex sharp transient 37

W

waxing and waning 37
West 症候群 31, 69, **188**, 224, 232
　——のスパズム 53
　——の治療 192
WISC-Ⅲ (Wechsler Intelligence Scale for Children-Third Edition) 108
WISC-Ⅳ 108
Wisconsin Card Sorting Test (WCST) 110
withdrawal 131
Word fluency test 111
working memory index (WMI) 108

X

X 連鎖性劣性遺伝形式 91

中山書店の出版物に関する情報は，小社サポートページを御覧ください．
http://www.nakayamashoten.co.jp/bookss/define/support/support.html

---

子どものけいれん・てんかん
見つけ方・見分け方から治療戦略へ

2013年4月15日　　初版第1刷発行Ⓒ　　〔検印省略〕
2014年7月25日　　第2刷発行

編集 ──── 奥村彰久，浜野晋一郎

発行者 ──── 平田　直

発行所 ──── 株式会社 中山書店
〒113-8666　東京都文京区白山1-25-14
TEL 03-3813-1100（代表）　振替 00130-5-196565
http://www.nakayamashoten.co.jp/

DTP製作 ── 株式会社明昌堂

装丁 ───── 花本浩一（麒麟三隻館）

印刷・製本 ── 三報社印刷株式会社

Published by Nakayama Shoten Co.,Ltd.　　Printed in Japan
ISBN 978-4-521-73698-3
落丁・乱丁の場合はお取り替え致します

本書の複製権・上映権・譲渡権・公衆送信権（送信可能化権を含む）
は株式会社中山書店が保有します．

JCOPY ＜㈳出版者著作権管理機構 委託出版物＞

本書の無断複写は著作権法上での例外を除き禁じられています．複写される場合は，そのつど事前に，㈳出版者著作権管理機構（電話 03-3513-6969，FAX 03-3513-6979，e-mail: info@jcopy.or.jp）の許諾を得てください．

本書をスキャン・デジタルデータ化するなどの複製を無許諾で行う行為は，著作権法上での限られた例外（「私的使用のための複製」など）を除き著作権法違反となります．なお，大学・病院・企業などにおいて，内部的に業務上使用する目的で上記の行為を行うことは，私的使用には該当せず違法です．また私的使用のためであっても，代行業者等の第三者に依頼して使用する本人以外の者が上記の行為を行うことは違法です．

てんかん症候群
乳幼児・小児・青年期のてんかん学
EPILEPTIC SYNDROMES IN INFANCY, CHILDHOOD AND ADOLESCENCE

第5版

編集◎ Michelle Bureau, Pierre Genton, Charlotte Dravet, et al.
監訳◎ 井上有史（静岡てんかん・神経医療センター）

てんかん学の「ブルーガイド」として世界的に普及している"Epileptic Syndromes（第5版）"の日本語翻訳版．進化する分類概念と臨床記述の充実．症候群学の原拠となる発作の動画を100症例．

動画DVD付

B5変型判／上製／1色刷（1部4色刷）
720頁／定価（本体28,000円＋税）

ISBN978-4-521-73957-1

◎てんかん症候群学の世界標準を知る！
◎4版よりもボリュームアップ！
◎遺伝学の進展を反映し，病因論に基づいたてんかん症候群学の最新知見をまとめた．
◎ILAEが提唱するてんかんの新分類について紹介．
◎極めて貴重なてんかん発作の動画付き（100症例）
◎静岡てんかん・神経医療センターのスタッフが総力をあげて翻訳．

中山書店　〒113-8666 東京都文京区白山1-25-14　TEL 03-3813-1100　FAX 03-3816-1015
http://www.nakayamashoten.co.jp

"成長・発達する子どもを診る" ポケット版小児神経科学

POCKET PRACTICE
ポケット・プラクティス シリーズ

小児神経・発達診断

編集●水口 雅 (東京大学大学院医学系研究科発達医科学分野)

"成長・発達する子どもを診る" という小児科医の基本スタンスをサポートするため, 指標となる小児神経科学 (診察・検査・診断) をコンパクトにわかりやすく解説.

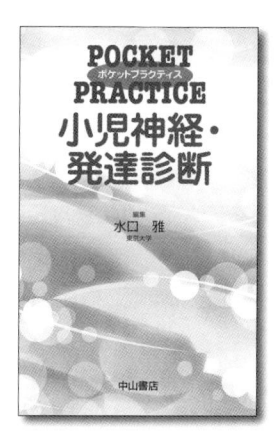

B6変型判 (ポケット判)
並製／256頁
定価 (本体3,800円＋税)
ISBN978-4-521-73263-3

CONTENTS

1章 月齢・年齢別の神経診察と発達診断
- 新生児の診かた
- 1か月児の診かた
- 3〜4か月児の診かた
- 6〜7か月児の診かた
- 9〜10か月児の診かた
- 1歳児の診かた
- 1歳6か月児の診かた
- 2歳児の診かた
- 3歳児の診かた
- 4歳児の診かた
- 5歳児の診かた
- 6歳児の診かた

2章 よくある神経と発達の問題
- 移動運動の遅れ
- 微細運動・適応行動の遅れ
- 言語発達の遅れ
- 対人関係・社会性の遅れ
- 精神運動発達の退行
- 繰り返すけいれん発作
- 繰り返す意識低下発作
- 慢性頭痛
- 急性運動障害
- 意識障害

3章 診断基準, 診察と検査
- 新生児低酸素性虚血性脳症
- 核黄疸
- 新生児けいれん
- 脳室周囲白質軟化症
- 脳性麻痺
- 精神遅滞
- 広汎性発達障害／自閉性障害
- 広汎性発達障害／Asperger障害
- 注意欠陥／多動性障害
- チック障害
- 学習障害
- 熱性けいれん
- 特発性全般てんかん
- 症候性全般てんかん
- 特発性部分てんかん
- 症候性部分てんかん
- CSWS, Landau-Kleffner症候群
- 乳児重症ミオクロニーてんかん
- 脳死
- 急性脳症
- ウイルス性脳炎
- SSPE
- ADEM／MS
- Guillain-Barré症候群, CIDP
- Duchenne型／Becker型筋ジストロフィー
- 福山型先天性筋ジストロフィー
- 重症筋無力症

4章 対応・支援・連携
- ハイリスク新生児
- NICU長期入院児
- 被虐待児
- 知的障害・発達障害児
- いわゆる軽度発達障害児
- 運動障害・肢体不自由児
- 二分脊椎児

中山書店　〒113-8666 東京都文京区白山1-25-14　TEL 03-3813-1100　FAX 03-3816-1015
http://www.nakayamashoten.co.jp/

小児科臨床ピクシス

日常臨床の守備範囲を広げるテーマを厳選！

総編集●五十嵐　隆（国立成育医療研究センター）
●B5判並製／各巻180〜340頁

シリーズ完結!!

小児科臨床に必要とされる膨大な量の知識と技術をテーマごとに読み切り！

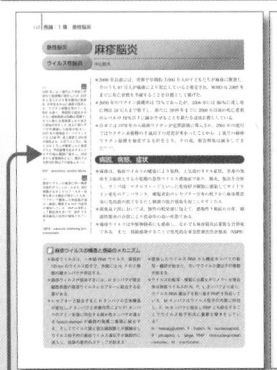

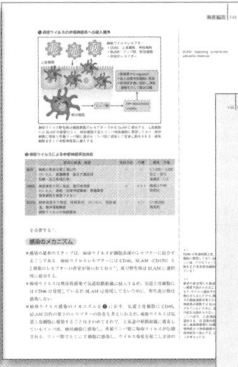

各巻頭には全テーマを鳥瞰するQuick Indexを収載．

サイドスペースを使ってエビデンス，鑑別のポイント，こぼれ話など様々な実践情報を収載．

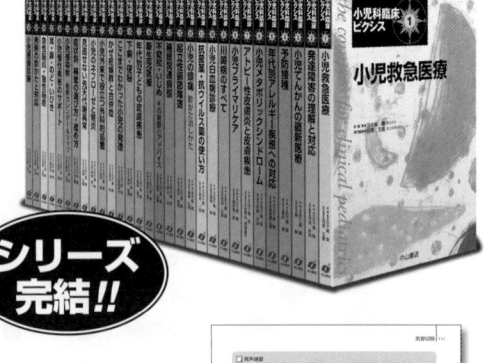

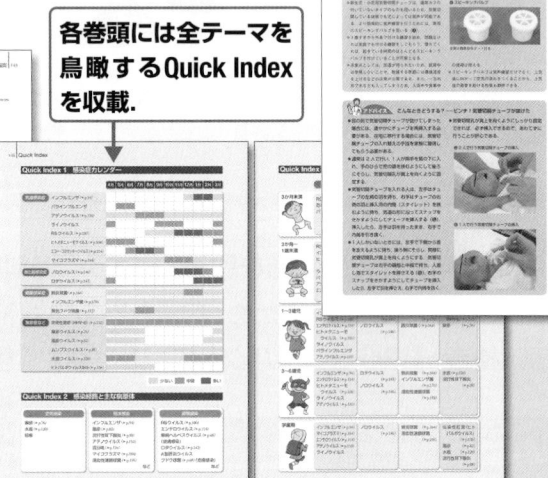

第Ⅰ期の構成

❶	小児救急医療	定価（本体7,800円＋税）
❷	発達障害の理解と対応 改訂第2版	定価（本体7,000円＋税）
❸	小児てんかんの最新医療	定価（本体7,800円＋税）
❹	予防接種 全訂新版	定価（本体7,500円＋税）
❺	年代別アレルギー疾患への対応	定価（本体7,800円＋税）
❻	小児メタボリックシンドローム	定価（本体7,500円＋税）
❼	アトピー性皮膚炎と皮膚疾患	定価（本体7,800円＋税）
❽	小児プライマリケア	定価（本体7,500円＋税）
❾	川崎病のすべて	定価（本体7,800円＋税）
❿	小児白血病診療	定価（本体9,000円＋税）

第Ⅱ期の構成

⓫	抗菌薬・抗ウイルス薬の使い方	定価（本体8,600円＋税）
⓬	小児の頭痛 診かた治しかた	定価（本体8,500円＋税）
⓭	起立性調節障害	定価（本体8,000円＋税）
⓮	睡眠関連病態	定価（本体8,500円＋税）
⓯	不登校・いじめ その背景とアドバイス	定価（本体7,500円＋税）
⓰	新生児医療	定価（本体8,800円＋税）
⓱	年代別子どもの皮膚疾患	定価（本体7,800円＋税）
⓲	下痢・便秘	定価（本体7,800円＋税）
⓳	ここまでわかった小児の発達	定価（本体8,500円＋税）
⓴	かぜ症候群と合併症	定価（本体8,200円＋税）

第Ⅲ期の構成

㉑	小児外来で役立つ外科的処置	定価（本体8,500円＋税）
㉒	小児のネフローゼと腎炎	定価（本体8,500円＋税）
㉓	見逃せない先天代謝異常	定価（本体8,600円＋税）
㉔	症状別 検査の選び方・進め方	定価（本体8,500円＋税）
㉕	小児感染症──最新カレンダー＆マップ	定価（本体8,500円＋税）
㉖	小児慢性疾患のサポート	定価（本体8,500円＋税）
㉗	耳・鼻・のど・いびき	定価（本体8,300円＋税）
㉘	急性脳炎・急性脳症	定価（本体8,500円＋税）
㉙	発熱の診かたと対応	定価（本体8,500円＋税）
㉚	小児画像診断	定価（本体9,500円＋税）

おトクなセット価格ございます！
（前金制，送料サービス）

第Ⅰ期（全10冊）セット価格	77,500円＋税 →	70,000円＋税	7,500円OFF!!
第Ⅱ期（全10冊）セット価格	82,200円＋税 →	74,000円＋税	8,200円OFF!!
第Ⅲ期（全10冊）セット価格	85,900円＋税 →	75,000円＋税	10,900円OFF!!

中山書店　〒113-8666　東京都文京区白山1-25-14　TEL 03-3813-1100　FAX 03-3816-1015
http://www.nakayamashoten.co.jp/